T0234826

Sozialwissenschaftliche Gesundheitsforschung

Reihe herausgegeben von
A. Hanses, Dresden, Deutschland
H. Schmidt-Semisch, Bremen, Deutschland

Sozialwissenschaftliche Gesundheitsforschung untersucht gesellschaftliche Verhältnisse auf der Makro-, Meso- und Mikroebene in ihren Auswirkungen auf Gesundheit und Krankheit. Im Fokus der Betrachtung stehen die staatlichen und sozialen, die kulturellen und gemeinschaftlichen, die individuellen und biographischen Be- und Verarbeitungen von Gesundheit und Krankheit sowie von gesundheitlichen Risiken und Krisen. Dabei nimmt eine sozialwissenschaftliche Gesundheitsforschung sowohl die sozialen und psychosozialen Wechselwirkungen zwischen Gesundheit und Gesellschaft in den Blick als auch das Verhältnis von individuellem Handeln und gesellschaftlichen Rahmenbedingungen. Besondere Bedeutung kommt hier den gesellschaftlichen und diskursiven Aushandlungsprozessen von Gesundheit und Krankheit und den damit verbundenen sozialen Konstruktionen von Normalität und Abweichung zu. In der Reihe erscheinen gleichermaßen theoretisch wie auch empirisch orientierte Bände.

Weitere Bände in der Reihe http://www.springer.com/series/15849

Thomas Hehlmann

Kommunikation und Gesundheit

Grundlagen einer Theorie der Gesundheitskommunikation

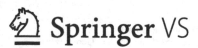 Springer VS

Thomas Hehlmann
Bremen, Deutschland

Sozialwissenschaftliche Gesundheitsforschung
ISBN 978-3-658-19493-2   ISBN 978-3-658-19494-9   (eBook)
https://doi.org/10.1007/978-3-658-19494-9

Die Deutsche Nationalbibliothek verzeichnet diese Publikation in der Deutschen National-
bibliografie; detaillierte bibliografische Daten sind im Internet über http://dnb.d-nb.de abrufbar.

Gedruckt auf säurefreiem und chlorfrei gebleichtem Papier

Springer VS ist Teil von Springer Nature
Die eingetragene Gesellschaft ist Springer Fachmedien Wiesbaden GmbH
Die Anschrift der Gesellschaft ist: Abraham-Lincoln-Str. 46, 65189 Wiesbaden, Germany

Inhalt

Einleitung 1

Als die Pflegewissenschaftlerin Angelika Zegelin vor gut zwanzig Jahren zu einer Fachtagung zum Thema „Sprache und Pflege" eingeladen hatte, gab es im Vorfeld dieser Tagung, wie sie schreibt, einige skeptische Bemerkungen, die davon ausgingen, dass es „im Gesundheitswesen wahrlich andere Probleme [gäbe], als sich jetzt auch noch um die Art und Weise zu kümmern, wie wir miteinander reden" (Zegelin 1997, S. 7). Doch ließ sich Angelika Zegelin damals nicht beirren und sowohl die Beiträge in dem Tagungsband als auch die gesamte Entwicklung der sprachlichen Interaktionen innerhalb der Pflegewissenschaften belegen ihre damals sehr weitsichtige Vermutung:

> „[...] es gibt wohl in den nächsten Jahren nicht Wichtigeres, als sich mit der Gestaltung der Sprache zu beschäftigen." (Zegelin 1997, S. 7)

Bereits 1984 hatte Senta Trömel-Plötz in ihrem Herausgeberwerk die Arbeiten US-amerikanischer Linguistinnen veröffentlicht, die u. a. zeigten, wie die Kommunikation zwischen Ärzten und Patientinnen dazu missbraucht wurde, die Durchführung ganz bestimmter medizinischer Behandlungsverfahren zu forcieren. Die Patientinnen, die hier medizinische Hilfe nachfragten, befanden sich, was medizinische Details betraf, alle auf „fremdem Boden" (Todd 1991, S. 166), und die medizinischen Sachverhalte, die den Ärzten vertraut waren, machten die Patientinnen eher befangen und unsicher. Schaut man sich die Transkripte der Gesprächsmitschnitte an, die Sue Fisher in ihrem Beitrag dazu veröffentlicht hatte, dann kann man nachverfolgen, wie die Ärzte in diesen Gesprächen wiederholt Frauen teilweise mit medizinisch falschen Angaben zur Entfernung ihrer Gebärmutter (Hysterektomie) überredeten, ohne dass dafür eine Indikation vorlag (Fisher 1991, S. 166). Die zeitliche Distanz und die Tatsache, dass es sich damals um Verhältnisse handelte, die vielleicht speziell für das US-amerikanische Versorgungssystem galten, könnten nun leicht zu der Annahme führen, dass so etwas in Europa und speziell in Deutschland nicht möglich wäre.

Aber bereits seit den siebziger Jahren gab es auch in Deutschland Hinweise darauf, dass eine paternalistische Ausgestaltung der Arzt-Patienten-Beziehung u. U. negative Folgen für die Patienten haben könnte (Badura 1971; Badura & Gloy 1972; Köhle & Raspe 1982; Raspe 1983). Die wichtigsten Studien zur Arzt-Patienten-Kommunikation kamen aber aus dem Bereich der Sprachforschung. Hier waren es vor allem deutsche (Ehlich et al. 1990; Lönning & Rehbein 1993; Redder & Wiese 1994) und österreichische Forschungsarbeiten (Lalouschek et al. 1990; Lalouschek 2002a, 2002b), die sich in den achtziger und neunziger Jahren des letzten Jahrhunderts immer wieder den sprachlichen Besonderheiten der Arzt-Patienten-Kommunikation angenommen hatten. Zuletzt zeigte Tim Peters mit seinen Auswertungen von Audiomitschnitten, wie die Lautstärke der Ärzte in dem Maße zunahm, wie Patientinnen den Anweisungen der Ärzte zur Schmerzmedikation zu widersprechen versuchten (Peters 2008). Dass sich die sprachliche Ausgestaltung der Beziehung zwischen den sogenannten Health Professionals und den sogenannten Laien nun aber zu einem der prioritären Handlungsfelder der Gesundheitswissenschaften entwickeln sollte, sahen am Ende des letzten Jahrhunderts nur sehr wenige Expertinnen und Experten.

Der Begriff der Gesundheitskommunikation, dem man all die sprachwissenschaftlichen Forschungsarbeiten heute zuordnen würde, tauchte dann das erste Mal in Deutschland im Jahr 2000 mit einem Herausgeberwerk von Dietmar Jazbinsek (2000) auf, das sich aber überwiegend noch mit Themen des Gesundheitsjournalismus beschäftigte. Innerhalb der Gesundheitswissenschaften war dann die Veröffentlichung von Hurrelmann & Leppin (2001) *Moderne Gesundheitskommunikation. Vom Aufklärungsgespräch zur E-Health* das erste gesundheitswissenschaftliche Standardwerk im deutschsprachigen Raum, das versuchte, eine Wissenschafts- und Forschungslücke innerhalb von Public Health zu schließen, die im angloamerikanischen Sprachraum bereits seit mehr als dreißig Jahren nicht mehr bestand. Auffällig an dem Herausgeberwerk von Hurrelmann & Leppin (2001) war allerdings, dass die Autoren keine richtige „Theorie" der Gesundheitskommunikation anboten und die inhaltliche Ausrichtung der einzelnen Themen sich eher an den Bedürfnissen der Praxis der Gesundheitsversorgung orientierte, als dass sie grundlegend danach fragten, welches theoretische Konzept denn nun eine neue Wortkombination rechtfertigen sollte, die damit immerhin zu einem innovativen wissenschaftlichen Teilbereich von Public Health wurde. Theresa Thompson (2001) wies in ihrem Beitrag in dem oben genannten Werk auf ein vergleichbares Theoriedefizit im angloamerikanischen Sprachraum hin und forderte mehr Forschungsaktivitäten, die u. a. auch die unterschiedlichen Kommunikationsprozesse mit gesundheitsbezogenen Outcomes in Beziehung setzen sollten (Thompson 2001, S. 89). Und auch Spatzier & Signitzer (2014) kritisieren in ihrem Beitrag der Neuauflage des oben beschriebenen ersten Standardwerks, das 2014 unter dem Namen *Handbuch Gesundheitskommunikation* veröffentlicht wurde (Hurrelmann & Baumann 2014), dass dieser *missing link* zwischen Gesundheit und Kommunikation bislang nicht deutlich genug herausgearbeitet werden konnte. Dieses Theoriedefizit wurde aber auch durch die Veröffentlichung von Schnabel & Bödeker (2012) nicht aufgeholt, denn die beiden Autoren setzten immer schon voraus, dass vor allem der Begriff der Kommunikation innerhalb dieser neuen Wortschöpfung „Gesundheitskommunikation" keiner weiteren Erklärung bedarf.

Und genau an dieser Stelle setzt das Vorhaben der vorliegenden Arbeit an, um aufzuzeigen, dass es nicht ganz unwesentlich sein könnte, erst einmal danach zu fragen, mit welchem Konzept von Kommunikation die vielen Interventionen, die die Gesundheitswissenschaften seit Jahrzehnten immer schon parat haben, überhaupt begründet werden. Mit der vorliegenden Arbeit werden *Zweifel* angemeldet an einer vor allem in der Gesundheitskommunikationsforschung weit verbreiteten Vorstellung, dass Kommunikation irgendetwas mit der Übertragung oder Übermittlung von Informationen zu tun hat. Denn dahinter verbirgt sich eine eher funktionalistisch technische Idee von Kommunikation, die in einem „alteuropäischen Denken" (Baecker 2008, S. 8) Informationen oft als eine Sache verstehen möchte, die sich bestimmen lässt, die beschreibbar ist und die man vor allem kontrollieren könne. Führt man sich aber vor Augen, dass wir vielleicht noch dazu in der Lage sind, unsere eigenen Gedanken einigermaßen unter Kontrolle zu bringen, und wir vielleicht auch unser Sprechen als kontrollierbar empfinden, dann werden wir uns spätestens an der Stelle, an der wir nur noch hoffen können, dass unsere gesprochenen Worte von unserem Gegenüber auch verstanden werden, uns eingestehen müssen, wie wenig wir dagegen tun können, dass sich unser Gesprächspartner an unseren Worten eine ganz eigene individuelle Verstehens-Welt zurechtlegen wird. Und wir werden auch nicht umhinkommen anzuerkennen, dass wir nicht ganz alleine auf die ganzen Worte gekommen sind, mit denen wir uns zu verständigen suchen, sondern dass wir mitten in einer vorgefertigten Diskurswelt aufgewachsen sind, aus der wir zu keinem Zeitpunkt wirklich ausbrechen können. Oder um es mit den Worten des Soziologen Dirk Beacker zu beschreiben:

> „Wenn man beginnt, Kommunikation zu beobachten, stößt man nicht auf einen präzise umrissenen Sachverhalt, sondern auf zwei Endloshorizonte, die Psyche der beteiligten Individuen auf der einen Seite und die Gesellschaft der beteiligten Individuen auf der anderen Seite." (Baecker 2008, S. 10f.)

Die vorliegende Arbeit geht davon aus, dass die Beobachtung von Kommunikation und ihre theoretische Konzeptualisierung vor allem im Bereich der Gesundheitskommunikationsforschung nicht leichtfertig übergangen werden können, sondern essentiell für ihren Untersuchungsgegenstand sind. In dieser Arbeit werden sich die einzelnen Beiträge daher schwerpunktmäßig den äußerst facettenreichen sprachphilosophischen Theorien von Kommunikation zuwenden und gesundheitswissenschaftliche Themen werden nur am Rande behandelt. Gelangt man aber zu jenen sprachphilosophischen Konzepten, die seit mehr als zweihundert Jahren die Sprache zu einer unerlässlichen Bedingung der Möglichkeit unseres Seins schlechthin erklären, dann sind damit originäre gesundheitswissenschaftliche Themen im Grunde immer mit abgedeckt. Dabei wird diese Arbeit auch zeigen, dass wir uns in unseren Beobachtungen und Beschreibungen von Kommunikation, so wie Baecker es oben bereits ansprach, in der Tat auf Unbestimmbarkeit und Ambivalenz einstellen müssen und wir eine Welt vorfinden werden, die u. U. erst entsteht, indem wir sie gemeinsam sprechenderweise herbeireden. Damit sind eher konstruktivistische, systemtheoretische und diskurstheoretische Vorstellungen von Kommunikation angesprochen, die in den bisherigen Versuchen, Gesundheitskommunikation zu beschreiben, gänzlich fehlen.

Die Arbeit beginnt mit der einführenden Frage danach, was Kommunikation eigentlich ist und wie die Kommunikationswissenschaften Kommunikation beschreiben und auf welche Schwierigkeiten wir stoßen, sobald wir bemerken, dass wir uns mit unserem Beschreiben *von* Kommunikation immer bereits mitten *in* einem Prozess befinden, der selbst Kommunikation ist. In diesem zweiten Kapitel führen uns Paul Watzlawick und seine Kolleginnen und Kollegen vor Augen, dass Kommunikation neben dem Inhaltsaspekt, mit dem wir gewöhnlich die Frage nach den Informationen technisch abklären, immer noch einen zweiten Aspekt enthält, der seltener Gegenstand irgendeiner „Abklärung" ist. Hier wird das erste Mal in der vorliegenden Arbeit darauf aufmerksam gemacht, dass wir durch Kommunikation gleichzeitig mit unserem Versuch, Informationen mitzuteilen, immer auch die Beziehung zu unserem Gesprächspartner auf recht vielschichtige Art und Weise gestalten. Die Autoren gaben 1969 bereits einen ersten Hinweis auf den oben beschriebenen *missing link*, indem sie aufzeigten, dass die Ausgestaltung der Beziehungsebene von Kommunikation mehr noch als die Inhaltsebene u. U. an einer Reihe von gesundheitlichen Beeinträchtigungen beteiligt sein kann. Paul Watzlawick ging in seinen Annahmen aber immer schon von einem nicht bis ins Detail zu klärenden Ansatz von Kommunikation aus, der seinen Ursprung in einer grundsätzlich skeptischen Haltung gegenüber der Erkennbarkeit der Welt hatte.

Dieser wahrnehmungsskeptische Ansatz wird dann in den folgenden Kapiteln von seinen Ursprüngen in der antiken griechischen Philosophie bis hin zu den existenzphilosophischen Theorien der Neuzeit nachgezeichnet. Um den Bezug zu den Gesundheitswissenschaften nicht ganz aus den Augen zu verlieren, soll im vierten Kapitel in einem ersten Versuch aufgezeigt werden, welche Bedeutung die Beschäftigung mit einer erkenntnistheoretisch skeptischen Theorie für die modernen Gesundheitswissenschaften haben könnte. Für eine theoretische Konzeptualisierung von Gesundheitskommunikation werden dann das siebte und achte Kapitel wesentlich werden. Mit der sogenannten „linguistischen Wende" zog zu Beginn des letzten Jahrhunderts ein neues Verständnis von Sprache in das wissenschaftliche Denken ein, das mehr die Ambivalenz und Kontingenz unserer Sprachproduktionen zu betonen versuchte. Sprachliche Zeichen waren nicht mehr eindeutig erklärbar und man entdeckte hegemoniale Kämpfe, die recht willkürlich bestimmte Zeicheninterpretationen durch machtvolle Diskurse zu etablieren versuchten und alternative Sprechweisen dabei oft als illegitim diffamierten. Und mitten im letzten Jahrhundert tauchte jenes antike skeptische Denken wieder auf, das uns vor Augen führte, wie sehr wir mit unserer Sprache stets Grenzen ziehen, die für unsere Mitmenschen auch gesundheitlich recht unterschiedliche Folgen haben können. Mit diesem sprachskeptischen Ansatz könnten wir sprachliche Grenzen nämlich als eine Grenze verstehen, die für uns nur eine vorläufige Hilfe dabei ist, uns mit anderen zusammen in einer ambivalenten und kontingenten Welt zurechtzufinden. Und wir könnten diese Grenze jederzeit wieder zurücknehmen und sie spielerisch zu einer begehbaren Grenze erklären, stets in der Gewissheit, dass sie kontingenterweise immer auch ganz anders hätte gezogen werden können. Wir könnten aber auch denken, dass diese Grenze die einzig wahre ist, um eine Ordnung in die Welt zu bringen, von der wir Jahrzehnte später feststellen, dass sie der Komplexität des Lebendigen überhaupt nicht gerecht geworden ist und Menschen ausgegrenzt, erniedrigt und gedemütigt hatte. Dann hätten wir in der Tat *things with words* geschaffen, die anderen Menschen u. U. unsägliches Leid zufügen.

Was ist Kommunikation? 2

Die Frage scheint fast trivial, da hier nach einer Beschreibung für etwas gefragt wird, das wir doch ständig tun und das seit dem Tag unserer Geburt so selbstverständlich zu unserem Alltag gehört wie das Ein- und Ausatmen. Und so, wie sich das Ein- und Ausatmen als eine Grundvoraussetzung für unser Überleben offenbart, so scheint auch Kommunikation bei näherer Betrachtung aufs Engste mit unserer Existenz verwoben zu sein. Vom ersten Tag unseres Lebens befolgen wir Regeln von Kommunikation, obwohl uns diese Regeln selbst kaum jemals bewusst werden (Watzlawick et al. 2003, S. 13). Und wenn wir den Kommunikationsbegriff über unsere verbalen Artikulationen hinaus ausweiten auf unsere haptische Anrufung der Welt, dann haben wir bereits lange vor unserer Geburt mit dem Kommunizieren begonnen: Wir nuckelten nämlich an unserem Daumen und erhielten so Informationen über einen kleinen Teil der Außengrenze unseres körperlichen Selbst. Und als noch ungeborenes Baby „kommunizierten" wir mehr oder weniger bewusst über unsere Fußsohle mit der zunehmenden Enge im Mutterleib, die uns dann irgendwann zu verstehen gab, dass diese kleine physikalische Außenwelt auch ihre Grenzen hat. Ganz abgesehen davon, dass der Tritt eines Babys im Mutterleib wahrscheinlich weitere verbale „Anschluss"-Kommunikationen bei der Mutter und vielen anderen ausgelöst hat. Und ohne die vielleicht älteste aller „vorsprachlichen" Kommunikationsformen wäre da im Mutterleib u. U. gar kein Baby herangewachsen. Kommunikation scheint irgendwie als ein radikal universelles Phänomen immer und überall zu finden zu sein.

2.1 Eine Frage an die Kommunikationswissenschaften?

Klaus Merten (2007) vermutet, dass gerade diese Alltäglichkeit und Banalität von Kommunikation lange Zeit eine wissenschaftliche Auseinandersetzung mit dem Begriff selbst verhindert hat. Und dennoch hat die hohe Relevanz von Kommunikation in der heutigen Zeit dazu geführt, dass sich im Zeitalter der Mediengesellschaft das Kommunikationssystem zu einem führenden Teilsystem der Gesellschaft entwickelt hat (Merten 2007, S. 13). Denn ganz gleich, ob man mit einem eher eng gefassten Kommunikationsbegriff nur die verbalen Artikulationen meint oder mit einem weiter gefassten Ansatz alle möglichen Formen der menschlichen Artikulationen mit einschließt, alleine die Anzahl der menschlichen – direkten oder medial vermittelten – Kommunikationen, die sich tagtäglich auf der Welt ereignen, ist in der Tat *unendlich* groß. Umso erstaunlicher ist es, dass mit der Zeit zwar unterschiedliche Theorien über Kommunikation entstanden sind, sich aus dem breiten Spektrum an Theorien bis heute weder in den Kommunikationswissenschaften noch in den benachbarten Sprach- und Sozialwissenschaften eine allgemein anerkannte Kommunikationstheorie durchgesetzt hat (Krallmann & Ziemann 2001).

Krallmann & Ziemann (2001) verstehen Kommunikation auch eher als eine Art „Schlüsselbegriff für den komplexen Zusammenhang von Mensch, Gesellschaft, Technik, Kultur und Geschichte", der wiederum „die Ordnung bzw. die Gesellschaft zusammenhält" (Krallmann & Ziemann 2001, S. 10). Zuständig für eine Klärung der Frage, was Kommunikation denn nun eigentlich ist, wäre demnach die Kommunikationswissenschaft. Schmidt & Zurstiege (2007) weisen uns aber darauf hin, dass die Deutsche Gesellschaft für Publizistik und Kommunikationswissenschaft noch 2001 in ihrem Selbstverständnispapier eher an einer pragmatischen Ausrichtung ihrer Disziplin als an einer theoretischen Klärung des Kommunikationsbegriffs interessiert war. Sie wollte eine Wissenschaft der Mediengesellschaft sein und sich mit der Beschäftigung mit „öffentlicher Kommunikation" von anderen Disziplinen wie der Psychologie oder der Sprachwissenschaft abgrenzen. Erst vier Jahre später änderte sich dieses Selbstverständnis und die akademische Disziplin der Medien- und Kommunikationswissenschaft verstand sich dann eher als eine Disziplin, „[…] deren grundlegende Perspektive dadurch gekennzeichnet ist, dass sie sich mit (im weitesten Sinne) sozialen Phänomenen unter dem Blickwinkel von Kommunikation und Medien befasst" (Schmidt & Zurstiege 2007, S. 19). Und die beiden Autoren gehen davon aus, dass eine Kommunikationswissenschaft sich auch nur dann kompetent entfalten kann, „[…] wenn sie über Differenzbeobachtung die ganze Bandbreite und die Besonderheiten der unterschiedlichen Kommunikationsformen und Kommunikationstypen in der Gesellschaft aufdeckt und beschreibt. Kommunikationswissenschaftler brauchen Theorien zur Bearbeitung der verschiedenen Seiten der Differenzen […]" (Schmidt & Zurstiege 2007, S. 20). Die Autoren liefern dann auch prompt auf der nächsten Seite eine ebenso kurze wie prägnante Definition für Kommunikation, indem sie feststellen:

„Kommunikation heißt: Kontingenz erleben, ertragen und bearbeiten." (Schmidt &
Zurstiege 2007, S. 21)

Damit haben sie zwar die Frage, die als Überschrift dieses Kapitels formuliert war,
mehr als hinreichend und zudem auf recht anspruchsvolle Weise beantwortet und
ihre Definition ähnelt in gewisser Weise der von Dirk Baecker (2005), für den Kommunikation bedeutet, es immer mit mehr Möglichkeiten zu tun zu haben, als man
bewältigen kann. Dennoch unterscheiden sich beide Definitionen ganz erheblich
von unseren alltäglichen Vorstellungen von Kommunikation, die mehr von Kausalität als von Kontingenz geprägt sind. Unsere Alltagserfahrungen im Umgang
mit Kommunikation enthalten Vorstellungen über Ursache und Wirkung und sie
sind eher zielgerichtet. Vor allem aber sind sie motiviert durch unterschiedliche
Metaphern von Kommunikation (Krippendorff 1994), bei denen wir entweder Bot-
schaften übertragen oder mit Argumenten in den Krieg ziehen, um Wortgefechte
zu führen. Und bisweilen leben wir in der Vorstellung – oder hegen vielleicht sogar
den Wunsch –, durch wohlüberlegte Kommunikation andere Menschen manipulieren und kontrollieren zu können. Am stärksten hält sich aber ein Mythos, der
davon ausgeht, wir würden am Ende eines Kommunikationsprozesses mit unserem
Gesprächspartner über irgendetwas Gemeinsames verfügen. Und kein Wort wird
derzeit wohl so häufig als Chiffre für „Vermittlung" oder „Verständigung" benutzt
wie das Wort Kommunikation (Faßler 1997, S. 27). Doch Klaus Beck (2007) räumt
gleich am Ende des ersten Kapitels in seinem Buch „Kommunikationswissenschaft"
mit solchen Mythen ein für alle Mal auf, indem er erklärt:

> „Entgegen unserem alltäglichen Sprachgebrauch kann menschliche Kommunikation
> nicht als Transport, Transfer oder Tausch verstanden werden. [...] Informationen
> und Bedeutung (Sinn) können nicht übertragen werden, sondern werden von den
> Kommunikationspartnern [...] individuell konstruiert." (Beck 2007, S. 27)

Doch woher kommen solche markanten Aussagen wie die von Schmidt & Zurstiege
und wie kann Beck einfach gegen all unsere Alltagserfahrung behaupten, dass bei
einem Kommunikationsprozess keine Informationen übertragen werden? Klaus
Merten hatte 1977 über 160 Definitionen für Kommunikation zusammengetragen
(Merten 1977) und über fünfzig Prozent aller Aussagen konnte er damals unter dem
Label „Transmission", „Reiz-Reaktion" und „Austausch" zusammenfassen (Merten
2007). Und auch keine der übrigen Definitionen brachte in irgendeiner Weise zum
Ausdruck, dass das Gelingen von Kommunikation u. U. unwahrscheinlich sein
könnte und wir mit Unsicherheit zu rechnen haben, wo wir eigentlich gegenseitiges
Verstehen wie selbstverständlich voraussetzen. Woher kam also diese zunehmende
Skepsis, die ja nicht nur an der Idee vom gegenseitigen Verstehen zweifelte, sondern

immer gleich kontingenterweise auch die Möglichkeit des „Anders-Verstehens"
mitdenken wollte?

Letztendlich war es die zunehmende wissenschaftliche Auseinandersetzung
mit dem Kommunikationsbegriff selbst, die diese Skepsis provozierte, denn im
Fahrwasser der akademischen Beschäftigung mit dem Begriff Kommunikation
tauchten alte, längst vergessene sprachphilosophische Probleme auf, die eben schon
zu lange durch die Banalität alltäglicher Vorstellungen überdeckt wurden. „Die
faktische Banalität aller Kommunikation täuscht erfolgreich darüber hinweg, dass
sich Kommunikation theoretisch keinesfalls banal erklären lässt" (Merten 2007,
S. 80). Merten hatte fünf Eigenschaften von Kommunikation herausgearbeitet, die
alle fünf einer theoretischen Bearbeitung des Begriffs Kommunikation eher im Wege
standen, als dass sie zu einer Klärung des Begriffs beitrugen. Demnach zeichnet
sich Kommunikation für Merten durch die Eigenschaften *Profanität, Universalität,
Flüchtigkeit, Relationalität* und *Unvermeidbarkeit* aus (Merten 2007, S. 15f.).

Ihre *Profanität* liegt in der oben bereits angesprochenen Banalität. Jeder Mensch
kann zu jeder beliebigen Zeit ohne größere Mühe Kommunikationsprozesse
inszenieren. Kommunikation ist Teil unseres alltäglichen Lebens und sie scheint
problemlos zu funktionieren.

Die *Universalität* von Kommunikation zeigt sich dort, wo Kommunikation
sich in allen Bereichen des menschlichen Daseins ausmachen lässt. Selbst in den
einfachsten sozialen Interaktionen kann man oft das Aufeinandertreffen und die
Wechselwirkungen mehrerer Kommunikationsformen und -traditionen beobachten.
Demnach ist tatsächlich „alles" Kommunikation.

Kommunikation ist aber immer auch mit einer gewissen *Flüchtigkeit* behaftet,
was ihre wissenschaftliche Betrachtung um ein Vielfaches erschwert. Zur Untersuchung von Kommunikation kommt der Untersuchende nämlich regelmäßig zu
spät. Sie lässt sich nicht wiegen oder messen und passt auch in kein mathematisches
Kalkül. Und ihre Analyse wiederum – und hier zeigt Kommunikation ihre ganze
paradoxe und prekäre Rekursivität – kann wiederum nur unter Zuhilfenahme von
Kommunikation erfolgen.

Kommunikation wohnt aber auch eine eigentümliche *Relationalität* inne. Kommunikation kann streng genommen nur als wechselseitiger Prozess – als Relation
– zwischen zwei Kommunizierenden und ihren Aussagen beobachtet werden.
Sie liegt demnach auch nicht *in* einer Aussage, sondern sie entsteht förmlich erst
aus den Wechselwirkungen, die sich zwischen dem Inhalt einer Aussage und den
beiden Gesprächspartnern ereignen. Als Gegenstand einer objektiven, statischen
Betrachtung kann Kommunikation so nicht länger angesehen werden. Merten
weist hier vorsichtig darauf hin, dass das Vorstellen und Denken in Relationen
recht anspruchsvolle gedankliche Konstruktionen verlangt; anspruchsvollere je-

denfalls, als Kommunikation auf das Vorhandensein der drei Bedingungen Sender, Information und Empfänger zu reduzieren. Letztendlich bleibt noch die *Unvermeidbarkeit* von Kommunikation. Dahinter verbirgt sich das erste Axiom von Watzlawick et al. (2003), das die Unmöglichkeit des „Nicht-Kommunizierens" beschreibt (s. u. Abschnitt 2.3). Selbst wenn wir in einer Gruppe von Menschen versuchen nichts zu sagen, würden wir allein durch unsere Körperhaltung, unsere Gestik und Mimik den anderen Anwesenden ganz bestimmte Kommunikationsangebote machen. Da wir uns mit diesem weit gefassten Kommunikationsbegriff demnach auch nicht „nicht verhalten" können, wäre damit in der Tat eine allgemeine Eigenschaft von Kommunikation ausgesprochen, die offenbar keine Ausnahme hat. Klaus Merten bemerkt dazu, dass Kommunikation keine Negation kennt; irgendwann einmal in Gang gebracht, läuft sie offenbar ständig mit und zeigt dadurch, wie eng sie mit der Existenz des menschlichen Lebens verwoben ist.

> „Damit verweist die Analyse des anscheinend so banalen Kommunikationsprozesses völlig überraschend auf zentrale, zum Teil noch ungelöste Probleme der modernen Wissenschafts- und Erkenntnistheorie. Oder anders: Die Annahme, dass Kommunikation ein banaler, einfach zu erklärender Prozess sei, muss zugunsten der Einsicht aufgegeben werden, dass Kommunikation ein hochkomplexer Prozess darstellt, dessen Analyse ganz neue Theorien und Methoden erfordert." (Merten 2007, S. 18)

Klaus Merten formuliert diese Sätze aber bereits aus der Erkenntnis heraus, dass diese „ungelösten Probleme" vor über 2500 Jahren schon einmal diskutiert wurden und sich uns in der Tat bislang als ungelöst präsentieren. Er kann aber auch im Verlauf seiner Arbeit mit dem Verweis auf moderne systemtheoretische Ansätze auf solche „ganz neuen Theorien und Methoden" verweisen, die sich aus eben dieser mehr als 2000 Jahre alten skeptischen Tendenz heraus entwickelt haben. Nur sind sowohl die Ursprünge des skeptischen Denkens in der Antike als auch das von Schmidt & Zurstiege beschriebene Erleben, Ertragen und Bearbeiten von Kontingenz (s. o.) nicht gerade selbsterklärend. Ganz im Gegenteil: Sie sind, genau genommen, jene von Merten oben angesprochenen „anspruchsvolleren Gedankengebäude, die zu errichten schwieriger zu sein scheint, als sie zu umgehen" (Merten 2007, S. 17).

Wenn das „Umgehen" der Probleme, die der Begriff Kommunikation mit sich bringt, der falsche Weg ist, dann kann das für die vorliegende Arbeit nur eines bedeuten: Der Begriff der Kommunikation muss von seiner „schwierigen" und nicht von seiner „banalen" Seite aus angegangen werden. Schließlich soll der Begriff ja später auch noch mit dem für Gesundheitswissenschaften so bedeutsamen Begriff der „Gesundheit" zusammengebracht werden. Damit ist das Programm für das zweite Kapitel der vorliegenden Arbeit vorgezeichnet. Wer Kontingenz bearbeiten möchte, muss sie als solche erst einmal erkennen und sich vergegenwärtigen, wie sie vor mehr als 2000 Jahren als Problem überhaupt in die Welt gekommen ist.

2.2   Und jetzt auch noch Gesundheitskommunikation?

Noch bevor also in dieser Arbeit erst im letzten Kapitel von Gesundheit und Gesundheitskommunikation die Rede sein wird und noch bevor geklärt werden muss, *was denn Gesundheit oder Krankheit überhaupt mit Kommunikation zu tun haben* – sprich, wo denn nun die eigentliche Verbindung zwischen zwei Begriffen liegt, die eine so mutige Annahme begründet, man könne die bloße Verbindung zweier Worte einfach zu einer wissenschaftlichen Disziplin erheben –, bevor also das ureigenste, Gesundheitswissenschaftliche in dieser Arbeit zum Tragen kommt, soll in den folgenden Kapiteln zuerst einmal ohne Umweg die „Klärung" des Kommunikationsbegriffs selbst im Mittelpunkt stehen.

Die Notwendigkeit, zuerst den Kommunikationsbegriff zu klären und ihn dann erst mit dem Gesundheitsbegriff zusammenzubringen, leitet sich aus einem nicht unbedeutenden Hinweis Theresa L. Thompsons ab, den sie in ihrem Beitrag in dem Herausgeberwerk zum Thema Gesundheitskommunikation von Hurrelmann & Leppin (2001) folgendermaßen formulierte:

> „Wie zu erwarten, zeigten Forschungsarbeiten, die in medizinischen Fachzeitschriften veröffentlicht wurden, ein differenziertes Verständnis medizinischer Themen, aber eine simplizistische Auffassung von Kommunikationsprozessen. Im Gegensatz dazu waren Forschungsarbeiten zum Thema Gesundheitskommunikation, die in Publikationsorganen zur Gesundheitskommunikation publiziert wurden, charakteristischerweise weniger differenziert in ihrem Verständnis medizinischer Themen, konnten aber andererseits adäquatere Konzeptualisierungen von Kommunikation vorweisen." (Thompson 2001, S. 88)

Was hier im Jahr 2001 rückblickend auf eine fast dreißigjährige Wissenschaftstradition für das Fach Gesundheitskommunikation und eigentlich nur für den angloamerikanischen Sprachraum als „Defizite" beschrieben wurde, könnte man so auch auf die derzeitige Situation in Deutschland übertragen. Forschungsarbeiten zur Gesundheitskommunikation in medizinischen Fachzeitschriften fehlen gänzlich oder gehen wenn, dann auch hier mit Modellen von Kommunikation um, die über das positivistische Sender-Empfänger-Modell von Shannon & Weaver (1949) oft nicht hinauskommen. Die Arbeiten im deutschsprachigen Raum, die aus linguistischen Fachbereichen hervorgegangen sind, brillieren sowohl in ihrer Methodik als auch in ihrer anspruchsvollen theoretischen Konzeption von Kommunikation, finden aber weder bei den Gesundheitswissenschaften noch in der Medizin eine entsprechende Würdigung.

Bereits Pettigrew & Logan (1987) stellen vor fast 30 Jahren erstaunt fest, dass das Fach Gesundheitskommunikation gar keine überkommene Theorie besitzt, von der aus das Fach weiter hätte fortschreiten können. Und auch für Deutschland trifft heute zu, dass in der wissenschaftlichen Reflexion über die theoretische Fundierung des Fachgebiets Gesundheitskommunikation ein ganz erheblicher Nachholbedarf besteht (Kuhn 2009). Nach Parrot darf die Gesundheitskommunikationsforschung aber den Aspekt der theoretischen Fundierung auf keinen Fall aus den Augen verlieren (Parrot 2004), da sonst genau die Art von voreiligem Pragmatismus droht, bei der Kommunikation im Gesundheitswesen zu genau der eingangs beschriebenen Banalität wird, der man vom jetzt *gesundheits*wissenschaftlichen Standpunkt aus gesehen daher auch keine Aufmerksamkeit zu schenken braucht. Denn es hat ja den Anschein, als würden die reduktionistischen Sender-Empfänger-Modelle für die Übermittlung von Gesundheitsbotschaften durch landesweite Kampagnen auch durchaus ausreichen.

Um der Gefahr dieser Theorielosigkeit vorzubeugen, wird in der vorliegenden Arbeit in Bezug auf die Wortkombination Gesundheitskommunikation die Betonung auf dem Teilaspekt *Kommunikation* liegen. Erst vor dem Hintergrund eines theoretischen Zugangs zum Kommunikationsbegriff soll dann im letzten Kapitel herausgearbeitet werden, welche Implikationen sich daraus für die unterschiedlichen Formen kommunikativen Handelns im Gesundheitswesen ergeben könnten. Dieser Weg wird in dieser Arbeit nicht zuletzt auch deshalb eingeschlagen, weil die wissenschaftliche Disziplin Gesundheitskommunikation Gefahr läuft, sich in das Schicksal ihrer übergeordneten Disziplin – den Gesundheitswissenschaften – einzufügen. Denn so, wie sich die Gesundheitswissenschaften in Deutschland nach ihrer Einführung 1989 gleich einer ganzen Reihe von Problemen gegenübersahen, die sie ohne jahrzehntelange Erfahrung, Vorbereitungszeit und theoretische Fundierung kaum lösen konnten, so sah sich gut fünfzehn Jahre später auch die Teildisziplin der Gesundheitskommunikation in Deutschland mehr Fragen gegenüber, als sie in der Lage war, mit ihren damaligen theoretischen Ressourcen beantworten zu können. Vergleichbar dem Vorwurf von Weitkunat et al. (1997), die den Gesundheitswissenschaften in Deutschland eine gewisse „Theorielosigkeit" gepaart mit einem für eine wissenschaftliche Disziplin inakzeptablen „naiven Aktionismus" vorhielten, sucht man auch heute innerhalb der Gesundheitskommunikationsforschung vergeblich nach fundierten, theoretischen Modellen, die handlungsleitend für Interventionen sein könnten.

In dem oben genannten Herausgeberwerk von Hurrelmann & Leppin (2001) „Moderne Gesundheitskommunikation", das zeitlich in etwa den Start dieser Disziplin in der Scientific Community in Deutschland markierte, fehlen dann auch kommunikationstheoretische Begründungen für diese neue Disziplin. Schnabel & Bödeker (2012) versuchen, zumindest dieses Defizit in ihrer ersten Monographie zur Gesundheitskommunikation im ersten Kapitel ansatzweise aufzuholen, doch bleiben sie in ihrer Darstellung der einzelnen Kommunikationstheoretiker noch sehr deskriptiv. Die möglichen Folgen der Radikalität, mit der Luhmann nämlich seinen Ansatz von der Unwahrscheinlichkeit des Gelingens von Kommunikation vorträgt, werden von beiden Autoren nicht näher untersucht. Auch fanden diskurstheoretische und diskursanalytische Positionen keinen Eingang in ihren Abschnitt zur Theorie des Kommunikationsbegriffs.

Als Ausgangspunkt für die theoretische Bearbeitung des Kommunikationsbegriffs dient in dieser Arbeit der Definitionsversuch von Watzlawick et al. (2003), den die Autoren auf Deutsch erstmals 1969 in ihrem legendären Werk „Menschliche Kommunikation. Formen Störungen Paradoxien" unterbreitet haben. Ein Grund für diese Vorgehensweise liegt zum einen darin, dass dieses Werk als eine Art Zäsur angesehen werden kann. Die Autoren haben mit der Einführung des *Beziehungsaspekts* von Kommunikation nicht nur die Komplexität des Kommunikationsbegriffs um ein Vielfaches erhöht, sondern zugleich auch den eher populärwissenschaftlichen Begriff der Informationsübermittlung als eine Theorie geringerer Reichweite entlarvt und den Informationsaspekt von Kommunikation dem Beziehungsaspekt nachgeordnet. Eine Zäsur aber auch deshalb, weil sich die technische Metapher der Informationsübermittlung, die sich teilweise sogar heute noch in wissenschaftlichen Veröffentlichungen großer Beliebtheit erfreut, nach dieser Zäsur letztendlich als nicht länger haltbar erwiesen hat. Dirk Baecker (2005) hat die Grenzen dieser technischen Betrachtung von Kommunikation sehr eindrucksvoll herausgearbeitet.

Die vorliegende Arbeit wird in ihrer theoretischen Betrachtung des Kommunikationsbegriffs aber auch deshalb mit Paul Watzlawick beginnen, weil Watzlawick oft zu vorschnell – und m. E. auch zu Unrecht – auf seine Axiome von 1969 reduziert wird (im einfachsten Fall noch auf das Axiom „man kann nicht nicht kommunizieren"). Dabei wird leicht übersehen, dass Watzlawick in seinem späteren Lebenswerk maßgeblich zur Entwicklung konstruktivistischen und systemtheoretischen Denkens in der psychotherapeutischen Praxis beigetragen hat. Da im Rahmen dieser Arbeit aber genau dieser konstruktivistische und systemtheoretische Ansatz stark gemacht werden soll, eignen sich Watzlawicks Axiome als Ausgangspunkt, von dem aus die theoretische Debatte bis hin zu Luhmanns Idee der grundsätzlichen „Unwahrscheinlichkeit von Kommunikation" nachgezeichnet werden kann.

Der wichtigste Grund aber, mit Watzlawick zu beginnen, liegt nicht nur darin, dass er 1969 einen innovativen und zugleich brauchbaren Ansatz für eine Kommunikationstheorie entworfen hat. Watzlawick et al. (2003) liefern mit ihrem Ansatz einen ersten Hinweis auf einen Zusammenhang zwischen bestimmten Formen der Kommunikation und ihren *pathogenen* Folgen. Sie liefern damit aber genau die ureigenste Begründung für ein wissenschaftliches Bemühen, das beide Aspekte – Gesundheit und Kommunikation – notwendigerweise zusammenbringt. Watzlawick et al. gehen nämlich davon aus, dass bei Störungen in symmetrischen Kommunikationsbeziehungen sich die Kommunikationspartner nicht nur ihre Inhalte gegenseitig verwerfen, sondern – was unendlich schwerer wiegt und nachweisliche gesundheitliche Beeinträchtigungen nach sich ziehen kann – die Partner im Verlauf einer Eskalation damit beginnen, die Selbstdefinition ihres Gegenüber zu entwerten (s. u. Watzlawick et al. 2003, S. 104).

Für die medizinisch orientierte, gesundheitswissenschaftliche Forschung, die Ende der siebziger Jahre noch nach quantifizierbaren Risikofaktoren für unterschiedliche Erkrankungen suchte, hätte dies ein deutlicher Hinweis sein können, nach weiteren Erklärungsmodellen für das Entstehen und Vergehen von Gesundheit und Krankheit zu forschen. Dass aus gestörten Beziehungen Krankheit hervorgehen kann, findet sich dann zwar in Ansätzen der sozialen Unterstützungsthese wieder (Berkman & Syme 1979; House et al. 1988; Kawachi et al. 1997), jedoch fehlt diesen Ansätzen sowohl in der Konzeptualisierung als auch in der Forschung entweder der klare Bezug zum Kommunikationskalkül oder es fehlt der direkte *Link* (Pettigrew 1988) zwischen Kommunikation auf der einen und Gesundheit auf der anderen Seite. Am Ende ihres oben erwähnten Beitrags fordert Theresa L. Thompson (2001) aber genau diese Art der Forschung zu diesem „missing Link" ein:

> „Notwendig ist auch mehr Forschung, die Kommunikationsprozesse zu Gesundheits-Outcomes in Beziehung setzt. Dies ist ein genuines Gebiet der Forschung über Gesundheitskommunikation, […]" (Thompson 2001, S. 89)

An die Ausführungen von Watzlawick wird sich im zweiten Abschnitt erst einmal ein längeres Kapitel mit den historischen Wurzeln einer skeptischen Idee von Kommunikation anschließen. Das wird zum einen deshalb notwendig, da der spätere Watzlawick einen konstruktivistischen und damit eher skeptischen Kommunikationsbegriff vertrat. Auf der anderen Seite lassen sich die am Ende dieser Arbeit vorgetragenen theoretischen Überlegungen von Wittgenstein, Foucault oder Luhmann nicht losgelöst von eben dieser sprachphilosophisch skeptischen Tradition verstehen.

Diese Arbeit enthält – und das mag erst einmal überraschen – kein eigenes Kapitel zur Definition von Gesundheit, was bei einer gesundheitswissenschaftlichen Arbeit eigentlich zu erwarten wäre. Nach der Lektüre des sprachphilosophishen Abschnitts in dieser Arbeit wird sich allerdings sehr schnell zeigen, wie sehr eine Definition des Begriffs Gesundheit eben doch nur eine gesellschaftlich vereinbarte „Wahrheit" (Bloch 1959) ist, mit der offenbar das Funktionieren eines sozialen Systems gesichert werden soll (Parsons 1958). Und Labisch (1992) war vor gut zwanzig Jahren der Erste, der sich im gesundheitswissenschaftlichen Kontext traute, Gesundheit und Krankheit als „inhaltsleere Worthülsen" zu bezeichnen, „die sich aus vorgegebenen Blickrichtungen jeweils neu füllen" (Labisch 1992, S. 17). Labisch spricht damit etwas aus, was aus sprachphilosophischer und später auch linguistischer Sicht mit dem Begriff des „leeren Signifikanten" bezeichnet wird. Und das Füllen dieses leeren Signifikanten geht offenbar in keinem Jahrhundert ohne hegemoniale Kämpfe vonstatten. Die dahinterstehende linguistische Theorie mit ihren Bezügen bis hin zu der kritischen Diskursanalyse wird den Abschluss des kommunikationstheoretischen Teils dieser Arbeit bilden.

Die zu Beginn dieser kurzen Einführung angemahnte Theorielosigkeit ist vielleicht aber auch der Tatsache geschuldet, dass jede tiefer gehende Auseinandersetzung mit dem Begriff Kommunikation uns unweigerlich an den Rand unseres Verstehens-Horizonts bringt. Dirk Baecker (2005) bringt es auf den Punkt, wenn er sagt, dass jede ernst zu nehmenden Beschäftigung mit dem Kommunikationsbegriff in eine Krise führen muss, die nicht nur die *Autoritätsbehauptungen einzelner Wissenschaften,* sondern vor allem unseren *Wirklichkeitsbegriff* massiv in Frage stellt (Baecker 2005, S. 51). Mit diesem Szenario vor Augen sind die Vorbehalte manch pragmatisch orientierter Wissenschaftlerinnen und Wissenschaftler nur allzu verständlich, wenn sie unterstellen, systemtheoretisches oder konstruktivistisches Denken tauge eben nicht für die Lösung gesundheitlicher Probleme der Gegenwart. Genau diesen Vorwurf aber gilt es im Rahmen der vorliegenden Arbeit zu entkräften. Diese Arbeit wird unter Beweis stellen müssen, dass eine Hinwendung zu mehr Theorie eben nicht mehr Verwirrung, sondern mehr Gesundheit und Handlungskompetenz bedeutet. Der detaillierten Betrachtung einer Theorie, die ihr eigenes Werden als diskursiven und damit kommunikativen Akt versteht, den ihre Urheber durch gemeinschaftliche Vereinbarung und Bestätigung hervorbringen, wird daher in der vorliegenden Arbeit gegenüber jedem pragmatischen Ansatz der Vorzug gegeben.

2.3 Menschliche Kommunikation bei Watzlawick, Beavin & Jackson

Die drei Autoren beginnen gleich in ihrer Einleitung mit einer Feststellung über eine Eigenschaft von Kommunikation, die auch heute noch eine breite Zustimmung finden würde. Sie stellen nämlich fest, dass Kommunikation ganz offensichtlich eine „*Conditio sine qua non des menschlichen Lebens und der gesellschaftlichen Ordnung ist*" (Watzlawick et al. 2003, S. 13). Eine Bedingung demnach, ohne die es kein menschliches Leben geben würde und ohne die keine wie auch immer geartete gesellschaftliche Ordnung möglich wäre. Dahinter versteckt sich – wie die Autoren noch zeigen werden – ein sehr universeller Kommunikationsbegriff, der alle sprachlichen, aber auch nichtsprachlichen Interaktionen mit einschließt. Diese Definition macht aber auch deutlich, wie sehr das *Soziale*, die Gemeinschaft also, in der wir mit anderen Menschen leben, und die *Ordnungen*, die wir gemeinsam mit anderen hervorbringen, nicht losgelöst von Kommunikation gedacht werden können.

Wenn Kommunikation aber eine Voraussetzung für unser Leben und für unser Überleben ist, dann ist damit im ureigenen Sinne – wie oben von Thompson angemahnt – ein hinreichender Grund für die Etablierung einer gesundheitswissenschaftlichen Disziplin ausgesprochen. Dann könnte man bereits an dieser Stelle mit Schnabel & Bödeker (2012) festhalten: Wenn Kommunikation Leben bedeutet und damit auch in einem engen Zusammenhang mit Gesundheit zu verstehen ist, dann hat der Begriff Kommunikation es auch verdient, Gegenstand gesundheitswissenschaftlicher Lehre und Forschung zu werden (Schnabel & Bödeker 2012, S. 19).

Watzlawick und seinen Mitarbeitern ging es damals aber nicht so sehr um die Etablierung einer gesundheitswissenschaftlichen Teildisziplin, als viel mehr darum zu zeigen, wie wenig sinnvoll es ist, den Kommunikationsbegriff auf die eindimensionale Vorstellung der Informationsübermittlung zu reduzieren, bei der Informationen von einem Sender zu einem Empfänger übertragen werden. Watzlawick et al. (2003) gehen davon aus, dass Kommunikationsprozesse eine Reihe von Rückkopplungen und Wechselwirkungen erzeugen, denen bis dahin in der wissenschaftlichen Betrachtung von Kommunikationsprozessen wenig Beachtung geschenkt wurde.

2.3.1 Eingesponnen in ein Netz aus Kommunikation

Gleich in ihrem ersten Kapitel machen die Autoren deutlich, wie wichtig es ist, Phänomene egal welcher Art stets in einem breiteren Kontext zu betrachten (Watzlawick et al. 2003, S. 21). Sie werfen vor allem der traditionellen psychologischen Forschung vor, mit ihrer Methode der isolierten Betrachtung von Verhaltenskonstrukten Individuen zu sehr losgelöst von den Wechselwirkungen mit der sie umgebenden Umwelt zu beschreiben. Diese Wechselwirkungen und Rückkopplungen haben aber ihren *Ursprung* nicht nur in der Person eines Sprechers oder seines Gegenübers. Wechselwirkungen und Rückkopplungen ergeben sich auch aus den sozialen und materiellen Kontexten, in denen diese Personen miteinander kommunizieren. Das gesprochene Wort *wirkt* demnach – wie auch immer man sich diese Wirkung vorstellen mag – nicht nur auf denjenigen, an den es gerichtet ist, es hinterlässt auch bei dem, der es ausgesprochen hat, eine unmittelbare Rückwirkung mit ganz unterschiedlichen Folgen für den Sprecher. Und auf der anderen Seite kann das ausgesprochene Wort direkt die sozialen Beziehungen zwischen dem Sprecher und seinem Gegenüber beeinflussen und selbst die soziale Beziehung kann mit ihrer „Rück"-Wirkung für beide Gesprächspartner ganz unterschiedliche Folgen haben. Die Autoren benutzen hier die Metapher des „Eingesponnenseins in Kommunikation", um die Verwobenheit, die Vielschichtigkeit und die unmittelbare Bedingtheit der daraus entstehenden Wechselwirkungen zu veranschaulichen.

Trotz der hohen und scheinbar unüberschaubaren Komplexität, die die Erforschung dieser Wechselwirkungen mit sich bringen würde, gehen die Autoren davon aus, dass die Lösungskapazität dieses Ansatzes höher ist als die traditionelle, rückwärtsgewandte Suche nach pathogenen Störungen in der therapeutischen Praxis. Eine zu starke Fokussierung auf das so genannte „gestörte, psychopathologische Verhalten" lässt die traditionelle Psychologie vorschnell nach der „Natur dieser Zustände und damit nach dem Wesen der menschlichen Seele" forschen, so als ob sie sie beschreiben könnte (Watzlawick et al. 2003, S. 22). Watzlawick und seine Mitarbeiter schlagen dagegen vor, den Fokus weg von dieser künstlich isolierten Betrachtungsweise hin zu einer Betrachtung der *Beziehungen* zu verschieben, in denen die isolierten Phänomene beobachtet werden:

> „Das Studium des menschlichen Verhaltens wendet sich dann von den unbeweisbaren Annahmen über die Natur des Psychischen den beobachtbaren Manifestationen menschlicher Beziehungen zu." (Watzlawick et al. 2003, S. 22)

Damit ist ein schwerer Vorwurf gegenüber jeder Art von naturwissenschaftlicher Ausrichtung der Psychologie erhoben. Die Autoren sprechen damit einen auch heute noch ungelösten Konflikt innerhalb der Psychologie an, die den „Natur"-Wissenschaftlern unter ihnen unterstellt, dass, obgleich sie sehr genau wüssten, dass sie nur mit Modellvorstellungen und Konstrukten („unbeweisbare Annahmen") umgehen, sie selbst aber nur wenig dagegen tun, ihre Modelle innerhalb der breiten, nicht wissenschaftlichen Öffentlichkeit oft als „natur"-wissenschaftlich fundierte

Entitäten gehandelt würden. Um diese Kritik zu verdeutlichen, zitieren Watzlawick et al. aus W.R. Ashbys Buch „An Introduction to Cybernetics" aus dem Jahr 1957. Ashby geht davon aus, dass das Gedächtnis z. B. gar „kein objektives Etwas ist, das ein System besitzt oder nicht besitzt; es ist ein Begriff, den der Beobachter anwendet, um die Lücke zu füllen, die die Nichtbeobachtbarkeit des Systems verursacht" (Ashby 1956, S. 117).

Die Autoren nehmen hier einen für die damalige Zeit neuen, kybernetischen Standpunkt ein, bei dem lebende Systeme durch ihre unendlichen internen und externen Rückkopplungen nicht mehr als vorhersagbar bezeichnet werden, da diese Systeme sich – wie es die chilenischen Neurobiologen Maturana & Varela (1991) später beschreiben werden – als *autopoietische Systeme* selbst erzeugen. Der damals erhobene Vorwurf erhielt jüngst durch das Ausbleiben der im „Manifest der Hirnforscher" 2004 angekündigten Erfolge in der Neurophysiologie eine ganz aktuelle Brisanz (Monyer et al. 2004). Die Autoren des Manifests sagten 2004 für die folgenden zehn Jahre eine Reihe von Durchbrüchen und bahnbrechenden Erkenntnissen in der Neurobiologie voraus, die aber bis 2014 nicht nur ausblieben, sondern in der Rückschau teilweise von einer ähnlichen, naturwissenschaftlichen Naivität gekennzeichnet waren, wie die, gegen die Watzlawick und seine Mitarbeiter bereits 1969 zu Felde gezogen waren. Watzlawick et al. warnten geradezu davor, dass Begriffe wie „Einstellung", „Abhängigkeit", „Extraversion" oder „Introversion", wenn sie nur lange genug benutzt und in wissenschaftlichen Kontexten wiederholt worden sind, Gefahr laufen, von einem bloßen Begriff zu einer „messbaren Dimension der Seele" zu werden (Watzlawick et al. 2003, S. 28).

> „Und wo diese Reifikation [Vergegenständlichung, Anm. TH] einmal stattgefunden hat, besteht meist keine Einsicht mehr dafür, daß die Bezeichnung ja nur eine sprachliche Abkürzung für eine ganz bestimmte menschliche Beziehungsstruktur darstellt." (Watzlawick et al. 2003, S. 28)

Hier lässt sich der Wechsel in der Betrachtungsweise der Autoren sehr deutlich nachzeichnen: Das, was sich über das lebende System Mensch an der Innenseite nicht sagen lässt und eigentlich nur das Ergebnis einer historisch gewachsenen und „versprachlichten" Beziehungsstruktur repräsentiert, kann lediglich an der Außenseite des Systems als Wechselwirkung und Rückkopplung verhandelt werden. Und die Autoren werden in ihrer Begründung dieses Sachverhalts noch radikaler: Sie gehen nämlich davon aus, dass selbst die auf *Beobachtung* beruhende Erkenntnis über menschliche Beziehungsstrukturen an der Außenseite nicht mit absoluter Sicherheit so wie eine naturwissenschaftliche Tatsache vorhergesagt werden kann, da wir zu dieser Erkenntnis ausschließlich über *Wahrnehmungen* gelangen. Unsere Wahrnehmungen selbst sind aber ihrer Meinung nach nur ganz gewisse *abstrahierte*

Wahrnehmungen aus einem unendlichen Spektrum *möglicher* Wahrnehmungen,
die durch ein „In-Be-ziehung-Setzen" von vorausgegangenen zu aktuellen Wahrnehmungserfahrungen entstanden sind.

Wenn also das Innerste des Menschen für einen Beobachter eine „Black Box"
darstellt, zu der er keinen Zugang hat und über die er nur „unbeweisbare intrapsychische Hypothesen" aufstellen kann, bleibt für den Forscher nur die Beobachtung
des Beziehungsgeflechts *zwischen* den Black Boxes (Watzlawick et al. 2003, S. 45), so
sehr auch dieses Beobachten der oben angesprochenen Wahrnehmungsfallibilität
unterworfen sein mag. Der letzte Schritt – die oben angedeutete, skeptische Haltung gegenüber der Wahrnehmung – wird von den Autoren hier nur sehr dürftig
begründet. Sie bildet aber das Fundament, auf dem die vorliegende Arbeit ruht, und
die im Laufe dieser Arbeit nach und nach erläutert werden wird. Watzlawick selbst
wird auf diese radikal konstruktivistische Position der Wahrnehmungsfallibilität
erst in seinen späteren Werken näher eingehen.

Am Ende ihres ersten Kapitels wehren sich die Autoren dann auch noch vehement
gegen die traditionelle Unterscheidung der Psychiatrie zwischen „normal" und
„abnormal". Sie sehen, dass sich bereits zum damaligen Zeitpunkt eine zunehmende
Kritik gegenüber dem Begriff der „psychischen Normalität" entwickelt hatte. Sie
können diese Kritik nur unterstützen und zeigen mit ihrem Ansatz, dass man ein
Verhalten, das die traditionelle Psychologie als abnormal bezeichnen würde, mit Blick
auf die zwischenmenschlichen Beziehungen, in denen dieses Verhalten beobachtet
wird, als das für diese Person vielleicht einzig normale Verhalten ansehen könnte.

> „Psychiatrische Symptome müssen in […] isolierter Sicht abnormal erscheinen; im
> weiteren Kontext der zwischenmenschlichen Beziehungen des Patienten gesehen,
> erweisen sie sich jedoch als adäquate Verhaltensweisen, die in diesem Kontext sogar
> die bestmöglichen sein können. […]. ‚Schizophrenie', als unheilbare schleichende
> Geisteskrankheit eines Individuums definiert, und ‚Schizophrenie', als die einzig
> mögliche Reaktion auf einen absurden und unhaltbaren zwischenmenschlichen
> Kontext verstanden […], sind zwar ein und dasselbe Wort und beziehen sich auf ein
> und dasselbe klinische Bild – die ihnen zugrundeliegenden Krankheitsauffassungen
> aber könnten kaum unterschiedlicher sein." (Watzlawick et al. 2003, S. 49)

Bereits zu diesem Zeitpunkt deutet sich der wissenschaftskritische, konstruktivistische und zugleich sprachphilosophische – heute würde man eher sagen
„diskurstheoretische" – Hintergrund an, vor dem diese für ihre damalige Zeit
mutigen Annahmen der Autoren zu verstehen sind: Wissenschaftliche Erkenntnis beruht – wenn man nur genau genug hinsieht – nicht etwa auf einer sicheren
Wahrnehmung der Realität, sondern auf einer nur allzu menschlichen Eigenschaft,
die versucht, einer durch unendlich viele mögliche Wahrnehmungen entstehenden

Unsicherheit dadurch zu begegnen, dass man sie – gemeinsam mit anderen – einfach für wahr erklärt.

2.3.2 Nicht kommunizieren geht nicht

Paul Watzlawick und seine Mitarbeiter sind berühmt geworden für ihre Axiome, die sie im zweiten Kapitel ihrer Arbeit von 1969 vorstellen. Sie selber sind sich aber nicht ganz sicher, ob der Begriff des Axioms, definiert als ein absolut als richtig anerkannter Grundsatz, der keines weiteren Beweises bedarf, überhaupt angemessen ist. Sie sehen den Begriff Axiom eher als „provisorische Formulierung", von der sie sich erhoffen, dass die begriffliche Schwäche durch ihren praktischen Nutzen aufgewogen wird.

> Das erste Axiom: „Man kann nicht nicht kommunizieren." (Watzlawick et al. 2003, S. 53)

Kommunikation ist demnach nicht nur eine sine qua non des menschlichen Lebens (s. o.), sondern sie kann auch nicht nicht stattfinden. Damit erweitern die Autoren den Kommunikationsbegriff über alle sprachlichen Formen hinaus zum einen auf alle *nichtsprachlichen Handlungen* und zum anderen auf alle *paralinguistischen Eigenschaften* der sprachlichen Kommunikation. Die Autoren gehen davon aus, dass man zwar die sprachliche Kommunikation einstellen kann, das „Sichverhalten" jedoch nicht. Kommunikation umfasst demnach neben allen sprachlichen Verhaltensformen auch alle nichtsprachlichen Formen des Sichverhaltens, wie die Gestik und Mimik oder die Körperhaltung. Die Körperhaltung ist für sie ebenso eine bewusst oder unbewusst herbeigeführte Ausdrucksform vergleichbar mit dem sprachlichen Ausdruck. Auch in der Körperhaltung, der Mimik und der Gestik können die Autoren eine Mitteilung (message) entdecken, auf die ein Gegenüber reagieren kann und die Anlass für wechselseitige Interaktionen sein kann.

Das Gleiche gilt für die sich in der Sprache befindlichen paralinguistischen Eigenschaften der verbalen Kommunikation. Auch die Sprachmelodie, der Tonfall, die Intonation, die Sprechgeschwindigkeit, die inszenierten Pausen oder das Lächeln, das man hören kann, haben für die Autoren einen Mitteilungscharakter (Watzlawick et al. 2003, S. 51). Dabei ist es für die Autoren an dieser Stelle noch nicht von Bedeutung, „ob eine empfangene Mitteilung auch der ausgesandten entspricht". Sie möchten mit dem ersten Axiom lediglich auf die Unausweichlichkeit bzw. die Permanenz des Sendens von Mitteilungen aufmerksam machen, selbst wenn unter Anwesenden nicht gesprochen wird. Vor diesem Hintergrund bekommt jedes Ausweichen oder Vermeiden sprachlicher Kommunikation, ja selbst das Reden von „Unsinn" oder die inszenierte Regungslosigkeit, eine Bedeutung, die sich – vorschnell betrachtet manchmal vielleicht als pathogene Störung – unter Berücksichtigung der sozialen Interaktionen, in denen sie vorkommen, u. U. als besondere Art einer Mitteilung verstehen lässt. Hier wird bereits deutlich, dass die Autoren gar nicht so sehr daran interessiert sind, einen Kommunikationsbegriff zu entwickeln, der nach Erfolg oder Misserfolg von Kommunikation fragt. Sie sind an dieser Stelle ihres Werks vielmehr daran interessiert, die Unausweichlichkeit und Vielschichtigkeit von Kommunikation zu betonen, bei der zwar – wie im nächsten Abschnitt zu sehen sein wird – einer der beiden Gesprächspartner signalisieren mag, dass er die Mitteilung verstanden hat, die Art und Weise aber, wie diese Mitteilung ausgesprochen wurde, u. U. die soziale Beziehung zwischen den beiden Gesprächspartnern ganz empfindlich beeinflussen kann.

2.3.3 Übermittelst Du noch oder gestaltest Du schon?

Eine der wichtigsten Fragen, die eine Theorie der Kommunikation heute zu klären hat, ist die Frage, ob und wie sich Kommunikation hinlänglich als Übermittlung von Informationen verstehen lässt. Watzlawick et al. (2003) negieren diese Frage erst einmal nicht und knüpfen dafür an die damals recht populärwissenschaftlichen Idee von Sender und Empfänger an. Das war zu dem Zeitpunkt nichts Ungewöhnliches, da die Psychologie in den Vereinigten Staaten gerade in den Nachkriegsjahren sehr darum bemüht war, durch eine naturwissenschaftliche Begründung ihres Fachs an Renommee zu gewinnen, und demzufolge auch nur allzu gerne bereit war, sich bei der Beschreibung menschlicher Kommunikation durch das mathematisch-naturwissenschaftliche Sender-Empfänger-Modell von Shannon & Weaver (1949) mit einer derartig plausiblen Theorie zu schmücken. Erst in den späteren, konstruktivistischen Jahren wird Watzlawick kritischer mit einer Idee umgehen, die davon ausgeht, dass Sender und Empfänger durch Kommunikation über irgendeine Gemeinsamkeit in Bezug auf die übermittelten Informationen verfügen. Watzlawick et al. (2003) ging es an dieser Stelle aber auch gar nicht so sehr darum, die technische Vorstellung der Informationsübermittlung in Frage zu stellen, obgleich ihre systemtheoretischen Ausführungen zur Black Box (s. o.) bereits darauf hindeuteten. Ihr Anliegen war es vielmehr, auf einen *zweiten* Aspekt aufmerksam zu machen, der parallel zur Informationsübermittlung irgendwie ständig mitlief, diese manchmal sogar beeinflusste und dabei von vornherein nicht offensichtlich in Erscheinung trat.

Kommunikation hat einen Inhalts- und einen Beziehungsaspekt

Kommunikation kann durch zwei grundverschiedene Ansätze erklärt werden, die beide aber in einer Abhängigkeit zueinander stehen:

> Das zweite Axiom: „Jede Kommunikation hat einen Inhalts- und einen Beziehungs-aspekt, derart, daß letzterer den ersteren bestimmt und daher eine Metakommunikation ist." (Watzlawick et al. 2003, S. 56)

Alles, was die Autoren an dieser Stelle über den Inhaltsaspekt von Kommunikation sagen, ist – setzt man die Unausweichlichkeit des „Sichverhaltens" und damit des Sichausdrückens voraus (erstes Axiom) –, dass sich dieses Ausdrücken als ein *Mitteilen von Mitteilungen* verstehen lässt. Und die Autoren schlussfolgern weiter, „[…] wenn man untersucht, *was* jede Mitteilung enthält, so erweist sich ihr Inhalt vor allem als Information. Dabei ist es gleichgültig, ob diese Information wahr oder falsch, gültig oder ungültig oder unentscheidbar ist" (Watzlawick et al. 2003, S. 53)

Die Mitteilung enthält aber noch einen zweiten, weniger offensichtlichen Aspekt. Der Sender liefert nämlich mit der Information Hinweise darauf, wie er diese Information verstanden haben möchte und welche Vorstellung der Sender von der ganz speziellen *sozialen Beziehung* hat, in der sich diese Mitteilung gerade ereignet. Dieser zweite Aspekt ist sozusagen die ganz persönliche Stellungnahme des Senders dazu, wie er die Beziehung zwischen sich und dem Gesprächspartner im Augenblick des Sprechens verstanden haben möchte. Und so, wie man nicht nicht kommunizieren kann, könnte man dem entsprechend schlussfolgern, dass wir auch außer Stande sind, nicht nichts an Beziehungsinformationen durch Kommunikation mitzuliefern. Watzlawick und seine Mitarbeiter unterstreichen dann noch einmal, dass wir über den Beziehungsaspekt innerhalb der Kommunikation verhältnismäßig selten bewusst und ausdrücklich sprechen. Wir setzen stillschweigend voraus, dass unser Gesprächspartner das metakommunizierte *Wie des Beziehungsaspekts* schon „mit"-hören wird.

Das von den Autoren beschriebene Beispiel der Frau A, die auf die Halskette der Frau B deutet und diese fragt: „Sind die Perlen echt?", zeigt mehr als deutlich, dass sich auf der Inhaltsebene der Informationsgehalt der Frage leicht herausarbeiten und mit Ja oder Nein beantworten lässt. Frau A könnte – nüchtern betrachtet – auf der Inhaltsebene tatsächlich nur an Informationen zur Echtheit des hier angesprochenen Objekts „Perlen der Halskette" interessiert gewesen sein. Auf der Beziehungsebene lässt sich der Sachverhalt nicht so einfach klären. Entweder kann Frau A auf der Beziehungsebene auf eine *bereits vorhandene*, gemeinsam in der Vergangenheit ausgehandelte Definition der Beziehung zu Frau B hoffen, und die Frage nach der

Echtheit der Perlen wird die Beziehung zwischen den beiden Frauen nicht weiter belasten („Nicht wahr, ich darf doch so etwas fragen?").

Kennen die beiden Frauen sich nicht und sehen sie sich vielleicht zum ersten Mal, so wird Frau A damit rechnen müssen, dass sie die Beziehung zu Frau B – vielleicht durch ihren Tonfall oder ihren Gesichtsausdruck – im Moment des Aussprechens der Frage unweigerlich *neu* definiert hat. Nur durch weiteres Nachfragen müsste jetzt mühsam geklärt werden, wie sie dieses so und nicht anders verpackte Beziehungsdefinitionsangebot denn jetzt gemeint hat und ob sie das überhaupt so gemeint hat oder ob sie vielleicht doch nur an der Verifikation der Echtheit der Perlen interessiert war und gar nicht gemerkt hat, dass man diese Frage auch „falsch" verstehen kann. In jedem Fall müssen wir davon ausgehen, dass es sich bei dem Beziehungsdefinitionsangebot von Frau A an Frau B um einen kreativen, gestalterischen Akt handelt, der für beide Beteiligte nicht ohne Folgen bleibt. Frau B kann dieses Angebot entweder „akzeptieren, ablehnen, oder eine alternative Definition" anbieten (Watzlawick et al. 2003, S. 54). Was hier aber auch deutlich wird, ist, dass Frau B – nicht einmal durch absichtliches Schweigen – *nicht* dazu in der Lage ist, ihrerseits *keine* Definitionsantwort anzubieten (erstes Axiom).

> „Im allgemeinen ist es so, dass die Definition der Beziehung umso mehr in den Hintergrund rückt, je spontaner und ‚gesünder' die Beziehung ist, während ‚kranke' (d. h. konfliktreiche) Beziehungen u. a. durch wechselseitiges Ringen um ihre Definitionen gekennzeichnet sind, wobei der Inhaltsaspekt fast völlig an Bedeutung verliert." (Watzlawick et al. 2003, S. 55)

In dem letzten Teilsatz des Zitats deuten die Autoren hier an, dass sich im Zusammenspiel von Inhalts- und Beziehungsaspekt der Inhaltsaspekt sogar instrumentalisieren lässt, um Aussagen über die Beziehung praktisch „im Vorbeigehen" mitzuliefern. Es ließe sich nämlich ein Szenario denken, bei dem Frau A gar nicht an einer Information über die Echtheit der Perlen interessiert gewesen ist und sie hier das Interesse an einer Information nur vortäuscht, um auf der Beziehungsebene – jeden Kollateralschaden billigend in Kauf nehmend – ein eindeutig geringschätzendes Definitions-Statement abzugeben. Bereits an dieser Stelle wird deutlich, wie wichtig es den Autoren ist, den Blick vom reinen Informationsgehalt einer Mitteilung weg zu den komplexen Möglichkeiten auf der Beziehungsebene zu wenden.

Kommunikation ist immer zugleich digital und analog

Im vierten Axiom (das dritte Axiom wird in dieser Arbeit nicht behandelt) arbeiten die Autoren dann noch einmal die grundlegenden Unterschiede zwischen zwei weiteren Aspekten von Kommunikation heraus:

Das vierte Axiom: „Menschliche Kommunikation bedient sich digitaler und analoger Modalitäten. Digitale Kommunikationen haben eine komplexe und vielseitige logische Syntax, aber eine auf dem Gebiet der Beziehungen unzulängliche Semantik. Analoge Kommunikationen dagegen besitzen dieses semantische Potential, ermangeln aber die für eindeutige Kommunikationen erforderliche logische Syntax." (Watzlawick et al. 2003, S. 68)

Betrachtet man den bloßen Inhalt eines gesprochenen Satzes, so lassen sich über ihn Aussagen treffen, die vielleicht richtig oder falsch oder unentscheidbar sind. Watzlawick et al. (2003) erkennen in der binären Logik der Syntax eines Satzes eine Analogie zu der *digitalen* Welt eines elektronischen Rechners. Diese Satz-Logik kann dabei auf der Inhaltsebene innerhalb ihrer eigenen, sprachtheoretischen Spielregeln zwar recht komplexe Formen annehmen, was sich aber aus der Logik der Inhalte nicht ablesen lässt, sind *eindeutige* Aussagen über den Beziehungsaspekt.

Der Beziehungsaspekt entzieht sich nämlich jedweder eindeutigen Kausalität. Zudem bleibt seine „Ausdeutung" immer unscharf, was die Autoren dazu veranlasst hat, hier mit der Metapher eines Rechenstabes zu operieren, bei der dem Rechenstab aufgrund seiner materiellen Beschaffenheit in seiner Messgenauigkeit Grenzen gesetzt sind. Mit einem Rechenstab erhält man eben nur Näherungswerte und Watzlawick et al. (2003) bezeichnen ihn als ein *analoges* und damit unscharfes Messinstrument.

Um die „Beziehungsgestaltungs"-Intentionen der Frau A aus dem Beispiel von oben zu erfahren, reichen die Informationen des Inhaltsaspekts allein nicht aus. Es tun sich nämlich – wie oben gezeigt wurde – mehrere Möglichkeiten auf, die Beziehungskonstellationen zwischen den beiden Frauen zu beschreiben. Zudem müsste Frau B die Beziehungsdefinition von Frau A auch mehr intuitiv erahnen, da aus dem Inhalt der Frage dazu keine verlässlichen Informationen hervorgegangen sind. Der Beziehungsaspekt müsste hier erst übersetzt oder besser „zur Sprache" gebracht werden. Die Autoren gehen davon aus, dass das Übersetzen aber nicht ohne einen Verlust an Informationen vonstattengeht. Sie sprechen an dieser Stelle von merkwürdigen Problemen, die sich nämlich allein deshalb auftun, weil sich aus der Logik der Inhaltsebene nur sehr ungenau auf eine subjektive Einstellung oder ein subjektiv empfundenes Gefühl schließen lässt. Und auch ein möglicher Quantifizierungsversuch („Auf einer Skala von 0 bis 10, wenn null bedeutet, die Frage hat Sie gar nicht gekränkt, wie sehr hat Sie die Frage von Frau A gekränkt?") macht deutlich, wie schwierig es ist, subjektives Empfinden objektiv zu quantifizieren. Solch eine Skala wäre nämlich nur als Skala für die betreffende Person gültig und auf eine andere Person u. U. gar nicht übertragbar.

Ein weiteres Problem im Zusammenhang mit subjektiven Äußerungen zu Gefühlen taucht zudem dort auf, wo sich beim „Digitalisieren" der möglichen Beziehungsdefinitionen („Wie hast Du das denn jetzt gemeint?") eine vormals getroffene Intention einfach wieder zurücknehmen lässt. Frau A könnte nämlich den Interpretationsversuch ihrer Gesprächspartnerin einfach zurückweisen („Nein, so habe ich das doch nicht gemeint.") und eine Interpretation anbieten, die das Ganze abschwächt und alternativ dazu auch möglich wäre („Wir sind doch Freundinnen, da macht man doch so etwas nicht."). Für Frau B bleibt es aber leider ungewiss, ob Frau A das jetzt nur *so sagt* oder ob sie es *ernst gemeint* hat. Niklas Luhmann wird ein paar Jahre später für diese Unentscheidbarkeit den Begriff der doppelten Kontingenz prägen (siehe dazu Kapitel 9) und auf den Begriff des *Vertrauens* verweisen, auf den Frau B hier nur noch setzen kann.

Die Beziehungsebene wird also beim Sprechen als nicht eindeutig bestimmbare Größe mit der Inhaltsebene stets mitgeliefert. Sie ist selten Gegenstand eines Gesprächs und muss mit dem Inhalt zusammen parallel dazu intuitiv mit erfasst werden. Will man sich dann aber seine eigene, intuitive Einschätzung zur Beziehungsebene von seinem Gesprächspartner rückversichern lassen, bleibt das ungute Gefühl, von diesem letztendlich doch keine ehrliche Einschätzung erhalten zu haben. Die Komplexität der möglichen Interpretationen wird deutlich, wenn man sich vergegenwärtigt, dass sich solch eine Rückversicherung („Wie hast Du das denn jetzt gemeint?") selbst wiederum als ein Beziehungsdefinitionsangebot auf unterschiedliche Weise verstehen lässt.

Asymmetrie: von oben herab gesprochen

Bevor die Autoren die einzelnen Axiome in ihrem dritten Kapitel auf die pathogenetischen Folgen einer gestörten Kommunikation hin untersuchen, machen sie mit ihrem fünften Axiom auf eine weitere Eigenschaft von Kommunikationsabläufen aufmerksam:

> Das fünfte Axiom: „Zwischenmenschliche Kommunikationsabläufe sind entweder symmetrisch oder komplementär, je nachdem, ob die Beziehung zwischen den Partnern auf Gleichheit oder Unterschiedlichkeit beruht." (Watzlawick et al. 2003, S. 70)

In der Ausgestaltung der Beziehungsebene könnten Menschen sich im symmetrischen Sinne darum bemühen, Unterschiede zwischen den Partnern zu verringern, um sich beim Sprechen z. B. „auf einer Augenhöhe" zu begegnen. Dann müssten sie dazu bereit sein, auf jegliche hierarchische Positionierung im Sinne einer Beziehungs-„Überlegenheit" bzw. -„Unterlegenheit" zu verzichten. Über- oder Unterlegenheit auf der Beziehungsebene ist hier nicht gleichzusetzen mit der gesellschaftlich konstruierten Status-„Überlegenheit", die manchmal in der formalen Position des Senders bzw. Empfängers bereits hinterlegt ist, sondern sie ist das Ergebnis der *Ausgestaltung* einer sozialen Beziehung durch das unmittelbare

Kommunikationsgeschehen. Eine gesellschaftlich anerkannte Status-„Überle-genheit" verleitet allerdings oft dazu, die überlegene Position auch auf die Bezie-hungsebene zu übertragen. Eine solche Status-Überlegenheit ließe sich z. B. leicht aus einer vorhandenen „Wissens"-Asymmetrie ableiten, wie wir sie z. B. zwischen jedem Schüler und seinem Lehrer bzw. zwischen jedem Arzt und seinem Patienten vorfinden. Hier wird aber – bezogen auf einen speziell definierten Bereich – ein Ungleichgewicht in der Verteilung relevanter Informationen nur als gesellschaftliche Idee vorausgesetzt bzw. behauptet, um die Handlungs- und Status-„Überlegenheit" der Rolle des Lehrers bzw. Arztes zu sichern. Ändert man den Definitionsbereich des relevanten Wissens – werden z. B. nicht mehr Fakten oder Vorwissen bezüg-lich einer Erkrankung abgefragt, sondern das soziale Unterstützungsnetz eines Patienten –, so kehrt sich die vorausgesetzte Wissens-Asymmetrie zugunsten des Patienten um. Das Verleihen von Bildungstiteln durch den Lehrer hingegen oder die Durchführung einer bestimmten therapeutischen Maßnahme durch den Arzt bleiben dennoch Elemente einer Rolle, in der sie eben nur durch *einen* der beiden Kommunikationspartner vollzogen werden dürfen. Aber auch aus solch einem un-gleichen Verhältnis heraus könnte durch Kommunikation eine Komplementarität auf der *Beziehungsebene* durch Kommunikation gestaltet werden.

Komplementarität und Symmetrie lassen sich aber auch auf der *Inhaltsebene* von Kommunikation ausmachen: Symmetrie läge dann vor, wenn beide Gesprächs-partner z. B. in ihren logischen Schlussfolgerungen zur Syntax (digitale Ebene der Information) übereinstimmen. Das muss nicht immer der Fall sein: Menschen können über einen Sachverhalt auch gegensätzliche – und dem entsprechend komplementäre – Meinungen haben.

Was aber ist jetzt genau mit Komplementarität auf der Beziehungsebene gemeint? Und warum soll dieser Sachverhalt mehr zur Klärung eines Kommunikationsbe-griffs beitragen, wenn – wie wir oben gesehen haben – genau diese Ebene mit so großer Unschärfe behaftet ist. Watzlawick und seine Mitarbeiter kommen alle aus dem psychotherapeutischen Umfeld und ihr Berufsalltag ist geprägt durch die Begegnung mit Menschen, die allesamt auf irgendeine Weise unter den pathogenen Folgen dieser unscharfen Beziehungskonstellationen zu leiden haben. Und um diese pathogenen Folgen soll es im nächsten Abschnitt gehen.

2.3.4 Wenn die Beziehungskiste krank macht

Die Autoren hatten oben bereits angedeutet, dass „gesunde" oder „spontane" soziale Beziehungen sich dadurch auszeichnen, dass die beteiligten Gesprächspartner nicht ständig damit beschäftigt sind, ihre Beziehungsdefinitionen durch Kommunikation in einer Art „wechselseitigen Ringens" zu klären (Watzlawick et al. 2003, S. 55). Die Autoren bemerken dann aber noch, dass dieser Prozess des „Klärens" auf beiden Ebenen – der Inhalts- und der Beziehungsebene – stattfinden kann. Und sie präzisieren ihre Aussagen dann noch dahingehend, dass alleine die Tatsache, dass eine Klärung stattgefunden hat, nicht notwendigerweise bedeutet, dass es sich dabei um eine „gesunde", im Sinne einer salutogenen Beziehung handelt. In ihrem dritten Kapitel (Gestörte Kommunikation) wenden die Autoren nämlich den Begriff des „Pathologischen" nicht nur auf die Folgen von Kommunikation an, sie wagen hier auch einen sehr mutigen Schritt, indem sie die Kommunikation selbst als „gestört" bzw. „krank" bezeichnen. In ihren Schlussfolgerungen setzen sie damit immer voraus, dass „gestörte" Kommunikation die Wahrscheinlichkeit erhöht, dass die am Kommunikationsprozess Beteiligten langfristig auch gesundheitliche Beeinträchtigungen davontragen werden. So lässt sich das theoretische Konstrukt von Watzlawick et al. (2003) auf die einfache Formel bringen: Pathogene Kommunikation erhöht die Wahrscheinlichkeit des Auftretens pathogenetischer Störungen für alle am Kommunikationsprozess beteiligten Personen.

Um nun aber genau nachvollziehen zu können, welche Kommunikation auf welcher Ebene welche Folgen nach sich zieht, beschreiben die Autoren nacheinander alle vier Kombinationsmöglichkeiten, die sich ergeben, wenn man das Begriffspaar „Symmetrie vs. Komplementarität" mit den beiden Ebenen „Inhalt und Beziehung" kreuzt. Der Einfachheit halber wird im Folgenden der Begriff der Komplementarität mit dem Begriff „Asymmetrie" gleichgesetzt.

Symmetrie auf der Inhaltsebene & Symmetrie auf der Beziehungsebene

Wie oben bereits erwähnt können Menschen auf der Inhaltsebene in ihren Schlussfolgerungen zur Syntax der gesprochenen Sätze übereinstimmen und zudem auch noch „auf Augenhöhe" miteinander reden. Und dies könnte sich so ereignen, obgleich die gesellschaftlich zugewiesene Rolle (Patient/Arzt) bereits für gewisse Handlungen oder einen bestimmten, fest definierten Wissensbereich ein Ungleichgewicht implizieren würde. Watzlawick et al. nennen diesen Fall den Idealfall, da beide Parteien sich über die Inhalte der Kommunikation einig sind und über die Definition ihrer Beziehung zueinander.

Asymmetrie auf der Inhaltsebene & Asymmetrie auf der Beziehungsebene

Und der denkbar ungünstigste Fall wäre eine Asymmetrie auf beiden Ebenen. Beide Kommunikationspartner sind sich auf beiden Ebenen uneins und es lässt sich leicht erahnen, dass eine Uneinigkeit auf der Inhaltsebene u. U. auch auf eine

Uneinigkeit auf der Beziehungsebene zurückzuführen ist und umgekehrt. Zwischen diesen beiden Extremen gibt es nun eine ganze Reihe von Mischformen.

Asymmetrie auf der Inhaltsebene & Symmetrie auf der Beziehungsebene

Es ließe sich ein Szenario denken, bei dem der oben geschilderte erste Fall der beiden Symmetrien auch dann nicht auf der Beziehungsebene gestört würde, wenn beide Partner sich über die Inhaltsebene uneins sind. Sie ziehen aus den Informationen, die auf der Inhaltsebene zur Verfügung stehen, u. U. unterschiedliche Schlüsse, würden aber deshalb nicht auf den Gedanken kommen, ihre Beziehung in ein Ungleichgewicht zu bringen. Watzlawick et al. nennen diese Möglichkeit die „menschlich reifste Form der Auseinandersetzung mit Unstimmigkeiten" (Watzlawick et al. 2003, S. 81). Was aber genau verstehen die Autoren unter einem Ungleichgewicht bzw. einer Uneinigkeit auf der Beziehungsebene?

Symmetrie auf der Inhaltsebene & Asymmetrie auf der Beziehungsebene

Die Autoren verdeutlichen die Uneinigkeit auf der Beziehungsebene in ihrem letzten Beispiel der vier Kombinationsmöglichkeiten. Diese letzte Konstellation ist Legion – so die Autoren –: Menschen stimmen auf einer inhaltlichen Ebene überein, haben aber nicht geklärt, wie sie auf der Beziehungsebene miteinander umgehen wollen. Diese Konstellation gleicht einem Waffenstillstand (auf der Inhaltsebene), dem beide nur zähneknirschend zustimmen, und die kleinste Störung kann das eigentliche Problem – die ungeklärten Beziehungsdefinitionen – wieder zum „Überkochen" bringen. Eine Beziehungsdefinition kann nun aus unterschiedlichen Gründen „ungeklärt" sein. Um diesen Sachverhalt zu verdeutlichen, kommen Watzlawick et al. (2003) auf die Metapher von der Unter- und Überlegenheit zurück, die – wie sie weiter ausführen – als eine „Ich- und Du-Definition" im Kommunikationsprozess mitgeliefert wird:

> „Diese Ich- und Du-Definitionen haben ihre eigene hierarchische Ordnung. Angenommen, A offeriert B eine Definition seiner selbst. A kann dies auf verschiedene Art und Weise tun, doch wie immer er seine Mitteilung auf der Inhaltsstufe formulieren mag, der Prototyp seiner Mitteilung wird auf der Beziehungsstufe immer auf die Aussage ‚So sehe ich mich selbst' hinauslaufen. Es liegt in der Natur der menschlichen Kommunikation, daß B nunmehr drei Wege offenstehen, darauf zu reagieren [...]" (Watzlawick et al. 2003, S. 84)

In einer Fußnote zu diesem Zitat präzisieren die Autoren dann die Passage „*So sehe ich mich selbst*" noch einmal, indem sie die Aussage um den entscheidenden

Hinweis erweitern, dass die vollständige Version eigentlich lauten müsste: *„So sehe ich mich selbst in Beziehung zu Dir in dieser Situation."* Das „So sehe ich mich selbst" ist also ein Statement, das nur dem Kommunikationspartner gegenüber gilt und erst einmal nur im Hier und Jetzt des Sprechvollzugs Gültigkeit hat.

Mit allen ihm zu Verfügung stehenden Mitteln kann der Sprecher A nämlich durch Gestik, Mimik, Wortwahl, Lautstärke, Betonung, aber auch durch direkte oder indirekte Rede, durch Sarkasmus oder Zynismus ein hierarchisches Statement abgeben, das seine Position im Verhältnis zu seinem Partner im Hier und Jetzt des Sprechakts definiert. Das Statement kann deutliche Überlegenheit zum Ausdruck bringen oder eine unterlegene Position anbieten. Es könnte aber auch ein „Sprechen auf Augenhöhe" fragend zur Disposition stellen. In jedem Fall ist das Angebot von A ein gestalterischer Akt in die eine oder andere Richtung, das seinem Gegenüber B mehrere Möglichkeiten eröffnet, auf dieses Angebot zu reagieren.

Erste Möglichkeit: die Bestätigung. B kann z. B. ein mögliches „Überlegen-heits-Gehabe" in As Selbstdefinition bestätigen (Watzlawick et al. 2003, S. 84) und sich aus unterschiedlichen Gründen, auf die noch näher einzugehen wäre, in die ihm angebotene, unterlegene Position einfinden. Bestätigen würde hier bedeuten, dass B der Definition zustimmt und durch seinen eigenen gestalterischen Sprech-akt – durch die Art und Weise nämlich, wie er seine Antwort in Szene setzt – zum Ausdruckt bringt: „Ja, ich sehe das auch so und stimme Deiner hier überlegenen Positions-Definition der Beziehung zu mir in dieser Situation zu." Wohlgemerkt, die hier eben in Worte gefassten Beschreibungen des Sicheinfügens in die un-terlegene Position, werden im wirklichen Leben von beiden Gesprächspartnern *intuitiv* und innerhalb weniger Millisekunden erfasst, bewertet und beantwortet. Und die Beschreibung ist inhaltlich eigentlich *nicht* Gegenstand des Sprechakts. Soweit keine schweren Störungen vorliegen, haben wir von klein auf gelernt, die hierarchischen Definitionsangebote „herauszuhören" oder gar an der Mimik und Gestik „abzulesen" und entsprechend der Situation darauf zu reagieren. Sehr schnell erkennen wir z. B. die mimisch und gestisch gestalteten Emotionsausdrücke, denen Charles Darwin bereits 1872 in seinem bahnbrechenden Werk „The Expression of Emotion" (Darwin 1877, , 2. dt Auflg.) eine eindeutig kommunikative Funktion (Meyer et al. 1999) zugesprochen hat:

> „Die Bewegungen des Ausdrucks [Emotionsausdrucks, Anm. TH] im Gesicht und am Körper, welcher Art auch ihr Ursprung gewesen sein mag, sind an und für sich selbst für unsere Wohlfahrt von groszer Bedeutung. Sie dienen als die ersten Mittel der Mittheilung zwischen der Mutter und ihrem Kinde; sie lächelt ihm ihre Billigung zu und ermuthigt es dadurch auf dem rechten Wege fortzugehen, oder sie runzelt ihre Stirn aus Misbilligung. Wir nehmen leicht Sympathie bei Andern durch die Form ihres Ausdrucks wahr; unsere Leiden werden dadurch gemildert und unsere

Freuden erhöht; und damit wird das gegenseitige wohlwollende Gefühl gekräftigt. Die Bewegungen des Ausdrucks verleihen unsern gesprochenen Worten Lebhaftigkeit und Energie. Sie enthüllen die Gedanken und Absichten Anderer wahrer als es Worte thun, welche gefälscht werden können." (Darwin 1877, S. 335)

Unsere Beziehungsdefinitionsangebote sind demnach begleitet von Expressionen unserer Emotionen, die wir mehr oder weniger bewusst ebenso als gestalterische Mittel einsetzen können. Darwin ging Ende des neunzehnten Jahrhunderts aber nicht nur davon aus, dass wir anderen unsere Emotionen mitteilen, sondern dass wir an diese „mitgeteilten" Emotionen ebenso unsere Handlungsabsichten und Wünsche koppeln (Meyer et al. 1999, S. 58). Es ist erstaunlich, wie klar Darwin damals die Begriffe „Billigung" und „Missbilligung" nicht nur als gestalterischen, kommunikativen Akt betrachtete, sondern auch ihre große Bedeutung für „unsere Wohlfahrt" herausstreichen wollte. Dabei leitet das Stichwort Missbilligung über zu der zweiten Möglichkeit, die B als Antwort in unserem Beispiel zur Verfügung stehen könnte.

Zweite Möglichkeit: die Verwerfung. B kann nun nämlich auch – um bei dem Beispiel mit dem „Überlegenheits-Gehabe" zu bleiben – die Definition von A ablehnen und verwerfen (Watzlawick et al. 2003, S. 85). Verwerfen bedeutet in diesem Beispiel, dass B seine Antwort unter Zuhilfenahme der auch ihm zur Verfügung stehenden oben aufgeführten gestalterischen Mittel derart inszeniert, dass eine in Worte gefasste Übersetzung A unmissverständlich zu verstehen geben würde: „So wie Du A Dich hier als überlegen in Deiner Beziehung zu mir siehst, so sehe ich Dich nicht." Und B wäre gleichzeitig an der Reihe, seine eigene Definition anzubieten, die etwas salopp übersetzt lauten könnte: „Wie redest Du eigentlich mit mir und wie kommst Du überhaupt darauf, dass Du Dich als der Überlegene in dieser Sprechakt-Beziehung siehst, wo *ich* eigentlich davon ausging, *(Variante a)* wir beide reden jetzt auf Augenhöhe miteinander oder *(Variante b)* ich würde hier in diesem Gespräch jetzt die Hosen anhaben!" Es ist leicht einzusehen, dass dieses Ringen, sofern es das gesamte Gespräch über *nicht* entschieden wird und daher *ungeklärt* bleibt, eine Reihe stressassoziierter Begleiterscheinungen haben kann, die teilweise noch Stunden später und selbst in der Erinnerung an das Gespräch mit gleich hoher emotionaler Intensität objektiv messbar sind.

Aber auch die *geklärte* Asymmetrie, in der einer der beiden Gesprächspartner die überlegene (superiore) und der andere die unterlegene (inferiore) Position dauerhaft einnimmt, kann für die Beteiligten langfristig – sofern es sich hierbei um die typische kommunikative Beziehungsstruktur einer länger andauernden Partnerschaft handelt – gesundheitliche Beeinträchtigungen nach sich ziehen. Sie könnte aber auch eine besondere Form der komplementären Beziehungsgestaltung sein, in die sich beide Partner einvernehmlich eingefunden haben und – das betonen die Autoren an späterer Stelle – die damit nicht per se das Etikett „gut" oder „schlecht" im Sinne von salutogen oder pathogen erhalten müsste.

Merkmale eines superioren, pathogenen Sprechgehabes sind neben den Drohgebärden, die durch Gestik und Mimik inszeniert werden könnten, z. B. auch die zunehmende Lautstärke beim Sprechen, aber auch das Diktat der Redezeit sowie das absichtliche Unterbrechen des Gesprächspartners. Auf der Inhaltsebene kann die Asymmetrie dann fortgeführt werden, indem der superiore Gesprächsteilnehmer z. B. die Inhalte diktiert und gleichzeitig ihre Verstehensweisen autoritär durchsetzt. Dem superioren Sprechgehabe mangelt es an allen Angeboten für ein partnerschaftliches Miteinander, für das wir heute den Begriff der „Einfühlsamkeit" verwenden würden, und für die Carl Rogers in den fünfziger Jahren die Begriffe „empathisches Verstehen" und „unbedingte Wertschätzung" geprägt hat (Rogers 2009).

Um es noch einmal zu betonen: Eine zwangsweise Einwilligung in die oben beschriebene, geklärte Asymmetrie ist nicht zu verwechseln mit der Einwilligung in die formale Rollenasymmetrie, die sich aus gesellschaftlich konstruierten Rollenunterschieden ergibt. Nur verleiten die formal gesellschaftlichen – und vielleicht auch notwendigen – Rollenasymmetrien ihre superioren Träger nur allzu oft dazu, auch auf der kommunikativen Ebene eine überlegene Beziehungsstruktur zu inszenieren. Im letzten Kapitel wird auf dieses Phänomen in Bezug auf den kommunikativen Machtmissbrauch in der Arzt-Patienten-Kommunikation noch einmal näher eingegangen. Das Diktat der Sprechinhalte, die Definitionsmacht und das absichtliche Unterbrechen spielen nämlich in der Arzt-Patienten-Kommunikation eine nicht unwesentliche Rolle.

Dritte Möglichkeit: die Entwertung. Watzlawick et al. beschreiben aber noch eine weitaus dramatischere Inszenierung einer Beziehungsdefinition. B könnte eine dritte Variante benutzen und das wie auch immer geartete Definitionsangebot von A *entwerten*, indem B das Angebot von A absichtlich oder unabsichtlich einer klaren Bedeutung beraubt (Watzlawick et al. 2003, S. 85). Hierfür zählen die Autoren eine ganze Reihe von Möglichkeiten auf, die B dabei zur Verfügung stehen könnten:

> „[…] Widersprüchlichkeit, Ungereimtheiten, Themawechsel, unvollständige Sätze, absichtliches Missverstehen unklare oder idiosynkratische [von Abneigung erfüllte, Anm. TH] Sprachformen, Konkretisierungen von Metaphern oder metaphorische Auslegung konkret gemeinter Bemerkungen […]" (Watzlawick et al. 2003, S. 75)

Die Autoren sprechen hier vom psychopathologischen Standpunkt aus gesehen von dem schlimmsten Fall, der einem Menschen passieren kann. Während A im Fall der ersten beiden Möglichkeiten (*Bestätigung* oder *Verwerfung* s. o.) noch klar erkennen konnte, dass B die Selbstdefinition entweder angenommen oder abgelehnt hat, so findet mit der *Entwertung* nicht nur eine Entwertung der Selbstdefinition von A statt,

„[…] sie negiert vielmehr die menschliche Wirklichkeit von A als Autor dieser Definition. Mit anderen Worten, während eine Verwerfung letztlich auf die Mitteilung ‚Du hast in deiner Ansicht über dich unrecht‘ hinausläuft, sagt die Entwertung de facto: ‚Du existierst nicht.‘ […]“ (Watzlawick et al. 2003, S. 86)

Das Gefühl, von seinen Mitmenschen nicht gesehen zu werden, als Mensch also nicht beachtet zu werden, bewerten die Autoren als einen der wesentlichen Gründe für die Entstehung psychopathologischer Störungen. Sie greifen dabei auf ihre Erfahrung als Familientherapeuten zurück und sehen in der Entwertung von Beziehungsangeboten in der frühen Kindheit einen wesentlichen Grund für die Entstehung einer ganzen Reihe von psychischen Störungen im Erwachsenenalter. Watzlawick et al. lieferten in ihrem Werk damals keine empirischen Befunde für diesen Zusammenhang. Im letzten Kapitel dieser Arbeit soll dieses Defizit jedoch u. a. in Bezug auf die pathogenen Folgen des verbalen Missbrauchs im Kindesalter *(verbal abuse)* nachgeholt werden. Aber auch eine Reihe von Beschwerden, die Patienten zur Kommunikation mit ihrem Arzt formulieren, laufen darauf hinaus, dass sie sich von ihrem Arzt nicht ernst genommen fühlen und bei ihnen das ungute Gefühl zurückbleibt, ihr Arzt würde sie gar nicht als eigenständige Person wahrnehmen. Studien jüngeren Datums zur Dauer des Blickkontakts zwischen Arzt und Patient, die aus der Analyse von Videoaufzeichnung hervorgegangen sind, zeigen, dass in der Tat ein Zusammenhang zwischen dem „Nicht-Beachten" eines Patienten und dessen subjektivem Gefühl der „Entwertung" besteht.

Die Gesundheitskommunikationsforschung hätte damit einen ersten Hinweis auf den *missing link*, den Pettigrew (1988) zu Beginn dieses Kapitels einforderte. Offensichtlich gibt es eine Beziehung zwischen der Ausgestaltung der Beziehungsebene von Kommunikation und den gesundheitlichen Folgen für die an der Kommunikation beteiligten Personen. So hat es bereits an dieser Stelle der Arbeit den Anschein, als ob die Hinweise der Autoren von 1969 eigentlich hätten ausreichen müssen, um die gesundheitlichen Folgen von Kommunikation mehr aus dem „Wie" menschlicher Kommunikation heraus zu diskutieren als aus dem inhaltlichen „Was" (Hehlmann 2008, S. 352).

Watzlawick und seine Kollegen weisen 1969 mit ihrem Ansatz aber noch auf ein weiteres Defizit innerhalb ihres Fachgebiets hin. Mit ihrem Verweis auf die mangelnde Aufmerksamkeit, die wir der Beziehungsebene schenken, und die in den Beziehungsebenen enthaltenen „Ich- und Du-Defintionen" kritisieren sie zudem einen klassischen Ansatz der Psychoanalyse. Ihrer Auffassung nach kennt die klassische – wie sie sagen: „egozentrische" – Psychoanalyse nur das „Ich, das

Über-Ich und das Es aber kein ‚Du'" (Watzlawick et al. 2003, S. 89). Jedem *Ego* steht aber ein *Alter* gegenüber, von dessen Standpunkt aus gesehen mein *Ego* wiederum dessen *Alter* ist. Ich werde demnach zusätzlich zu der Sicht, die ich von mir selber habe, stets mit einer Sicht konfrontiert, die andere von mir haben. Und bestenfalls sind diese beiden Sichten irgendwie ähnlich und geben mir das gute Gefühl, von anderen verstanden zu werden, was für die Autoren bedeutet, „eine Identität zu haben", die ich mir wiederum Zeit meines Lebens von anderen bestätigen oder verwerfen lassen kann. Für die Autoren stellt die *Bestätigung unserer Identität* durch unsere Mitmenschen eine wichtige Voraussetzung für unsere geistige Entwicklung und Stabilität dar (Watzlawick et al. 2003, S. 84). Kommunikation findet ihrer Meinung nach niemals um ihrer selbst willen statt, sondern ist unerlässlich für das Überleben des Menschen.

> „Alltägliche Erfahrung läßt jedoch keinen Zweifel darüber, daß ein Großteil unserer Kommunikation gerade diesem Zweck dient und nicht etwa nur dem Informations-austausch. […] Es hat den Anschein, als ob wir Menschen mit anderen zum Zweck der Erhaltung unsers Ichbewußtseins kommunizieren müssen." (Watzlawick et al. 2003, S. 84)

Die Autoren verweisen dann in ihren Ausführungen auf den Religionsphilosophen Martin Buber, für den es ein isoliertes „Ich" und eine isolierte „Identität eines Ich" an sich gar nicht gibt, sondern sich beides erst in der Begegnung und Bestätigung mit dem Anderen, dem Du entwickelt.

> „In allen Gesellschaftsschichten bestätigen Menschen einander […] in ihren mensch-lichen Eigenschaften und Fähigkeiten, und eine Gesellschaft kann in dem Maße menschlich genannt werden, in dem ihre Mitglieder einander bestätigen. […] Die Grundlage menschlichen Zusammenlebens ist eine zweifache und doch eine einzige -- der Wunsch jedes Menschen, von den anderen als das bestätigt zu werden, was er ist, oder sogar als das, was er werden kann; und die angeborene Fähigkeit des Menschen, seine Mitmenschen in dieser Weise zu bestätigen. Daß diese Fähigkeit so weitgehend brachliegt, macht die wahre Schwäche und Fragwürdigkeit der menschlichen Rasse aus: Wirkliche Menschlichkeit besteht nur dort, wo sich diese Fähigkeit entfaltet." (Buber 1957, S. 101 zit. n. Watzlawick et al. 2003, S. 85)

Mit Watzlawick und seinen Kollegen könnte man die Schlussfolgerung Bubers dahingehend präzisieren, dass die Schwäche der menschlichen Rasse vor allem darin besteht, dass Menschen ihren Mitmenschen nicht nur die Bestätigung ihres Soseins verweigern – wie Buber es formuliert –, sondern sie sich gegenseitig ihr Sosein obendrein auch noch entwerten.

Einer der wesentlichen Gründe dafür, dass die Informationsebene von Kommunikation und die damit verbundene Metapher vom Informationsaustausch auch nach der Veröffentlichung ihres Werks von 1969 weiterhin von so starker Bedeutung war, könnte mit den Worten der Autoren auch darin begründet sein, dass Beziehungen eben keine konkreten Größen sind, sondern „irreale Entitäten". Sie gehören nicht zu den real wahrnehmbaren Objekten der materiellen Welt, auf die man in einer „Welt da draußen hinweisen kann" (Watzlawick et al. 2003, S. 90). Eine Beziehung kann man nicht sehen, man muss sie mühsam in Worte fassen und „übersetzen", um sie durch Kommunikation zum Gegenstand von Kommunikation zu machen und sie damit aus dem Bereich des Unsichtbaren „sichtbar" zu machen. Die Beziehungsebene hat aber noch einen weiteren Aspekt, der zu dem Akt des „Zur-Sprache-Bringens" erschwerend hinzukommt: In unseren Beziehungen, die wir zur Sprache bringen wollen, sind wir selbst enthalten – so die Autoren – und wir sind daher nicht in der Lage, das „Ganze" der Beziehung jemals zu erfassen.

Wir finden hier einen ersten Hinweis auf das später von Niklas Luhmann formulierte Problem der Unmöglichkeit, uns als Teilnehmer einer Kommunikation, in die wir selbst verstrickt sind, gleichzeitig als ein objektiver Beobachter dieser Kommunikation zu verhalten. Und streng genommen würde uns nicht einmal die Zuhilfenahme eines „objektiven" weiteren Beobachters aus diesem Dilemma heraushelfen. Angesichts dieses nicht einmal intellektuell zu lösenden Problems ist es nur allzu verständlich, dass eine Gesellschaft, die bei ihrer Suche nach einer griffigen Definition von Kommunikation an schnellen und einfachen Lösungen interessiert ist und für die Kommunikation irgendwie gelingen muss, ihr Heil lieber in der Metapher vom Austausch von Informationen suchen wird und gerne dazu bereit ist, davon auszugehen, dass wir am Ende eines Austauschprozesses über irgendetwas Gemeinsames verfügen.

Watzlawick und noch kein Ende

Wie bereits oben angedeutet, hätte der Hinweis der Autoren auf die Bedeutung der Beziehungsebene für das Entstehen und Vergehen von Krankheit und Gesundheit ausgereicht, um eine gute, pragmatische Basis für eine wissenschaftliche Theorie der Gesundheitskommunikation zu formulieren. Doch Watzlawick und seine Kollegen lassen in ihrem Werk noch eine andere, weitaus tiefer liegende, skeptische Sicht auf den Kommunikationsbegriff durchschimmern. Ihre Arbeit ist nämlich durchzogen von einer viel schwerer wiegenden, erkenntnistheoretischen Skepsis, die gleich einem Schwelbrand immer nur an einigen Stellen zum Ausbruch kommt. Eine Ausformulierung dieser Skepsis wäre aber dem eher pragmatischen Ansatz des Buches damals auch nicht gerecht geworden.

Dennoch finden wir Hinweise auf einen seit dem Ende des neunzehnten Jahrhunderts andauernden Streit zwischen den Geistes- und Naturwissenschaften, wenn die Autoren sich dagegen wehren, das „Psychische" mit den Mitteln der Naturwissenschaften erklären zu wollen, und sogar von der „Unbeweisbarkeit" der Annahmen über die Natur des Psychischen sprechen. Sie gehen dann aber auch davon aus, dass die grundsätzliche Nicht-Beobachtbarkeit des psychischen Systems uns nicht davon abhält, trotzdem Aussagen über das System zu treffen, um – wie W. Ross Ashby es formulierte – eben genau diese Lücke einfach zu füllen. Die Autoren weisen dann noch auf eine Eigenart des Sichherausbildens wissenschaftlicher Erkenntnis hin, die ihrer Meinung darin besteht, dass man die an sich unbeweisbaren Annahmen über die Psyche dann doch in Worte kleiden muss, die dann wiederum, wenn man sie nur lange genug *denkt* und in wissenschaftlichen Kontexten *wiederholt*, Gefahr laufen, von einem bloßen theoretischen Konstrukt zu einer bestimmbaren Entität des Seelischen zu werden. Hinter dieser Annahme verbirgt sich die Tradition eines um Jahrhunderte älteren, sprachphilosophischen Denkens, das davon ausgeht, dass wir die Welt erst erzeugen, indem wir Aussagen über sie machen, und wir uns diese Aussagen dann von anderen bestätigen oder verwerfen lassen. Diese Aussagen bleiben aber eben nur phantasievoll ausgestaltetes „Gerede" über die Welt, das uns dabei helfen soll, den anfallenden Herausforderungen dieser Welt irgendwie zu begegnen, und sie haben u. U. nichts mit einer realen Welt „da draußen" zu tun. Ihre ganze wahrnehmungs- und erkenntnisskeptische Haltung kommt aber dort zum Tragen, wo die Autoren davon ausgehen, dass ein auf Beobachtung beruhendes sicheres Wissen über lebende Systeme damit grundsätzlich *nicht* möglich ist.

Erst der „späte" Watzlawick wird diese Skepsis noch deutlicher in den Vordergrund seiner Arbeit stellen und als Mitbegründer des systemtheoretischen und konstruktivistischen Denkens seinen wahrnehmungsskeptischen Ansatz einer breiten Öffentlichkeit präsentieren. Ein Ansatz, der davon ausgeht, dass wir eben auch nicht so genau sagen können, was Kommunikation eigentlich ist oder was wir eigentlich unter „Verstehen verstehen" und ob es überhaupt möglich ist, unsere Mitmenschen zu verstehen. Und in unsere sichere und bequeme Welt der Annahme, wir wüssten schon, was unser Gegenüber so gemeint hat, wenn dieser dieses oder jenes von sich erzählt – schließlich gibt er uns ja Rückmeldungen und stimmt uns zu oder weist uns sogar auf unser Missverstehen hin –, in diese Welt bringt Watzlawick eine gehörige Unruhe hinein, indem er an der grundsätzlichen Möglichkeit des gegenseitigen Verstehens zweifeln wird. Wer sich dann aber ob dieser Unruhe zurückziehen will und sich lieber auf die sichere Seite der Inhaltsebene begeben möchte, den wird der späte Watzlawick einholen und selbst die ach so geliebten, festen und bestimmbaren digitalen Größen der Inhalte dekonstruieren und sie als bloße gesellschaftliche Vereinbarungen entlarven.

Watzlawick und seine Kollegen hatten bereits darauf hingedeutet, dass auch die so vermeintlich sichere Inhaltsebene eigentlich durch die Beziehungsebene *beeinflusst* wird. Dazu hatten sie gleich zu Beginn in ihrem Buch auf ein bereits damals berühmtes Experiment von Salomon E. Asch verwiesen. Asch (1956) konnte nämlich zeigen, wie Symmetrien auf der Inhaltsebene auch noch ganz anders zustande kommen könnten:

> „Asch [...] arbeitete mit Gruppen von acht Studenten, die im Halbkreis um den Versuchsleiter herumsaßen und von denen einer nach dem andern anzugeben hatte, welche von mehreren parallelen Linien (allen zugleich auf einer Reihe von Tafeln sichtbar gemacht) gleich lang waren. Sieben der Teilnehmer waren jedoch vorher instruiert worden, bei jeder Tafel einstimmig dieselbe falsche Antwort zu geben. Nur ein Student, die eigentliche Versuchsperson, war nicht eingeweiht und saß so, daß er als vorletzter an die Reihe kam, nachdem also sechs andere Studenten bereits mit großer Selbstverständlichkeit dieselbe falsche Antwort gegeben hatten. Asch fand, daß unter diesen Umständen nur 25 Prozent der Versuchspersonen ihren eigenen Wahrnehmungen trauten, während 75 Prozent sich in einem kleineren oder größeren Grad der Mehrheitsmeinung unterwarfen, einige blindlings, andere mit beträchtlichen Angstgefühlen." (Asch 1956 zit. n. Watzlawick 2003, S. 20)

Offensichtlich kommen Symmetrien auf der Inhaltsebene manchmal eben auch nur deshalb zustande, weil wir zu mutlos sind, uns gegenüber offensichtlichem Unsinn – oder besser Anders-Sinn – zur Wehr zu setzen. Aber vielleicht stimmen wir einer gemeinsam vereinbarten Sprechweise auch nur deshalb auf der Inhaltsebene zu, um bestimmte Vorteile auf der Beziehungsebene nicht zu verlieren oder einfach nicht aufzufallen und – was bei stark asymmetrischen Beziehungskonstellationen nicht unwahrscheinlich ist – um bei unserem Gegenüber einfach keinen Unmut zu provozieren. Was sagt das aber über das Zustandekommen unseres Wissens über die Welt aus? Und welches Misstrauen muss da erst aufkommen, wenn wir die oben beschriebenen Ergebnisse der Studie auf den seit tausenden von Jahren währenden Prozess des Sichherausbildens scheinbar objektiven Wissens über die Welt übertragen? Was sagt das aber auch über das Kind aus, das – wie Darwin gezeigt hatte – an seiner „Wohlfahrt" interessiert ist und damit jeder Missbilligung durch die Eltern aus dem Weg gehen wird? Denn hier haben wir es im eigentlichen Sinne auch mit einer gesellschaftlich konstruierten – manch einer mag sogar sagen: „biologisch notwendigen" – Rollenasymmetrie zu tun, die den Eltern Tür und Tor öffnet, diese rollenassoziierte Überlegenheit auch auf der Beziehungsebene in die eine oder andere Richtung durchzusetzen.

Dieses radikale Bild von *Beeinflussung* verdichtet sich an der Stelle in eine allgemeine Theorie konstruktivistischen Denkens, die mit fast beiläufiger Selbstverständlichkeit aufzeigen kann, dass die Inhaltsebene im Grunde immer nur aus gesellschaftlich vereinbarten Sprechweisen besteht, die von Menschen durch Kommunikation in einem Akt mutiger Kreativität „hergestellt" werden und die – wie noch zu zeigen sein wird – eben nur relative Wahrheiten produzieren; relative Wahrheiten allerdings, die sich bei näherem Hinsehen immer nur als jeweils zweckmäßigster aller Irrtümer herausstellen. Solch eine Denkweise ist unbequem und bereitet uns *Unbehagen* und sie hat den Anschein eines großen Mangels, angesichts dessen man dann doch lieber auf das Gelingen von Kommunikation setzen möchte. Und in der Tat ist einer der größten Vorwürfe gegen das konstruktivistische Denken, es würde wegen seiner übermächtigen Betonung der grundsätzlichen Relativität alle Wahrnehmungen auch alles Handeln moralisch relativieren und damit zum Erliegen bringen. Da diese Arbeit aber genau jenen konstruktivistischen Ansatz stark machen und seine Bedeutung für die Konzeptualisierung einer Theorie der Gesundheitskommunikation herausarbeiten möchte, gilt es, genau diesen Vorwurf zu entkräften und zu zeigen, dass unsere Erkenntnis*un*fähigkeit eben kein operativer Mangel ist, der *Un*tätigkeit oder Chaos zur Folge haben muss, sondern die Chance beinhaltet, in einem kontingenten Raum kreativ – und nicht in einem traditionell fest definierten Bereich – nach möglichen anderen Lösungen für die aktuellen Herausforderungen einer Gesellschaft zu suchen. Um dieses oben beschriebene *Unbehagen* und seine lange, philosophische Vorgeschichte soll es nun im nächsten Abschnitt dieses Kapitels gehen.

Philosophische Kommunikation: Reden über den Zweifel 3

Das Unbehagen, das uns im Grunde bei jeder eingehenderen Betrachtung des Begriffs Kommunikation befallen müsste, beschreibt Pauline Phemister in ihrer Einleitung zu John Lockes „Essay concerning Human Understanding" vielleicht am besten, wenn sie feststellt:

> „The act of thinking relies heavily on the use of words, which enable us to keep track of our own ideas. Words are essential too for the communication of our ideas to others. Ironically, however, our use of words is also the major source of misunderstanding and the miscommunication of our ideas. Because our words are signs of our own ideas, we can never be absolutely certain that the idea one person annexes to a particular word corresponds to the same idea as another annexes to the same word." (Phemister 2008, S. xxiv)

Phemister nennt es Ironie, dass genau das Hilfsmittel, mit dem wir uns mitteilen wollen, gleichzeitig die größte Quelle allen Missverstehens ist. Und sie geht noch einen Schritt weiter, wenn sie Unsicherheit dort ausmacht, wo wir uns doch nichts sehnlicher wünschen, als dass unser Gegenüber unsere Ideen im Kopf doch ebenso verstehen möge, wie wir es tun. Pauline Phemister ist Professorin für Philosophie an der Universität Edinburgh und sie wiederholt mit ihren eigenen Worten im Prinzip nur das, was der englische Philosoph und Wegbereiter der Aufklärung John Locke bereits 1690 im dritten Abschnitt des oben genannten „Essays concerning Human Understandig" veröffentlichte. Locke wiederum leitete seine Erkenntnisse aus der griechischen Philosophie der Antike ab. So hat das Unbehagen mit dem Begriff der Kommunikation selbst und dem, was wir durch Kommunikation im Stande sind zu beschreiben – oder auch nicht zu beschreiben –, eine lange „sprach"-philosophische Vorgeschichte. Und dieses Unbehagen ist auch keine Erfindung des zwanzigsten Jahrhunderts, sondern es hat eine Biografie, die sich mit unterschiedlicher Prominenz und Rezeption durch die letzten 2500 Jahre erkenntnis- und wissenschaftstheoretischen Denkens zieht.

Dennoch es ist es das ausgehende neunzehnte und vor allem zwanzigste Jahrhundert, das den Kommunikationsbegriff in seiner Radikalität und Kompromiss-
losigkeit neu definiert hat (Baecker 2008) und bereit ist, diese Unsicherheit nicht als
operativen Mangel hinzunehmen, sondern nach den Chancen und Möglichkeiten
zu fragen, die uns diese Unsicherheit trotz alledem dennoch bieten könnte. Borsche
(1996) erklärt dazu, dass das vergangene Jahrhundert zu Recht als *das* Jahrhundert
der Sprachphilosophie bezeichnet werden kann. Doch könnte man einwenden,
dass sich die Philosophie ja im Grunde immer schon mit Sprache beschäftigt hat
und sie sich selbst ja ohne Sprache gar nicht hätte mitteilen können. Borsche kann
jedoch einen Wendepunkt ausmachen, von dem an die antike Philosophie und die
ihr folgende Rezeptionsgeschichte aufhören, die Unzulänglichkeiten der Sprache
eben nur zu erkennen, zu beschreiben und zu beklagen, nur um sich dann infolge
dieses Defizits anderen, „höheren" Ideen zuzuwenden. Diese Wende sieht Borsche
dort, wo der Sprachdenker Humboldt erkennt, dass Worte allein uns das Denken
und die Dinge erschließen. Ihre durch das gegenseitige Verständnis gebundene,
unerschöpfliche Bedeutsamkeit ist dabei jedoch für Humboldt kein Zeichen von
Unvollkommenheit, sondern von Stärke (Borsche 1996, S. 11). Humboldt selbst
schreibt dazu 1800 in einem Brief an Friedrich Schiller:

> „Die Sprache stellt offenbar unsre ganze geistige Tätigkeit subjektiv [...] dar; aber sie
> erzeugt auch zugleich die Gegenstände, insofern sie Objekte unsres Denkens sind. [...]
> Die Sprache ist daher, wenn nicht überhaupt, doch wenigstens sinnlich das Mittel,
> durch welches der Mensch zugleich sich selbst und die Welt bildet, oder vielmehr seiner
> dadurch bewußt wird, daß er eine Welt von sich abscheidet." (Humboldt 1917, S. 162f.)

Genau an dieser Stelle sieht Borsche einen Punkt erreicht, von dem aus die philosophische Sprachkritik zu einer Sprachphilosophie wird, die ihren Namen auch
wirklich verdient. Für Borsche hat Humboldt damit die Geburtsurkunde einer
neuen Sprachphilosophie geschrieben (Borsche 1996, S. 11). Borsche sieht eine
philosophische Position nämlich genau dann als eine sprachphilosophische an,
„wenn insbesondere die Begriffe des Denkens und des Seins, aber nicht nur diese, sondern alle Grundbegriffe des jeweiligen philosophischen Diskurses als im
Kommunikationsprozess entstehend und vergehend betrachtet werden, in dem
allein sie – kontingenterweise – Bedeutung gewinnen [...]. Bedeutung entsteht und
vergeht nicht an sich [...], sondern zwischen uns; Begriffe leben [...] in wechselseitiger Anerkennung und Gemeinschaft derer, die sie in ihren Worten gebrauchen"
(Borsche 1996, S. 12).

Hier argumentiert Borsche im letzten Teil seiner Ausführungen ganz im Sinne
eines historisch philosophischen Diskurses (s. u.), der auf die Zeit vor Sokrates
zurückgeht, dem aber heute auch Diskurstheoretiker und Konstruktivisten kom-

mentarlos folgen würden, weil diese postmodernen Denkweisen des zwanzigsten Jahrhunderts nach Borsches Verständnis der Humboldt'schen „Sprach"-Deutung eben genau aus diesem „Um"-Denken Humboldts entstanden sind. Neben Borsche verweisen aber auch andere Sprachdenker und -kritiker, Kommunikationswissenschaftler und Soziologen auf die Philosophen der Antike und später der beginnenden Moderne. Schmidt (1994) sieht in Kant einen der Wegbereiter des sich zweihundert Jahre später entwickelnden konstruktivistischen Denkens. An anderer Stelle bemüht Schmidt (1990) die antiken Philosophen Demokrit und Pyrrhon. Zusammen mit anderen verweist Glasersfeld (2010) auf Giambattista Vico, einen italienischen Juristen des beginnenden 18. Jahrhunderts. Und Frindte (2001) bemüht in seiner „kurzen Geschichte einer langen Vergangenheit" Herder und Lichtenberg und verweist dann auf Platon und Aristoteles. Der Soziologe Baecker bezieht sich in seinem bemerkenswerten Buch über Kommunikation (Baecker 2008) auf Schlegel, Novalis, Herder und Humboldt und auch er zitiert Kant und bemüht zudem Baumgartens Ausführungen zur Ästhetik.

Um die einzelnen philosophischen Standpunkte in eine chronologische Reihe zu bringen und die Bezüge der einzelnen Denkwelten untereinander deutlich zu machen, soll in den folgenden vier Abschnitten der Zeitraum vom 6. Jahrhundert v. Chr. bis zum Beginn des zwanzigsten Jahrhunderts abgebildet werden. Die Abschnitte beinhalten keine vollständige Geschichte der Sprachphilosophie, da dies den Rahmen dieser Arbeit ungebührend ausweiten würde. Dennoch sollen die erkenntnistheoretischen Schwierigkeiten aufgezeigt werden, die – mit unterschiedlicher Ausprägung – in den letzten zweieinhalbtausend Jahren das wissenschaftstheoretische Denken immer wieder berührt haben. Ohne diese erkenntnistheoretischen Schwierigkeiten wären die moderne Skepsis (Gabriel 2008) und die sich in ihrem Fahrwasser entwickelnden modernen Theorien von Kommunikation nur schwer nachvollziehbar. Dabei hat nach Ruffing (2007) die antike griechische Philosophie nichts von ihrer erstaunlichen Kraft und Faszination verloren. Sie hat die Wendung vom Mythos zum Logos vollzogen, sich um eine rationale Theoriebegründung bemüht und eine vernunftbestimmte, sittliche Weisheitslehre ausgearbeitet (Ruffing 2007, S. 18). Ruffing geht sogar noch weiter, indem er Karl Jaspers zitiert:

> „Die Antike hat faktisch begründet, was wir im Abendlande als Menschen sein können. [...] Jeder große Aufschwung des Menschseins ist im Abendland durch eine neue Berührung und Auseinandersetzung mit der Antike geschehen." (Jaspers 1977, S. 116 zit. n. Ruffing 2007, S. 18)

Leider hat dieses Bemühen um den Logos in den letzten zweitausend Jahren auch neue Mythen entstehen lassen, die mit Macht aufgefüllt und durch Sprechverbote diskursiv abgesichert mal fundamentalistisch religiös, mal empiristisch naturwissenschaftlich und mal politisch ideologisch daherkamen, um ganze Generationen von Menschen in Angst und Schrecken zu versetzen oder sie einfach nur umzubringen. Und trotz alledem hat Jaspers Recht, denn auch ihre Gründungen lassen sich in der Tat selbst bis in ihre das menschliche Leben verachtenden Irrungen und Wirrungen hinein als eine mit der Antike verbundene Denkweise beschreiben, die nicht umzugehen gelernt hat mit jener Ambivalenz und Kontingenz, die sich immer dann ergibt, wenn weder Mythos noch Logos die Welt erklären konnten. Doch all die Jahrhunderte überdauert hat gleichsam als kritisches Regulativ eine Haltung, die seit der Antike als *Skepsis* bezeichnet wird.

3.1   Mehr Sein oder mehr Schein?

Für Gabriel (2008) ist in der antiken Philosophie das Phänomen der Skepsis dort entstanden, wo grundsätzlich zwischen Sein und Schein unterschieden werden sollte. Gerade erst versuchten sich die sogenannten Naturphilosophen Mitte des 7. Jahrhunderts v. Chr. von einem antiken, mythischen Weltbild zu lösen und in der Vielfalt der Erscheinungen in der Natur ein rational begründetes, einheitliches Naturprinzip *(arché)* zu etablieren (Ruffing 2007), da tauchen auch schon die ersten Fragen nach dem Unterschied zwischen dem Sein und dem Schein auf. Auf der „Suche nach dem Verborgenen, dem wahren Sein jenseits der trügerischen Welt der Erscheinungen, in der wir leben" brachten die Wissensbemühungen der Naturphilosophen gleichsam das skeptische Denken als ihren unablässigen Schatten hervor (Gabriel 2008, S. 11). Gabriel erkennt, dass dieses „genaue Hinsehen" – was seines Erachtens das griechische Wort *skepsis* am besten wiedergibt – zugleich auch etwas Tragisches hatte, denn die Skepsis führte uns die Endlichkeit all unseres Verstehens vor Augen. Dabei ist sie für Gabriel zugleich aber auch eine existenzielle Erfahrung, die nicht nur „theoretisch verwickelte Probleme aufwirft, sondern uns auch eine besondere Weise des Umgangs mit [der] Endlichkeit anbietet" (Gabriel 2008, S. 12). Die Naturphilosophen standen nämlich bei ihrer Art, genau hinzusehen, vor einer Reihe von Fragen, die sich nicht so ohne weiteres beantworten ließen. Um was es damals aber genau ging und worüber sich bis heute so trefflich streiten lässt, soll im folgenden Abschnitt kurz erläutert werden.

3.1.1 Die entscheidenden Fragen

Die grundlegende Frage, die sich die Philosophen damals stellten, lautete: Sind wir überhaupt in der Lage, gesicherte Erkenntnis über die Welt zu erlangen? Wenn wir aus heutiger Sicht diese Frage mit Ja beantworten, dann sind wir in der Pflicht zu beschreiben, wie wir diese Erkenntnis zustande bringen und wie wir ihr Zustandekommen begründen. Die Antwort darauf erscheint erst einmal fast trivial (Beckmann 1981), da wir doch täglich von einer ganzen Reihe sicherer Erkenntnisse Gebrauch machen und auch neue hinzugewinnen, um eben nicht ständig Gefahr zu laufen, auf den Schein hereinzufallen. Gabriel (2008) geht sogar davon aus, dass unsere existenzielle Aufgabe als Sterbliche offensichtlich darin besteht, den Schein möglichst zu durchschauen.

Doch machen wir auch gegenteilige Erfahrungen: Das, was gestern noch gesicherte wissenschaftliche Erkenntnis war, ist heute schon überholt, hat sich in seiner Reichweite vielleicht als zu begrenzt erwiesen und hat sich im Extremfall sogar als folgenschwerer Irrtum herausgestellt. Aber auch im alltäglichen Umgang machen wir einen deutlichen Unterschied zwischen dem, was wir nur eine Meinung nennen, und dem, was wir als gesichertes Wissen bezeichnen. Der Meinung haftet stets etwas Persönliches an, etwas Subjektives, das wir von außen betrachtet gerne mit Zweifeln belegen, etwas, das mit Vorsicht zu betrachten ist und nicht unbedingt dem allgemeinen Wissen entsprechen muss. Aber entspricht allgemeines Wissen demnach unserer Vorstellung von einer wahren Erkenntnis, von der wir eben noch gesehen haben, dass selbst diese sich zurückschauend betrachtet auch irren kann? Und noch eine andere Eigentümlichkeit beschäftigte die antiken Philosophen. In dem Wort Erkenntnis ist das Verb „erkennen" enthalten. Was aber genau heißt „erkennen" und wie geht „erkennen" vor sich? Bei genauerer, kritischer Betrachtung fallen ein paar sonderbare Sachverhalte auf, die wir gemeinhin nicht näher hinterfragen. Wie oben bereits Gabriel sieht auch Beckmann (1981) im „Erkennen" eines der elementaren Bedürfnisse des Menschen, der sich eben vergewissern will, was um ihn herum der Fall ist. Wir tun dies, indem wir uns die Dinge in unserer Umwelt ansehen, sie also mit unseren Sinnen wahrnehmen. Dabei macht Beckmann auf eine Reihe von Problemen aufmerksam (Beckmann 1981, S. 31).

Problem 1: Dinge wahrnehmen oder für „wahr" nehmen

Sinnlich wahrnehmen können wir Dinge, die unseren Sinnen unmittelbar gegeben sind, wie z. B. den Kirschbaum vor meinem Fenster. Von ihm kann ich offensichtlich wahre Aussagen machen. Was ist aber mit dem Kirschbaum im Garten meiner Eltern, die im nächsten Dorf wohnen? Ihr Kirschbaum ist mir z.Zt. nicht unmittelbar gegeben. Kann ich deshalb keine wahren Aussagen von ihm machen? Und was ist mit abstrakten Begriffen wie „Gerechtigkeit", „Gesundheit" oder „Tod", die alle ihrer Natur nach *nicht* Dinge und damit auch *nicht* anschaulich sind und die meinen Sinnen ebenfalls nicht unmittelbar gegeben sind? Kann ich von ihnen überhaupt wahre Aussagen machen?

Problem 2: abstrakte Begriffe wahrnehmen

Selbst wenn ich Erkennen nur auf die materielle „Ding"-Welt beschränken würde, die mir unmittelbar sinnlich gegeben ist, wie kann ich den Kirschbaum vor meinem Fenster überhaupt als Kirschbaum erkennen, ohne den „Begriff" Kirschbaum zu „besitzen"? Denn der Begriff von etwas scheint grundsätzlich etwas ganz anderes zu sein als das Ding vor meinen Augen. Der Begriff an sich wird niemals blühen, keine Äste oder Blätter hervorbringen. Der Begriff selbst ist im Unterschied zum Ding vor meinem Fenster etwas *in meinem Denken* Befindliches, das aber auf eine eigentümliche Weise mit dem materiellen Ding verbunden ist. Hier wird bereits deutlich, dass Kommunikation beim „Hervorbringen" dieses Begriffs eine elementare Rolle gespielt haben muss. Und es bleibt zweifelhaft, ob das Reden „über" Kirschbäume unter Zuhilfenahme von Begriffen jemals dem Kirschbaum als das, was ihn als Ganzes ausmacht, in irgendeiner Weise gerecht werden kann.

Problem 3: kreatives Einbilden

Zu diesen zwei Problemen und den vorausgehenden Fragen zur Sicherheit wahrer Erkenntnis im Unterschied zum bloßen Meinen kommt ein weiteres Problem hinzu: In unserer Vorstellung können wir uns *Phantasiebilder* ausdenken, die es in der Dingwelt gar nicht gibt (Einhörner, fliegende Elefanten und Vulkanier), die also nicht durch sinnliches Wahrnehmen in unseren Verstand geraten sein können. Wir müssen unserem Denken beim Hervorbringen dieser „Phantasiebilder" demnach ein hohes Maß an Kreativität und Konstruktivität zusprechen. Bisweilen verabreden wir sogar, dass diese Fiktionen in unseren Alltag einziehen dürfen, und wir nehmen eine Reihe von Handlungen vor, die bei einer oberflächlichen Betrachtung durchaus vermuten lassen, diese Fiktionen hätten irgendeinen Bezug zu unserer realen Dingwelt (man denke nur an den Weihnachtsmann oder eine Science-Fiction-Serie im Fernsehen).

Problem 4: das „wahre Sein" und das „große Ganze"

Zusätzlich zu all diesen Problemen wagten sich die vorsokratischen Naturphilosophen dann aber auch noch in einen Bereich vor, mit dem sie entweder „das große Ganze", den „Ur-Grund" oder ganz einfach das „wahre Sein" – den *Logos,* wie sie es nannten – erklären wollten. Dabei gingen die oben aufgeführten skeptischen

Fragen nach der Möglichkeit wahrer Erkenntnis ihrem Fragen nach dem „wahren Sein" entweder voraus oder die skeptischen Fragen waren die Folge ihrer Erkenntnis, dass sich das „große Ganze" letztendlich doch gar nicht bestimmen lässt. Für Anaximander von Milet (610–545 v. Chr.) z. B. waren der Anfang und der Ursprung aller seienden Dinge das grenzenlos Unbestimmbare *(apeiron)* (Ruffing 2007). Einige Vorsokratiker lösen die ersten drei Probleme einfach dadurch, dass sie im Denken selbst eine Möglichkeit sehen, doch einen Zugang zum „wahren Sein" zu erhalten, denn für sie verbirgt sich der Logos *im* Denken. Im Denken können wir ihrer Meinung nach die Dinge so erkennen, wie sie in der Realität wirklich sind – und diesem Denken hafteten sie dann auch immer zugleich etwas Göttliches an. Die Vorsokratiker sehen aber auch ein Dilemma dergestalt, dass die Beschreibungen des „wahren Seins" ständig Gefahr laufen, sich mit dem Scheincharakter unseres gewöhnlichen Wissens auseinandersetzen zu müssen, das damals als *bloße Annahme von Sterblichen (doxa)* bezeichnet wurde (Gabriel 2008). Welchen Annahmen sollte man nun aber Vertrauen schenken, und wie konnte man das wahre, die Realität erfassende Denken *(logos)* von dem fehlerhaften, menschlichen Denken *(doxa)* unterscheiden?

Gabriel beschreibt zwei Tendenzen, mit denen die Vorsokratiker versuchten, sich aus diesem Dilemma herauszumanövrieren: eine *dogmatische* und eine *skeptische* Tendenz. Die *dogmatische* Tendenz entdeckt das wahre Sein im Logos und setzt ihm die Annahmen der Sterblichen einfach gegenüber. Zudem gilt für sie dann dieser Logos immer als vollständig erkennbar und ermöglicht dadurch ein Wissen *(epistêmê)* davon, was in Wahrheit der Fall ist. Im Unterschied zum erkennbaren Logos diskreditiert die zweite *skeptische* Tendenz gleichzeitig alle sterblichen Annahmen als Quelle jedweden Irrtums, der in seinen bloßen Annahmen gefangen ist (Gabriel 2008, S. 17). Die Vorsokratiker sind dabei mal eher dogmatisch und ein anderes Mal eher skeptisch. Die Welt ihrer Diskurse liegt leider nur in einzelnen Bruchstücken (Fragmenten) vor, was immer einen Verzicht auf tiefer gehende Erklärungen bedeutet. Auf der anderen Seite enthalten diese Fragmente ein so enorm anschauliches und prägnant verdichtetes Wissen, dass man an manchen Stellen auch getrost auf längere Erklärungen dazu verzichten kann.

3.1.2 Die Vorsokratiker: Reden über das Denken im Fluss

Um sich in die gedankliche Welt der Vorsokratiker besser hineinversetzen zu können, sollen im Folgenden drei Vorsokratiker und zwei Sophisten mit ihren Originalzitaten vorgestellt werden. Der Begriff Vorsokratik wird nach Altrichter & Ehrensperger (2010) sowohl als zeitliche als auch als inhaltliche Abgrenzung benutzt.

Vor Sokrates bedeutet also vor dem, was wir heute durch die Aufzeichnungen des Platon über die gedankliche Welt des Sokrates wissen, denn Sokrates selber hat nichts Schriftliches hinterlassen. Platon schreibt, dass Sokrates selbst zuerst auch Anhänger einer Ausrichtung des naturphilosophischen, vorsokratischen Denkens war. Sokrates rückte dann aber ab von der Vorstellung, die Natur des Seins läge in Naturstoffen oder natürlichen Ursachen oder in einem ordnenden Geist des Alls. Für Sokrates – so wird sich später zeigen (s. u.) – musste die Natur des Seins durch die „Rede hindurch", um sich in allgemeiner, menschlicher Vernunft zu spiegeln. Der sich in den Dingen aussprechende Logos war für Sokrates „dia-logisch" (Altrichter & Ehrensperger 2010, S. 23).

Doch zunächst folgt jetzt eine Auswahl der Vorsokratiker, deren Gedanken teilweise nur als Fragmente (im folgenden „Fr.") erhalten sind und deren Nummerierung auf das umfassende Standardwerk von Diels & Kranz (1906) zurückgeht (im Folgenden abgekürzt DK). Dabei bezieht sich die Fragmentnummer stets auf das Kapitel des Vorsokratikers im Hauptwerk von Diels & Kranz. Der Vorsokratiker selbst wird dabei nicht jedesmal wieder neu genannt.

Herakleitos aus Ephesus (550–475 v. Chr.)

Im Gegensatz zu anderen Naturphilosophen spekuliert Herakleitos nicht über irgendeinen grundlegenden Naturstoff, sondern er versucht, eine verborgene Logik in der Natur selbst zu entdecken (Ruffing 2007). Herakleitos' Weltbild ist zum einen stets im Wandel:

> „In dieselben Fluten steigen wir und steigen wir nicht: wir sind und sind nicht." (DK Fr. 49a) „Man kann nicht zweimal in denselben Fluß steigen." (DK Fr. 91)

Auf der anderen Seite ist sein Weltbild geprägt von der Koexistenz gegensätzlicher Eigenschaften und Kräfte (Capelle 1963). Denn für Herakleitos gehen diese Gegensätze wie z. B. „Ganzes und Nichtganzes, Eintracht und Zwietracht, Einklang und Missklang" (DK Fr. 10) immer auf ein und denselben Ursprung zurück:

> „[…] und es ist immer ein und dasselbe was in uns wohnt: Lebendes und Totes und das Wache und das Schlafende und Jung und Alt. Wenn es umschlägt, ist dieses jenes und jenes wiederum, wenn es umschlägt, dieses." (DK Fr. 88)

Doch das wahre Sein, den wahren Ursprung oder besser den Logos können die Menschen nicht erfahren, so sehr sie auch versuchen, hierfür unterschiedliche gedankliche Wege zu gehen (DK Fr. 45). Der Ursprung selbst wurde nach Herakleitos auch nicht erschaffen, da er – wie ein ewig lebendiges Feuer – ewig war, ist und sein wird (DK Fr. 30). Das „wahre Sein", das er auch als allgemeines Wort (Logos) bezeichnet, denkt sich Herakleitos als grundsätzlich getrennt vom „Anschein der Dinge", die die Menschen zu erkennen glauben. Menschen können demnach zum wahren Sein keinen Zugang finden:

> „Für dies Wort aber, ob es gleich ewig ist, gewinnen die Menschen kein Verständnis, weder ehe sie es vernommen noch sobald sie es vernommen. Alles geschieht nach diesem Wort, und doch geberden sie sich wie die Unerfahrenen, so oft sie sich versuchen in solchen Worten und Werken, wie ich sie künde, ein jegliches nach seiner Natur auslegend und deutend, wie sich's damit verhält." (DK Fr. 1)

Das könnte man als ein erstes, pessimistisches Statement zur menschlichen Erkenntnisfähigkeit deuten. An anderer Stelle wiederum ist es für Herakleitos aber geradezu eine Pflicht, diesem allgemeinen Wort (DK Fr. 2) zu folgen. Herakleitos meint nämlich, dass, obgleich die Menschen dieses allgemeine Wort an sich zwar besitzen, sie doch dazu immer eine *eigene* Meinung bzw. *eigene* Einsicht haben, es subjektiv dadurch also stets verändern. Doch Herakleitos sieht einen Ausweg aus diesem Dilemma. Die eigene Meinung der Menschen kann insofern doch teilhaben am großen Ganzen, wenn die Menschen einen wichtigen Sachverhalt erkennen: Das Ganze wird erst durch die immerwährenden *sprachlichen Gegensätze* offenbar:

> „Krieg ist aller Dinge Vater, aller Dinge König. Die einen macht er zu Göttern, die anderen zu Menschen, die einen zu Sklaven, die anderen zu Freien." (DK Fr. 53)

Wobei hier Krieg mit Gabriel (2008) nicht wörtlich zu übersetzen ist, sondern ganz allgemein als „Aus-ein-andersetzung" oder auch als eine Unterscheidung zu verstehen ist, die genau den Unterschied nach sich zieht, der den einen zum „Sklaven" und den anderen zum „Freien" machen wird. Überall zeigen sich für Herakleitos Dissonanzen, Spannungen und Gegensätze und doch offenbart sich für ihn gerade in diesen Gegensätzen eine alles überspannende Harmonie und Vernunft (Capelle 1963; Ruffing 2007). Aus dieser Dialektik entwickelt Herakleitos als einer der Ersten einen umfassenden Begriff vom Logos, der

> „[...] gleichbedeutend ist mit der ewigen, übersinnlichen, alles lenkenden Weltvernunft, die zugleich das Weltgesetz, das Verhängnis, die Allnatur, ja die Gottheit selber ist [...]" (Capelle 1963, S. 127)

Gabriel (2008) verdeutlicht noch einmal, dass durch dieses Aufzeigen des Unterschieds, der sich durch das aktive „Aus-einander-setzen" mit der Welt ergibt, sich für Herakleitos der Logos selbst offenbart: Der Logos ist der, der alles zugleich zusammenbringt *und* unterscheidet: Er bringt alles zusammen *als* Unterschiedenes. Er ist der Unterschied, der alles konstituiert, weshalb alles Unterschiedene auch im Logos wiederum zusammengeht. Damit wird auch deutlich, dass der Mensch mit diesem Logos *durch die Sprache* in Verbindung steht und der Mensch deshalb auch die Fähigkeit besitzt, sich selbst zu erkennen und vernünftig zu denken (DK Fr. 116), auch wenn uns dieser Logos fremdartig vorkommt (DK Fr. 72).

Der Gedanke, dass diese „Auseinandersetzung" eine Unterscheidung trifft, die erst einmal nicht hintergehbar ist und weitreichende Folgen für alle weiteren Unterscheidungen haben wird, wird in einem späteren Abschnitt dieses Kapitels wieder aufgenommen. Hier lassen sich nämlich erste Parallelen zu der von Baecker (2005) unter Zuhilfenahme des Formenkalküls von Spencer-Brown (2004) getroffenen Aussage zur Kommunikation erkennen, bei der Baecker feststellt, dass Kommunikation nur dann zustande kommt, wenn Bezeichnungen im Kontext von Unterscheidungen getroffen werden. Aber auch Luhmann (1987) arbeitet in seiner Theorie sozialer Systeme mit einem Begriff von Kommunikation, der auf Selektion beruht. Für Luhmann aktualisiert sich Kommunikation durch Selektion und sie konstituiert das, was sie auswählt, als Selektion (Luhmann 1987, S. 194). Simon (1999) wird diesen Gedanken später in seinem Buch „Unterschiede, die Unterschiede machen" auf den klinischen Alltag innerhalb der Psychiatrie übertragen.

Parmenides aus Elea (515–445 v. Chr.)

Parmenides verschärft dann das skeptische Denken grundlegend und zusätzlich begründet er seine Annahmen als erster antiker Philosoph in einer eigenen Lehre vom Sein (Ontologie). Das skeptische Denken übernahm Parmenides von seinem Lehrer Xenophanes (570–475 v. Chr.), der interessanterweise davon ausging, dass die Menschen sich ihre Götter stets so ausmalen, wie sie selbst sind (DK Fr. 14 & 15) und die Menschen niemals die göttliche Wahrheit vollendet aussprechen können, da menschliches Wissen immer nur Schein ist (DK Fr. 34 & 35).

Für Parmenides hängt dieses „Nicht-aussprechen-Können" mit der Art zusammen, wie die Sterblichen die Welt einteilen und benennen:

> „Denn sie haben vermeint zwei Formen benennen zu müssen ([...]; von diesem Punkte sind sie in die Irre gegangen). Sie schieden aber beider Gestalt gegensätzlich [...] hier das ätherische Flammenfeuer, [...] Dagegen gerade entgegengesetzt die lichtlose Finsternis [...] Darum muß alles leerer Schall sein, was die Sterblichen in ihrer Sprache festgelegt haben, überzeugt, es sei wahr: Werden sowohl als Vergehen, Sein sowohl als Nichtsein, Veränderung des Ortes und Wechsel der leuchtenden Farbe." (DK Fr. 8)

Indem die Menschen also Unterschiede machen (s. o.), Licht und Finsternis bezeichnen, diesen und jenen Dingen einen Namen zuteilwerden lassen (DK Fr. 9), begehen die Sterblichen – Parmenides nennt sie an anderer Stelle auch stumme und blinde, verdutzte, urteilslose Gesellen – seiner Meinung nach einen folgenschweren Irrtum.

Denn für Parmenides ist das Sein ein Ganzes, Unzerteilbares, Unzertrennliches und Unbewegliches (DK Fr. 8), von dem man nichts abtrennen kann. Parmenides verschärft diese Seinsvorstellung noch, indem er einen fundamentalen Unterschied macht zwischen dem Sein und dem Nichtsein. Das Sein ist unmittelbar mit dem Verb „ist" verbunden, was für das Nichtsein undenkbar ist. Einen Satz zu beginnen mit „etwas ist" und dann „nichts" anzufügen, verbietet sich für ihn zu denken. Daher ist das Sein das Einzige, zu dem man sagen kann, es *ist*:

> „Wohlan, so will ich denn verkünden [...], welche Wege der Forschung allein denkbar sind: der eine Weg, daß das Seiende ist und daß es unmöglich nicht sein kann, das ist der Weg der Überzeugung [...] der andere aber, daß es nicht ist und daß dies Nichtsein notwendig sei, dieser Pfad ist [...] gänzlich unerforschbar. Denn das Nichtseiende kannst Du weder erkennen (es ist ja unausführbar) noch aussprechen." (DK Fr. 4)

Parmenides geht sogar noch einen Schritt weiter, wenn er darauf besteht, dass das Sein nur in der Gegenwart im Hier und Jetzt *sein* kann. Parmenides beschreibt das Sein also nicht nur unzertrennlich und als eine unendliche große Kugel (räumlicher Aspekt), das Sein kann seiner Auffassung nach auch nicht *gewesen* sein und es *wird* auch nicht sein (zeitlicher Aspekt). Das ursprünglich ganze Sein kann also nicht aus einem Etwas entstanden oder gewachsen sein (schon gar nicht aus dem Nichts, das verbietet sich zu denken), da es dann ja einer zeitlichen und räumlichen Veränderung unterworfen wäre. Es hat also keine Vergangenheit und es wird sich auch nicht in der Zukunft in ein anderes Etwas verändern, was es – als Ganzes im Hier und Jetzt gedacht – ja auch gar nicht muss, da es ja jetzt schon vollkommen *ist*. Raum und Zeit sind für Parmenides also Anschauungsformen, die auf das Sein nicht anwendbar sind. Daher muss jedes Benennen durch Sterbliche, die gefangen sind in raum-zeitlichen Vorstellungen, immer nur Fragment bleiben. Doch auch Parmenides hält einen Ausweg aus dieser Situation für den Menschen parat, und der zeigt sich in seiner Vorstellung vom Denken. Das Denken und das Sein sind für Parmenides das Gleiche (DK Fr. 5). Für Capelle (1963) stehen Sein und Denken bei Parmenides als Korrelat in einer schlechthin unauflöslichen Verbindung.

> „Denken und des Gedankens Ziel ist eins; denn nicht ohne das Seiende, in dem es sich ausgesprochen findet, kannst Du das Denken antreffen. Es gibt ja nichts und wird nichts anderes geben außerhalb des Seienden [...]" (DK Fr 8)

Dem Denken räumt Parmenides dabei eine Sonderstellung ein, die dem bloßen Bezeichnen (s. o.) offenbar nicht innewohnt. Denken kann das Sein nicht zertrennen:

> „Betrachte wie doch das Ferne Deinem Verstande zuverlässig nahetritt. Denn er wird ja das Seiende nicht aus dem Zusammenhange des Seienden abtrennen, weder

so, daß es sich in seinem Gefüge überall gänzlich auflockere, noch so, daß es sich zusammenballe." (DK Fr. 2)

Diels (1957) übersetzt den ersten Satz gegenüber der Ausgabe von 1906 später noch einmal mit etwas modernerem Wortlaut: „Schau jedoch mit dem Geist, wie durch den Geist das Abwesende anwesend ist mit Sicherheit." (Diels 1957, S. 45). Im Denken gelingt uns offenbar etwas, was wir durch das „Zur-Sprache-Bringen" wieder zerstören. Doch Ruffing (2007) geht davon aus, dass es nicht einfach das Denken ist, was hier gemeint ist, sondern erst durch die geistige Kontemplation könnten wir seiner Meinung nach das Sein gedanklich gewahr werden. Ob Parmenides hier eine besondere Qualität des Denkens im Sinn hatte, erscheint fragwürdig und von Ruffing etwas überheblich interpretiert. Dennoch bleibt ein grundsätzlich neuer Gedanke in der antiken Philosophie des Parmenides: Denken und Sein stehen offenkundig in einem geradezu existenziellen Zusammenhang zueinander.

Demokritos aus Abdera (470–370/360 v. Chr.)

Auch bei Demokritos findet man die damals weitverbreitete, skeptische Meinung wieder, die davon ausgeht, dass wir unserer sinnlichen Wahrnehmung nicht trauen können. Nur wendet Demokritos seinen Blick in eine grundlegend andere Richtung, wenn er nach dem wahren Wissen fragt. In Wirklichkeit wissen wir nichts (DK Fr. 6 & 117), denn für Demokritos liegt die Wahrheit in der Tiefe: Diese Tiefe ist nun aber nicht wie bei Parmenides und Herakleitos der Logos oder das große, unfassbare Ganze, sondern die Welt der kleinsten Teilchen, der Atome. Demokritos entwirft demnach keine eigene Lehre vom Sein, sondern er wendet sich der Materie, der Physik zu. Für ihn bestehen alle Dinge unserer Wahrnehmungswelt aus kleinsten Teilchen und dazwischen ist Leere (DK Fr. 125). Aus dieser Atomtheorie leitet Demokritos dann seine Idee von der Fallibilität unserer Wahrnehmung ab, wenn er sagt:

> „Auch diese Darlegung zeigt ja, daß wir von nichts etwas wirklich wissen, sondern Zustrom (der Wahrnehmungsbilder) ist jeglichem sein Meinen (DK Fr. 7). Und doch wird es klar werden, daß es seine Schwierigkeit hat zu erkennen, wie jedes Ding wirklich beschaffen ist (DK Fr. 8). Wir nehmen aber in Wirklichkeit nichts Untrügliches wahr, sondern nur was nach der jeweiligen Verfassung unseres Körpers und der ihm zuströmenden oder entgegenwirkenden Einflüsse sich wandelt." (DK Fr. 9)

Für Demokritos gibt es demnach zwei Gründe, die für die Fallibilität unserer Wahrnehmung verantwortlich sind. Zum einen erfahren wir von ihm erstmals, dass auch die Verfassung unseres Körpers unsere Wahrnehmung trüben kann. Auf der anderen Seite geht Demokritos davon aus, dass sich von den Dingen in unserer Umwelt kleinste „Bildteilchen" lösen und auf uns zuströmen, wodurch wir nur eine dunkle und unechte Erkenntnis bekommen. Denn erst, wenn dieser unechte Erkenntnisvorgang nicht mehr ins noch „Kleinere" sehen, hören, riechen, schmecken oder tasten kann, sondern eine noch feinere Untersuchung geführt werden muss, dann erst erhält man die echte Erkenntnis (DK Fr. 11). Damit gilt Demokritos nicht nur als Begründer der Atomtheorie, sondern auch als derjenige, der sich – ausgehend von einem skeptischen Blick auf unsere Wahrnehmung – nicht mehr einer uns nur schwer zugänglichen, jenseitigen Welt zuwendet, sondern den Dingen in der diesseitigen Welt seine Aufmerksamkeit schenkt, um hier auf die Grenzen unserer Erkenntnisfähigkeit aufmerksam zu machen. Mit Gabriel (2008) findet der Gegensatz von Sein und Schein bei Demokritos einen – uns heute recht vertrauten – wissenschaftlichen Ausdruck. Demokritos geht auch davon aus, dass es Farbe, Süßes und Bitteres nur der „gebräuchlichen Redeweise nach" gibt (DK Fr. 125) (siehe auch Diels 1957, S. 106), was nach Diels Übersetzung von 1906 so viel wie „durch Konventionen erzeugt" bedeutet. Folgt man dieser Übersetzung, dann haben wir hier einen ersten Hinweis auf eine *sozial konstruierte Wirklichkeit* jenseits einer erkennbaren physikalischen Realität auf der einen Seite und die physikalische Realität der kleinsten Atome auf der anderen Seite.

Demokritos trifft nach Gabriel (2008) damit eine „Unterscheidung zwischen phänomenalen Qualitäten, die nur im Aufeinandertreffen der Welt mit unseren Sinnesorganen entstehen, und primären Qualitäten, die den Dingen an sich zukommen" (Gabriel 2008, S. 24). Für Gabriel verblasst damit die oben angesprochene tragische Genealogie der Skepsis, die uns in der Vorstellung von Parmenides und Herakleitos noch die Endlichkeit all unseres Verstehens als eine existenzielle Erfahrung vor Augen geführt hatte. Diese Position wird mit Demokritos abgelöst durch die Methode der wissenschaftlichen Überlegung, die uns Hinweise auf das wahre Sein gegenüber dem Schein liefern soll. Aber noch ein weiteres Problem betritt hier die Bühne des philosophischen Denkens, das die Philosophie bis in die heutige Zeit beschäftigt: Es geht um das Problem des *metaphysischen Realismus*. Der metaphysische Realismus ist mit Gabriel (2008) die These, dass die wahre Welt unter Umständen vollständig von unseren Überzeugungen über die Welt abweicht. Die Welt könnte demnach ganz anders sein, als sie uns erscheint.

> „Metaphysisch ist diese Annahme, weil sie über die Erscheinungen hinaus greift und damit rechnet, dass es außer der Welt, die uns erscheint, noch eine wirkliche Welt gibt, die uns nicht erscheint, sondern die rational erschlossen werden muss." (Gabriel 2008, S. 25)

Die Konsequenzen, die sich für die philosophische Diskussion der Antike *und* der Moderne aus diesem Ansatz ergeben, sollen in einem späteren Abschnitt dieser

Arbeit erörtert werden. Zur Zeit der Vorsokratiker gab es aber bereits Denker, die aus der Unerkennbarkeit der realen Welt ein etwas eigenwilliges, gedankliches Experiment wagten und die reale Welt gleich ganz negierten. Diese sogenannten *Solipsisten* gingen davon aus, dass wir nur in unseren Erscheinungen leben und diese Erscheinungen von der Welt – mit all ihren Vorkommnissen – nur in unserem Kopf existieren. Für die Solipsisten wäre demnach – wie in einem Traum – allein der Schein die einzig verfügbare Welt.

3.1.3   Die Sophisten

Protagoras aus Abdera (490–420 v. Chr.)

Den vorsokratischen Naturphilosophen folgten dann die sogenannten *Sophisten*, die sich mit der Gedankenwelt der Naturphilosophie kritisch auseinandersetzten und dabei im Unterschied zu den etwas zu radikalen Theorien der *Solipsisten* zu ganz anderen Schlüssen kamen. Sie konzentrierten sich mehr auf das Dasein des einzelnen Menschen und auf die Verhältnisse der menschlichen Gemeinschaft, die sich gerade erst aus den überlieferten mythisch-religiösen Vorstellungen gelöst hatten (Diels 1957). Sie verstanden sich als Aufklärer und Vermittler und versuchten die Aussagen der Vorsokratiker zu relativieren und argumentierten mehr vom Menschen aus, als dass sie eine eigene Ontologie entwickelten. Jeglichen Vorstellungen von einem wie auch immer behaupteten Sein standen die Sophisten eher skeptisch gegenüber.

Für Protagoras ist nämlich der Mensch das Maß aller Dinge (DK Fr. 1) und mit Diels (1957) bedeutet das, „dass eine irgendwie für sich selbst bestehende Seiendheit gar nicht gedacht werden kann" (Diels 1957, S. 121). Diese Seiendheit – wie Diels sie nennt – müsste sich an etwas zeigen und bekunden. Da diese Seiendheit dies aber nicht selbst tun kann und alles Aufzeigen und Kundtun (wir würden heute den Begriff „Kommunizieren" benutzen), das uns zur Verfügung steht, eben nur das ist, was *Menschen* aufzeigen und kundtun, sind sie – die Menschen – für Protagoras das Maß aller Dinge. Protagoras geht dann sogar noch einen Schritt weiter und sagt, dass er auch über Götter gar keine Aussagen machen kann, weder dass es sie gibt, noch dass es sie nicht gibt (DK Fr. 4). Diese Aussage bringt ihn dann allerdings wegen Gotteslästerung vor Gericht und im Gegensatz zu Sokrates, der später wegen einer ähnlichen Anklage vor Gericht gestellt und zum Tode verurteilt wurde, flieht Protagoras vor seinen Anklägern. Für die Sophisten und speziell für Protagoras war es wichtig, dass man alle Dinge aus mehreren Blickwinkeln betrachten kann:

„Über jede Sache gibt es zwei einander entgegengesetzte Aussagen (Meinungen)
(DK Fr. 6a). Es gilt die schwächere Meinung zur stärkeren zu machen." (DK Fr. 6b)

Aus der Wirkungsgeschichte des Protagoras – das heißt aus den Schriften, die nicht
wie die Originalfragmente oben auf Protagoras zurückgehen – erfährt man, dass
Protagoras sämtliche Wahrnehmungen als gleichwertig wahr bezeichnete. Kein
Urteil über die Welt war nur deshalb wahr, weil es der Welt irgendwie näherkam.
Anscheinend wahr werden Urteile über die Welt für Protagoras, weil sie aus einem
gemeinsamen Gebrauch heraus für wahr erklärt werden (Ruffing 2007, S. 37). Mit
dieser sowohl *sozialkonstruktivistischen* als auch *relativistischen* Auffassung von
Wahrheit eröffneten die Sophisten eine ganze Reihe von Debatten, die ihrem Pu-
blikum – ganz nach der Zwei-Seiten-Prämisse des Protagoras – erst schlagkräftige
Argumente für die eine Seite eines Problems aufzeigten, um im zweiten Teil der
Debatte dann mit den Gegenargumenten genau das Gegenteil zu behaupten. Es
wird berichtet, dass diese Art zu debattieren das Publikum oft ratlos zurückließ.

In der Bevölkerung gerieten die sogenannten Sophisten zudem auch in Kritik, da
sie es nicht nur recht gut verstanden, ihre Redekunst als bezahlte Berufsphilosophen
gewinnbringend zu vermarkten, sie redeten ihr Publikum mit ihren rhetorischen
Fähigkeiten oft auch in Grund und Boden. Aber auch hier zeigt sich die deutliche
Ausrichtung der Sophisten auf das gesprochene Wort. Die Sophisten konnten
nämlich vorführen, dass die bloße Meinung einer oder mehrerer Personen über
einen Sachverhalt allein durch die Kunst der Überredung genau in das Gegenteil
gekehrt werden konnte. Wenn das aber der Fall war – so die Argumentation der
Sophisten weiter –, wie sollte man so dann noch allgemeingültigen Aussagen über
die Welt trauen können?

Und so fingen einige Sophisten an, dann gleich *alles* in Frage zu stellen. So auch
der Sophist Antiphon (480–411 v. Chr.), der – ganz im Sinne Protagoras' – den
Geltungsanspruch der von Menschen erschaffenen Gesetze *(nomoi)* bezweifelte und
die Gültigkeit der Gesetze der Menschen einer Gültigkeit der Gesetze der Natur
gegenüberstellte. Er erachtete die Gebote, die sich aus den Gesetzen der Menschen
ergaben, als von außen auferlegte Werke der Übereinkunft der Menschen, die sich
aber eben auch irren können. Die Gebote der Natur – das nur allzu menschliche
Verlangen und Verhalten – hingegen waren für Antiphon natürlich gewachsene
Gesetze, denen ein eher wahrhaftiger Anspruch zukam (DK Fr. 44). Er kam dann
allerdings auch zu dem etwas gewagten Schluss, dass ein Verstoß gegen die Gebote
der Menschen oder gegen die der Natur keinen Schaden für den Täter bedeuten
würde, wenn der Verstoß von niemandem bemerkt wurde.

Georgias aus Leontinoi (493–375 v. Chr.)

Dem berühmten Sophisten Georgias zufolge ging es nach Diels (1957) dann nicht mehr um eine philosophische Beweisführung, an deren Ende eine allgemeingültige Verbindlichkeit steht, sondern Georgias ging es allein um den Nachweis, dass die Überredungskunst an sich Macht bedeutete. Georgias rechnete auch nicht mehr mit einer festen Wahrheit über das Sein und das Nichtsein. Mit drei bemerkenswert einfachen Sätzen erklärte Georgias dem gesamten Philosophieren über Sein und Nichtsein eine deutliche Abfuhr. Bemerkenswert im Zusammenhang mit dieser Arbeit sind seine drei Sätze deshalb, weil hier das erste Mal in einer dreiteiligen, argumentativen Abfolge über das erkenntnistheoretische *und* sprachphilosophische Problem der Unmöglichkeit des Kommunizierens spekuliert wird:

> „Erstens: es gibt nichts; zweitens: wenn es auch etwas gäbe, so ist es doch für den den Menschen unerkennbar; drittens: wenn es auch erkennbar wäre, wäre es doch unserem Mitmenschen nicht mitteilbar und nicht verständlich zu machen." (Sextus Empirikus VII 65ff zit. n. Capelle 1963, S. 345)

Georgias' genaue Beweisführung – die durch Sextus Empirikus (ca. 160–210 n. Chr.) erhalten ist – ist für den ersten Satz umständlich und ähnelt in Bezug auf die zeitlichen und räumlichen Aspekte des Gewesenseins, Werdens, des Wachsens und Vergehens denen des Parmenides' (s. o.). Einige Autoren zweifeln, ob Georgias den ersten Satz überhaupt ernst gemeint hat, da erst der zweite und dritte Satz die absolute Unmöglichkeit des Erkennens irgendeines metaphysischen Seins untermauern. Interessant ist aber, dass Georgias die gegenteilige Möglichkeit des ersten Satzes zu Beginn des zweiten Satzes erst einmal zulässt, aber nur, um dann im zweiten Teil des zweiten Satzes mit einer gehörigen Einschränkung aufzuwarten. Sollen doch irgendwelche Menschen ruhig daran glauben, dass es ein Sein jenseits unserer Vorstellungen gibt, dann aber haben sie das Problem, dass sie es wohl nur schwer mit dem Verstand eines Menschen erkennen können. Und wie wollen sie ihr mit dem menschlichen Verstand erkanntes und „gedachtes, jenseitiges Sein" dann überhaupt verifizieren? Denken könne man sich – so Sextus Empirikus in seiner Auslegung der Sätze des Georgias' – auch einen fliegenden Menschen, doch würde der deshalb nicht gleich auch existieren (Sextus Empirikus VII 65ff zit. n. Capelle 1963, S. 349).

Die schärfste Einschränkung aber ergibt sich aus dem dritten Satz. Auch hier räumt Georgias wiederum theoretisch die Möglichkeit ein, dass jemand – wie Ruffing (2007) es nennt – „den heftigen Eindruck einer wahren Seinserfahrung" gemacht haben könnte. Doch wie sollte jemand solch eine Erfahrung jemals mitteilen können? Mitteilen kann er nur Worte, die aber unterscheiden sich ganz erheblich

– wie vorher bereits deutlich wurde – nicht nur von den Dingen an sich, sondern auch von dem Gedachten selbst. Wie sollen so Worte von jemand anderem als *das* verstanden werden, was der Sprecher bei seiner so außergewöhnlichen Seinserfahrung im Kopf als Gedachtes hatte und was sich wohl auch kaum in Worte fassen lässt? Sextus Empirikus fasst Georgias folgendermaßen zusammen:

> „Es offenbart also das Wort die Hauptmasse der Dinge nicht, gerade wie auch diese die Natur voneinander nicht offenbaren. Wo nun solche Schwierigkeiten (der Erkenntnis) von Georgias aufgeworfen sind, da ist, soweit es an ihnen liegt, das Kriterium der Wahrheit zunichte gemacht. Denn es gibt keine Möglichkeit, das, was weder wirklich ist noch erkannt noch einem anderen verständlich gemacht werden kann, zu erkennen." (Sextus Empirikus VII 65ff zit. n. Capelle 1963, S. 351)

Zwischenfazit zur vorsokratischen Zeit

Die grundlegenden Formen der Anschauung der diesseitigen und jenseitigen Welt, mit denen sich die moderne Wissenschafts- und Erkenntnistheorie auch heute noch auseinandersetzt, haben offensichtlich ihre Wurzeln in der antiken griechischen Philosophie des sechsten vorchristlichen Jahrhunderts. Die damaligen vorsokratischen Naturphilosophen versuchten die Welt, die sie vorfanden, losgelöst von einem allzu mythologischen Überbau in ihrem Innersten zu verstehen. Entgegen den vorherrschenden mythologischen Vorstellungen, in denen übermächtige Götter, unausweichliche Schicksale oder Orakelsprüche eine bedeutende Rolle zur Erklärung der Welt einnahmen, versuchten sie mit philosophischer Überlegung und Vernunft die Welt so zu erklären, dass das Spekulative der mythologischen Erklärungen als bloßer Schein entlarvt wurde, mit dem Ziel, jeder Spekulation eine vernünftigere Erklärung des Seins entgegenzustellen. Dies geschah zu einer Zeit, in der parallel zu einem nicht unbedeutenden technischen und wirtschaftlichen Aufschwung im damaligen Griechenland auch Fragen zur Staatsführung und ganz allgemein zur Art und Weise des gesellschaftlichen Zusammenlebens diskutiert wurden.

Von da an war es nur noch ein kleiner Schritt, auch in den grundlegenden Fragen der menschlichen Existenz nach einer ordnenden und leitenden Vernunft jenseits mythologischer Vorstellungen zu suchen. Die Beantwortung der Fragen hatte dabei entweder eine jenseitige, dem immerwährenden Sein zugewandte Seite, oder sie lag diesseitig in der materiellen Natur der Dinge an sich. So zeigte sich die ordnende Vernunft entweder als stets Gegensätzliches in der Natur (Herakleitos) oder sie wurde als ein Ganzes und Unzertrennliches gedacht (Parmenides), das wir erst durch unser Betrachten zerteilen. Oder die Natur der Dinge an sich bestand – abgeleitet aus dem unendlichen Raum zwischen den Planeten – in ihrem Kleinsten ebenfalls aus unendlicher Leere zwischen kleinsten Teilchen (Demokritos).

Durch alle Ansätze hindurch zog sich jedoch wie ein roter Faden die Vorstellung davon, dass wir diese ordnende Vernunft, den letzten Grund oder das wahre Sein – aber auch die kleinsten Teilchen – *nicht wirklich* erkennen können. Unser menschlicher Verstand scheint es nicht in Worte fassen zu können, weil wir es zerteilen (Parmenides) und uns deshalb das Ganze fremd und unverständlich bleibt (Herakleitos) oder wir einfach keinen tieferen Einblick in die Details der Natur haben können (Demokritos). Und im Zusammenhang mit diesem roten Faden unserer defizitären Erkenntnis tauchten zudem Schwierigkeiten auf, die mit den damaligen Annahmen über das Denken, über den Unterschied von Meinen und Wissen und über das „Für-wahr-Nehmen" und Mitteilen (Georgias) zu tun haben. Wenn unser Erkennen defizitär und fallibel ist, musste sich für die Philosophen der damaligen Zeit förmlich die Frage aufdrängen, ob wir die Dinge in der Natur überhaupt wahrnehmen und erkennen können oder ob unser „Wahr-Nehmen" nur ein „Für-wahr-Nehmen" ist, das wir durch gemeinsamen Gebrauch (Protagoras) zur Wahrheit und dann auch noch zum gesicherten Wissen erklären. Ist Letzteres der Fall, dann wäre in der Tat alles Reden über jenseitige und diesseitige Dinge menschliches Werk, und der Mensch wäre damit tatsächlich das fallible Maß aller Dinge (Protagoras).

Neben diesen erkenntnistheoretischen Problemen, auf die im Fortgang dieser Arbeit noch des Öfteren eingegangen wird, zeichnen sich aber hier bereits jene Phänomene ab, die mit dem damaligen, durch die Sprache erzeugten Unterschied, der einen Unterschied machte, ständig *mitliefen* und denen erst im vergangenen Jahrhundert durch die kritische Diskursanalyse mit ihrer Frage nach den hegemonialen Strukturen eines Diskurses verstärkt Aufmerksamkeit geschenkt wurde. Das parmenidische Unzertrennliche, das wir durch die Sprache zerteilen, erzeugt durch diesen „Zwiespalt" nämlich nicht nur einen Unterschied, der danach einen Unterschied *machen* wird, wie Robert Gernhardt in seinem Gedicht aus dem Jahre 2006 so treffend schreibt:

„Die Innen- und die Außenwelt, die warn mal eine Einheit.
Das sah ein Philosoph, der drang erregt auf Klar- und Reinheit.
Die Innenwelt, dadurch erschreckt, versteckte sich in dem Subjekt.
Als dies die Außenwelt entdeckt, verkroch sie sich in dem Objekt.
Der Philosoph sah dies erfreut: indem er diesen Zwiespalt schuf,
erwarb er sich für alle Zeit den Daseinszweck und den Beruf."
(Gernhardt 2006, S. 108)

Diese durch den *Zwiespalt* erzeugten Differenzen sind es nun aber, die – manches Mal auch getarnt als wissenschaftliches Beobachten – zwar den Unterschied zwischen Sein und Schein herausarbeiten wollten, dabei aber übersahen, dass sie :

1. bereits mitten innerhalb einer *sprachlichen Tradition* von vorausgehenden Unterscheidungen (Diskursen) operierten, die nicht näher hinterfragt wurden, und

2. die auf der anderen Seite soziale Differenzen erzeugten, die einen Unterschied machen zwischen denen, die sich als „Wissende" ausgaben, und denen, die dieses Wissen nicht besaßen und es u. U. auch gar nicht erlangen konnten.

Die letztere, soziale Differenz erzeugt nämlich den Sophisten erst als denjenigen, der er ist, nicht nur dadurch, dass er in der Lage ist, weise Aussagen zu machen, sondern weil er sich sicher sein kann, dass er unter den gegebenen gesellschaftlichen Bedingungen eben *durch den sprachlichen Vortrag* von weisen Aussagen eine gesellschaftliche Position einnehmen wird, die ihn zum Wissenden mit scheinbar exklusivem Zugang zum Logos macht und gleichzeitig alle anderen als Unwissende herabstufen wird. Offenbar gab es damals einen gesellschaftlichen Bedarf, den Bourdieu (2005b) später als *Markt* bezeichnen wird, auf dem weise Aussagen *gehandelt* wurden, dergestalt, dass weise Aussagen sowohl einen Zuwachs an ökonomischem und sozialem Kapital als auch an symbolischem Kapital versprachen.

Für den Fortgang dieser Arbeit von herausragender Bedeutung ist aber der von den Sophisten auf die Spitze getriebene Ansatz des Parmenides'. Wenn wir durch unsere Art, mit der Sprache Dinge zu benennen, stets Unterscheidungen treffen (und in der Vergangenheit bereits getroffen haben), die nicht mehr hinterfragt werden, und die durch den allgemeinen Gebrauch getroffenen Unterscheidungen – heute würde man durch gegenseitige Anerkennung zur Konvention verdichtete Unterscheidungen sagen – eben *nur* Konvention sind, dann haben wir es den Sophisten zu verdanken, dass sie uns vor Augen führen, dass diese Unterscheidung kontingenterweise von einem *anderen* Standpunkt (einer zweiten Meinung) aus betrachtet auch hätte *anders* ausfallen können.

Was aber für den damaligen Gebrauch der Sprache galt, muss dann auch für die gesamte Entwicklung der Sprache angenommen werden. Erst Ende des neunzehnten und Anfang des zwanzigsten Jahrhunderts werden Husserl, Wittgenstein und später Derrida darauf hinweisen, dass mit dem Gebrauch von Wörtern stets Zuschreibungen, stillschweigende Annahmen und nicht weiter hinterfragte Voraussetzungen verbunden sind, die bei näherer Betrachtung nicht mehr hergeben als eine durch den allgemeinen Gebrauch für nützlich erklärte „Unter-Stellung" (*hypothesis*). Setzt man voraus, dass diese Art des Unterstellens – vergleichbar einem infiniten „Pro"-gress – unmittelbar mit der gesamten Entwicklung der Sprache verbunden war, so wird deutlich, was Parmenides u. U. im Sinn hatte, wenn er davon ausging, dass die Sterblichen durch das sprachliche Zerlegen der wahren Ganzheit diese danach nicht mehr erkennen können. Was aber allen Ansätzen gemein ist, ist der stark defizitäre Charakter, mit dem einmal das *Wahrnehmen*, dann das *Vorstellen* und zu guter Letzt auch das *Sprechen* selbst behaftet zu sein scheint. Stets sieht es bei den Vorsokratikern und Sophisten so aus, als ob uns das Zerlegen der wahren Ganzheit von der wahren Ganzheit selbst entfernt und wir – gleich einer Vertreibung aus dem Paradies – diese Entfernung mit allen weiteren Zerlegungen nur noch weiter vorantreiben. Die Skepsis produzierte so stets einen operativen Mangel hinein in die Gegenwart, der scheinbar nur durch eine rückwärtsgewandte Utopie (Tillich 1951) aufgelöst werden kann.

Das vorsokratische Projekt, die Welt losgelöst von einer mythologischen Schein-Welt zu befreien, scheint nur insoweit gelungen zu sein, als dass an die Stelle von Göttern, Schicksal und Orakelsprüchen jetzt eine ontologische Theorie bzw. eine eher physikalische Theorie gerückt ist. Dabei wird mit Gabriel (2008) „die konstitutive Differenz zwischen Sein und Schein, die [...] eine existenzielle Erfahrung des Menschen im Umgang mit dem Menschen zum Ausdruck bringt, [...] so verallgemeinert, dass sie plötzlich als epistemologisches und ontologisches Problem erscheint. An die Stelle der Frage, wer unsere Mitmenschen sind und welches der Wille der Götter ist, tritt die Frage, was das Sein jenseits des Scheins ist, eine Frage, die zu einer rein wissenschaftlichen Beantwortung einlädt" (Gabriel 2008, S. 27).

3.2 Platon featuring Sokrates

Im folgenden Abschnitt werden Sokrates (hier dargestellt durch die aufgeschriebenen Worte des Platon) und Aristoteles zuerst versuchen, die sehr radikalen Annahmen der sophistischen Denkwelten zu relativieren. Gedanklich bleibt aber vor allem Sokrates doch noch sehr der damaligen vorherrschenden sophistischen Diskurswelt verhaftet. So werden in seinen umfangreichen Ausführungen ständig die im vorherigen Abschnitt vorgestellten Denkansätze der Vorsokratiker und Sophisten wiederzufinden sein, sofern sich Sokrates in seiner Argumentation nicht sogar direkt auf einzelne Vorsokratiker bezieht. Der vorsokratischen Wahrnehmungsskepsis wird er u. a. seine Vorstellung von *jenseitigen Ideen* entgegenhalten. Aristoteles wird dann als ein weiterer großer Denker im wahrsten Sinne des Wortes Wissenschaftsgeschichte schreiben. Denn seine Einteilung der einzelnen wissenschaftlichen Disziplinen und seine Art, sich so gut wie jeder Herausforderung der Lebenswelt durch seine unglaublich präzise Art der Fragestellungen zu nähern, wird bis in die heutige Zeit für jeden akademischen Diskurs richtungsweisend werden. Aristoteles wird sich mit Bezug auf die Fragestellung dieser Arbeit aber vor allem gegen seinen Lehrer Platon wenden und das *Wesentliche* nicht in jenseitigen und für uns unerkennbaren Ideen suchen, sondern das Wesentliche der Dinge für durchaus erkennbar erklären. Am Ende dieses Abschnitts wird dann aber die skeptische Denkwelt des „*zweifelnden*" Sextus Empirikus noch einmal einen neuen, wesentlich radikaleren Aufschwung erhalten, bevor sie für mehr als tausend Jahre fast vollständig aus der Philosophiegeschichte verschwinden wird. Erst mit dem Ende des scholastischen Dogmatismus werden sich die Denker der Renaissance wieder einer akademischen Beschäftigung mit dem *Zweifel* zuwenden.

Im Gegensatz zu den nur in Satz- und Absatzfragmenten überlieferten Ideenwelten der Vorsokratiker legt Platon (482–347 v. Chr.) gleich mehrere Bücher vor, die erhalten und überliefert sind (u. a. Platon 2011, 2013). In diesen Büchern lässt Platon seinen Lehrer Sokrates (469–399 v. Chr.) zu Wort kommen, der selbst nichts Schriftliches hinterlassen und auch keine hohe Meinung von schriftlichen Texten hatte (s. u.), was für die Historiker aber zum Problem wird, da nicht deutlich zwischen der Gedankenwelt des Sokrates' und der redaktionellen Komposition des Platon unterschieden werden kann. In dieser Arbeit werden die Bücher bzw. Dialoge und wörtlichen Zitate des Platon jeweils mit dem Namen des Buches zitiert (z. B. Phaidros) und sie werden nach der in der Übersetzung von Friedrich Schleiermacher üblichen Codierweise mit Ziffern und Buchstaben kenntlich gemacht. So findet man Sokrates kritisches Urteil über die Schwäche von schriftlichen Texten im Buch *Phaidros* unter der Codierung *275c–276a*. Die hier verwendete Originalliteratur aus dem Buch Phaidros ist dann im Literaturverzeichnis unter *„Platon (2011). Sämtliche Werke. Band 2. Lysis, Symposion, Phaidon, Kleitophon, Politeia, Phaidros. Reinbek b. Hamburg: Rowohlt Verlag"* zu finden.

Durch die umfangreiche schriftstellerische Arbeit des Platon wird im Grunde erst deutlich, dass es sich bei der Gedankenwelt der Vorsokratiker und Sophisten – so wenige ganze Argumentationsketten auch von ihnen in Büchern überliefert sind – um einen so dominanten philosophischen Diskurs handelte, dass wir durch die aufgeschriebenen Worte des Sokrates erst erfahren, welche Lebendigkeit diese Diskurswelt zur damaligen Zeit offenbar hatte und welche historische Legitimität wir ihr dadurch aus heutiger Sicht beimessen müssen.

Für die Suche nach einer Theorie für Kommunikation ist das Werk des Platon umso bedeutsamer, da wir gleich auf eine ganze Reihe von Antworten auf Fragen stoßen, die uns auch heute noch sofort in den Sinn kommen, wenn wir ernsthaft über das nachdenken, was wir denn nun unter *Wahrnehmen, Denken* oder *Sprechen* verstehen. Neben diesen inhaltlichen Aspekten haben wir es Sokrates aber auch zu verdanken, dass wir heute in Seminaren zum wissenschaftlichen Arbeiten junge Menschen dazu auffordern, eine gewisse formale Logik des wissenschaftlichen Fragens einzuhalten. Denn Sokrates hatte zu Lebzeiten den Beinamen „Stechfliege" erhalten (Ruffing 2007, S. 43), weil er nicht aufhörte, die Athener mit seinen „Was-ist-Fragen" unendlich zu belästigen. Zum einen wollte er es eben ganz genau wissen, was sich denn nun seine Mitmenschen z. B. unter „Tapferkeit", der „Seele" oder dem „Tod" vorstellten.

Aber er wollte auch aufzeigen, dass es – ganz in sophistischer Tradition – mehrere Meinungen zu einem Sachverhalt geben kann, und es galt, die einzelnen Argumente sorgsam gegeneinander abzuwägen. Erst durch das „ernsthafte philosophische Gespräch" (Kraus 1996) wollte Sokrates klären, wie wir Sprache in ihrem Bezug zur Wirklichkeit und zum Sein verstehen können. Für Sokrates war es daher besonders wichtig, der Frage nachzugehen, ob es eine Theorie der menschlichen Kommunikation gibt, die es uns ermöglicht, einerseits ein verlässliches Wahrheitskriterium vorherzusagen und andererseits damit auch die Funktion der Sprache beschreiben zu können.

Aus dem sehr umfangreichen Nachlass der gedanklichen Welt des Sokrates sollen hier vier Standpunkte den Rahmen seines Nachdenkens über Sprache und Wahrnehmung bilden. Zum einen geht Sokrates von einer strikten Trennung der Begrifflichkeiten für *Leib* und für *Seele* (1) aus und definiert – wohl anschließend an einen bereits vorgefundenen, älteren Diskurs (Phaidon 62b, 70c) – ihre Beziehung zueinander. Anschließend wird sich die konkrete Frage, ob *die Namen eines Dinges die wahre Natur der Dinge wiedergeben* (2) können. In diesem zweiten Teil finden die sprachphilosophischen Anmerkungen des Sokrates bemerkenswert deutliche Parallelen zu linguistischen Fragen der Neuzeit. Daran wird sich die von Sokrates entwickelte *Ideenlehre* (3) anschließen, durch die u. a. seine diesseitsbezogene Wahrnehmungsskepsis ihren Ausweg und zugleich auch ihren letzten Grund finden wird. Sokrates wagt sich dann auch noch an die Frage, *was Erkenntnis ist und wie sie überhaupt möglich ist* (4). In diesem vierten und letzten Teil wird Sokrates sich der Komplexität bewusst, auf die wir uns immer dann einlassen müssen, wenn wir glauben, einen Raum der Erkenntnis abgesteckt zu haben, nur um dann allerdings zu sehen, dass der Raum *außerhalb* des abgesteckten Bereichs eine bisweilen recht lebhafte Eigendynamik entwickeln kann.

Leib und Seele

Doch zunächst zu der Leib-Seele-Beziehung: Sokrates spricht im Buch Phaidon über den Tod, den Leib und die Unsterblichkeit der Seele, was naheliegt, da er – so die literarische Konstruktion des Platon – mit seinen Freunden die letzten Stunden vor seiner Hinrichtung verbringt. Für Sokrates ist der Leib eine *Feste* für die Seele, aus der sich die Seele zu Lebzeiten nicht selbst befreien kann (Phaidon 62b). Erst der Tod trennt beide voneinander. Sokrates versucht seinen Freunden zu erklären, dass die Seele bereits vor dem Leben (vor der Verbindung mit dem Leib also) als etwas Selbstständiges und Präexistentes da war. Und er verwendet viel Mühe darauf zu erklären, dass die Seele sich nach dem Tod vom Körper wieder trennen wird.

Wesentlich in seiner Vorstellung ist aber, dass er einen qualitativen Unterschied macht zwischen Leib und Seele. Der Leib ist nämlich der Seele nicht nur ein Kerker, er steht ihr für den Vorgang der wahren Erkenntnis zusätzlich auch noch im Wege:

> „Wann also trifft die Seele die Wahrheit? Denn wenn sie mit dem Leib versucht, etwas zu betrachten, dann offenbar wird sie von diesem hintergangen.[…] Wird also nicht in dem Denken, wenn irgendwo, ihr etwas von dem Seienden offenbar? – Ja. – Und sie denkt offenbar am besten, wenn nichts von diesem sie trübt, weder Gehör noch Gesicht noch Schmerz noch Lust, sondern sie am meisten ganz für sich selbst ist, den Leib gehen läßt und soviel irgend möglich ohne Gemeinschaft und Verkehr mit ihm dem Seienden nachgeht." (Phaidon 65b/c)

An dieser Stelle erfahren wir bereits, dass Sokrates dem Denken eine ganz besondere Stellung in seiner Argumentation einräumt: Erst im Denken kann die Seele an der wahren Erkenntnis teilhaben und das Seiende entdecken. Der Leib macht dabei aus tausenderlei Gründen zu schaffen, da er Nahrung braucht, krank werden kann, Gelüste und Begierden hat und sich vor mancherlei Schatten fürchtet (66c). Da der Leib aber zeit seines Lebens der Seele im Wege ist, wird man entweder nie oder erst nach dem Tode ungetrübt erkennen können (66e). Um den Unterschied zwischen dem lebenden Menschen und der wahren jenseitigen Erkenntnis zu verdeutlichen, stellt Sokrates sich an anderer Stelle (Politeia 514a–517a) den Menschen in dem sogenannten *Höhlengleichnis* als gefesselt an Hals und Schenkeln vor, eingesperrt in eine Höhle mit dem Rücken zur Höhlenöffnung. Alles, was der Mensch sehen – sprich an Erkenntnis gewinnen – kann, sind die Schatten, die er an einer Wand sieht, die der Höhlenöffnung gegenüberliegt. Diese Schatten stammen von dem, was sich vor der Höhle abspielt, und dies bezeichnet er als das wahre Seiende. Sokrates spielt dann den Fall durch, dass sich jemand aus diesen Fesseln befreien könnte, mühsam herausklettert und von dem wahren Seienden so sehr geblendet ist, dass ihm die Augen schmerzen. Überwältigt von der Klarheit, mit der er *jetzt* „sehen" und „verstehen" kann, kommt ihm dann das wetteifernde Deuten und Lesen der Schatten, das die Menschen in der Höhle Erkenntnis nennen, nur noch lächerlich vor. Und wenn er dann einmal zurück in der Höhle versucht, den Menschen von der wahren Erkenntnis zu berichten, werden die ihn nicht verstehen, ihn vielleicht für verrückt erklären und umzubringen versuchen.

Gerade im letzten Teil des Höhlengleichnisses zeigt sich hier eine starke Parallele zum zweiten und dritten Teilsatz des Georgias (s. o.) mit dem einzigen Unterschied, dass Sokrates die Unmöglichkeit des ersten Teilsatzes des Georgias („Erstens: es gibt nichts") aufhebt und beim zweiten Teilsatz des Georgias' beginnt („Zweitens: wenn es etwas gäbe, …"). Für Sokrates jedenfalls *gibt es etwas* (das Seiende außerhalb der Höhle); *es zu erkennen ist jedoch nicht direkt möglich* (wegen der Fesseln); und *könnte man es erkennen* (die Höhle verlassen), dann wird man danach *Probleme haben, seinen Mitmenschen davon etwas mitzuteilen.*

Sokrates beschreibt hier die Urbild-Abbild-Metapher seiner Ideenlehre, bei der die Menschen nur Abbilder (Schatten an der Wand) eines für sie nicht erkennbaren Urbilds (das wahre Seiende) erkennen können, diese aber doch insofern in einer Beziehung zueinander stehen, dass eine Teilhabe am wahren Seienden wenigstens möglich erscheint. Um die Fehlerhaftigkeit und Unvollkommenheit der menschlichen Erkenntnis (in der Höhle) gegenüber einer gedachten, wahren Erkenntnis (außerhalb der Höhle) abzusichern, führt Sokrates die Differenz ein zwischen einer diesseitigen Existenz, in der der Leib mit der Seele verbunden ist, und dem Tod, bei dem die Seele vom Körper getrennt gedacht ist und – *einer alten Rede nach* (Phaidon 70c) – in die Unterwelt zurückgehen wird, von wo sie einst gekommen ist. Für den weiteren Verlauf seiner Argumentation fügt Sokrates diesem Diskurs einer Unterscheidung von alters her, in dem er offensichtlich aufgewachsen ist, eine noch schärfere Unterscheidung hinzu.

Sokrates geht davon aus, dass die materielle Welt, die Welt der Natur also, zusammengesetzt ist, vergehen kann, sich umwandeln kann und sich eben nicht immer gleich verhält. Dem gegenüber stellt Sokrates das „Wesen des eigentlichen Seins" (78d), das sich uns seiner Auffassung nach immer unverändert, einheitlich, unzertrennbar präsentiert. Unverkennbar schimmert hier der vorsokratische Diskurs des Parmenides durch, der den Logos als unzertrennliche Einheit sah (s. o.). Dinge wie Pferde, Menschen und Kleider hingegen können wir nach Sokrates' Auffassung anrühren, sehen und mit anderen Sinnen wahrnehmen. Die „gleichseienden Wesenseinheiten" (79a) sind aber unsichtbar und zu ihnen können wir nur durch das Denken der Seele gelangen. Um die Fallibilität der Wahrnehmung zu behaupten und damit seine Skepsis abzusichern, behauptet Sokrates Unsicherheit auf der Grundlage von Komplexität: Zum einen ist die Welt der Dinge komplex durch ihre Uneinheitlichkeit, woraus sich auf der anderen Seite die Möglichkeit für Komplexität und Fallibilität in der Wahrnehmung erhöht. Nach Sokrates kann diese Komplexität nur reduziert werden mit Blick auf das eigentliche Sein. Die Dualismen „unsichtbar/sichtbar", „gleich/ungleich" werden von Sokrates dann mit dem Dualismus „Leib/Seele" assoziiert. Und daran kann Sokrates seine Vorstellung von Wahrnehmung anschließen:

> „Und nicht wahr, auch das haben wir schon lange gesagt, daß die Seele, wenn sie sich des Leibes bedient, um etwas zu betrachten, es sei durch das Gesicht oder das Gehör oder irgendeines anderen Sinn – denn das heißt vermittels des Leibes, wenn man vermittels eines Sinnes etwas betrachtet – daß sie dann von dem Leibe gezogen wird zu dem, was sich niemals auf gleiche Weise verhält, und dann selbst schwankt und irrt und wie trunken taumelt, weil sie ja eben solches berührt." (Phaidon 97c)

Demgegenüber hat das Denken oder besser die nach innen gerichtete Wahrnehmung für Sokrates eine ganz andere Qualität:

> „Wenn sie aber durch sich selbst betrachtet, dann geht sie zu dem reinen, immer seienden Unsterblichen und sich stets Gleichen, und als diesem verwandt hält sie sich stets zu ihm, wenn sie für sich selbst ist und es ihr vergönnt wird, und dann hat sie Ruhe von ihrem Irren und ist auch in Beziehung auf jenes immer sich selbst gleich, weil sie ebensolches berührt, und eben diesen Zustand nennt man eben die Vernünftigkeit." (Phaidon 97d)

Man muss sich den Umkehrschluss vor Augen führen und sich fragen, was dann Unvernünftigkeit ist. Erst dann erkennt man, wie sehr Sokrates hier durch die künstlich herbeigeführte Konstruktion dieser Differenz von Leib und Seele den Leib dermaßen diskreditiert hatte, dass dieser sich davon in den folgenden Jahrhunderten nur schwer erholen konnte und wir bis in die heutige Zeit die Auswirkungen dieser Differenz spüren können. Denn diesen dualistischen Diskurs nahm die christliche Theologie später begierlich auf, um den Leib dann vollends mit Schmutz und Dreck zu assoziieren, da der Leib eh dem Fegefeuer geweiht war.

Beistand bekam die christliche Theologie dabei wieder von Sokrates, der uns in dem Buch Phaidon weiter verrät, dass, solange Leib und Seele zusammen sind, die Natur dem Leib gebietet zu dienen und sich beherrschen zu lassen. Die Seele aber herrscht und regiert, weil sie dem Göttlichen ähnlich ist (Phaidon 80a). Lässt sich die Seele aber zeit ihres Zusammenseins mit dem Körper zu sehr auf diesen ein und glaubt, nur das Körperliche sei wahr (Gelüste, Begierden, Essen, Trinken), so läuft sie Gefahr, unrein von dem Körper nach dessen Ableben getrennt zu werden. Und schlimmer noch, sie wird dann wohl als unreine und befleckte Seele, so Sokrates weiter, ihre Strafe erleidend an den Gräbern umherirren und auf einen neuen Tierkörper hoffen, mit dem sie sich dann binden kann. Hat die Seele aber zeit ihres Lebens den volksmäßigen und bürgerlichen Tugenden nachgestrebt (Phaidon 82b), die man Besonnenheit und Gerechtigkeit nennt und die man nur durch Philosophie und Vernunft erlangen kann, so besteht die Hoffnung, dass sie wieder in menschliche Körper zurückkehren kann. Dies schaffen aber nur die wahrhaft Lernbegierigen, denn sie wissen, dass sie sittsam und tapfer bleiben müssen, weil sie durch die Philosophie erkennen, dass der Leib für sie eine Fessel ist und dass der Leib ihre Seele durch Lust und Begierde, Unlust und Furcht wie mit einem Nagel an den Leib anheften will.

Man kann hier zum einen erkennen, dass Platon mit fernöstlichen bzw. alt-ägyptischen Wiedergeburtstheorien vertraut gewesen sein muss. Auf der anderen Seite wird deutlich, wie sehr sein moralisierender Vernünftigkeitsdiskurs bis in unser Jahrhundert überlebt hat. Zwei Dinge werden durch das Höhlengleichnis deutlich:

Zum einen erklärt es nicht nur das theoretische Ideen-Konzept des Sokrates',
sondern es sichert auf der anderen Seite auch die Stellung und die Bedeutung der
Position des Philosophen ab. Nur der Philosoph ist in der Lage, sich aus den Fesseln – gedanklich jedenfalls – zu befreien und das wahre Seien zu sehen. Wenn er
dann nicht verstanden wird und sogar umgebracht werden soll, sind die Menschen
in der Höhle eben die Unverständigen, die offensichtlich einen zu beschränkten
und damit defizitären Zugang zum wahren Wissen haben. Hier bereits dämmert
die Morgenröte einer unglaublichen Überheblichkeit des „Wissens" gegenüber
dem „Un-Wissen", die sich im abendländischen Denken – angefüllt zuerst mit
christlicher Ideologie und später mit feudaler Macht und dann mit sogenanntem
ökonomischen und kulturellen Kapital – zu einer Methode der Exklusion aller
„Unwissenden" und – was viel gravierender ist – aller „Wissens-Alternativen"
herauskristallisieren wird.

Es lässt sich aus heutiger Sicht schwer nachzeichnen, wie sehr Sokrates selbst diese
von ihm eingeführte Differenz zu seinem eigenen Vorteil – sprich zur Absicherung
einer prominenten Position – genutzt hat. Als Instrument der Distinktion diente sie
in den folgenden Jahrhunderten vor allem den kirchlichen Eliten als Vorlage, um
einen exklusiven Zugang zum jenseitigen Sein als Wissen zu behaupten und um
daraus dann moralische Urteile für die Welt abzuleiten. Und es ist unverkennbar,
dass nach dem Niedergang theologischer Weltdeutung und dem partiellen Niedergang aristokratischer Herrschaftsformen in Europa vom Zeitalter der Aufklärung
an bis in die heutige Zeit die sich etablierenden Bildungseliten durch eine perfide
inszenierte Koppelung von Wissen und moderner kapitalistischer Macht- und All-
machtsfantasien dieses alte Exklusionsinstrument zur Absicherung ihrer eigenen
Position übernommen haben, um das jeweils entstandene Machtvakuum ihrerseits
zu füllen. Und es ist daher auch nicht verwunderlich, dass Friedrich Nietzsche als
Sohn eines Pfarrers dieser sokratischen Gleichsetzung von Vernunft, Tugend und
Glück so vehement widerspricht und erkennt, dass sich hier aus der Vernunft eine
Tyrannei entwickelt hatte (Nietzsche 1922).

Platon als eigentlichem Autor haben wir es dann aber doch zu verdanken, dass
er diese von Sokrates so vehement vorgetragene Lehre von der Unsterblichkeit der
Seele immer wieder durch zweifelnde Fragen seiner Gesprächspartner unterbricht.
So gibt der Gesprächspartner Simmias immerhin zu bedenken, „dass etwas Sicheres
davon zu wissen, in diesem Leben entweder unmöglich ist oder doch gar schwer".
Simmias stimmt aber mit Sokrates so weit überein, dass man nicht müde werden
sollte, diesen Fragen nachzugehen:

> „Denn eines muss man doch in diesen Dingen erreichen, entweder wie es damit steht,
> lernen oder finden oder, wenn dies unmöglich ist, die beste und unwiderleglichste

der menschlichen Meinungen darüber nehmen, und darauf wie auf einem Notkahn versuchen durch das Leben zu schwimmen, wenn einer nicht sicherer und gefahrloser auf einem festen Fahrzeuge, einer göttlichen Rede, reisen kann." (Phaidon 85c/d)

Auch Sokrates räumt später ein, dass es schon einem Wagnis gleichkommt, von dem Mythos der Unsterblichkeit der Seele auszugehen. Doch er ist davon überzeugt, dass es sich lohnt, auf diesen Mythos zu setzen, dass man diese Dinge aber mit sich selbst besprechen müsse (114d). An mehreren Stellen lässt Platon Sokrates sagen, dass diese Dinge auch für ihn nicht immer einfach oder leicht zu durchschauen waren und er sich manchmal auch unsicher war, dennoch fordert er seine Zuhörer ein ums andere Mal auf, diese Dinge zu „besprechen" (Phaidon 77e). Die Dinge sollen durch den Dialog mit anderen alle am Dialog Beteiligten zum „Nach"-Denken bringen. Und erst durch dieses *gemeinschaftliche* „Nach"-Denken (Kratylos 384b) ist Teilhabe am wahren Seienden möglich.

Geben Namen die wahre Natur der Dinge wieder?

Doch wie soll man der besten und unwiderleglichsten aller menschlichen Meinungen vertrauen können und darauf dann wie auf einem Notkahn durchs Leben schwimmen können, wenn wir nicht einmal wissen, ob es denn überhaupt möglich ist, mit Worten Dinge präzise zu bezeichnen? Ist die Sprache denn überhaupt ein verlässliches Mittel zur Kommunikation? Reden wir denn überhaupt von denselben Dingen, wenn wir dieselben Worte für dieselben Dinge gebrauchen? Dieses ureigenste sprachphilosophische Problem wird von Platon im Dialog *Kratylos* (Platon 2013) behandelt und Kraus (1996) sieht hier den antiken Ausgangspunkt für die Geschichte der Sprachphilosophie. Im Dialog Kratylos wird die alte sophistische Kontroverse (s. o.) der Antithese von Natur (*physis*) und menschlichem Gebrauch oder Gesetz (*nomos*) auf die Frage nach der Richtigkeit der Namen für Dinge projiziert (Kraus 1996, S. 20). Zur Verhandlung stehen zwei gegensätzliche Positionen, die durch die beiden Kontrahenten Hermogenes und Kratylos vertreten werden. Sokrates kommt dabei die Aufgabe zu, beide Positionen zu untersuchen und einen Ausweg aus den vermeintlich unvereinbaren Gegensätzen zu finden. Dabei behauptet Kratylos, dass ...

„ein jegliches Ding seine von Natur ihm zukommende richtige Benennung [habe], und nicht das sei sein Name, wie einige unter sich ausgemacht haben etwas zu nennen, indem sie es mit einem Teil ihrer besonderen Sprache anrufen; sondern es gäbe eine natürliche Richtigkeit der Wörter." (Kratylos 383a/b)

Demgegenüber lässt sich Hermogenes nicht davon überzeugen, dass ...

„es eine andere Richtigkeit der Worte gibt, als die, die sich auf Vertrag und Übereinkunft gründet. […] Denn kein Name irgendeines Dings gehört ihm von Natur,
sondern durch Anordnung und Gewohnheit derer, welche die Wörter zu Gewohnheit
machen und gebrauchen." (Kratylos 384d)

Für Kraus (1996) geht es in diesem Dialog nicht so sehr um die Frage, ob die Sprache
nun von Natur aus oder durch menschliche Konvention entstanden sei, sondern
um die Frage, worauf sich letztlich die spezielle Beziehung zwischen Name und
Sache gründet, die es möglich macht, einen bestimmten Namen einer bestimmten
Sache als den richtigen zuzuordnen.

Hermogenes beginnt seine Position damit zu begründen, dass unterschiedliche
Städte oft ihre eigenen Namen für dieselbe Sache einführen und auch Griechen und
Nicht-Griechen für die gleichen Gegenstände unterschiedliche Namen benutzen.
Sokrates bemerkt dazu, dass sich diese Argumentation nach Protagoras (s. o.) anhört,
für den der Mensch das Maß aller Dinge war. Sokrates versteht Protagoras so, dass
die Dinge, so wie sie Sokrates erscheinen, auch in Wirklichkeit (für ihn) sind, und
wie sie einem anderen erscheinen, sie für denjenigen dann ebenfalls Wirklichkeit
sind. Dann würde aber Sokrates' Konstrukt von der *einen* Vernünftigkeit nicht
mehr aufgehen, denn wenn Vernünftigkeit für jeden als etwas Anderes erscheint,
dann „wäre ja in Wahrheit nicht einer vernünftiger als der andere, wenn, was jedem
schiene, auch für jeden wahr wäre" (Kratylos 386c/d). Dieser versteckte Vorwurf
der Beliebigkeit wird heute oft auch dem Konstruktivismus vorgehalten, und in der
Tat enthält der Konstruktivismus durchaus Parallelen zu Protagoras' Vorstellung
vom Menschen als Maß aller Dinge. Sokrates übersieht dabei allerdings, dass sein
Konstrukt der *einen* Vernünftigkeit – selbst wenn man sie wie er als ungeteilte Idee
einer wahren Ganzheit denkt – ein in einem historischen Diskurs gewachsener
Begriff ist, der mit Hermogenes' Ansatz gesprochen eben auch nur aus der Übereinkunft aller am Diskurs beteiligten Menschen hervorgegangen ist.

Doch Sokrates geht in seiner Argumentation einen anderen Weg, wenngleich
auch er einen historischen Ansatz der Entwicklung von Sprache verfolgt. Für Sokrates ist das Reden und damit das Benennen von Dingen erst einmal eine Handlung wie andere Handlungen auch. Und wenn man etwas von dieser Handlung
des Benennens haben will, die Handlung also gelingen soll, dann benutzt man
sinnvollerweise immer die gleichen Wörter und nicht stets andere (387d). Sokrates
vergleicht das Benennen mit anderen handwerklichen Arbeiten und stellt fest: „Ein
Werkzeug ist also auch das Wort" (388a). Und dieses Werkzeug wird benutzt, um
etwas zu benennen. Hier „wird zum ersten Mal in der Geschichte der Philosophie
der pragmatische Aspekt der Sprache klar herausgestellt (Kraus 1996, S. 22). Sokrates geht davon aus, dass – so wie es jemanden gibt, der Werkzeuge herstellt, und
jemanden, der dieses Werkzeug benutzt – es sich auch mit den Worten verhält. Es

reicht nämlich nicht, dass jemand Dinge einfach benennt (Werkzeuge herstellt), sie müssen sich in ihrem Gebrauch auch bewähren (die Werkzeuge müssen vom Handwerker als tauglich befunden werden). Die Richtigkeit der Worte stellt sich nach Sokrates erst durch ihren Gebrauch heraus, dergestalt, dass der Benutzer des Werkzeugs dem Hersteller zurückmeldet, ob er seine Sache gut gemacht hat. Neben dem von Kraus oben angesprochenen pragmatischen Aspekt von Sprache erkennt Sokrates dann zusätzlich, dass dies nur durch eine Rückkopplungs- bzw. Feedback-Schleife möglich ist. Nun geht Sokrates allerdings davon aus, dass der Prozess des Gebrauchs von Wörtern bereits in Vorzeiten eingerichtet und dann überliefert wurde. Für die Einrichtung der Worte, die seiner Meinung nach nur ein Künstler oder ein besonderer Wortbildner geschaffen haben kann, erfindet Sokrates die abstrakte Figur eines Gesetzgebers bzw. Braucheinrichters, der die Worte eben sehr nah an ihrer natürlichen Bedeutung eingerichtet hatte. Sokrates kann so zwischen beiden Positionen vermitteln:

> „Also mag es doch wohl nicht so Geringes sein, wie du glaubst, Hermogenes, Worte zu bilden und Benennungen festzulegen, auch nicht schlechter Leute Sache oder des ersten besten; sondern Kratylos hat recht, wenn er sagt, die Benennung käme den Dingen von Natur zu, und nicht jeder sei ein Meister in Wortbilden, sondern nur der, welcher auf die einem jeden von Natur eigene Benennung achtend, ihre Art und Eigenschaft in die Buchstaben und Silben hineinzulegen versteht." (Kratylos 390d/e)

Damit stimmt Sokrates dem konventionalistischen Ansatz des Hermogenes nur insoweit zu, dass das Aushandeln der Wörter wohl auch ein Bestandteil der Sprachentwicklung ist. Und er ringt Hermogenes damit auch das Zugeständnis ab, dass ansonsten ja der eher irrationale Zustand eintreten würde, dass jedes beliebige von Menschen eingerichtete Wort für die Dinge zugleich auch immer das richtige wäre. Sokrates schlägt eine Annäherung vor: Er vermutet, dass sich das ursprüngliche „Einrichten" der Wörter eben doch sehr nahe an der Natur der Dinge vollzogen haben muss.

Begründet wird diese Annahme letztendlich durch seine Ideenlehre (s. u.). Doch an dieser Stelle des Dialogs wagt Sokrates einen recht pragmatischen und zugleich bemerkenswerten Schritt, indem er versucht, die einzelnen Bestandteile der Wörter zu untersuchen und dabei ganz im Sinne einer modernen Etymologie in den einzelnen Silben und Wortstämmen ihre ursprüngliche und grundlegende Bedeutung herauszuarbeiten. An manchen Stellen sind seine Herleitungen zwar sehr gewagt und aus heutiger, sprachwissenschaftlicher Sicht so nicht mehr haltbar, dennoch kann er durch seine Methode an einigen Stellen eine historische Entwicklung der Sprache aufzeigen. Sokrates sieht aber auch, dass er diesen Regress bis hin zu den ursprünglichen Stammwörtern nicht mehr bis ins Detail verfolgen kann, da der zeitliche Abstand zu groß ist. Dieser Abschnitt ist aber auch deshalb so bemerkenswert, da, mit Kraus (1996) gesprochen, Platon hier ein „erstaunliches Spektrum an sprachwissenschaftlichen Erkenntnissen" ausbreitet. Man findet „Ansätze einer diachronen Entwicklung der Sprache mit entsprechenden Veränderungen im Lautbestand" ebenso wie „dialektische Unterschiede" und „mögliche Einflüsse fremder Sprachen".

Was denn nun aber „sehr nah an der Natur" im Detail für Schwierigkeiten in der Herleitung bringt, zeigt Sokrates daran, dass man annehmen muss, dass den Wörtern als Lautgestalten wohl zuerst auch Gebärden vorausgegangen sein könnten. Erst in einem zweiten Entwicklungsschritt sind dann wohl aus diesen Gebärden Wörter dadurch entstanden, dass sich dann die „Gebärden von Mund und Zunge" mit Lautgestalten verbunden haben, um etwas kundzutun und nachzuahmen.

> „Das Wort also ist, wie es scheint, eine Nachahmung dessen, was es nachahmt, durch die Stimme, und derjenige benennt etwas, der, was er nachahmt, mit der Stimme nachahmt." (Kratylos 423b)

Doch Sokrates sieht ein grundlegendes Problem darin, dass eine Nachahmung eben nur eine Nachahmung und nicht die Natur der Dinge ist. Hier taucht zum ersten Mal im Zusammenhang mit der Sprache das sogenannte *Gründungsproblem* auf. Zum einen fragt sich Sokrates, wie Buchstaben und Silben die Dinge kenntlich machen können (425d). Die Alten, die das alles einmal eingerichtet haben, kann man nicht mehr fragen, um zu überprüfen, ob sie ihre Sachen in ordentlicher Weise (425a) erledigt haben. Doch da er nun einmal nichts anderes als die Buchstaben und Silben zur Verfügung hat, kann er nur an diesen die Richtigkeit der ursprünglichen Wörter überprüfen. Es sei denn, dass man vorgeht wie die Tragödienschreiber (425d), die einfach Götter herabsteigen lassen und behaupten, die Götter hätten die Richtigkeit der ursprünglichen Wörter eingerichtet, und darum wären sie richtig (425d). Sokrates hatte sich aber vorher schon mit seinen Gesprächspartnern auf die Hilfskonstruktion der fiktiven Figur eines Einrichters geeinigt, den er auch Gesetzgeber oder Brauchstifter nannte und der ein wahrer Meister im Wortbilden gewesen sein müsse. Doch dieser „Künstler" – das Bildermalen und das Wortebilden werden jetzt von Sokrates synonym verwandt – könnte theoretisch auch ein Bild malen, das so gar nicht dem ursprünglichen Ding entspricht. Der Künstler könnte das Bild einer Frau malen, zu einem Mann gehen, es ihm geben und sagen, das Gemalte sei sein Abbild. Was wir heute als falsch bezeichnen würden, hätte demnach – vorausgesetzt wir legitimieren diesen fiktiven Künstler als den ursprünglichen Einrichter aller Wörter – bereits in der Vergangenheit bei seiner ersten Einrichtung der Wörter *falsch* sein können und wir würden hernach die ursprüngliche *Falschheit* gar nicht mehr bemerken. Doch Sokrates will gar nicht so sehr auf die Unterscheidung zwischen wahr und falsch hinaus: Er lenkt den Blick von der grundsätzlichen *Fallibilität* des Einrichtens vielmehr auf die *Kreativität* des Einrichtens. Und hier kommt ihm die Analogie zum Künstler zu Hilfe: Würde jemand z. B. versuchen, ein Bildnis von seinem Gesprächspartner Kratylos herzustellen, so ließe sich das auf vielerlei Weise tun. Würde derjenige aber versuchen, dies so perfekt wie möglich zu machen, so würde Kratylos doch immer nur ein Abbild von sich erhalten, auch wenn das Bild oder die Statue Kratylos zum Verwechseln ähnlich wäre. Hätte dieser Künstler nun aber von den Göttern auch noch die Fähigkeit erhalten, Farbe, Gestalt, Weichheit und Wärme, Bewegung, Seele und Vernunft in dieses Abbild hineinzulegen, dann hätte man nicht ein Abbild, sondern einen zweiten Kratylos (432b/c). Sokrates kann so die naturalistische These des Kratylos zurückweisen und zeigen, dass Worte eben nur Abbildungen der Dinge sind. Könnten Worte die wahre Natur der Dinge abbilden, wären beide identisch: Worte und Dinge würden ineinander aufgehen. Unendliche *Kreativität* und die sich daraus ableitende unendliche *Fallibilität* des menschlichen Einrichters – auf Götter möchte Sokrates hier nicht so gerne zurückgreifen – machen eine naturgetreue Abbildung der Dinge durch Worte unwahrscheinlich.

Doch wie ist dann eine Erkenntnis des eigentlichen Wesens der Dinge möglich, wenn dies durch Worte nicht möglich sein soll? Sokrates bemerkt hierzu, dass sich diese Frage – die Grundannahme „Worte können die Dinge nicht abbilden" einmal vorausgesetzt – danach auch nicht mehr *durch* Worte klären lässt (438b). Wir finden hier zum ersten Mal in der Geschichte der Sprachphilosophie einen Hinweis auf die eigentümliche *Rekursivität* von Kommunikation: Wenn das Gelingen von Kommunikation unwahrscheinlich ist, wie Luhmann später feststellen wird (s. u.), dann ist auch eine Definition von Kommunikation *durch* Kommunikation nur schwer möglich – die Definition hat sich dann höchstens selbst erzeugt. Sokrates meint dazu, dass man offenbar etwas Anderes als Worte aufsuchen muss, wenn uns offenbar werden soll, was denn das Wesen der Dinge ist (438d). Am Ende dieses Dialogs wird für Sokrates die Frage nach der wahren Erkenntnis dann zusätzlich noch erschwert, da – folgt man der Annahme des Herakleitos (s. o.), für den die Dinge alle im Fluss waren – die Dingwelt an sich nicht stabil, sondern uns in ständiger Veränderung erscheint. Dann „ist es nicht einmal möglich, zu sagen, dass es eine Erkenntnis gebe, wenn alle Dinge sich verwandeln und nichts bleibt" (Kratylos 440a). Wieder muss Sokrates zugeben, dass es nicht leicht ist, diese Dinge zu untersuchen. Doch er warnt zum einen davor, zu leichtfertig und vorschnell darauf zu vertrauen, dass die Worte schon gut eingerichtet worden sind, und zum anderen aber in völlige Verzweiflung darüber zu geraten, dass wir nicht endgültig

entscheiden können, wie gut die Wörter eingerichtet wurden, und deshalb gleich
alles als doch nur „zerbrechliches Töpferzeug" zu behandeln.

> „Vielleicht verhält es sich so, lieber Kratylos, vielleicht auch nicht. Nachdenken aber
> musst du wacker darüber und nichts leichtsinnig annehmen." (Kratylos 440d)

Die Ideenlehre

Den einzigen Ausweg, das eigentliche Wesen der Dinge vielleicht doch erkennen
zu können, sieht Sokrates in seiner Ideenlehre. Kraus (1996) sieht den Anstoß zu
der Ideenlehre vor allem in der Beobachtung des Sokrates, dass sich mehrere Einzeldinge unter einem Begriff bzw. einem Namen zusammenfassen lassen. So wäre
dann die „letzte Idee" oder das „wahre Sein" die unendliche Zusammenfassung
aller Namen, die aber dann nicht in der Natur des einzelnen Dings zu finden ist,
sondern in der Komplexität aller möglichen gedachten Namen aufgeht. Das einzelne Ding korrespondiert mit der Ideenwelt insofern, als dass ein einzelnes Ding
an mehreren Ideen partizipieren kann, so wie mehrere Dinge sich eben auch unter
einer Idee vereinen lassen (Kraus 1996, S. 25). Es ist jedoch leicht ersichtlich, dass
– bei aller Hochachtung vor der gedanklich äußerst komplex durchdachten Konstruktion – Sokrates die Ideenlehre als einen Ausweg benötigt, um sich aus seiner
tief begründeten Skepsis gegenüber der Fallibilität der Wahrnehmung zu befreien.

Ruffing (2007) geht davon aus, dass Sokrates' bzw. Platons Ideenlehre die Voraussetzung dafür ist, „dass wir uns aus der Fülle der Erscheinungen zu dem Einen, das
alles Konkrete in sich enthält, aufschwingen können" (Ruffing 2007, S. 49). Ohne die
Ideen würden unsere sinnlichen Wahrnehmungen im Chaos versinken. Die Ideen
sind das wahre Seiende. Sie sind unveränderlich, ewig, unkörperlich und obgleich
sie selbst für uns nicht sichtbar sind, liegen sie doch allem Sichtbaren zugrunde. Was
aber für die Welt der sichtbaren Dinge gilt, gilt ebenso für die Welt der abstrakten
Begriffe, wie Gerechtigkeit oder Schönheit. Zwar gibt es unterschiedliche Auffassungen und Ausprägungen von Gerechtigkeit oder Schönheit unter den Menschen,
dennoch liegt ihnen beiden die absolute Idee (das Ideal) als Bezugspunkt zugrunde.
Selbst die Dinge in der Natur können daher auch nur Abbilder der Ur-Formen
einer Idee sein, nicht umgekehrt. Nicht aus den Naturdingen können wir durch
Abstraktion zu den Ideen gelangen, sondern die Idee formt das Naturding. Mit
Ruffing (2007) enthält die Idee alle möglichen Komponenten des Einzeldings, nur
eben in einer nicht vorstellbaren, unendlichen Fülle.

Doch Sokrates wagt sich noch einen Schritt weiter vor, indem er in der Schrift
Menon verdeutlicht (Platon 2004), dass die Ideen bereits existierten, bevor die
einzelne Seele sich mit einem Körper vereinigt hatte. Nach Sokrates' Vorstellung
hatte die Seele vor der Vereinigung mit dem Körper die Ideen bereits *geschaut*.

Daher ist es der Seele auch möglich, sich an die ursprüngliche Idee von Gerechtigkeit bzw. Schönheit zu *erinnern*, auch wenn sie sich in der realen Welt stets unterschiedlich zeigt. Für die Seele ist damit alle Erkenntnis ein *Wiedererinnern* an diese ursprüngliche Ideenschau. Nach der Vereinigung der Seele mit dem Körper und mit der Geburt verhindern einerseits die Unzuverlässigkeiten des Körpers und andererseits die sich stets wechselnden und komplexen Verhältnisse in der Natur die wahre und ursprüngliche Erkenntnis. Dass die Ideen präexistent sind und wir uns an sie dennoch wiedererinnern können, veranschaulicht Sokrates mit seinem Sklavenbeispiel. Sokrates geht davon aus, dass man nur die richtige Technik des Fragens anwenden muss – gleich der Kunst einer Hebamme –, um selbst einem ungebildeten Sklaven die Erkenntnis einer schwierigen mathematischen Einsicht zu entlocken. Denn das ordnende Verständnis mathematischer Prinzipien hat nach Sokrates jeder Mensch bereits vor seiner Geburt in den Ideen geschaut. Sie können daher auch nicht gelernt werden, sondern müssen durch den geschickt inszenierten Dialog hervorgebracht werden.

Die präexistente Idee steht damit nicht nur in Beziehung zu den Naturdingen an sich, sie hat wie oben beschrieben auch ihren Bezug zu Worten und Namen, die wir für einzelne Naturdinge einrichten. Sokrates veranschaulicht diese mehrfache Korrespondenz in dem sogenannten *Siebten Brief* (Platon 2013). Am Beispiel eines Kreises beschreibt Sokrates fünf verschiedene Aspekte, die wir benötigen, um zu wahrer Erkenntnis zu gelangen (Siebter Brief 342b–e). Der erste Aspekt ist der des *Namens*, den wir dem Kreis geben. Der zweite Aspekt ist der *Begriff* vom Kreis, in dem wir alle mathematischen Erklärungen vereinen. Der dritte Aspekt ist der Kreis, den wir durch unsere *Produktivität* malen, zeichnen oder als Tischler herstellen. Sokrates geht davon aus, dass dieser gemalte oder hergestellte Kreis nie perfekt sein wird, denn wir kommen manchmal auch darin überein, selbst einen mehr aus Geraden als aus Kurven bestehenden Kreis als perfekten Kreis zu bezeichnen. Der vierte Aspekt besteht nun aus unseren *Einsichten* und *richtigen Meinungen* über den Kreis, den wir in der Dingwelt gerade betrachten oder herstellen. Für diesen vierten Aspekt ist aber das Denken verantwortlich, das durchaus auch in der Lage ist, selbstständig und konstruktiv mit seinen eigenen Vorstellungen umzugehen. Sokrates betont, dass es zwar einen Unterschied macht, ob ich einen Kreis denke oder ob ich ihn mit Worten beschreibe oder ihn als Ding herstelle. Immer aber ist das Denken auf die ersten drei Aspekte der Erkenntnis angewiesen, damit diese uns dann ganz im Sinne der oben angesprochenen Hebammenkunst zu dem fünften Aspekt – nämlich der wahren Idee eines Kreises – verhelfen können.

„Denn nimmer wird, wer nicht von den Gegenständen irgendwie jenes Vierfache erfasst, einer vollständigen Erkenntnis des fünften teilhaftig werden. Denn außer jenen vieren unternimmt er es ebensowohl, die Beschaffenheit und das Sein eines jeden vermittels der Ohnmacht der Sprache darzulegen." (Siebter Brief 342e)

Wieder haben wir einen Hinweis darauf, dass der Ohnmacht der Sprache wegen das wahre Sein der Dinge nicht ausgesprochen werden kann. Sokrates geht sogar so weit zu behaupten, dass keiner, der bei Verstand sein kann, ernsthaft versuchen wird, seine Gedanken in die Sprache niederzulegen, geschweige denn seine Gedanken unwandelbar in schriftlicher Form abzufassen.

Nun ist der hier von Sokrates konstruierte Begriff der Erkenntnis sehr stark an die Voraussetzung des Ideenkonzepts gekoppelt und wird – wie man später bei Aristoteles sehen wird – auch dementsprechend stark kritisiert. Nicht zuletzt auch deshalb, weil bei Platon nicht wirklich deutlich wird, welchen imaginären Ort er den Ideen zukommen lässt. Denn es erweckt doch zu sehr den Anschein, dass – und das Höhlengleichnis tut das seinige dazu, diese Vorstellung zu nähren – die Ideen als präexistente Objekte ihren Ort nicht vollständig *in* dem Menschen haben können, sondern an einen Ort gedacht werden, den wir uns außerhalb des Leibes vorstellen müssen.

Was ist Erkenntnis und wie ist sie möglich?

Platon lässt uns in dem Dialog *Theaitetos* (Platon 2013) dann aber doch noch an einem Versuch des Sokrates' teilhaben, den Begriff der Erkenntnis mehr nach den heute üblichen, diesseitigen und akademischen Methoden zu erklären. Sokrates fragt in diesem Dialog gleich zu Beginn, was denn Erkenntnis wohl eigentlich sei (Theaitetos 145e). Wenn jemand etwas lernt – so Sokrates –, dann ist er dessen kundig, was er gelernt hat, und durch die Wissenschaft werden Menschen offenbar zu Kundigen in einer Sache (145d). Und auch im Zusammenhang mit der Wissenschaft – so Sokrates weiter – spricht man oft von der Erkenntnis. Doch Sokrates hat Zweifel daran, dass man Wissenschaft und Erkenntnis als ein und dasselbe betrachten kann. Erkenntnis scheint für ihn etwas ganz Anderes zu sein. Sokrates begründet hier eine in unserer Zeit z.B. von Beckmann (1981) vorgetragene Differenz zwischen Erkenntnistheorie und Wissenschaftstheorie, bei der die Erkenntnistheorie nicht eine Sonderform der Wissenschaftstheorie ist und in dieser dann eigentlich aufgehen müsste. Nach Beckmann (1981) fragt Erkenntnistheorie – so wie Sokrates es in diesem Dialog tut – nach den *Ursprung* und damit auch nach der *Möglichkeit* von Erkenntnis. Wissenschaftstheorie dagegen setzt Erkenntnis immer schon voraus und arbeitet dann mit den Strukturen, Methoden und logischen Verknüpfungen der einzelnen Wissenschaften.

Im Verlauf seiner Argumentation trifft Sokrates als einer der ersten Philosophen in der Geschichte eine äußerst präzise Unterscheidung, indem er feststellt, dass für ihn der Akt der Wahrnehmung und die Erkenntnis selbst *nicht* ein und dasselbe sein können (164b). Die Herleitung dieser Unterscheidung beginnt Sokrates mit dem Beispiel zweier Menschen, die im Wind stehen. Dem einen wird der Wind vielleicht als kalt erscheinen und dem anderen nicht. Und hier würde Sokrates sogar der Meinung des Protagoras' folgen, für den der Mensch das Maß aller Dinge war (s. o.), und so wie es einem jedem erscheint, so ist das für denjenigen auch wahr. Doch sieht Sokrates, dass Wahrnehmung damit eine sehr subjektive und nur für das Subjekt untrügliche Sache ist und Sokrates ist nicht damit zufrieden, dass das schon Erkenntnis sein soll.

Hierfür gibt es zwei Gründe: Der eine Grund ist die bereits im Dialog Phaidon (s. o.) angedeutete Uneinheitlichkeit in der gegenständlichen Außenwelt (die Dinge sind stets in Bewegung und zeigen sich uns daher nicht als einheitlich). Der andere Grund liegt im Subjekt selbst. Für den ersten Grund hält Sokrates im Dialog Theaitetos eine ältere Theorie der Sophisten bereit:

> „[…], und es ist gar keine schlechte Rede, daß nämlich ein Eins selbst für sich selbst gar nichts ist und daß du nicht ein Etwas richtig mit einem Namen oder als wie beschaffen bezeichnen kannst, vielmehr, wenn du etwas groß nennst, wird es sich auch klein zeigen, und wenn schwer, auch leicht und so gleicherweise in allem, weil eben nichts ein Eins ist, sei es nun als etwas oder als irgendwie beschaffen; sondern durch Bewegung und Veränderung und Vermischung unter einander wird alles nur, wovon wir sagen, daß es ist, […] denn niemals ist eigentlich irgend etwas, sondern immer nur wird es […]" (Theaitetos 152d/e)

Hinter allem vermutet Sokrates das immerwährende Prinzip der Bewegung, so wie es Herakleitos mit seiner Metapher vom ewigen Fluss (s. o.) andeutete. Die moderne Physik würde Sokrates hier sogar Recht geben, denn überall da, wo wir stabile materielle Verhältnisse des Seins wahrnehmen, entpuppt sich das, was wir wahrnehmen, für den Physiker nur als scheinbar materiell. Das Licht ist für ihn eine elektromagnetische Welle, Geräusche eine longitudinal periodische Druckschwankung und im atomaren Bereich müssen Elektronen ständig um einen Atomkern herum in Bewegung sein, um uns ein stabiles materielles Sein zu suggerieren. Sokrates wartet zudem aber mit einer aus Sicht der Gesundheitswissenschaften jedenfalls noch wesentlich spannenderen „Bewegungstheorie" auf, wenn er Bewegung als das ureigenste Prinzip vermutet, das alles zusammenhält:

> „Der ganze Zustand des Leibes, wird er nicht durch Ruhe und Trägheit zerrüttet, durch Leibesübungen aber und Bewegung im Ganzen wohl erhalten?" (Theaitetos 153b)

Dem Satz kann man auch heute noch nur beherzt zustimmen und die gesamte sportwissenschaftlich orientierte Gesundheitsforschung müsste bei so viel früher

Weitsicht eigentlich vor Ehrfurcht erblassen. Doch ist dies nicht der Kern dessen, was Sokrates eigentlich mit Veränderlichkeit durch Bewegung vorhat. Sokrates nimmt nämlich die alte sophistische Idee der Veränderlichkeit der gegenständlichen Außenwelt auf, um die Fallibilität der Wahrnehmung zu begründen. Die Farben Schwarz und Weiß *sind* also nicht so etwas wie eine Entität, sondern sie *werden* i. S. v. sie *entstehen* für Sokrates durch die Berührung der Farbe – nach der demokritischen Teilchentheorie hier verstanden als bewegte Teilchen der Außenwelt – mit dem Auge erst durch das Wahrnehmen. Sokrates fragt sich zu Recht, wie wir dann davon ausgehen können, dass zwei Menschen die gleiche Wahrnehmung haben können, wenn wir selbst nicht einmal Dinge in unterschiedlichen Situationen als das Gleiche wahrnehmen können. Sokrates argumentiert dabei noch gar nicht einmal von der Innenseite des Subjekts heraus, sondern schließt sehr präzise, dass die grundsätzlich unendlich komplexe Veränderbarkeit der Außenwelt keine zwei gleichen Wahrnehmungen (hier gedacht als Teilchenbeschuss der Augen von außen) weder bei ein und derselben noch bei zwei unterschiedlichen Personen erzeugen kann.

Sokrates geht dann vom Außenweltproblem über zu den Wahrnehmungswerkzeugen selbst. Wahrnehmung kann mit Blick auf die Werkzeuge der Wahrnehmung (Augen, Ohren, Zunge usw.) schon deshalb nicht mit Erkenntnis gleichgesetzt werden, weil die unterschiedlichen Wahrnehmungsorgane unterschiedliche Dinge der Außenwelt wahrnehmen. Was hier wiederum auf eine grundsätzliche Komplexität in der Außenwelt hindeutet, nimmt Sokrates nun als Argument, dass Wahrnehmung im Grunde immer nur partiell vor sich gehen kann. „Denn weder vermittels des Gesichtes noch vermittels des Gehörs ist es dir möglich das Gemeinschaftliche von ihnen aufzunehmen" (185b). Und Sokrates fragt weiter, „vermittels wessen wirkt denn nun dasjenige Vermögen, welches dir das in allen und auch in diesen Dingen gemeinschaftliche offenbart [...]?" (185c). Dieses alles verbindende Werkzeug ist nach Sokrates die Seele, die vermittels ihrer selbst versucht, das Gemeinschaftliche in allen Dingen zu erforschen, indem sie das bereits Geschehene und das Gegenwärtige in Verhältnis setzt zu dem Künftigen. Dieses „In-Verhältnis-zueinander-Setzen" erst macht den Unterschied aus: Sokrates nennt es auch Schlüsse ziehen aus den Eindrücken der Wahrnehmung. Erst wenn wir Schlüsse aus den einzelnen Eindrücken ziehen, können wir nach Sokrates von Erkenntnis sprechen (186d). Demnach kann der Vorgang der Wahrnehmung für sich allein betrachtet auf keinen Fall mit Erkenntnis gleichgesetzt werden.

Doch möchte Sokrates nicht nur sagen, was Erkenntnis nicht ist: Sokrates sucht im weiteren Verlauf des Dialogs nach einer umfassenden, allgemeingültigen Definition für Erkenntnis. Im Folgenden versucht er sich dann an einer These, die besagt „richtige Vorstellung sei Erkenntnis" und gelangt über Umwege zu dem

Schluss, dass es schwer ist, eine richtige Vorstellung von einer falschen Vorstellung zu unterscheiden. Nach mehreren Versuchen, sich unsere Vorstellungen mal als einen geprägten Wachsblock, mal als einen Taubenschlag zu denken, kommt er zu dem Schluss, dass Erkenntnis nicht mit bloßem Vorstellen – sei sie nun falsch oder richtig oder für falsch oder für richtig gehalten – hinreichend erklärt werden kann.

Sokrates erinnert sich dann aber an eine ältere Theorie, die besagt, dass Erkenntnis zwar mit dem Vorstellen zusammenhängt, aber die Vorstellung immer einer Erklärung bedarf. Dies bringt ihn zu der nun schon fast vollständigen Definition: „Erkenntnis ist richtige Vorstellung verbunden mit Erklärung" (201c). Von Erkenntnis kann also erst jemand sprechen, wenn er nicht nur die Vorstellung z. B. von einem Wagen hat und ein paar einzelne Bestandteile benennen kann, wie die Räder, die Achsen, das Obergestell, der Sitz oder das Joch (207a), sondern er *alle* Einzelteile benennen und zusätzlich ihre *Beziehungen zueinander* erklären könne. Obgleich diese These als verlockend und plausibel erscheint, möchte Sokrates aber über diesen eher utilitaristischen Erkenntnisbegriff noch hinausgehen.

Sokrates ist auch deshalb nicht zufrieden, weil sich für ihn in zwei Richtungen Probleme auftun. Zum einen holt ihn der infinite Regress des Bezeichnens wieder ein und zum anderen schafft das „Be"-Zeichnen eben nicht nur eine gute und plausible Erklärung, sondern das „Be"-Zeichnen trifft auch eine Unterscheidung, die nur schwer hintergehbar ist. Doch zuerst zum infiniten Regress: Sokrates erinnert sich an eine ältere – hier wohl sophistische – Lehre, die besagt, dass Erklärungen immer mit Namensgebungen verbunden sind. Dieses Problem hatte er bereits im Dialog Phaidon angesprochen (s. o.). Namen, Wörter, Bezeichnungen oder Erklärungen bestehen immer schon aus „zusammengesetzten Namen", die Menschen in der Vorzeit den Dingen gegeben haben. Die Urbestandteile, die ehemals in grauer Vorzeit als Vorlage für die ersten Namen gedient haben müssen, könnten dann aber selber keine Namen besessen haben, waren also *nicht* bezeichenbar und damit auch *nicht* erklärbar. Denn immer, wenn man ihnen einen Namen gegeben hätte, wäre ihnen etwas „zu"-gesetzt (202a) worden, was aber dann schon wieder Be-Zeichnung und nicht Ur-Ding gewesen wäre.

> „Nun aber sei es unmöglich, dass irgendeins von den ersten Dingen durch eine Erklärung ausgedrückt werde; denn es gäbe für sie nichts als nur genannt zu werden, sie hätten eben nur einen Namen. Was aber schon aus diesen zusammengesetzt wäre, dessen Namen wäre, so wie es selbst aus mehreren zusammengeflochten ist, ebenfalls zusammengeflochten und zu einer Erklärung geworden. Denn Verflechtung von Namen sei das Wesen der Erklärung. Auf diese Weise wären die Urbestandteile unerklärbar und unerkennbar, aber wahrnehmbar; die Verknüpfungen hingegen erkennbar und erklärbar und [...] vorstellbar." (Theaitetos 202b)

Für Sokrates wird hier das gesamte Dilemma des Bezeichnens deutlich. Lässt man einen infiniten Regress zu, so trifft man im Zurückgehen irgendwann unweigerlich auf gemeinschaftliche Vereinbarungen für Worte und für eine Sprache, die aus dem „Nicht-so-genau-wissen-was-der-Urgrund-ist" heraus mit dem *Irgendwie* des Bezeichnens begonnen haben muss. Die Bezeichnungen haben sich in der Folgezeit vielleicht bewährt, und diese Bewährungen bildeten in den folgenden Jahrhunderten und Jahrtausenden den oben bereits erwähnten „Notkahn", auf dem wir versuchen, uns durchs Leben zu retten. Doch für Sokrates bleibt offensichtlich der etwas bittere Beigeschmack zurück, dass wir für die sogenannten Urbestandteile dann aber *keine* Erklärung haben können, da Erklärungen bereits Verknüpfungen sind, die sich stets auf vorausgehende Verknüpfungen beziehen. Sokrates sieht hier aber auch ganz deutlich, dass wir uns betreffend der einmal getroffenen Entscheidung für eine Verknüpfung für alle alternativen Entscheidungen selbst im Wege stehen.

Und damit tut sich das zweite Problem auf: Die Entscheidung ist, sobald sie einmal getroffen wurde und sie sich zu einer gesellschaftlichen Vereinbarung verdichtet hat, nicht mehr hintergehbar. Damit wäre Erkenntnis immer nur an das Vorhandensein von „Verknüpfungen" gekoppelt, nicht aber an all die *alternativen* Verknüpfungen, die *gar nicht* oder vielleicht *noch gar nicht* getroffen worden sind. Damit eröffnet sich aber ein „denkbarer" Möglichkeitshorizont nicht nur für Verknüpfungen, die wir zu einer *bestimmten* Wahrnehmung noch gar nicht getroffen haben und sie daher für eine Bewährung in der Lebenswirklichkeit noch gar nicht haben überprüfen können. Mit Sokrates eröffnet sich durch den etwas unscheinbaren Anschluss „aber wahrnehmbar" im Zitat oben *(„Auf diese Weise wären die Urbestandteile unerklärbar und unerkennbar, aber wahrnehmbar")* zusätzlich die Möglichkeit, dass sich sogar weitere Wahrnehmungen denken ließen, für die wir aber bislang noch keine „Verknüpfungen" haben. Demnach ist zumindest theoretisch denkbar, dass die Komplexität der Außenwelt Wahrnehmungen zulassen könnte, die wir aber wegen der unendlich komplexen Zahl möglicher Verknüpfungen auf der Innenseite eben *noch nicht* verknüpft, durchdacht und damit erkannt haben. Die Möglichkeit der Verschiedenheit (Differenz) deutet sich hier als eine ständige Begleiterin der Erkenntnis an.

Das bringt Sokrates zum Abschluss seiner Definition von Erkenntnis. Demnach reicht es nicht aus, nur eine gute Erklärung für unsere Vorstellungen von irgendetwas zu liefern (208e), da die Erklärung bereits auf eine Verknüpfungsgeschichte zurückgeht, die zur Vervollständigung des Erkenntnisbegriffs theoretisch mitgeliefert werden müsste. Er sagt selbst, dass sich das anhört, als ob man sich im Kreise drehen würde, da man mit weiteren Erklärungen Erklärungen erklärt. Doch Sokrates will damit deutlich machen, *„[...] dass wenn auf der anderen Seite mit der Hinzufügung einer Erklärung ein Einsehen in die Verschiedenheit gemeint* *wäre, nicht nur ein Vorstellen derselben, es dann eine gar herrliche Sache wäre um diese schönste von den Erklärungen der Erkenntnis"* (Theaitetos 209e). Hier scheint nun die philosophische Geburtsstunde des Kontingenzbegriffs zu liegen, denn Sokrates fordert nicht das ständige „Mit-Erklären" der Verschiedenheit, was sich praktisch gar nicht durchführen ließe, sondern er fordert lediglich ein Einsehen in die Möglichkeit der Verschiedenheit. *„Wer also gefragt wird, was Erkenntnis ist, der soll, wie es scheint, antworten, richtige Vorstellung mit Erkenntnis der Verschiedenheit verbunden."* (Theaitetos 210a).

Hier ist der Dialog *Theaitetos* zu Ende und Sokrates verfolgt an dieser Stelle nicht weiter, welche Konsequenzen daraus folgen würden, eine Einsicht in die Verschiedenheit als ständige Begleiterin im Hinterkopf zu haben. An anderer Stelle versucht er aber durchaus mit dem Begriff der Verschiedenheit zu arbeiten. Am Ende des Buches *Sophistes* (Platon 2013) kommt Sokrates zu dem Schluss, dass, so sehr ein Begriff, der – sobald wir ihn benennen – auch Anteil am Seienden hat, er aber um ein Vielfaches mehr Anteil am Nichtseienden hat. Wenn wir also einen Begriff benennen, dann sagen wir, was er *ist*, und trennen ihn damit von dem, was er nicht ist (Sophistes 256e). Sokrates kann hier aber ganz deutlich sehen, dass wir dann „unzählig viel" mehr über ihn sagen könnten, was er *nicht ist*, als über das, was er *ist*. In der Verschiedenheit von dem, was er ist, lauert demnach eine unübersichtliche Komplexität. Sokrates geht hier aber nicht so weit, dass er damit die gemeinsam vereinbarte Unterscheidung – die Bezeichnung selbst – infrage stellt und darüber nachdenkt, dass sie kontingenterweise auch hätte anders ausfallen können. Dafür sind für ihn die Begriffe dann doch zu gut eingerichtet.

In Bezug auf die Interpretation von Worten auf der einen und dem Geschriebenen auf der anderen Seite taucht dann aber doch noch einmal das „Verschiedenheits"-Phänomen am Ende des Dialogs *Phaidros* als ein Problem alternativer Verstehensweisen auf. Sokrates hatte bereits im *Siebten Brief* angedeutet, dass man seine Gedanken weder in Worte fassen kann (s. o. die Ohnmacht der Sprache) noch schriftlich fixieren kann. Während das Denken plastisch und flexibel ist und alternative Denkweisen zumindest möglich sind, wartet der Akt des Sprechens nur mit Erklärungen auf, die die Komplexität der Gedankenwelt eben nur reduktionistisch wiedergeben können.

Deutlicher noch macht Sokrates diesen Sachverhalt am Beispiel der Schrift. Der stets auf den lebendigen Dialog setzende Sokrates geht davon aus, dass die Schrift der Seele der Lernenden eher Vergessenheit einflößen wird, weil sie im Vertrauen auf die Schrift sich nur von außen vermittels fremder Zeichen, nicht aber innerlich, sich selbst und unmittelbar erinnern werden (Phaidros 275a). Wer auf die Schrift vertraut, so als ob aus ihren Buchstaben etwas Deutliches und Sicheres (275c) kommen könnte, der ist einfältig genug zu glauben, in der Schrift sei noch etwas Anderes als das, was dem Schreiber eigentlich nur als Erinnerung dienen sollte. Nur der Schreiber selbst kann seinen geschriebenen Text als das verstehen, was er ist. Im Übrigen kann man die Schrift auch nicht befragen, sie wird immer das Gleiche sagen und ansonsten schweigen. Sie kann beschimpft und auf vielerlei Weise missverstanden werden und immer benötigt sie ihren Autor zur Verteidigung (Phaidros 275e).

Zwischenfazit Sokrates

Fasst man das sprachphilosophische Werk des Sokrates zusammen, so hat er offensichtlich versucht, die Skepsis der Sophisten und Vorsokratiker zu überwinden (Gabriel 2008), und dennoch entdeckt er in mehrfacher Hinsicht Unsicherheit, Urteilsunfähigkeit und zudem noch unendliche Komplexität dort, wo wir uns eigentlich ein sicheres Urteil und eine einfache, reduzierte Komplexität für die Erklärung der Dingwelt wünschen würden. Mit Sokrates sind wir unsicher in dreierlei Hinsicht: in Bezug auf die Begriffe „Wahrnehmen", „Denken" und „Bezeichnen". Alle drei Begriffe erweisen sich als wesentlich für die Klärung eines Phänomens, das wir heute als Kommunikation bezeichnen würden. Mit Sokrates sind wir unsicher in unserer Art des *Wahrnehmens,*

a. weil Komplexität in dem Akt der Sensualität herrscht und
b. weil die Dinge in der Außenwelt nicht stabil, sondern in Bewegung scheinen.

Mit Sokrates sind wir aber auch unsicher in unserem *Denken,*

c. da das Denken auf einer falliblen Wahrnehmung aufbaut und
d. weil der Körper der Wahrnehmung stets Probleme bereitet und
e. weil wir so nie vollends die Welt der Ideen erkennen können.

Und mit Sokrates sind wir letztendlich aber auch unsicher in der *Bezeichnung* der Dinge,

f. die früher vielleicht einmal mit Worten gut eingerichtet wurden
g. und sie sich in ihrem Gebrauch vielleicht sogar bewährt haben,
h. sie aber durch gemeinsame Vereinbarung eben immer nur common sense sein werden.

Doch Sokrates hält gerade wegen dieser Unsicherheit eine Forderung aufrecht, die sich wie ein roter Faden durch sein Werk zieht und die da lautet: Wir müssen die Dinge besprechen (Phaidon 77e), so sehr wir auch mit der Sprache unter Umständen ein nur unzulängliches Werkzeug besitzen. Die Dinge sollen durch den Dialog mit Anderen alle am Dialog Beteiligten zum „Nach"-Denken bringen. Und erst durch dieses gemeinschaftliche (Kratylos 384b) „Nach"-Denken ist für Sokrates Teilhabe am wahren Seienden möglich. Und es hat durchaus den Anschein, als ob für Sokrates *der Weg* des Nachdenkens und Kommunizierens *das Ziel* ist. Platon zeichnet so das Bild eines Sokrates', der zwar kein systematisches Werk hinterlässt – dazu misstraute er dem aufgeschriebenen Wort viel zu sehr –, der aber trotz seiner vielfältigen Interessenlagen und seines unerschöpflich erscheinenden Wissens manchmal auch nur zu dem Schluss kommt, dass er eigentlich nicht so genau weiß, wie es um die Dinge bestellt sei, wir aber auf keinen Fall den Dialog über die Dinge abbrechen lassen dürfen.

Die Diskurse um das Werk und die theoretischen Denkwelten Platons, die sich nach seinem Tod in Europa ausbreiteten, fasste der britische Philosoph und Mathematiker Alfred North Whitehead 1929 in seinem Hauptwerk „Process and Reality. An Essay in Cosmology" etwas lapidar zusammen, indem er sagte:

> „Die sicherste allgemeine Charakterisierung der philosophischen Tradition Europas lautet, dass sie aus einer Reihe von Fußnoten zu Platon besteht." (Whitehead 1979, S. 91)

Dabei meint Whitehead dies gar nicht despektierlich. Er rühmt Platons Schriften sogar als eine „unerschöpfliche Quelle des Ideenreichtums" und dennoch stehen alle folgenden philosophischen Diskurse eben in dieser platonischen Diskurstradition. Erst in den letzten 150 Jahren haben Philosophen versucht zu verdeutlichen, wie sehr Platon und Sokrates nicht nur durch die Diskurse der Vorsokratiker „vor"-geprägt waren, sondern Platons Werk die Diskurstradition der folgenden 2000 Jahre maßgeblich mitbestimmt hatte. Zwar hat sie – wie im folgenden Abschnitt bei Aristoteles zu sehen sein wird – ein paar Korrekturen und deutlich andere Positionierungen hinnehmen müssen, aber stets blieben auch diese Positionen *innerhalb* des Diskurses.

Georg Römpp (2009) bestätigt in seiner Einführung in das Werk des Aristoteles indirekt das Zitat von Whitehead, denn Römpp geht davon aus, dass es „eigentlich nicht sehr viele wirklich bedeutende Denker" gegeben hat. Viele Philosophen waren in der Tat mehr damit beschäftigt, „die Gedanken anderer Denker zu verarbeiten, zu kritisieren, zu bestätigen, zu modifizieren oder wenigstens zu entwickeln" (Römpp 2009, S. 7). Nach Römpp hat Aristoteles es als der wohl berühmteste Meisterschüler Platons jedenfalls geschafft, sich von seinem Lehrer zu emanzipieren. Doch Römpp sieht auch, dass niemand alleine denken kann, und so hängt das Niveau des eigenen Denkens, Kritisierens und Neu-Denkens stets auch vom Niveau der Gedanken ab, mit denen man sich auseinandergesetzt hat.

> „Was neu gedacht wird, entsteht niemals nur in der Individualität und vielleicht Genialität eines Philosophen. Es ist auch nicht einfach eine ‚bessere' Einsicht in die

‚Sachen', was in der Philosophie schon deshalb nicht möglich ist, weil sie sich durch Denken mit dem Denken beschäftigt, also nicht mit unabhängig davon und deshalb ‚gedankenlosen' in der Welt vorhandenen Dingen." (Römpp 2009, S. 8).

Damit liefert Römpp auch einen Grund dafür, warum es so schwierig sein mag, „neue" Gedanken „außerhalb" einer Diskurstradition zu formulieren. Offensichtlich gibt es bestimmte Mechanismen, die eine umschriebene Diskurstradition zu einem Diskursstrang vereinen können, der wiederum nach der Vorstellung von Gilles Deleuze und Félix Guattari in sich zwar „verwurzelte Strukturen" aufweist, nach außen aber wenig Möglichkeiten für Anschlüsse an grundsätzlich andere, kontingente Diskurse enthält. Eine Diskurskontingenz – wie sie von Schmidt & Zurstiege (2007) als „erleben, ertragen und bearbeiten" grundsätzlich *anderer* Denkweisen gedacht war –, wird man innerhalb der europäischen Geschichte der folgenden 2000 Jahre vergeblich suchen. Ganz im Gegenteil: Ab dem 4. Jahrhundert wird es die christlich-theologische Diskurstradition im Zuge der „Christianisierung" so gar nicht *ertragen* können, wenn Menschen eine alternative (Glaubens-)Meinung vertreten. Und die Ausbreitung des Christentums über die Grenzen Europas hinaus auf andere Kontinente wird man als alles andere als eine intellektuelle Bearbeitung von Kontingenz bezeichnen müssen. Sie stellt sich als das genaue Gegenteil des Aushaltens von Kontingenz dar: Denn jeder Diskurs, der die Einzigartigkeit eines *Alter Ego* behauptet und der damit zugleich diesem *Alter Ego* die Legitimation seiner eigenen Wertvorstellungen zuspricht, die er zusammen mit anderen Menschen innerhalb einer anderen Kultur entworfen haben mag – und die so ganz anders sein mögen als die, die uns vertraut sind –, dieser Diskurs wird von der katholischen Kirche als Bedrohung wahrgenommen werden und er wird als abweichende Lehr- und Glaubensmeinung diskreditiert und seine Vertreter werden verfolgt und getötet werden. Die sogenannte „Christianisierung" Europas und die der christlichen „Missionierung" folgende Kolonialisierung lassen sich nur schwer als „Bearbeitung von Kontingenz" bezeichnen. Man könnte hier schon eher von einer *Verleugnung* von Kontingenz sprechen, die sehr stark an Watzlawicks „dritte Möglichkeit der Entwertung" des Alter Ego erinnert (s. o.). Diese Art der Exklusion ist dann nicht eine, die sich selbst als solche erkennt und damit Kontingenz erträgt, sondern sie ist derart selbstbezogen, dass sie ihrem Gegenüber jeden Anspruch auf eine eigene Existenz abspricht. In dieser Arbeit wird zu einem späteren Zeitpunkt auf jenen „exklusiven" Abschnitt in der Geschichte eingegangen, in dem die Philosophie allenfalls noch als eine Art „Magd der Theologie" (Ruffing 2007) ihr Auskommen hatte. Bis zu dem Zeitpunkt aber wird sie in der Tat noch ein paar bemerkenswerte „Fußnoten" liefern.

3.3 Aristoteles bringt das Wesentliche zur Sprache

Das Werk des Aristoteles' (384–321 v. Chr.) nun auf den Begriff einer „Fußnote zu Platon" zu reduzieren, wäre dann vielleicht doch eine etwas zu gewagte Vereinfachung. Zwar steht er als der vielleicht berühmteste Schüler Platons tatsächlich in seiner Diskurstradition, doch nimmt Aristoteles vor allem einen deutlichen Standpunkt z. B. gegenüber der Ideenlehre des Platon ein. Römpp (2009) rechtfertigt Aristoteles dann auch ein wenig gegen das sehr pauschale Argument Whiteheads damit, dass ja „niemand alleine denken" kann, und das Niveau eines Denkens hängt für Römpp „stets vom Niveau der Gedanken ab, mit denen er sich auseinandergesetzt hat" (Römpp 2009, S. 8). Und Aristoteles hat ein außerordentlich niveauvolles und zugleich umfangreiches Werk hinterlassen. Er ist der Erste, der aus der Philosophie heraus andere wissenschaftliche Fachgebiete begründete (Ruffing 2007) und diese dann in ausführlichen Abhandlungen beschrieb. So entstanden Abhandlungen z. B. zur Logik, Metaphysik, Naturlehre, Ethik, Politik, Physik, Ökonomie und Ästhetik. Ruffing beschreibt Aristoteles als jemanden, der „jeden Gegenstand so präzise wie möglich und in vielen seiner Aspekte beleuchten" wollte (Ruffing 2007, S. 56).

Im Folgenden kann leider nicht in der gleichen, ausführlichen Weise wie bei Platon auf die wesentlichen Aspekte der Philosophie des Aristoteles eingegangen werden, da dies den Rahmen der Arbeit ungebührlich ausweiten würde. Dennoch sollen hier zumindest genau jene Gedankengänge nachgezeichnet werden, die zur Klärung des Zusammenhangs von Wahrnehmen, Denken und Sprechen maßgebend sein werdend. Die Werke des Aristoteles werden im Folgenden wieder abweichend von der überkommenen Zitierweise durch die Nennung des *Werktitels*, der römischen *Ziffer* für das Buch und der seit 1831 üblichen *Bekker-Kennziffer* kenntlich gemacht. So findet sich Aristoteles' mutige These „Alle Menschen streben von Natur aus nach Wissen" (Metaphysik I. 980a) in dem *ersten* Buch des Werks *Metaphysik* unter der Bekker-Kennziffer *980a*. Das Literaturverzeichnis führt dann aber wie gewohnt unter Aristoteles (2013a) neben dem Werktitel „Metaphysik" auch Verlag und Ort und den Namen des Übersetzers.

Aristoteles kann in vielerlei Hinsicht als Wissenschafts- und Erkenntnispionier bezeichnet werden, denn bis in unsere Zeit hinein beeinflussten seine Abhandlungen über die formale Logik (Syllogistik) und seine Definitionen von Deduktion und Induktion die Entwicklung der modernen Wissenschaften. Ihm ist klar, dass zwischen theoretischen und praktischen Wissenschaften unterschieden werden muss und dass jede Wissenschaft allein wegen der Gegenstände, die sie untersucht, auch ihren eigenen Untersuchungsregeln folgen muss. Für Aristoteles (1987) macht es einen Unterschied, ob man sich mit Fragen der Ethik, des Handelns oder der theoretischen Wissenschaft beschäftigt:

„Über das eine möge hierbei im vorhinein Übereinstimmung festgestellt sein, daß von einer Untersuchung über ethische Fragen nur umrißhafte Gedankenführung, nicht aber wissenschaftliche Strenge gefordert werden darf. Wir haben ja schon eingangs ausgesprochen, daß die Form der Untersuchung, die wir verlangen dürfen, dem Erkenntnisgegenstand entsprechen muß. Im Bereiche des Handelns aber und der Nützlichkeiten gibt es keine eigentliche Stabilität – übrigens auch nicht in Fragen der Gesundheit. [...] Der Handelnde ist im Gegenteil jeweils auf sich selbst gestellt und muß sich nach den Erfordernissen des Augenblicks richten, man denke nur an die Kunst des Arztes und des Steuermanns." (Nikomachische Ethik II, 1103b)

Wegen der Exaktheit aber, die Aristoteles in Fragen der theoretischen Wissenschaft an den Tag legte – man denke u. a. nur an seine Unterscheidung von Form und Materie (s. u.) und die These von den Veränderungen, die die Materie seiner Meinung nach imstande ist anzunehmen –, erlangten seine Schriften vor allem im Zeitalter der Renaissance eine enorme Rezeption und Anerkennung. Denn es waren vor allem die Naturwissenschaften, die sich damals gerade erst aus der Bevormundung durch die katholische Kirche zu emanzipieren versuchten. Diese starke Hinwendung *zu* Aristoteles und *gegen* Platon lässt sich aber nur verstehen, wenn man Aristoteles' Kritik an der Ideenlehre des Platon nachzeichnet. Viele Empiristen beriefen sich zu Beginn der Moderne daher auch eher auf Aristoteles als auf Platon, obgleich Ruffing (2007) und mit ihm viele andere Aristoteles-Experten ihn selbst keinesfalls als Empiristen bezeichnen würden.

Aristoteles' Kritik an Platons Ideenlehre

Wie oben bereits beschrieben, sah Platon seine Ideenlehre als den einzigen Ausweg, aus dem Dilemma der Wahrnehmungsfallibilität herauszukommen. Am eigentlichen Wesen der Dinge konnten wir nur teilhaben, weil es die *präexistenten* Ideen gab (Platon 2004), die unsere Seele vor der Vereinigung mit dem Körper bereits *geschaut* hatte. Ruffing (2007) ging davon aus, dass Platons Ideenlehre die Voraussetzung dafür war, „dass wir uns aus der Fülle der Erscheinungen zu dem Einen, das alles Konkrete in sich enthält, aufschwingen können" (Ruffing 2007, S. 49). Ohne die Ideen würden unsere sinnlichen Wahrnehmungen im Chaos versinken (s. o.). Die Ideen sind das wahre Seiende. Sie sind unveränderlich, ewig, unkörperlich, und obgleich sie selbst für uns nicht sichtbar sind, liegen sie doch allem Sichtbaren zugrunde.

Diese Annahme hält Aristoteles für vollkommen überflüssig, da sie im Grunde die Welt nur verdopple (Römpp 2009). Für Platon gab es neben den Dingen, die wir in der Welt wahrnehmen können, zusätzlich auch noch die Ideen von Dingen, die uns letztendlich nur aus dem Dilemma der Wahrnehmungsfallibilität heraushelfen sollten. Und genau auf diese Absicherung unserer Erkenntnis durch etwas, zu dem wir eigentlich gar keinen Zugang haben und von dem niemand so genau sagen kann, wo wir uns dieses Etwas raum-zeitlich überhaupt vorstellen sollen, auf diese Absicherung möchte Aristoteles verzichten. Was es zu erkennen gibt, liegt *in* der Welt der sinnlich wahrnehmbaren Dinge. Dieser Welt möchte Aristoteles sich zuwenden und er erachtet sie als „würdig" (Römpp 2009), dass man sich mit ihr beschäftigt. Römpp fasst das Vorhaben des Aristoteles folgendermaßen zusammen:

> „Wichtiger als die absolute Sicherheit der Erkenntnis wird nun, dass etwas erkannt wird, das mit dem wirklichen Leben der wirklichen Menschen in der wirklichen Welt zu tun hat." (Römpp 2009, S. 10)

Wenn man alles, was es an sinnlich erfahrbaren Dingen in der Welt gibt, durch die Ideenlehre hätte besser erkennen und erklären können, als wir es mit unserer scheinbar falliblen Wahrnehmungsfähigkeit erkennen und erklären können, dann wäre die Ideenlehre gerechtfertigt. Das würde nach Römpp (2009) aber nur dann Sinn machen, wenn die Ideen auch die *Ursachen* für die wirklichen Dinge wären und der Vorgang des Erklärens damit abgeschlossen wäre. Nur kann die Ideenlehre diesen vermeidlichen Erkenntnis- und Erklärungsvorteil nicht einlösen. Nach Platon gab es immer zwei Welten, die der wahrnehmbaren Dinge und die Welt der Ideen, die er als Ursachen und grundlegende Prinzipien für die wahrnehmbaren Dinge ansah, zu der wir aber keinen Zugang hatten. Für Aristoteles machte Platon damit das Problem unnötig kompliziert. Die Dinge in der Welt sind für Aristoteles nicht so schwer zu erkennen, wenn man auf die „Annahme von unveränderlichen und ewigen Urbildern oder Prinzipien oder Ursachen der Dinge" (Römpp 2009) einfach verzichtet.

Man kann hier leicht erkennen, warum sich die in der Renaissance um Anerkennung und Eigenständigkeit bemühenden modernen Naturwissenschaften auf genau diese Argumente des Aristoteles stürzten, um sich gegen eine katholische Kirche zu emanzipieren, die ihre gesamte theoretische Legitimation auf das Konstrukt einer im Jenseits „verhafteten Ideenwelt" aufbaute. Und das bisweilen brutale und autoritäre Vorgehen der Kirche gegen Andersgläubige und Andersdenkende mag den Widerstand und die Abscheu der Naturwissenschaften gegen die Beschäftigung mit Begriffen wie der *Seele* als etwas *Geistigem*, *Körperlosem* und *Unfassbarem* erklären. Der darauf folgende Streit zwischen den Natur- und den Geisteswissenschaften und seiner Eskalation am Ende des neunzehnten Jahrhunderts, an deren Folgen sogar heute noch viele vermittelnde Gesprächsversuche beider Wissenschaftswelten scheitern, dieser Streit lässt sich jedoch aus der Kritik des Aristoteles an Platons Ideenlehre alleine nicht ableiten. Ganz im Gegenteil: Aristoteles (2013a) sah es als selbstverständlich an, dass philosophisches Denken bei seiner Beschäftigung mit den Dingen in der Natur eine Beschäftigung mit den geistigen, sozialen oder ethischen Fragen immer mit einschloss.

> „[...] so ist es klar, wie man bei den natürlichen Dingen das Was suchen muss und weshalb der Naturwissenschaftler teilweise auch die Seele betrachten muss, [...]" (Metaphysik VI, 1026a)

Aristoteles unterscheidet zwischen betrachtenden Wissenschaften wie der Mathematik und der Physik und handelnden und bewirkenden Wissenschaften. Alle Wissenschaften wenden sich für ihn gleichermaßen der Welt zu, indem sie wertvolle Erkenntnisse sammeln, die mit der wirklichen Welt und den wirklichen Menschen in dieser Welt zu tun haben (Römpp 2009). Das Sichabwenden von der Ideenwelt des Platon bedeutete für Aristoteles nicht, dass man sich *nur noch* mit den natürlichen Dingen der „Physik" zu beschäftigten hätte. In diesem Sinne könnte man in Bezug auf die recht junge Erfindung einer Gesundheitswissenschaft – so man hier gegen einige Autoren von *der* Gesundheitswissenschaft im Singular spricht – zumindest darüber nachdenken, ob eine Wissenschaft, die sich selbst Inter-, Multi- und Transdisziplinarität zumutet und damit zu Recht als eine Art Meta-Wissenschaft bezeichnet werden könnte, ob diese Wissenschaft nicht gut daran täte, sich mit einem aristotelischen Wissenschaftsverständnis auseinanderzusetzen, dem der gegenwärtig vorherrschende artifizielle, cartesianische Dualismus eher fremd ist. Für Aristoteles haben alle Wissenschaften etwas gemeinsam: Ihnen gemein ist nämlich die Suche nach vorausgehenden Ursachen und grundlegenden Prinzipien.

> „Denn es gibt eine Ursache für Gesundheit und Wohlbefinden, und es gibt für die mathematischen Dinge Prinzipien, Elemente und Ursachen, und überhaupt handelt jede auf Überlegung gegründete oder an Überlegung teilhabende Wissenschaft in mehr oder weniger strengem Sinne von Ursachen und Prinzipien." (Metaphysik VI, 1025b)

Doch so sehr sich Aristoteles auch gegen die Annahme von Ideen als den letzten Prinzipien wendet, in denen Platon noch die „Erkenntnis des Allgemeinen" zu finden glaubte (Römpp 2009), so sehr ist auch Aristoteles an einer *letzten* Erklärung in einer unendlichen Kette von „Erklärungen von Erklärungen" interessiert, aus der sich alles Wissen ableiten lässt. Denn auch Aristoteles fragt *nicht* nach dem sich ständig verändernden Individual-Ding, sondern nach dem *Allgemeinen*, dem Übergeordneten, der nächsthöheren Gattung, die dem Individual-Ding zugrunde liegt. Nach Römpp unterscheidet Aristoteles dabei zwischen höheren und niederen Formen des Wissens, die aber alle entgegen vielen modernen Konzeptionen von Wissenschaft für Aristoteles ihr Eigenrecht besitzen (Römpp 2009, S. 16).

Wissen, das zu einer Wissenschaft wird, setzte sich aus vier hierarchischen Stufen zusammen. Da ist zum Ersten die *Wahrnehmung (1)*, die eine Erkenntnis vom Einzelding bereitstellt. Als Zweites wird *Erinnerung (2)* benötigt, um die Wahrnehmung aufbewahren zu können und daraus Erfahrungen zu gewinnen. Erfahrung bedeutet aber, dass auf der dritten Stufe des Wissens „wir eine Kenntnis über die *Beziehung zwischen Ursache und Wirkung (3)* erwerben" (Römpp 2009, S. 16). Aber erst mit der vierten Stufe des Wissens haben wir mit Aristoteles den Punkt erreicht, an dem wir von dem „Allgemeinen" sprechen können. Auf dieser Stufe haben wir nicht nur die Kenntnis von den Beziehungen zwischen Ursache und Wirkung, sondern wir wissen darüber hinaus, *warum (4)* solche Beziehungen bestehen. Unser Wissen ist mit Römpp dann nicht mehr zufällig, sondern notwendig und allgemein. Damit ist das erreicht, was wir heute als Wissenschaft bezeichnen würden.

Doch für Aristoteles gibt es auch *außerhalb* oder *vor* einer speziellen Wissenschaft noch etwas zu wissen, was ebenfalls mit der Frage nach dem „Allgemeinen" zu tun hat. Ein solches Wissen um die letzten bzw. ersten Erklärungen nennt er „Erste Philosophie" (der Begriff „Metaphysik" geht nicht auf Aristoteles zurück), wobei hier das Wort Philosophie nicht mit der modernen akademischen Disziplin der Philosophie zu verwechseln ist, denn für Aristoteles inkludierte das Verständnis von Philosophie alle anderen Wissenschaften und es ging zudem weit über unsere heutige Vorstellung hinaus. Mit dem, was *nach (meta)* der Physik kommt, der Metaphysik eben, ist für Aristoteles „die höchste Stufe des Wissens erreicht, weil es das allgemeinste Wissen darstellt" (Römpp 2009, S. 18). Da es sich hierbei um die letzten Erklärungen in einer Reihe von Erklärungen, Ursachen und Prinzipien handelt, die nicht mehr überboten werden können, sie also das allgemeinste Wissen darstellen, das zu erreichen möglich ist, sind dies für Aristoteles die Prinzipien alles Seienden schlechthin. Dieses allgemeinste Seiende wird von Aristoteles als das „Wesen" (ousia) oder das „Wesentliche" bezeichnet. Eine andere Übersetzung wäre „Wesenheit", wobei sich dieser Begriff nach Römpp (2009) mit dem von Platon verwendeten Begriff der „Seiendheit" deckt, was so viel wie das „eigentlich Seiende" bedeutet. Im Lateinischen wird „ousia" dann später mit „substantia" übersetzt, was so viel bedeutet wie das „Zugrundeliegende".

Man kann festhalten, dass Aristoteles und Platon zwar in ihrer Suche nach diesem allgemeinsten Seienden übereinstimmen, nur in dem Ort, an dem sich dieses Etwas zeigen könnte, das beide als *das* Wesentliche bezeichnen würden, stimmen sie nicht überein. Römpp (2009) geht davon aus, dass Aristoteles bereits sehr früh erkannte, dass auch dem Einzelwesen offenbar etwas unhintergehbar Wesentliches zugrundeliegen musste. Und die Ausprägung jedes Einzelwesens, so wie es uns im Hier und Jetzt erscheint, besaß für Aristoteles etwas unverwechselbar Individuelles.

Aristoteles (2013a) macht diese Betonung des Einzelfalls an einem für die vorliegende Arbeit nicht unwesentlichen Beispiel deutlich. Gleich zu Beginn seiner Ausführungen über Metaphysik stellt er fest, dass unsere Erfahrungen, die wir auf Grund der Tatsache machen, dass wir uns erinnern können, auch so etwas Ähnliches wie Wissenschaft und Kunst sind.

> „Und Kunst entsteht dann, wenn sich aufgrund von vielen Beobachtungen und Erfahrungen eine allgemeine Auffassung von ähnlichen Sachverhalten entwickelt. Denn die Auffassung zu vertreten, daß dem Kallias, als er an der und der Krankheit litt, das und jenes geholfen hat, ebenfalls dem Sokrates und jeweils noch vielen, das ist Sache der Erfahrung. Daß aber all denen von einer bestimmten Beschaffenheit – wobei man sie nach einer Art abgrenzt –, die an der und der Krankheit litten, gerade das geholfen hat [...], ist Sache der Kunst." (Metaphysik I, 981a)

Wer mehr Erfahrung besitzt, wird auf seinem Gebiet im Einzelfall eher das Richtige treffen als jemand, der nur mit den begrifflichen Einteilungen von Arten und Gattungen umgehen kann. Erfahrung bedeutet für Aristoteles weiter, dass jemand sich mit konkreten Einzelfällen auskennt. Darüber hinaus aber das große Ganze im Blick zu haben, das ist für ihn Kunst. Denn sobald eine konkrete Handlung ausgeführt werden muss und es z. B. um die Behandlung einer Krankheit geht, ist wieder der konkrete Einzelfall zu betrachten.

> „Denn es heilt der Arzt ja nicht den Menschen [...], sondern den Kallias, den Sokrates oder einen anderen von den so Benannten, für den es ein Akzidens [eine unwesentliche Zuschreibung Anm. TH] bedeutet, ein Mensch zu sein. Sollte nun jemand über den Begriff verfügen ohne Erfahrung und das Allgemeine kennen, aber über das darin enthaltene Einzelne in Unkenntnis sein, so wird er oft die richtige Heilung verfehlen; heilen muß man nämlich den Einzelfall." (Metaphysik I, 981a)

Aristoteles sah nach Römpps Ausführungen, dass wir, wenn wir Begriffe verwenden oder von Gattungen und Arten sprechen, diese nur verwenden können, weil ihnen bestimmte individuelle Einzelwesen *vorausgehen*. Begriffe, Gattungen und Arten sind für ihn immer nur Akzidenzien, die dem Wesentlichen, nach dem Aristoteles sucht, immer nur als unwesentliche Eigenschaft *zugesprochen* werden. Sie selber können demnach nichts mit dem Wesentlich zu tun haben. Die Betonung des Einzelfalls oder besser des individuellen Einzelwesens wird für Aristoteles nun aber genau deshalb wichtig, weil er hier auch die *allererste* Wesenheit vermutet. Aristoteles bezeichnete diese allererste und eigentliche Wesenheit als die „erste Ousia" und unterschied davon Begriffe, Gattungen und Arten als „zweite Ousia". Erst unter Zuhilfenahme der „zweiten Ousia", den „unwesentlichen" Zuschreibungen also, können wir mit Aristoteles überhaupt etwas über das dem Einzelwesen Zugrundeliegende aussagen. Gäbe es nämlich diese „erste Ousia" nicht, so könnten wir auf nichts aufbauen und über nichts sprechen. Die „erste Ousia" ist nach Aristoteles also das, das das Seien überhaupt erst ermöglicht und uns damit überhaupt erst in die Lage versetzt, aussprechen zu können, *dass etwas ist*. Alles andere ausgesprochene Seiende kann nur in Bezug auf dieses allererste allgemeine Seiende gesagt werden und ist demnach immer nur Akzidens.

Das unverwechselbar Einzigartige, das jedem Tier, jeder Pflanze und jedem Menschen zugrundeliegt, verschwindet nämlich nicht einfach dadurch, dass wir z. B. für Pflanzen und Tiere bestimmte Begriffe vereinbaren, die sie als eine besondere Art oder Gattung beschreiben. Ganz im Gegenteil, je allgemeiner der Gattungsbegriff ist, je mehr wir uns demnach in unseren Zuschreibungen von dem einzelnen Individuum entfernen, je weniger werden wir der individuellen Einzigartigkeit des betreffenden Lebewesens gerecht. Das individuelle Einzelwesen kommt demnach in unserem durch Sprache vereinbarten und geschichtlich gewachsenen Begriffssystem eigentlich nicht vor und wir können auch nicht erst Begriffe verwenden und dann das Einzelding dort einfach hineinstellen. Aber weil etwas unverwechselbar Einzigartiges und unveränderlich Wesentliches *da* ist, sind wir überhaupt erst in der Lage etwas nicht Wesentliches, das auch *anders* beschrieben werden könnte, von diesem Zugrundeliegenden sprechen zu können. Der Beweis für das, was *da* ist und nicht für sich selbst sprechen kann, kann für Aristoteles demnach nicht als ein definitorischer Beweis geführt werden, sondern nur als ein *relationaler* Beweis, der sich durch das besondere Verhältnis ausdrückt, das zwischen unseren Zuschreibungsversuchen auf der einen und dem Zugrunde-liegenden auf der anderen Seite liegt.

Aristoteles steht nun allerdings in der Pflicht zu beschreiben, wie wir denn Aussagen von einer zugrundeliegenden „ersten Ousia" machen können, wenn wir immer nur die durch gemeinschaftliche Vereinbarung getroffenen Begriffe der „zweiten Ousia" dafür verwenden und dieses erste Wesentliche damit nie wirklich treffen können. Denn Aristoteles hatte sich nämlich auch vorgenommen, *gegen* Platons Vorstellung von einer grundsätzlichen „Nicht-Erkennbarkeit" der Ideen zu argumentieren. Damit richtete sich Aristoteles' Kritik an Platon nicht nur gegen den unerreichbaren Ort, an dem Platon seine Ideen vermutet, sondern auch gegen dessen Vorstellung davon, dass die Ideen uns grundsätzlich *nicht* zugänglich sind und wir daher *keine* Aussagen über sie machen können. Aristoteles argumentiert dagegen aber, dass nach Abzug aller Akzidenzien ja irgendetwas übrig bleiben muss und dieses Etwas sich daher vom Prinzip her auch erkennen lassen müsste. Wie oben beschrieben wäre für Aristoteles nämlich die höchste Anforderung an den Begriff des *Wissens* erreicht, wenn „eine Kenntnis über die Sachen selbst" erlangt wurde „und nicht die Projektionen von unseren Vorstellungen auf die Wirklichkeit" (Römpp 2009, S. 33). Um Aristoteles' Vorstellung von der Möglichkeit einer Kenntnis über die Sachen selbst besser nachvollziehen zu können, soll im nächsten Abschnitt beschrieben werden, wie er sich die Prinzipien oder die Struktur des einzelnen Seienden überhaupt vorstellte.

Der Stoff und seine Möglichkeit zur Form

Wie oben bereits beschrieben, war für Aristoteles das eigentlich Seiende im individuellen und konkreten Seienden zu finden, auf das sich letztendlich alle Zuschreibungen beziehen mussten (Römpp 2009). Römpp versteht Aristoteles' Anliegen demnach als ein Bemühen um eine Erkenntnis, die sich auf das einzelne Seiende und nicht auf Ideen bezieht. Woraus besteht aber nun für Aristoteles (2011) das einzelne Seiende?

> „Als eine Kategorie des Seienden bezeichnen wir bekanntlich die Wesenheit; von dieser aber bezeichnen wir das eine als Materie, das an sich noch kein bestimmtes Etwas ist, das andere aber als Gestalt und Form, die erst bewirken, dass man von einem bestimmten Etwas sprechen kann; [...] Die Materie ist die Möglichkeit, die Form aber die vollendete Wirklichkeit, [...]." (Über die Seele II 1, 412a)

Römpp erklärt Aristoteles' Gedankengang wie folgt: Nach Abzug aller Bestimmtheiten, Eigenschaften oder Akzidenzien müsste nur noch das übrig bleiben, *was* bestimmt wird. Aristoteles nennt es die „Hyle", was wir heute mit Stoff oder Materie übersetzen würden. Nur war damit nicht unsere Vorstellung von der Materialität eines Stoffes gemeint, sondern eine abstrakte und zugleich nichtstoffliche Vorstellung reiner „Bestimmbarkeit". Nach Abzug aller Bestimmtheiten blieb für Aristoteles nur noch die „Möglichkeit" bzw. die „Chance" auf eine wie auch immer geartete Bestimmtheit übrig. Die reine Bestimmbarkeit ist aber noch nicht das, was die „erste Ousia" ausmacht. Dazu benötigt die reine Bestimmbarkeit einen zweiten Begriff, den Aristoteles einführte, den der „Gestalt" bzw. der Form, durch die sich das bloße Bestimmbare selbst „ver"-wirklicht. Römpp erklärt den Vorgang folgendermaßen:

> „Wenn wir vom eigentlich Seienden sprechen, so kann es sich nur um das Bestimmbare als selbst Bestimmtes handeln. Dieses Geschehen, in dem das bloß Bestimmbare zu einem Bestimmten wird, bezeichnet Aristoteles als ein Bestimmen durch ‚Form' oder ‚Gestalt' (Morphe), die er auch das ‚Wesen' (Eidos) nennt. Erst durch dieses Geschehen der Gestaltwerdung kann man von der Ousia sprechen, und erst so wird das konkrete Einzelwesen zum eigentlichen Seienden. Erst durch die Form wird das Seiende, was es eigentlich ist. [...] Die Form ist nichts ohne die Materie bzw. den Stoff. Man könnte deshalb vielleicht besser von ‚Formung' sprechen als von Form [...]. Das konkrete Einzelwesen als Ousia (Substanz) und damit als eigentlich Seiendes erhält

seine ‚Wesens'-Bestimmung also durch die Form, die aber Wirklichkeit nur ‚am' Stoff gewinnt." (Römpp 2009, S. 36)

Das Eigentliche des Einzelwesens tritt demnach *aus sich selbst* hervor und kann nicht durch einen allgemeinen Gattungsbegriff dem Einzelwesen übergestülpt werden. Dadurch eröffnet sich für Aristoteles zweierlei. Er kann zum einen auf ein allgemeines Prinzip verweisen, das für alle Einzeldinge gilt. Und er kann auf der anderen Seite erklären, warum das Einzelding so unverwechselbar individuell erscheint. Dem konkret gewirkten Wirklichen wird so die bloße Möglichkeit auf Verwirklichung gegenübergestellt. Der bloße Stoff als bloße Bestimmbarkeit, der nach Aristoteles nur Möglichkeit darstellt, ist nichts, das selbstständig *da* sein kann. Von einer Möglichkeit kann man aber nur relational sprechen, wenn man davon ausgeht, dass es tatsächlich auch eine verwirklichte Möglichkeit gibt. Und so ist in der Möglichkeit des Stoffes für Aristoteles die Form als seine Verwirklichung immer schon vorhanden.

Für Aristoteles sind nach Römpp beide Begriffe nur gedanklich vorstellbare Extreme, die zwar abstrakt denkbar, aber in der Realität nie anzutreffen sind. So kann man nicht von reinem Stoff sprechen, da dieser nur reine Möglichkeit und damit „nichts" wäre. Andersherum kann man auch nicht von reiner Form sprechen, die eben nur noch Wirklichkeit wäre und keine Möglichkeit mehr in sich trägt. Da das eine aber nicht ohne das andere zu haben ist, trägt die Möglichkeit eine Wirklichkeit immer in sich – und umgekehrt. Damit ist die Wirklichkeit aber nie so ganz mit sich identisch, da sie immer einen *Rest* an Möglichkeit in sich birgt. Somit haben wir es bei der Wirklichkeit „stets mit dem in der Gestalt angekommenen Stoff zu tun" (Römpp 2009, S. 38), wobei diese Gestalt auch hätte *anders* ausfallen können. Römpp weist weiter darauf hin, das für Aristoteles das unvergängliche und eigentlich Seiende im Gegensatz zu Platon nicht im jenseitigen, unvergänglichen Reich der Ideen zu suchen ist, sondern im vergänglichen und veränderlichen Seienden im Hier und Jetzt zu finden ist. Denn Aristoteles geht tatsächlich davon aus, dass es möglich ist, etwas zu finden (s. u.). Zuvor benötigt er das Prinzip von Möglichkeit und Wirklichkeit aber noch, um einen anderen Sachverhalt zu klären.

Die Seele und ihre Möglichkeit zum Körper

Das Prinzip von einem Stoff, der nur Möglichkeit darstellt, und einer Gestalt, in der sich die Möglichkeit des Stoffes auf mannigfaltige Weise verwirklichen kann, überträgt Aristoteles nun auch auf die Vorstellung vom lebendigen Körper, der ohne eine „Psyche", wie Aristoteles sie nennt, nicht vorstellbar ist. Wenn im aristotelischen Sinne Psyche mit Seele übersetzt wird, so ist mit Römpp hier weder eine unsterbliche Seele im religiösen Sinne noch die Psyche als Gegenstand der modernen, empirisch akademischen Disziplin der Psychologie gemeint. Das Motiv für die Erforschung der Seele macht Aristoteles (2011) gleich zu Beginn seiner Abhandlung „Über die Seele" deutlich:

> „Weil wir das Wissen für ein kostbares Gut halten, und zwar das eine mehr, das andere weniger, je nachdem wie genau es ist oder wie gut und staunenswert das ist, worauf es abzielt, müssen wir wohl vernünftigerweise der Erforschung der Seele in beiderlei Hinsicht den Vorrang einräumen. Aber auch im Hinblick auf die ganze Wirklichkeit scheint die Kenntnis von ihr Wichtiges beizutragen, am meisten im Hinblick auf die Natur, ist doch die Seele gewissermaßen das Prinzip der Lebewesen. [...] In jeder Hinsicht gehört es zum Schwierigsten, irgendeine Gewissheit über sie zu erlangen. Denn da die Frage auch bei vielem anderen zu stellen ist, ich meine die Frage nach dem Wesen und dem Was-es-ist, so könnte man vielleicht meinen, es gäbe nur eine Methode für alles, dessen Wesen wir erkennen wollen [...]" (Über die Seele I. 402a)

Aristoteles beantwortet die Frage nach dem Was-es-ist einer Seele mit seiner Vorstellung von dem besonderen Zusammenhang von Stoff und Gestalt. Er überträgt dieses Prinzip auf alles Lebendige, das so durch die Seele erst seine besondere und einzigartige Identität erhält, wobei dieser Gedanke für Pflanzen, Tiere und Menschen gleichermaßen gilt. Für ihn ist auch nicht *zuerst* ein Körper da, zu dem dann wie bei Platon eine Seele dazukommt und die diesen dann irgendwann wieder verlässt. Römpp versteht Aristoteles so, dass „die ‚Psyche' [...] also nicht das belebende Prinzip eines Körpers [ist], der ohne sie tot wäre" (Römpp 2009, S. 41). Wenn Aristoteles von der Seele spricht, so ist damit eine „Psyche" gemeint, die aus der Möglichkeit des bloßen Bestimmbaren einem ganz speziellen, individuellen Körper eine *Formung* gibt, die wir in Gestalt des Körpers verwirklicht sehen. Körper und Seele können aber nach Aristoteles (2011) nicht das Gleiche sein, dafür ist der natürliche Körper seiner Meinung nach zu wenig Substanz. Den Körper, den wir sehen und auf den wir zeigen können, können wir immer nur durch „unwesentliche" Zuschreibungen (Akzidenzien) bezeichnen und er ist damit *abhängig* von diesen Zuschreibungen. Er kann nicht selbstständig und auch nicht aus sich selbst heraus sein. Anders dagegen die Seele: Die Seele ist schon eher Substanz *„im Sinne von Form eines natürlichen Körpers, der der Möglichkeit nach Leben besitzt"* (Über die Seele II 1, 412a). Die Seele ist hier also gedacht als Zugrundeliegendes eines so und nicht anders beschaffenen Körpers. Daher darf man nach Aristoteles' Meinung auch nicht fragen, ob Seele und Körper ein und dasselbe seien, denn man würde ja auch nicht das *Wachs* und die in das Wachs *geprägte Form* als ein und dasselbe bezeichnen.

Die Seele und ihre Fähigkeit zum Denken und zur Wahrnehmung

Die vielleicht waghalsigste Schlussfolgerung, die Aristoteles aus seiner Theorie von Stoff und Form oder besser von Möglichkeit und Wirklichkeit ableitet, bezieht sich auf die Fähigkeit der Seele zur Wahrnehmung und zum Denken. Hier sehen viele Aristotelesinterpreten, dass Aristoteles von einer grundsätzlichen Erkennbarkeit der Sinnesdinge ausgeht und damit eine Position einnimmt, die wir heute als Realismus bezeichnen würden. Und diese realistische Vorstellung von Wahrnehmung war mit verantwortlich dafür, dass sich in der Renaissance gerade die naturwissenschaftlich orientierten Empiristen eher auf Aristoteles beriefen als auf Platon. Was aber war nun nach so viel *Möglichkeit* und einer *Wirklichkeit*, die nie ganz vollständig zu sein scheint, für Aristoteles ein guter Grund anzunehmen, dass die Wahrnehmung einer Welt da draußen doch möglich ist? Hätte er hier nicht eher unter Zuhilfenahme der vorsokratischen, skeptischen Tendenz die grundsätzliche Fallibilität unserer Wahrnehmung herausarbeiten müssen? Nicht Aristoteles, der angetreten war, Platons Lehre von der „Nichtwahrnehmbarkeit" der Ideen und der grundsätzlichen Fallibilität unserer Wahrnehmung zu widerlegen.

Aristoteles versteht die „Psyche" nach Römpp durchaus als ein tätiges Prinzip im Körper, das den Körper selbst zugleich zusammenhält. Für Aristoteles besitzt die „Psyche" dabei drei entscheidende Fähigkeiten. Da ist nach Römpp (2009) zum einen eine „vegetative" Psyche, die ihre Lebendigkeit durch ihr Ernährungs-Fortpflanzungsvermögen unterstreicht. Einen zweiten Teil der „Psyche" könnte man mit Römpp als „perzeptive" Psyche bezeichnen, da ihr die Wahrnehmungsfähigkeit innewohnt. Als dritter und letzter Teil der Psyche kann eine „kognitive" Psyche bei Aristoteles ausgemacht werden (Römpp 2009, S. 41). Die „kognitive" Psyche mit ihrer Fähigkeit zum Denken (nous) kommt für Aristoteles aber nur dem Menschen zu, und er sieht sie als abhängig und unabhängig zugleich. Römpp fasst Aristoteles' Vorstellung dazu folgendermaßen zusammen:

> „Sie ist abhängig, weil sie viele Voraussetzungen in anderen Fähigkeiten hat, ohne die sie nicht entstehen und wirken könnte. Sie ist aber auch unabhängig, weil sie selbst kein körperliches ‚Organon' hat, d. h. kein Werkzeug oder Medium. Das Denken (nous) kann die Wirklichkeit so erfassen, dass nicht nur sinnliche Eigenschaften bekannt werden, sondern auch das, was sie selbst ist, d. h. es kann erkennen, ‚was' etwas ist, und hat also Zugang zum ‚Wesen' (Eidos)." (Römpp 2009, S. 42)

Mit der „Voraussetzung in anderen Fähigkeiten" meint Aristoteles u. a. die Fähigkeit zur Wahrnehmung. Sie geht – ähnlich wie bei Platon – dem Denken voraus. Erst muss etwas wahrgenommen werden, damit etwas unter Zuhilfenahme der Erinnerung erkannt und durchdacht werden kann. Aristoteles versteht einen Teil des Wahrnehmungsvorgangs eher als eine Art des „Erleidens" oder „Bewegtwerdens",

bei dem das Sichtbare und Hörbare passiv aufgenommen wird und die Wahrnehmungsorgane gar nicht anders können, als Licht zu sehen oder Schall zu hören.
Den Vorgang beschreibt Aristoteles dann folgendermaßen:

> „Ganz allgemein muss man bei jeder Wahrnehmung festhalten: Wahrnehmung ist
> die Fähigkeit wahrnehmbare Formen ohne Materie aufzunehmen, so wie das Wachs
> das Abbild des Siegelringes ohne das Eisen und ohne das Gold aufnimmt." (Über
> die Seele II 12, 424a)

In diesem Vorgang steckt aber wieder nur Möglichkeit und noch nicht Wirklichkeit. Dafür ist nach Aristoteles Vorstellung erst ein Vorgang vonnöten, den er mit
der *„Hinführung des Denkens und Erkennens aus dem Zustand der Möglichkeit zur
vollendeten Wirklichkeit"* (Über die Seele II 5, 417b) bezeichnet. Und dieses Denken
ist dann ausschließlich als höchste Instanz der kognitiven „Psyche" möglich, da sie
dem Wesentlichen des Seienden zugewandt ist und daher unabhängig denken kann
und zudem die Fähigkeit besitzt, *vollendete Wirklichkeit* zu erkennen.

> „Die Verwirklichung der Wahrnehmung aber entspricht dann dem Erkennen. Der
> Unterschied ist nur, dass bei der Wahrnehmung die Verwirklichung von außen
> erfolgt, nämlich durch das Sichtbare und Hörbare, und ebenso auch durch die
> übrigen wahrnehmbaren Gegenstände. Grund für diesen Unterschied ist, dass die
> Wahrnehmung in ihrer Verwirklichung das Einzelne erfasst, das Wissen aber das
> Allgemeine. Letzteres aber befindet sich irgendwie in der Seele selbst. Deshalb liegt
> das Denken bei einem selbst, wann immer man will, das Wahrnehmen aber nicht,
> denn es muss etwas da sein, das man wahrnehmen kann." (Über die Seele II 5, 417b)

Da, wo also durch Erinnerung und Wissen das Allgemeine und durch Erkennen das
zugrundeliegende Einzelne erkannt werden kann, da ist für Aristoteles Erkenntnis
von *vollendeter Wirklichkeit* möglich. Diesen denkenden Teil der Seele nennt Aristoteles auch den „Geist" und *„daher hat der Geist auch keine andere Natur, als eben
diese, dass er imstande ist zu erkennen"* (Über die Seele III 4, 429a). Und das meint
Aristoteles offenbar *wörtlich* und er sichert diese schier unfassbare und nur schwer
nachvollziehbare Vermutung durch eine weitere, ebenso gewagte These dadurch ab,

> „[…] dass die Seele in gewisser Weise mit allem Seienden identisch ist. Denn das
> Seiende ist entweder wahrnehmbar oder denkbar; das Wissen ist also irgendwie
> identisch mit dem, was man wissen kann, die Wahrnehmung aber mit dem, was
> man wahrnehmen kann. […]. Wissen und Wahrnehmen also verteilen sich auf das
> Seiende, das mögliche Wissen und Wahrnehmen betrifft das möglich Seiende, das
> verwirklichte das verwirklicht Seiende. Das Wahrnehmungsvermögen und das
> Wissensvermögen der Seele sind der Möglichkeit nach identisch mit dem Seienden,
> das eine mit dem, was man wissen kann, das andere mit dem, was man wahrnehmen

kann. Daher müssen Wahrnehmung und Wissen entweder das Seiende selbst sein oder ihre Formen." (Über die Seele III 8, 432b)

Aufgrund dieser starken Assoziation zwischen der Form der Dinge, so wie sie uns erscheinen und dem, was das wesentlich Zugrundeliegende der Dinge selbst ausmacht, „gewinnt der Geist" nach Graeser (1996) „in und mit der Aufnahme solcher Formen auch eine Erkenntnis der realen Struktur der Dinge" (Graeser 1996, S. 37). Graeser bezeichnet Aristoteles damit als einen *Realisten* in mehrfacher Hinsicht. Seiner Meinung nach ist Aristoteles ein *metaphysischer* Realist, weil er von einer von unserem Denken unabhängigen Wirklichkeit ausgeht. Er ist *erkenntnistheoretischer* Realist, weil er von der grundsätzlichen Erkennbarkeit einer Wirklichkeit ausgeht, so wie sie ist, und er ist *semantischer* Realist, weil er meint, dass die „Sprache in gewisser Weise in die Wirklichkeit hineinreiche und Züge derselben artikuliere" (Graeser 1996, S. 37).

Das Wesentliche kommt zur Sprache

Gerade der letzte Aspekt von Graeser (1996) verlangt nach einer genaueren Betrachtung der Annahmen, die Aristoteles über die Sprache anstellt. Einerseits kann Graeser herausarbeiten, dass Aristoteles die Sprache wohl in der Tat – ähnlich den Annahmen des Kratylos bei Platon – als soziales Phänomen betrachtete, das gemäß Vereinbarung *(kata synthéken)* entsteht (Graeser 1996, S. 36). Andererseits macht Aristoteles (2002) gleich zu Beginn seines Werkes „Über die Auslegungen" *(peri hermeneias)* darauf aufmerksam, dass Sprache auch in einem eigentümlich direkten Zusammenhang mit unseren seelischen Widerfahrnissen steht:

> „Nun sind die (sprachlichen) Äußerungen unserer Stimme Symbole für das, was (beim Sprechen) unserer Seele widerfährt, und unsere schriftlichen Äußerungen sind wiederum Symbole für die (sprachlichen) Äußerungen unserer Stimme. Und wie nicht alle Menschen mit denselben Buchstaben schreiben, so sprechen sie auch nicht dieselbe Sprache. Die seelischen Widerfahrnisse aber, für welche dieses (Gesprochene und Geschriebene) an erster Stelle ein Zeichen ist, sind bei allen Menschen dieselben; und überdies sind auch schon die Dinge, von denen diese (seelischen Widerfahrnisse) Abbildungen sind, für alle dieselben." (Peri Hermeneias I, 16a)

Dabei ist nicht etwa die Stellvertreterfunktion der Symbole das Erstaunliche, sondern Aristoteles' Annahme, dass eine „Gleichschaltung" aller seelischen Widerfahrnisse nicht nur mit den Dingen vorherrscht, sondern auch mit den seelischen Widerfahrnissen *anderer* Personen, die die gleichen Dinge sehen. Dass Worte und Geschriebenes unterschiedlich bei den Menschen sind und nur symbolischen Charakter haben, tut seiner Annahme dabei keinen Abbruch. Seelische Widerfahrnisse können ja für Aristoteles direkt die Dinge abbilden, und das tun sie bei allen Menschen auf die *gleiche* Art und Weise. Und durch die Sprache holen die Menschen sich offensichtlich nur noch eine Art Rückversicherung für die seelischen Widerfahrnisse. Denn Aristoteles (2013b) geht davon aus, dass *„man nämlich bei den Disputationen die Dinge, über welche man streitet, nicht selbst herbeinehmen kann, sondern statt deren sich der Worte, als Zeichen der Dinge bedient"* (Sophistische Widerlegungen I, 165a). Nur verhält es sich mit den Worten eben nicht so wie mit den Dingen. Die Anzahl der Worte ist seiner Meinung nach begrenzt, die der Dinge dagegen unendlich. Wie wir bei so viel Unterschied zwischen der Sprache einerseits und den Dingen auf der anderen Seite dann noch wahre Aussagen über die „Dinge an sich" machen können – über die ihnen zugeschriebenen Eigenschaften können wir ja endlos Worte verlieren –, bleibt bei Aristoteles ungeklärt. Die Beziehung zwischen den Dingen und der Seele dagegen scheint auf eine eigentümlich simple Weise zustande zu kommen.

Wenn man demnach mit Aristoteles von einer Stellvertreterfunktion ausgeht, bei der Worte *nur* Zeichen für die Dinge sind und diese gemeinsam vereinbart werden, dann lässt sich aber nur „Allgemeines" über die Dinge in vielfältiger Weise vereinbaren und den Dingen damit *zu*-sprechen. Aristoteles geht aber nicht nur davon aus, dass wir über die Zuschreibungen (Akzidenzien) sprechen können, sondern auch über das, was übrig bleibt, wenn alles Zugeschriebene abgezogen ist und das Wesen des Einzeldings übrig bleibt. Für Aristoteles enthält das Einzelseiende in sich selbst die Möglichkeit des „Ausgesprochenwerdens", weshalb es dann „nicht bloße Wahrnehmbarkeit ist, sondern selbst sprachlich aussagbar ist" (Römpp 2009, S. 51).

Römpp weist aber auch auf die besondere Gefahr hin, die solch eine Annahme in sich birgt. Dann könnten nämlich Menschen mit besonderer Definitionsmacht nur, weil es ihnen gefällt, behaupten, sie würden jetzt „erkennen" und „aussprechen" können, was das Wesentliche eines Einzeldings ist. Sie könnten dann nämlich auf eine so aberwitzige Annahme kommen, es lägen eine „natürliche Ordnung" und eine „grundlegende Weis- oder Wahrheit" in der Idee, dass es so etwas wie „Mann" im Gegensatz zu „Frau" gäbe. Dass es sich hier aber nur um eine Zuschreibung handelt, die u. U. keinem einzelnen Menschen als Individuum vollständig gerecht wird, würde selbst Aristoteles wahrscheinlich sofort bemängeln, nur konnte er nicht verhindern, dass er mit seiner Annahme, man könne eben doch Aussagen vom Einzelwesen machen, tausend Jahre später geradezu einen Sturm leidenschaftlichen „Erkennenwollens" losgetreten hat, der dann unaufhaltsam nach dem Wesen des Einzeldings forschen wollte (und immer noch will), ohne zu bemerken, dass er die Grenzen der sprachlichen Unzulänglichkeit niemals verlassen kann und eigentlich Kontingenz in dem Maße hervorbringt, in dem neue Unterschiede neue Unterschiede hervorbringen.

Es bleibt aber eine philosophisch faszinierende Annahme, dass das, was wesentlich *ist*, sich allein durch sein *da sein* selbst zur Sprache zu bringen vermag, dergestalt, dass wir gezwungen sind, damit zu beginnen, von ihm als ein Solches, das einfach nur *da* ist, zu sprechen. Das Wesentliche bringt sich nach Aristoteles' Auffassung somit *selbst* zu Sprache. Allerdings mit der Folge – die Aristoteles übrigens nicht weiter problematisiert –, dass wir dann nur noch mit durch Sprache vereinbarten Zuschreibungen operieren können. Das muss auch für Aristoteles nicht zum Problem werden, da er nach einer Interpretation von Römpp (2009) davon ausgeht, dass der Prozess des Sichentfernens vom Einzelding hin zum Allgemeinen durch die immer allgemeineren Zuschreibungen geradezu notwendig ist, um uns auf das Einzelding *zurückzuwerfen*. Erst in der fortschreitenden „Ver"-Allgemeinerung des Einzeldings, tritt so das Einzelding umso dringlicher hervor, da nur so offensichtlich wird, dass das Einzelding im Allgemeinen aufzugehen droht. Das Einzelding „spricht" so von sich selbst im Hier und Jetzt und nicht jenseits und abgetrennt von sich (wie bei Platon in einer jenseitigen Idee, außerhalb der Höhle). Nur auf diese Weise können wir überhaupt vom „Wesen" eines Einzelseienden sprechen (Römpp 2009).

Für das Problem, dass wir mit all unseren Zuschreibungen über das Wesen des Einzeldings nichts sagen können, hat Aristoteles dann aber doch eine Lösung, die sehr stark an die Vorstellung einer *Seele* (psyche) gebunden ist, die einerseits „diskursiv" mit den ihr gegebenen Bildern der Wahrnehmung umgeht, andererseits aber auch „wesenserfassend" arbeitet und dadurch frei und unmittelbar das Wesentliche erkennen und denken kann (Römpp 2009, S. 55). Dabei ist der diskursive Teil der Seele stark an den Körper gebunden und an das, was ihm das Wahrnehmungsvermögen als Möglichkeit zur Verfügung stellt. Um aber das Wesen eines Einzeldings zu erfassen, bedarf es dieses zweiten Teils der Seele, die mit einem ganz anderen, körperunabhängigen Vermögen ausgestattet ist. Einem Denken also, das nicht auf Empirie beruht, sondern an einer göttlichen Wirklichkeit teilhat und deshalb das Wesen des Seins selbst erkennen kann. Aristoteles denkt sich so ein göttliches Denken direkt in uns als eine Möglichkeit, wahrnehmungsunabhängig eben auch anders denken zu können, als die Empirie es uns vorzugeben scheint. Dieser Teil der Seele ist für ihn auch bei allen Menschen *gleich* und ermöglicht – wie oben beschrieben wurde – bei allen Menschen auch *gleiches Erkennen* des Wesentlichen. Dieser Teil der Seele ist aber zugleich auch unsterblicher Teil eines größeren, göttlichen Ganzen, wohingegen der andere Teil der Seele, der eher körpergebunden und sehr individuell ist, für Aristoteles sterblich ist. Nur so kann für Aristoteles ein wie auch immer zu bezeichnendes göttliches Etwas in einem Menschen Realität werden. Römpp weist nachdrücklich darauf hin, dass diese Vorstellung lange vor christlichen Interpretationen existierte und nicht mit diesen verwechselt werden darf. Mit der Sterblichkeit einer Individualseele hatten später viele katholische

Systematiker sogar große Probleme, denn wie sollte sich eine letztendlich doch sterbliche Individualseele disziplinieren und bevormunden lassen oder ihr durch Androhung des Fegefeuers im Jenseits Geld und Hörigkeit abpressen lassen? Aristoteles sichert sich mit dieser Vorstellung die grundsätzliche Möglichkeit gegen Platon auf Erkennbarkeit der Welt. Er sieht für moderne, sprachphilosophische Kritiker dabei nicht, wie er unter Zuhilfenahme der Sprache sie selbst und alle damit verbundenen Probleme erklären will und so durch das unzulängliche Sprechen von den Dingen zu einem „Opfer der Sprache" (Graeser 1996) wird. Bedenkenswert in Aristoteles' Ansatz bleibt aber, dass das Einzelding durch die Sprache zuerst an- und ausgesprochen werden muss, damit es erkannt und angesprochen werden kann. Damit könnte man sich das Einzelding und das Allgemeine auch als zwei extreme Positionen auf einem Kontinuum vorstellen, auf dem es zwei „Denk"- und „Sprech"-Richtungen gibt, in die wir uns unter Zuhilfenahme der Sprache bewegen können. Die Richtung hin auf das Allgemeine entspricht unserer Art, die Welt zu definieren, Gattungen und Arten zu bestimmen, um uns in der Welt zurechtzufinden und Wissen über die Welt zu erlangen. Aristoteles würde diese Richtung auch auf keinen Fall in Frage stellen, da er selbst davon ausgeht, dass wir umfangreiches, brauchbares Wissen benötigen, um im Einzelfall sicher handeln zu können. Damit hat er aber gleichzeitig unsere heutige, naturwissenschaftliche Denkweise maßgeblich mit beeinflusst, die in ihrer theoretischen Konzeption konsequenterweise nach immer genauerem Hinsehen, präziserer Optik und aufwendigerem Forschen verlangt und damit letztendlich auch nie an ein Ende gelangen wird. In einem gegenwärtigen naturwissenschaftlichen „Grenzbereich" machen die Gegner dieser Denkweise u. a. darauf aufmerksam, dass z. B. in der Grundlagenforschung der Kernphysik derzeit immer größere Mengen an Energie benötigt werden, um immer kleinere, aber zugleich elementare Bestandteile des Atoms nachweisen zu können, die aber alle nur eine Lebensdauer im Nanosekundenbereich haben. Eine ähnliche Kritik erfährt seit einigen Jahrzehnten bereits die moderne Medizin, die durch ihre hochgradige Ausdifferenzierung der einzelnen Fachgebiete einen Verlust der medizinischen „Allgemein"-Bildung geradezu provoziert und zudem in der Begegnung mit dem einzelnen Menschen nur noch über epidemiologisch errechnete Risikofaktoren sprechen kann, in denen aber der individuelle Einzelfall schon aus methodischen Gründen nicht mehr vorkommt. Der Kommunikation gesundheitlicher Risiken wird im letzten Kapitel daher noch einmal besondere Aufmerksamkeit zukommen müssen, weil hier eine unglaubliche Paradoxie offenkundig wird, bei der das statistisch errechnete Risiko einer Erkrankung einerseits ein mathematisch notwendiges Detail in unserem Bemühen um wissenschaftliche Erkenntnis darstellt, das aber auf der anderen Seite in der Kommunikation mit dem Einzelfall – als einer ganz anderen Diskurswelt – seine

Bedeutung vollständig verliert. Das akademische Sprechen über die eben doch nur diskursiv erzeugte Definition einer „Krankheit" steht einem Sprechen gegenüber, das die Unmöglichkeit einer Kommunikation über das individuelle „Kranksein" aushalten muss. Es bleibt unklar, wie die moderne Naturwissenschaft allein durch *eine* „Denk"-Richtung hin auf das Allgemeine und dazu noch durch die starke Reduktion ihres Gegenstandsbereichs auf die physikalisch erfassbare materielle Welt je vom *Einzelfall* wird sprechen können.

Für Römpp sieht Aristoteles den Weg des „Bezeichnens" jedenfalls als eine weniger problematische Art und Weise an, wie das Einzelding auf sich selbst aufmerksam machen kann, allerdings als ein Etwas, das in die Richtung hin auf das Allgemeine niemals hinreichend sprachlich ausgedrückt werden kann. Denn das Einzelding an sich ist in dieser „Denk"-Richtung niemals zu finden. Und die Dringlichkeit zu einer „Umkehr" der Denkrichtung nimmt in dem Maße zu, in dem wir uns vom Einzelding weg auf das Allgemeine hin bewegen. Setzt man voraus, dass diese Art des Denkens in Richtung auf das Allgemeine uns unwiederbringlich von Einzelwesen entfernt, so erinnert diese Vorstellung stark an die Idee des Parmenides (s. o.), der davon ausging, dass die Sterblichen durch das sprachliche Zerlegen der wahren Ganzheit diese danach nicht mehr erkennen können. Nur war der „Weg zurück" für Parmenides unter Zuhilfenahme der Sprache nicht denkbar. Platon rettete sich in dieser Frage zwar mir der grundsätzlichen Unerkennbarkeit des Seienden durch seine Projektion dessen, was erkannt werden kann, in die Welt jenseitiger Ideen, dennoch sprach er oft auch davon, dass die Dinge durch den Dialog mit Anderen *nach*-gedacht und *be*-sprochen werden sollten. Aber auch durch dieses gemeinschaftliche „Nach"-Denken war für Platon Teilhabe am wahren Seienden denkbar. Und diese Annahme erscheint durchaus bedenkenswert, da es den Anschein hat, als ob für Platon eher der *Weg* des Nachdenkens und Miteinanderredens das *Ziel* war.

Für Römpp drückt sich in Aristoteles' zweipoliger Logik damit aber auch eine sehr starke Abhängigkeit zwischen dem Seienden, das sich für ihn hinter dem Wesen eines Einzeldings verbirgt, und der Sprache selbst aus. Sie sind – so wie Stoff und Form oder Möglichkeit und Wirklichkeit – so stark aufeinander bezogen, dass das Eine nicht ohne das Andere denkbar und damit sprechbar wäre. Das Seiende muss für Aristoteles daher eine Struktur der Möglichkeit des „Sich-Selbst-Aussprechens" bereits in sich tragen (Römpp 2009, S. 54). Damit trägt die Sprache und damit unsere heutige Vorstellung von Kommunikation bei Aristoteles nicht nur stark essenzielle Züge, sondern ist auch eine Art existenzielle Notwendigkeit. Es muss etwas an- und ausgesprochen werden, damit etwas da sein kann.

Und auch mit dieser Annahme erhält die „dritte Möglichkeit der Entwertung" von Watzlawick (s. o.) eine wortwörtlich existenzielle, theoretische Grundlage. Jemanden nicht ernst nehmen, seine Ansichten herabwürdigen und ihm damit das Gefühl geben, nicht zu existieren, um ihm so das Recht auf *Individualität* als Einzelwesen abzusprechen, kann u. U. – wenn wir den Annahmen der modernen Entwicklungspsychologie folgen – geradezu lebensbedrohliche Folgen nach sich ziehen. Im letzten Kapitel dieser Arbeit wird dieser Zusammenhang erneut aufgegriffen, da sich Patienten gegenwärtig sehr massiv darüber beschweren, dass sie sich als Einzelperson mit ihren ganz persönlichen Ansichten und Anliegen z. B. in der Kommunikation zwischen ihnen und den sogenannten Health-Professionals nicht ernst- und wahrgenommen fühlen. Es werden Linguisten sein, die im letzten Kapitel zu Wort kommen, weil sie nach mehrfacher Analyse der sogenannten Anamnesegespräche zu dem Schluss kommen, dass auch hier dem individuellen Einzelwesen oft nur ein Repertoire an medizinischen Allgemeinplätzen übergestülpt wird, das in medizinischer Hinsicht durchaus seine Berechtigung haben mag, in dem Gespräch mit dem individuellen Einzelwesen diesem aber in keinster Weise gerecht werden kann. So bekommt Aristoteles' Idee vom individuellen Einzelfall bedrückend aktuelle Bedeutung, *„denn es heilt der Arzt ja nicht den Menschen [...], sondern den Kallias, den Sokrates [...]. Heilen muss man nämlich den Einzelfall"* (Metaphysik I, 981a).

Zwischenfazit zu Aristoteles

Für Römpp haben wir es Aristoteles' Denkwelt zu verdanken, dass wir heute mit dem Begriff des „Wesens" wie selbstverständlich umgehen. Dies gilt sowohl für den Begriff *Wesen*, den wir in Wörtern wie „Gesundheitswesen" oder „Schulwesen" verwenden. Aber noch viel mehr hat uns Aristoteles mit der Idee eines unverwechselbar einzigartigen, individuellen Wesens eines Menschen vertraut gemacht. Und diese Vorstellung war es, die im humanistischen Denken Jahrhunderte später den Menschen als Individuum gegenüber einer göttlichen Bevormundung so stark gemacht hat, dass diese Individualität – sofern sie nicht auf Kosten anderer ausgelebt wird – für schutzwürdig befunden wurde, und dieser Schutz in die Verfassung vieler Staaten festgeschrieben wurde.

Teile der aristotelischen Denkwelt wurden im Hochmittelalter allerdings innerhalb der Scholastik zu einer „quasi-offiziellen Philosophie des Katholizismus" (Römpp 2009, S. 102) und lösten damit eine Tradition ab, die sich mehr an Augustinus orientierte, der sich wiederum der Denktradition des Platon verpflichtet fühlte. Mit Thomas von Aquin (1225–1274) wird dann aber Aristoteles' Philosophie zur einer philosophisch-theologischen Ideologie verdichtet, für die es keine „Relativierung" und keine „Subjektivierung" (Römpp 2009, S. 104) mehr gab und die sehr an einer Beweisführung interessiert war, die nur eine einzige, universal gültige Wahrheit abbilden sollte. Und selbst als die scholastische Dogmatik durch einen wieder näher am Menschen orientierten, humanistischen Denkansatz abgelöst wurde, erhielt dann wiederum Aristoteles' Vorstellung von der Erkennbarkeit der Welt *(Realismus)* eine stärkere Rezeption durch die Naturwissenschaften, die sich genau diese Vorstellung als Einfallstor für den wissenschaftlichen *Empirismus* zu Nutze machten. Und dabei geht dieser empiristische Ansatz mit seiner Annahme, die Dinge in der Natur tatsächlich erkennen und ihre Gesetzmäßigkeiten beschreiben zu können, in der Tat auf Aristoteles zurück, der davon ausging, dass Theorien aus Beobachtungen abgeleitet werden, die wiederum abgesichert durch Erkennbarkeit, Beschreibbarkeit und Wiederholbarkeit in einem progredienten Prozess einen immer größeren Grad an allgemeiner Gültigkeit erhalten. Keinesfalls hat dieser Ansatz einen Bezug zu Platon, der mit der Begründung seines philosophischen *Idealismus* das Prinzip der zeit- und gestaltlosen Ideen begründete, in denen das wahrhaft Seiende, das wahrhaft Schöne und das wahrhaft Gute zu suchen ist, von dem wir aber immer nur Abbilder erkennen können.

Doch muss wohl in den modernen Naturwissenschaften zwischen zwei Ausprägungen unterschieden werden: Da wäre zum einen die sehr extreme Position, die davon ausgeht, durch die Erkennbarkeit der Dinge zu absoluten Aussagen (Entitäten) über die vorwiegend materielle Welt zu gelangen. Diese Position läuft allerdings Gefahr, zu einer autoritären Ideologie zu verkommen, die mit Dogmen hantieren muss, um kontingente Denkansätze grundsätzlich in Schach zu halten. Demgegenüber steht ein naturwissenschaftlicher Ansatz, der zwar auch von der Erkennbarkeit der Welt ausgeht, sich aber stets der Vorläufigkeit wissenschaftlicher Erkenntnis bewusst ist. Für diese Position ist wissenschaftliche Erkenntnis immer *Erkenntnis auf Widerruf* und sie hat diese *Vorläufigkeit* geradezu als Programm, sieht sie doch, dass sich die Modelle, mit denen sie heute noch umgeht, sich eben oft nur für eine gewisse Zeit „bewähren" und dann von anderen, anspruchsvolleren Anschauungsformen übertroffen werden. Bei diesen von einem eher optimistischen Fortschrittsglauben geprägten Vertretern besteht immerhin eine größere Wahrscheinlichkeit, dass sie zumeist offen sind für nichtnaturwissenschaftliche Erklärungsmodelle und somit mit der Vorstellung eines kontingenten Raumes von Modellen zur Erklärung der Dinge in der Natur operieren. Dennoch setzen auch sie das grundsätzliche Erkennen der materiellen Welt voraus. Über jedweden Zweifel, der diese Erkennbarkeit grundsätzlich in Frage stellt, sind dann allerdings beide Ansätze erhaben.

Dabei findet nach Römpp Aristoteles' ureigener Begriff vom „Wesen" in keiner der beiden modernen, naturwissenschaftlichen Ansätze seinen Anschluss. In der Konzeption einer Wissenschaft, die auf der prinzipiellen Möglichkeit und dem Gelingen von Beobachtung beruht, kommt die sehr komplexe und damit geradezu herausfordernd kontingente Vorstellung eines *unmittelbaren* Wesens nicht vor. Römpp sieht diesen Sachverhalt aber auch darin begründet, dass gerade moderne sprachphilosophischen Standpunkte – wie im Verlauf dieser Arbeit noch vorgestellt werden – aufzeigen, wie unwahrscheinlich es ist, dass eine auf Sprache basierende Beschäftigung mit dem Begriff des Wesens überhaupt gelingen kann (Römpp 2009, S. 110). Dies zeigt sich allein darin, dass eine Frage nach der Bedeutung des Begriffs „Wesen" immer nur den *Ausdruck* erklären kann, nicht aber die Sache selbst, die dem Ausdruck zugrunde liegt. Die Sache selbst kommt in dem Ausdruck „Wesen" – sei er gesprochen oder geschrieben – gar nicht vor. Hier wird erst die Sprachphilosophie der Neuzeit ernst machen mit Aristoteles' Vorstellung, dass das Wesen einer Sache durch Zugeschriebenes eben *nicht* ausgedrückt werden kann. Und sie wird darüber noch hinausgehen und zeigen, dass die Sache, die bezeichnet werden soll, etwas grundsätzlich anderes ist als der Ausdruck, den wir für diese Sache erfinden. Denn der Ausdruck geht immer auf eine geschichtlich gewachsene Kultur von gemeinsam getroffenen Vereinbarungen zurück, die kontingenterweise eben immer auch hätten anders ausfallen können. Wir sind damit gefangen in dem Versuch, das Wesen einer Sache durch die Erklärung der Bedeutung eines Ausdrucks zu bestimmen, der aber immer auf die Sprache als einem sehr unzuverlässigen Hilfsmittel angewiesen ist und der mit Wittgenstein (s. u.) die Grenzen der Sprache niemals verlassen kann. Dabei bringen wir durch diese Unzulänglichkeit der Sprache eben nicht *mehr Licht* in eine Sache, so wie es sich die Begründer der Aufklärung einmal vorgestellt hatten (Wieland 1789). Dieses Unbehagen hatte sich bereits im Fazit zu Sokrates bemerkbar gemacht, doch Aristoteles greift es nicht konsequent genug wieder auf, obgleich er sich der Unmöglichkeit der Beschreibung des Wesentlichen durch Zugeschriebenes (Akzidenzien) durchaus bewusst war. Entweder ist sein Ansatz der Erkennbarkeit des Wesens der Dinge auf *unmittelbare* Art und Weise bis heute nicht wirklich verstanden worden oder er wollte hier doch nur in Opposition zu seinem Lehrer Platon treten, was ihn aus heutiger Sicht dann aber sehr stark in die Nähe des *Realismus* bringt, der sich immer irgendwann in der Lage sieht zu sagen, was der Fall ist. Tatsache bleibt, dass unter Berufung auf Aristoteles die Empiristen (s. u.) diesen realistischen Ansatz als Ausgang für eine grundsätzliche Erkennbarkeit der Dinge in der Natur sahen und damit jedwedes skeptische Unbehagen gänzlich vom Tisch wischten.

Dabei wären aus heutiger Sicht Anschlüsse an eine Theorie der Skepsis bei Aristoteles durchaus vorhanden gewesen. Wie oben beschrieben ging Aristoteles davon aus, dass die Materie als bloße Möglichkeit in der Form zur Wirklichkeit werden kann und dieser Prozess durchaus auf mannigfaltige Art und Weise ausfallen kann. Das Prinzip von Wirklichkeit und Möglichkeit taucht dann wieder in der besonderen Beziehung zwischen Körper und Seele auf. Aristoteles macht an unterschiedlichen Stellen deutlich, dass das, was an reiner Möglichkeit zur Verfügung steht und uns dann als Wirklichkeit erscheint, immer auch hätte *anders* ausfallen können. In der von Aristoteles (2013b) ausgearbeiteten Modallogik erweitert er die vorher bereits behandelten Begriffe „wahr" und „falsch" um die Begriffe „möglich" und „notwendig". So kann er neben Aussagesätzen wie „es schneit" oder „alle Kreise sind rund" auch Aussagen untersuchen wie z. B. „möglicherweise schneit es" bzw. „notwendigerweise sind alle Kreise rund". Damit wird Aristoteles heute zu Recht als der Urvater der Kontingenztheorie bezeichnet. Zu den Begebenheiten in der Welt, die zwangsweise notwendig sind (der Mensch benötigt Luft zum Atmen), kommen nämlich Begebenheiten hinzu, die nicht notwendig, aber möglich sind (Menschen haben eine helle Hautfarbe). Diese Aussagen bedeuten für den Menschen nur ein Akzidens, das möglicherweise hinzukommen kann, aber nicht notwendigerweise hinzukommt.

> „Da es unter den Dingen einerseits welche gibt, die sich immer auf dieselbe Weise und notwendig verhalten […] andererseits welche die nicht notwendig und immer sind, aber doch zumeist, so ist dies das Prinzip und die Ursache dafür, dass ein Akzidens existiert. Was nämlich weder immer noch zumeist existiert, das nennen wir Akzidens." (Metaphysik VI 2, 1026a)

Niklas Luhmann (1987) wird sich später auf genau diese Aussagen von Aristoteles beziehen, wenn er im Zusammenhang mit seiner Definition von Kommunikation den Begriff der doppelten Kontingenz vorstellen wird.

> „Entsprechend müssen wir den Kontingenzbegriff erweitern, nämlich zurückführen auf seine ursprüngliche modaltheoretische Fassung. Der Begriff wird gewonnen, durch Ausschließung von Notwendigkeit und Unmöglichkeit. Kontingenz ist etwas, was weder notwendig noch unmöglich ist; was also so wie es ist (war, sein wird) sein kann, aber auch anders möglich ist. Der Begriff bezeichnet mithin Gegebenes (Erfahrenes, Erwartetes, Gedachtes, Phantasiertes) im Hinblick auf mögliches Anderssein." (Luhmann 1987, S. 152)

Luhmann betont dabei, dass eine gegebene Welt dabei immer als Voraussetzung gedacht sein muss und von dieser Realität aus überlegt werden kann, was anders möglich wäre. Diese Realität ist für den Begriff der Kontingenz „als erste und unverwechselbare Bedingung des Möglichseins vorausgesetzt" (ebd., S. 152). Hier ist die starke Nähe zu Aristoteles' Vorstellung von der ursprünglichen Wesenheit zu erkennen, die einem Ding zugrunde liegen muss, damit überhaupt etwas von ihm als Akzidens ausgesagt werden kann, was aber eben auch anders ausfallen könnte. Luhmann wird diesen Kontingenzbegriff später auf das Zustandekommen von Kommunikation ausweiten und damit die Unwahrscheinlichkeit eines gegenseitigen Verstehens durch Kommunikation begründen. Von derart modernen, skeptischen Ansätzen ist Aristoteles allerdings weit entfernt.

Es bleiben weitere, auch für die Philosophiegeschichte bedeutsame Theorien des Aristoteles übrig, die aber im Kontext dieser Arbeit nicht weiter verfolgt werden können. Vereinzelt wird aber bereits auf die Notwendigkeit hingewiesen, sich mit diesen Themen gerade im Zusammenhang mit dem starken Theoriedefizit der Gesundheitswissenschaften zu beschäftigen. Da sind vor allem Aristoteles' grundlegende Werke zu ethischen und zu politischen Fragen. Für Aristoteles ist eine Frage nach dem richtigen Handeln stets verknüpft mit einer Frage nach dem richtigen Handeln in Bezug auf die soziale Gemeinschaft innerhalb eines Staates. Richtiges Handeln erlernen wir durch unsere Erziehung und durch das Einüben von richtigen Handlungsweisen (Ruffing 2007) oder wie Aristoteles (1987) es mit seinen Worten sagte: *„durch das Verhalten in den Alltagsbeziehungen zu den Mitmenschen werden die einen gerecht, die anderen ungerecht"* (Nikomachische Ethik II, 1103a). Denn all unser Handeln richtet sich nach Aristoteles letztendlich auf das Erreichen der *Eudaimonia*, was wir heute mit Glück übersetzen würden, für Aristoteles aber so etwas wie das „gute Leben" bedeutete. Ein Glück, das nicht außerhalb seiner Selbst als „letztbegründete Norm" (Römpp 2009) existiert, sondern ein gutes Leben, das dem Menschen als Menschen von seinem individuellen Wesen her angemessen ist und zugleich aber nicht unabhängig von einer sozialen Gemeinschaft zu haben ist. Auf eine dringende Beschäftigung mit diesem alten, aristotelischen Ansatz auch innerhalb der Gesundheitswissenschaften macht u. a. Bittlingmayer (2011) aufmerksam, und er verweist dabei auf die US-amerikanische Philosophin Martha Nussbaum, die diesen eudämonistischen Ansatz mit direktem Bezug auf Aristoteles wiederbelebt sehen möchte (Nussbaum 1998, 2011, 2014).

Aristoteles' Theoreme werden in der Zeit nach seinem Tode vor allem von den Stoikern aufgegriffen, und ihre Lehrmeinung bleibt bis ins 3. Jahrhundert n. Chr. vor allem für römischen Gelehrte und Staatsphilosophen richtungsweisend. Skepsis hatte da wenig Platz, da die Stoiker – wie Aristoteles – auch weiterhin von der grundsätzlichen Erkennbarkeit der Welt ausgingen. Zwar gab es vereinzelte skeptische Tendenzen und Schulen bereits zu Lebzeiten des Sokrates und des Aristoteles, doch kehrte die Skepsis erst mit dem Arzt und Philosophen Sextus Empirikus als eigenständige und zumindest für eine kurze Zeit auch rezipierte Denkrichtung zurück.

3.4   Sextus Empirikus featuring Pyrrhon

Um zu verstehen, wogegen sich das Werk des vielleicht berühmtesten Skeptikers *Sextus Empirikus* (ca. 2. Jh. n. Chr.) eigentlich richtete, soll hier zuerst auf die vorherrschende philosophische Lehrmeinung der Zeit zwischen dem 3. Jahrhundert

v. Chr. und dem 2. Jahrhundert n. Chr. eingegangen werden. Denn es war die Lehre der Stoiker, die über fast 4 Jahrhunderte von Griechenland ausgehend das Denken des gesamten Mittelmeerraums maßgeblich zu beeinflussen versuchte. Und gegen genau diese Lehre legte Sextus Empirikus eine Kontradiktion vor, die in Bezug auf alle Wissensgebiete und alle Dogmen und unter Berufung auf die Kyreaiker und auf Pyrrhon von Elis (ca. 360–270 v. Chr.) davon ausging, dass eine *gesicherte Erkenntnis über die Welt unmöglich* sei. Sextus Empirikus zweifelte sogar als einer der ersten Philosophen daran, dass es angesichts des unermesslichen Übels in der Welt überhaupt so etwas wie göttliche Allmacht geben könne. Doch was veranlasste Sextus Empirikus eigentlich, dermaßen radikal gegen diese so etablierte und auf Tugendhaftigkeit setzende stoische Lehrmeinung anzugehen?

Stoa: Das Establishment ist über jede Skepsis erhaben

Die Stoiker stehen wie keine andere philosophische Ära für eine bis in die heutige Zeit hineinwirkende „Lebens"-Philosophie, die zwar auf der Suche nach dem „guten Leben" war, sich aber in ihrem Streben danach durch eine „gewisse Distanz zur Welt" auszeichnete (Ruffing 2007). Die fünf Kernsätze, in denen Ruffing die stoische Philosophie zusammenfasst, haben dabei eine auffallende Ähnlichkeit zur gesundheitserzieherischen Programmatik des vergangenen Jahrhunderts. Sie lauten nach Ruffing (2007) etwas schlagwortartig:

> „1. Sei wachsam gegenüber deinen Begierden! 2. Sei Herr deiner Entscheidungen, lass nicht eine Sucht oder Triebe über dein Leben bestimmen! 3. Höre auf die Gesetze der Natur! 4. Trage Schicksalsschläge gefasst! 5. Vernunft, Autonomie, Tugend führen zur Glückseligkeit!" (Ruffing 2007, S. 65)

Das mag von Ruffing zwar als eine starke Reduktion gemeint sein, die aber als optimistisches, imaginäres Ziel in ihrer Zeit damals eine ungeheure Faszination ausübte. Dennoch entfacht eine derartige Programmatik aus heutiger Sicht ein gehöriges Unbehagen, wenn gerade diese „Weltabgewandtheit" – als staatliche Bildungsdoktrin erst einmal bis hin zur sozialen Passivität hinreichend diszipliniert – sich eben auch für ganz andere Zwecke missbrauchen lässt als für die eines „guten und glücklichen Lebens", wie die Stoiker es im Sinn hatten. Nach Ruffing ging es den Stoikern vor allem aber um ihre Unabhängigkeit. Alle körperlichen Begierden und Triebe, die die Seele oder den Körper selbst beeinflussten, standen im Verdacht, dem wahren Ziel – dem guten, glückseligen Leben – eher im Wege zu stehen, als dass sie irgendwie nützlich dabei sein könnten. Den Stoikern ging es im Großen und Ganzen dabei vor allem um „*apatheia*", was wir heute mit „Leidenschaftslosigkeit" übersetzen würden. Ruffing berichtet, dass die Stoiker

nur bei der Leidenschaft für das Tugendhafte eine Ausnahme machten. „Lebe tu-
gendhaft!" könnte dabei als ein universeller Imperativ der Stoiker gelten. Dabei war
die Welt der Stoiker durchaus auch von einem „göttlichen Prinzip" durchdrungen,
das für sie ein „sinnvolles Ganzes" darstellte (Ruffing 2007), in dem der Mensch
sich aber seinem Schicksal zu unterwerfen hatte. Seine ganze Freiheit bestand für
die Stoiker darin, dieses Schicksal gelassen anzuerkennen. Ruffing unterstreicht
dabei, dass diese Auffassung durchaus auch als Vorläufer christlichen, aber auch
kosmopolitischen Denkens angesehen werden kann. Dem müsste man dann aber
hinzufügen, dass christlicher Dogmatismus durchaus ein Interesse daran hatte, die
stoische Erduldung des Schicksals zur christlichen Tugend zu pervertieren, um so
einen blinden Gehorsam hervorzubringen, der die großen menschenverachtenden
Katastrophen der Moderne erst möglich machte. Und es ist kein Zufall, dass sich
die bürgerlichen Ideale der Aufklärung ebenfalls genau dieser philosophischen
Ideen der Stoiker bedienten.

Doch auch wenn uns die Welt der Stoiker wohl genau wegen dieser sehr le-
benspraktischen Normative so vertraut scheint, so haben sie in Anlehnung an
Aristoteles auch wesentlich zu einer ersten Ausformulierung einer wissenschaftlichen Erkenntnistheorie beigetragen. Aristoteles legte die Grundlagen für den
sogenannten *mentalen Repräsentationalismus* (Gabriel 2008). Gabriel erklärt dazu,
dass der mentale Repräsentationalismus als Ergebnis des Erkennens einer Welt zu
verstehen ist, deren „intendierte Gehalte unabhängig von unseren Vorstellungen
bestehen und in einer geeigneten Kausalrelation zu unseren Vorstellungen stehen"
(Gabriel 2008, S. 40). Die Stoiker gingen demnach in der Tat von einer Außenwelt
aus, die unabhängig von uns existiert, und bezeichneten diese als „wirklich exis-
tierende Außendinge" (ebd. S. 41). Der Grundsatz der Stoiker, nämlich „nach der
Natur zu leben", kommt ihnen dabei nach Ruffing (2007) ebenfalls zu Hilfe, indem
die Stoiker uns auffordern, die Natur so zur Kenntnis zu nehmen, wie sie wirklich
ist. Dabei ist ihnen durchaus klar, dass wir in unserer Wahrnehmung fallibel sein
können, uns also auch täuschen können, was aber nichts an ihrer Prämisse ändert,
dass die Erkenntnis der Welt grundsätzlich möglich ist und wir demnach „wahre"
Aussagen von ihr machen können. Und wir können diese „wahren" Aussagen ihrer
Meinung nach deshalb machen, weil wir durch bestimmte „packende Vorstellungen" (Ruffing 2007, S. 67) bzw. „erfassende Vorstellungen" (Gabriel 2008, S. 43)
oder auch „vernünftige Vorstellungen (Hülser 1996, S. 55) unmittelbar in der Lage
sind, die wirklich existierenden Außendinge wiederzugeben. Auch diese Idee fügt
sich nahtlos in das Gesamtkonzept der Stoiker ein, ihr gesamtes philosophisches
Bemühen nämlich darauf hin auszurichten, ein einziges – und vor allem wider-
spruchsfreies – Konzept zu erarbeiten, „nach dem man leben und glücklich sein
kann" (Hülser 1996).

Die Stoiker hatten aber damit nicht nur eine erste Erkenntnistheorie entworfen, sie waren zudem stark daran interessiert, unsere Sprache als ein System von Zeichen zu beschreiben, was sie in der Geschichte der Sprachwissenschaften zu den ersten *Semiotikern* (Zeichen-Theoretikern) machte. Überhaupt gingen sie davon aus, dass die Entwicklung jedweder Theorie sich nur über die Sprache vollziehen kann (Hülser 1996). Hülser schreibt dazu in seiner Gesamtausgabe von 1987 über die Stoiker, dass bei den Stoikern „[...] alle Sachen durch sprachlich bzw. diskursiv oder argumentativ gestaltete Theorien betrachtet [würden], mögen sie nun zur Physik oder auch in das Gebiet der Ethik gehören" (Hülser 1987, S. 87). In ihrer Zeichen-Theorie unterschieden sie zwischen dem, was dem Vorgang des Bezeichnens körperlich zugrunde liegt, und dem, was uns dann „unkörperlich" als Resultat des Bezeichnens zur Verfügung steht. Sie legten fest, dass das *Bezeichnende* die Stimme, die Schrift oder der Verstand sein kann und uns davon unabhängig existierend das *Bezeichnete* in Form von „Bedeutung" zur Verfügung steht. Von beiden Begriffen unterschieden sie dann noch die konkreten Dinge in der Außenwelt (Hülser 1996).

Zudem verfügten die Stoiker über eine mit unserer heutigen Vorstellung sehr präzise übereinstimmende Beschreibung des Schalls als erschütterte Luft. Und unsere Stimme kann, so die Stoiker weiter, über die Luftröhre durch Lufterschütterung Laute erzeugen, die entweder bedeutsam sind oder auch nicht (Hülser 1996, S. 55). Haben sie eine Bedeutung, dann kommt sie beim Menschen von seinem Verstand, während sie bei den Tieren (aber auch bei kleinen Kindern) von ihren Trieben herkommt. Die bedeutungsvolle Stimme, so Hülser weiter, ist dann für die Stoiker entweder artikuliert und bildet einen sprachlichen Ausdruck, der etwas bezeichnen möchte, oder er ist zwar artikuliert, bringt dann aber nur Unsinnwörter hervor. Das Gesprochene selbst stellten sich die Stoiker als eine Art „äußere Rede" vor, die sich auf der Grundlage einer „inneren Rede" durch die bereits oben erwähnten „vernünftigen Vorstellungen" zur sprachlichen Präsentation eignete. Die Zeichenlehre der Stoiker wird später von Augustinus (354–430 n. Chr.) aufgegriffen, erweitert und zugleich präzisiert (s. u.). Augustinus entdeckte dabei allerdings, dass wir unter Zuhilfenahme der Sprache keineswegs dazu in der Lage sind, zuverlässige und „wahre" Aussagen zu treffen. Gegen die erkenntnistheoretischen Positionen der Stoiker wird aber zunächst einmal Sextus Empirikus bedeutsame Einwände erheben.

Skepsis ist angebracht

Sextus Empirikus konnte sich in seiner Kritik an den Stoikern auf eine bereits seit den Zeiten des Sokrates bestehende skeptische Tendenz berufen, die immer wieder und mit unterschiedlicher Prominenz gegen die vorherrschenden Lehrmeinungen der sokratischen Akademie zu argumentieren versuchte. Bereits der Sokratesschüler Aristippos von Kyrene (ca. 435–355 v. Chr.) ging davon aus, dass das Einzige, dessen man sich gewiss sein könne, unsere subjektiven Empfindungen sind (Döring 1988).

Döring berichtet weiter, dass Aristippos allerdings nicht so viel an der von Sokrates propagierten Bedürfnislosigkeit und Enthaltsamkeit gelegen hat, sondern dem Streben nach Lust wesentlich größere Bedeutung beigemessen hatte. Der Lebensphilosophie des Sokrates, „so einsichtig wie möglich zu leben", stellte Aristippos sein Prinzip entgegen, „so unbeschwert und lustvoll wie möglich zu leben" (Döring 1988, S. 6). Auf Aristippos geht die skeptische Lehre der Kyrenaiker zurück, die als Lehrmeinung mal verspottet und mal belächelt von Sextus Empirikus (1998) dann aber erstmals systematisch aufgegriffen wurde und die er in seinem Buch „Gegen die Dogmatiker" (adversus mathematicos, im Folgenden: AM) als Basis seiner eigenen wahrnehmungs- und erkenntnisskeptischen Position benutzte:

> „Die Kyrenaiker sagen, Kriterium der Wahrheit seien die Empfindungen und sie allein würden erkannt und seien untrüglich, von den Dingen, die die Empfindungen hervorriefen, sei dagegen keines erkennbar und untrüglich." (AM 2. 191: übers. v. Döring 1988, S. 12)

Das Einzige, worauf sich die Kyrenaiker demnach verlassen, sind ihre eigenen Empfindungen. Von ihnen können sie sicher sagen, dass sie *da* sind. Und sie sagen dementsprechend, dass sie eine Empfindung haben, die z. B. „süß" oder „weiß" sein kann. Präziser noch sprechen sie davon, dass sie von einem Etwas, das sie nicht imstande sind näher zu beschreiben, *„gesüßt werden"* bzw. *„geweißt werden"*. Sie deuten damit auf einen fundamentalen Unterschied hin zwischen dem, was sie sicher über ihre eigenen Empfindungen sagen können, und einer wie auch immer gearteten Tatsache in der Außenwelt, die diese Empfindung verursacht haben mag. Und sie sagen, so zitiert Sextus Empirikus die Kyrenaiker weiter, dass es falsch wäre anzunehmen, die Ursache der Empfindung selbst hätte eine Eigenschaft, die mit „süß" oder „weiß" hinreichend beschrieben werden könne. Über mehr als über unsere *privaten* Empfindungen können wir ihrer Meinung nach nichts aussagen. Sie sind „frei von Täuschungen", wohingegen wir uns in unserem Urteil über die Dinge in der Außenwelt – die *vielleicht* existieren mögen – allesamt täuschen.

> „Und in dieser Weise sind wir im Hinblick auf die Empfindungen, jedenfalls in Bezug auf unsere eigenen, alle frei von Täuschungen, im Hinblick auf das äußere Objekt dagegen täuschen wir uns allesamt. Und jene sind erkennbar, dieses dagegen ist unerkennbar, da die Seele durchaus nicht über die Kraft verfügt, zu einem sicheren Urteil darüber zu gelangen, wegen der Lage (sc. in der sich das Objekt befindet), der Entfernungen, der Bewegungen, der Veränderungen und vieler anderer Ursachen. Daher gibt es, wie sie sagen, auch kein den Menschen gemeinsames Kriterium der Wahrheit, es würden den Dingen jedoch gemeinsame Namen gegeben." (AM 2. 196: übers. v. Döring 1988, S. 13)

Damit verdeutlichen die Kyrenaiker auch, dass zwei Menschen niemals über eine identische Empfindung verfügen können, und es wäre „*vorschnell zu behaupten, was mir so beschaffen erscheint, erscheine so beschaffen auch dem, der neben mir steht*" (ebd. S. 13).

Dabei ist einerseits ein jeweils unterschiedlicher Blickwinkel auf die Außenwelt für die unterschiedlichen privaten Empfindungen verantwortlich, aber selbst wenn zwei Menschen denselben Standpunkt für ein und denselben Blickwinkel einnehmen würden, ist für die Kyrenaiker erkennbar, dass die unterschiedlichen „Konstitutionen" dennoch zu unterschiedlichen privaten Empfindungen führen können. Die alte sokratische und später auch stoische Vorstellung (s. o.), dass uns unser Körper bei der Wahrnehmung immer im Weg ist, wird hier aufgenommen und dazu benutzt, genau den Vorgang, den wir heute als „subjektive Konstruktion von Wirklichkeit" bezeichnen würden, als einzigartige, konstitutionsabhängige private Empfindung herauszuarbeiten. Von da ab ist es dann nur noch ein kleiner Schritt hervorzuheben, dass wir den Dingen durch Vereinbarung zwar *gemeinsam* Namen geben, die Empfindungen aber, die wir *zu* den Dingen haben und damit auch zu den Vereinbarungen, die wir über sie treffen, jeweils *privat* bleiben (ebd. S. 14).

Beide Sachverhalte, die subjektive Konstruktion von Wirklichkeit und die durch Vereinbarung erzeugte „Namensgebung", werden für den systemtheoretischen und konstruktivistischen Kommunikationsbegriff des 20. Jahrhunderts von entscheidender Bedeutung sein. Zum einen können moderne Neurobiologen die „Konstitutionsabhängigkeit" nicht nur für die Biologie neuronaler Systeme nachweisen, sondern sie können auch zeigen, dass der Prozess der Informationsverarbeitung von „innen heraus" auf der Grundlage unterschiedlicher biologischer Strukturen schon allein wegen der unendlichen Möglichkeiten der Verarbeitung dieser Informationen bei zwei Menschen unmöglich als „gleich" bezeichnet werden kann. Das Gehirn kann demnach immer nur mit seinen eigenen inneren Zuständen umgehen, und die Neurobiologen deuten zu Recht auf einen qualitativen physikalischen Unterschied hin z. B. zwischen den Druckschwankungen des Schalls in der Außenwelt und den biochemisch erzeugten elektrischen Potenzialdifferenzen innerhalb des neuronalen Systems (vgl. Roth 1996).

Auf der anderen Seite wird das gemeinsame „Namengeben" in der konstruktivistischen Sozialtheorie von Hejl (1991) als eine „Überlebens"-Notwendigkeit beschrieben, die sicherstellen soll, dass wir nicht an unseren „privaten Empfindungen" verrückt werden. Hejl weist mit Nachdruck auf diese überlebensnotwendige Eigenschaft von Kommunikation hin, bei der wir unsere „privaten Empfindungen" durch Kommunikation ständig mit den gegenwärtig gehandelten sozialen Konstruktionen von Wirklichkeit abgleichen *müssen*, um nicht Gefahr zu laufen, aufgrund von „abweichenden" privaten Empfindungen aus einer sozialen Gemeinschaft exkludiert zu werden. Und Michel Foucault wird später in dieser Arbeit darauf verweisen, welche

Gefahr darin bestehen kann, wenn bestimmte für legitim erklärte *Diskurse* – wie er sie nennt – als machtvolle gesellschaftliche Vereinbarungen andere, alternative Diskurse zurückweisen oder gar unmöglich machen (Foucault 2012). Entkommen können wir diesem Dilemma aber nach Sextus Empirikus nur dann, wenn wir andere Diskurse als „gleichwertig" (s. u.) betrachten und nicht voreilig einen vorherrschenden Diskurs als den einzig wahren Diskurs nachsprechen.

Den Kyreaikern haben wir es auf jeden Fall zu verdanken, dass sie uns auf die Subjektivität unserer Empfindungen zurückwerfen und darauf bestehen, dass ein „vorsichtiges Betrachten" *(skepsis)* angesichts überkommener Wahrheitsdiskurse angesagt ist. Denn auf einen ganz privaten „Luxus" können die Kyrenaiker ganz sicher bauen: Zu den abenteuerlichsten, gesellschaftlich vereinbarten „Konstrukten", die eine soziale Gemeinschaft hervorzubringen imstande ist, können wir selbst eben immer auch eine ganz andere, private Meinung haben. Wird diese Tatsache einmal zu Ende gedacht, hat das nicht nur für die gesamten sogenannten *Wissenschaften*, *Dogmen* und anderen *ethischen Prinzipien* – denn gegen genau diese und weitere Wissenschaftsgebiete richtete sich die Kritik des Sextus Empirikus – weitreichende Folgen. Ein autoritärer, gesellschaftlicher „Zugriff" auf das „Private" an unseren Empfindungen wäre damit nämlich nicht mehr möglich. Und selbst unter der Androhung oder der Anwendung von Gewalt bleibt derjenige, der die Gewalt anwendet, mit der Unsicherheit zurück, zu der „abgeforderten" Zustimmung könne es immer noch eine ganz andere „private" Meinung geben. Die folgenden zwei Jahrtausende werden voll von Vergesellschaftungsversuchen sein, die unter Androhung und Anwendung von Gewalt religiöse, ideologische oder auch wissenschaftsdogmatische Anschauungen erpressen werden. Und stets wird es das *Ego* sein, das allein das Vorhandensein kontingenter „privater" Anschauungen auf Seiten seines *Alter* zum Anlass nehmen wird, diese wie eine unerträgliche Kränkung der eigenen „privaten Vorstellungen" umzudeuten. Hier mag nun deutlich werden, was Schmidt & Zurstiege (2007) meinten, als sie Kommunikation als das *Erleben, Ertragen und Bearbeiten von Kontingenz* beschrieben (s. o.). Unserem Mitmenschen das Nachsprechen einer gesellschaftlich vereinbarten Redeweise abzupressen, würde nämlich genau das Gegenteil bedeuten: eine Form der Bearbeitung von Kontingenz, die das Vorhandensein von Kontingenz negiert. Denn die Bearbeitung von Kontingenz müsste von einer grundlegend anderen Auffassung von Vergesellschaftung ausgehen und diese dementsprechend radikal anders denken. Sie müsste viel stärker die Autonomie subjektiver Konstruktionsleistungen betonen und grundsätzlich diese kreative Konstruktions-Autonomie nicht länger als operativen Mangel ansehen, sondern die Chancen herausarbeiten, die sich dadurch ergeben könnten. Einen ersten, vorsichtigen Denkansatz hierfür lieferte Sextus, wenn er sich im folgenden Abschnitt auf Pyrrhon (362 bis ca. 275 v. Chr.) bezieht, für den diese Vorgehensweise nicht nur eine intellektuelle, philosophische Spielerei war, sondern grundlegende Voraussetzung für seine Vorstellung von einem „guten Leben".

Pyrrhonische Skepis

Nachdem Sextus Empirikus die Ideenwelt der Kyrenaiker gegen die Verunglimpfungen seiner Zeitgenossen verteidigt hatte, wandte er sich Pyrrhon zu, einem Skeptiker, der zur selben Zeit wie die Schüler des Aristoteles' gelebt hatte und von dem selbst kein schriftliches Material verfügbar ist. Überhaupt machte Pyrrhon mehr durch seine Lebensweise als durch seine philosophischen Theorien auf sich aufmerksam (Jürß 2001, S. 9). Für Jürß gehören die frühesten erhaltenen Aussagen von Pyrrhon allerdings zu den Meilensteinen der Philosophiegeschichte, die in ihrem Kern das Wesentliche der „kopernikanischen Wende Kants" vorwegnehmen (ebd. S. 9). So wird Pyrrhon z. B. das folgende Zitat zugeschrieben:

> „Vor allem ist es aber nötig, unsere eigene Erkenntnisfähigkeit zu analysieren; denn wenn unsere Anlagen uns das Erkennen gar nicht ermöglichen, dann brauch man anderes (äußeres) gar nicht erst zu untersuchen." (Jürß 2001, S. 9f.)

Pyrrhons Schüler Timon von Phleius (ca. 320 bis ca. 230 v. Chr.) verdanken wir dann doch noch einen etwas tieferen Blick in die Gedankenwelt seines Lehrers. Auf dem Weg zur Eudämonie galt es für Pyrrhon, drei wesentliche Dinge zu klären.

> „1. wie die Dinge beschaffen sind, 2. wie wir uns ihnen gegenüber zu verhalten haben, 3. was sich bei solcher Haltung für die Subjekte ergibt. [Pyrrhon] habe nun [...] bewiesen, dass die Dinge gleichermaßen indifferent, unbeständig und unbestimmbar sind. Deshalb sind weder unsere Wahrnehmungen noch unsere Urteile wahr oder falsch; folglich müsse man ihnen nicht trauen, sondern urteilslos, ohne Vorliebe und unerschütterlich sein und von jedem Ding sagen, dass es um nichts mehr existiert als nicht existiert, oder dass es sowohl sei als auch nicht sei bzw. dass es weder sei noch nicht sei." (Jürß 2001, S. 10)

Aus dieser tieferen Einsicht entsteht für den Skeptiker nach Timons Worten zuerst eine Art Sprachlosigkeit (Aphasie), die sich bei genauerer Betrachtung aber eben nur als Urteilsenthaltung entpuppt. Hier liegt für den Skeptiker der Urgrund für seine unerschütterliche Seelenruhe (Ataraxie), aus der er seine ganze Lebenslust schöpft und die für ihn das „gute und glückliche Leben (Eudämonie) bedeutet. Sextus Empirikus nimmt diese Gedanken auf und beginnt nun, für seine Zeitgenossen einen „Grundriß der Pyrrhonischen Skepsis" nachzuzeichnen (Sextus Empirikus 2013).

Gleich zu Beginn macht Sextus deutlich, dass innerhalb der Philosophie einige Dogmatiker wie Aristoteles, Epikur oder die Stoiker behaupten, die Wahrheit *gefunden* zu haben. Andere Philosophen wiederum erklärten die Dinge einfach für *unerkennbar* und die dritten – die Skeptiker nämlich – sind immer noch dabei, die Wahrheit zu suchen. Einschränkend gibt Sextus zu, dass er nicht mit Sicherheit behaupten kann, dass sich die Dinge, so wie er sie beschreibt, in Wirklichkeit auch verhalten. Sextus weiß, dass er sie so nur so wiedergeben kann, wie sie ihm *erscheinen*. Damit macht er gleich zu Beginn in guter skeptischer Manier auf die Subjektabhängigkeit seines Beitrages aufmerksam. Sich umschauen, suchen und betrachten sind für ihn genau die Tätigkeiten, die das Wort Skepsis am besten zu beschreiben vermögen. Die *Zurückhaltung*, mit der manche Kritiker die Skepsis auch beschrieben hatten, ist dabei nur die Folge eines Suchens, das eben noch nicht zum Ende gekommen ist.

> „Die Skepsis ist die Kunst, auf alle mögliche Weise erscheinende und gedachte Dinge einander entgegenzusetzen, von der aus wir wegen der Gleichwertigkeit der entgegengesetzten Sachen und Argumente zuerst zur Zurückhaltung und danach zur Seelenruhe gelangen." (Sextus Empirikus 2013, S. 94)

Damit ist in knappen Worten die gesamte Programmatik der Skepsis beschrieben. Die *Dinge in der Außenwelt*, von denen wir durch die Kyrenaiker gehört hatten, dass wir von ihnen nur sagen können, dass sie uns erscheinen, und die *abstrakten Begriffe*, die uns in unserem Kopf als gedachte Dinge zur Verfügung stehen, sie sollen für Sextus nun auf alle mögliche Weise einander entgegengesetzt werden. Dabei hat Sextus mit der Umschreibung „auf alle möglich Weise" tatsächlich die unendliche Komplexität aller möglichen Entgegensetzungen im Sinn: Und der Vorgang des Entgegensetzens selbst klärt dabei vorher nicht erst, ob ein Ding – gedacht oder erscheinend – wahr oder falsch gedacht oder erscheinend ist. Das Entgegensetzen ist hier vollkommen urteilsunabhängig gemeint und müsste daher präziser als eine Art „Nebeneinanderstellen" verstanden werden, das Glaubwürdigkeit und Unglaubwürdigkeit gleichermaßen in sich vereint. Dieses „Nebeneinanderstellen" deckt sich in etwa mit der Definition, die Jacques Derrida später in dieser Arbeit für seine Theorie der „Dekonstruktion" anbieten wird. Sextus' Ansatz deutet aber auch an, dass mit diesem Vorgehen eine nicht unbedeutende intellektuelle Leistung vorausgesetzt ist. Eine Leistung nämlich, die eben nicht vorschnell zu dem „Vor-Urteil" gelangt, dass diese Urteilsenthaltung der Skeptiker zwangsläufig zu einer Entscheidungsstarre führe müsse, die uns langfristig handlungsunfähig macht. Sextus war dieses Vorurteil durchaus bekannt und er versuchte Schritt für Schritt auf den Gewinn hinzudeuten, der sich aus diesem scheinbaren Entscheidungs-Patt dann doch noch ergeben könnte.

Sextus nennt das „motivierende Prinzip der Skepsis die Hoffnung auf Seelenruhe" (Sextus Empirikus 2013, S. 95). Für ihn können die „Höhergestellten" unter den Menschen diese Seelenruhe nicht erlangen, wenn sie – die ständige Ungleichförmigkeit der Dinge vor Augen – rastlos auf ihrer Suche nach einer Wahrheit sich einfach nicht entscheiden können, was denn nun wahr und was falsch sein soll. Ihnen hilft es anscheinend auch nicht, wenn sie auf dogmatische Art und Weise eine bestimmte Sache einfach für wahr erklären. Denn der Dogmatiker wird auch *danach* vor Unruhe nicht mehr seelenruhig schlafen können: Denn es könnte ja jemand kommen, der ihm diese Wahrheit streitig macht. Und auch wenn er in moralischer Hinsicht meint, auf dogmatische Weise zu wissen, was von Natur aus gut und was übel ist, so wird ihn auch diese Erkenntnis zutiefst beunruhigen. Denn nie kann er sicher sein, ob sein eigenes, gerade „angesagtes", moralisch einwandfreies Urteilen und Benehmen – so wie er auch materielle oder geistige Güter verlieren kann –, morgen schon als unmoralisch gelten könnte. Wer sich aber allen Urteils darüber enthält, was natürlich als gut oder übel bezeichnet wird, der wird diesen Gütern auch nicht nacheifern und genau in dieser Urteilsenthaltung seine Ruhe finden (Sextus Empirikus 2013, S. 100). Aber im Grunde, so meint Sextus, ist jeder Mensch von irgendeinem Übel befallen:

> „Denn entweder ist er geldgierig oder vergnügungssüchtig oder ruhmsüchtig. Und wenn er so ist, kann er von keiner dogmatischen Schule beruhigt werden, [...]. Jede von den dogmatischen Philosophen sogenannte Wissenschaft vom Leben ist also eine Befestigung der menschlichen Übel, nicht eine Heilung." (Sextus Empirikus 1998, S. 302)

Skeptiker sind nur in einem Sinne dogmatisch. Nämlich dann, wenn sie davon ausgehen, dass sie nur in Bezug auf die Dinge, die sie *selbst* empfinden, verlässliche Aussagen machen können. Und diese verlässlichen Aussagen sind selbstverständlich verbunden mit der Einsicht, dass andere Menschen dazu eben auch ganz andere Auffassungen haben könnten. Sie geben keine Zustimmung zu irgendeiner dogmatischen Erkenntnis über die Dinge in der Außenwelt. Auch wenn Dogmatiker versuchen, ihnen diese Zustimmung abzuverlangen, bestehen sie auf ihr Kontingenzprinzip, nachdem a) wir gar nicht in der Lage sind, derartige Aussagen machen zu können, und b) für einen Skeptiker eine dogmatische Aussage nur eine unter möglichen anderen ist.

Damit weist Sextus aber auch die Idee der „erfassenden Vorstellung" zurück, die Aristoteles und später die Stoiker stark gemacht hatten (s. o.) und die für diese einen Ausweg aus dem wahrnehmungsskeptischen Denken bedeutete. Sextus fragt zu Recht, wie man sich denn sicher sein könne, dass es sich bei der Vorstellung von einem bestimmten Objekt der Außenwelt denn nun wirklich um eine „erfassende Vorstellung" handle. „Um die erfassende Vorstellung zu verstehen, müssen wir daher einen Vorbegriff des Existierenden [hier: des betreffenden Objekts, erg. TH] haben, und um dieses zu verstehen, zur erfassenden Vorstellung gehen. Und so ist deutlich, dass keines von beiden zustande kommt, weil jedes auf die Glaubwürdigkeit durch das andere wartet." (Sextus Empirikus 1998, S. 82). Und Sextus wehrt sich dann auch dagegen, Skeptiker mit Solipsisten zu vergleichen, die die Existenz der Dinge in der Außenwelt vollständig negieren und diese nur als Einbildungen in ihrem Kopf bezeichnen. Skeptiker akzeptieren sehr wohl, dass es so etwas wie einen äußeren Anlass dafür geben kann, der bei ihnen eine bestimmte Empfindung wie z. B. *warm* oder *kalt* auslösen könnte.

> „Denn an den Dingen, die uns zu einer erlebnismäßigen Vorstellung unwillkürlich zur Zustimmung führen, rütteln wir nicht. [...] Vielmehr wenn wir fragen, ob der zugrundeliegende Gegenstand so ist, wie er erscheint, dann geben wir zu, daß er erscheint. Wir fragen aber nicht nach dem Erscheinenden, sondern nach dem, was über das Erscheinende ausgesagt wird und das unterscheidet sich von der Frage nach dem Erscheinendem selbst." (Sextus Empirikus 2013, S. 98)

Gegen die Existenz dieser aufgezwungenen, erlebnismäßigen Vorstellung, der sie unwillkürlich ihre Zustimmung geben müssen, wenden die Skeptiker nichts ein. Sie nehmen sie erst einmal hin und erklären sie für mehr oder weniger *glaubwürdig*. Diese Vorstellung ist also nicht in einem dogmatischen Sinne wahr, sondern eben nur „wahr"-scheinlich. Damit kann sie für die Skeptiker durchaus in ihrem alltäglichen Umgang als glaubhaftes und probates Mittel dienen, mit ihr umzugehen oder zu hantieren. Alles, was diese Vorstellungen demnach hergeben, ist ihre Viabilität (Gangbarkeit), da wir diese Vorstellungen mit anderen zusammen für gangbar, passend oder brauchbar erklärt haben. Ein allumfassender Anspruch auf Wahrheit kann aber aus diesen Vorstellungen nicht hervorgehen. Die Skeptiker gehen auch gar nicht davon aus, dass es überhaupt „wahrheitsgarantierende Gründe" geben könne, „die wir anführen können, und die sicherstellen, dass eine bestimmte Überzeugung wahr ist" (Gabriel 2008, S. 53).

Sextus sah es aber auch als einer der Ersten in der Geschichte der Philosophie als wichtiger an, sich mit den *Aussagen* über die Dinge zu beschäftigen, als mit dem, was *ontologisch* über die Dinge ausgesagt wird. Sextus erweist sich hier im gewissen Sinne als moderner Diskurstheoretiker, der mit dem Zustandekommen von Diskursen umgehen möchte und nach alternativen Diskursen fragt und diese dann als gleichwertig betrachtet und dann nicht vorschnell mit Urteilen über die Dinge selbst daherkommt. In diesem Sinne wird nun auch deutlich, wo die geistigen Wurzeln des Ansatzes von Watzlawick et al. (2003) lagen, als sie so vehement von *„unbeweisbaren Annahmen über die Natur des Psychischen"* ausgegangen waren und die Forderung aufstellten, sich mehr *„den beobachtbaren Manifestationen menschlicher Beziehungen"* zuzuwenden (Watzlawick et al. 2003, S. 22). Denn alles, was Watzlawick et al. durch ihre Beobachtungen menschlicher Beziehungen herausfanden, war unendliche Komplexität. Und es gehört noch heute zur guten systemtheoretischen Beratungspraxis, Menschen darauf aufmerksam zu machen, dass es neben der *eigenen Sicht* auf die Dinge immer auch die eines *Anderen* geben kann, der in seiner Beschreibung eines Beziehungsaspekts z. B. zu einem ganz eigenen, „privaten" anderen Schluss kommen könnte. Für die Skeptiker war damals Zurückhaltung angesagt angesichts einer Reihe von erkenntnistheoretischen Schwierigkeiten, die sich für sie auftaten. Die Gründe für diese Schwierigkeiten wurden von den älteren Skeptikern in den sogenannten „zehn Tropen" zusammengefasst (Sextus Empirikus 1998, S. 102ff.). Dabei handelt es sich um eine Aufzählung von Argumenten, die ihre skeptische Haltung begründen sollen.

1. Die Skeptiker sahen in der Natur eine so große Verschiedenheit in der Entstehung der einzelnen Lebewesen und deren unterschiedlichen Arten von Wahrnehmungsorganen, dass sie zu dem Schluss kamen, dass unterschiedliche Lebewesen auch zu unterschiedlichen Wahrnehmungen kommen müssten. Die Skeptiker sahen bereits, dass einige Lebewesen mehr mit dem Tastsinn und andere dagegen mehr mit dem Gehörsinn zu ihrer jeweiligen Vorstellung über die Welt gelangten. Demnach konnten ihrer Meinung nach Wahrnehmungen und die sich daraus ergebenden Vorstellungen bei unterschiedlichen Lebewesen nicht gleich sein.

2. Aber auch in der Verschiedenheit der Menschen sahen sie eine so ungeheure Komplexität, dass sie davon ausgingen, dass niemand dazu in der Lage ist, z. B. alle Menschen zu erfassen und dann auszurechnen, was denn nun den meisten gefällt. Die immens große Zahl von unterschiedlichen Meinungen über die verschiedensten Dinge sahen die Skeptiker als Grund, solch einen Versuch grundsätzlich aufzugeben.

3. Zudem gingen sie davon aus, dass die unterschiedlichen Sinnesorgane des Menschen, die alle auf eine andere Art und Weise von ein und demselben Gegenstand affiziert werden, ein Beleg dafür sind, dass ein Gegenstand nicht hinreichend nur mit einer einzigen Qualität beschrieben werden kann. So misstrauten sie jeder dogmatischen Annahme, die behauptete, sie könne eine wahre Aussage darüber machen, was z. B. ein Apfel sei. Ein Apfel wird unseren Sehsinn, unseren Geruchssinn, unsere Geschmackssinn und unseren Tastsinn auf jeweils unterschiedliche Art und Weise affizieren, was aber bedeutet, dass die „Idee" eines Apfels in der Außenwelt für den Skeptiker nie ein einheitliches Konzept darstellt, das hinreichend nur aufgrund unserer Wahrnehmungen beschrieben werden kann.

4. Die Skeptiker nahmen auch die alte Idee des Sokrates' wieder auf (s. o.), die besagte, dass unterschiedliche Zustände unseres Körpers oder unseres Geistes

zu ganz unterschiedlichen Wahrnehmungen führen können. Ob wir hungrig, müde oder verliebt sind oder ob wir voller Hass oder Furcht sind, wird in jedem Fall unsere Wahrnehmungen ganz erheblich beeinflussen. Und da sich niemand dieser Prämisse entziehen kann, sich demnach niemand als Beobachter zweiter Ordnung neben sich stellen kann – frei von allen körperlichen und geistigen Einflüssen – und somit auch keine objektive Aussage über die Welt machen kann, sehen die Skeptiker hier das Problem, dass wir aus diesem „Gefangensein" in unseren subjektiven Beobachtungen nicht herauskommen können und unsere Wahrnehmung der Welt immer nur auf einem „Für-wahr-Nehmen" der Welt beruht.

5. Die Skeptiker konnten sehen, dass die Antwort auf die Frage, ob wir etwas als Bewegung wahrnehmen oder als stillstehend erachten, davon abhängig ist, ob wir uns selbst bewegen oder stillstehen. Dann erkannten sie, dass wir selbst ruhende Gegenstände immer aus unterschiedlichen Entfernungen und von unterschlichen Standpunkten aus wahrnehmen und mit jedem Standpunktwechsel unsere Wahrnehmung eine andere ist. Ein und derselbe Gegenstand kann demnach aus unendlich vielen Standpunkten wahrgenommen werden.

6. Das sechste Argument erklärt den Begriff der „Beimischung". Die Skeptiker konnten sehen, dass uns Dinge oft als „gleich" erscheinen, solange sie sich in einem gleichen Kontext oder in einer gleichen Umgebung befinden. In diesem Fall „mischt" der Kontext oder die Umgebung dem Ding seine Eigenschaften „bei". Ändern wir die diese Umgebung, so erscheint uns ein Ding dann mit einem Mal ganz anders. Viele der Phänomene, die Sextus hier beschreibt, sind uns heute aus der Wahrnehmungspsychologie als optische Täuschungen bekannt. Nur wollte Sextus weit über die optischen Täuschungen hinaus auf ein allgemeingültiges Prinzip der grundsätzlichen Kontextabhängigkeit unserer Wahrnehmung hinweisen.

7. Das siebte Argument handelt von unterschiedlichen Quantitäten und Zurichtungen. So schreibt Sextus, dass alleine die Menge eines Nahrungsmittels oder einer Arznei z. B. einmal nützlich und hilfreich für den Körper sein kann, das gleiche Mittel in einer anderen Menge aber durchaus schädlich wirken kann. Mit Zurichtung meinten die Skeptiker, dass uns glatte oder raue Oberflächen oft nicht nur von ihrer Struktur her unterschiedlich erscheinen, sondern auch von ihrer Farbe her, obgleich es sich um das gleiche Ding in der Außenwelt handelt.

8. Das achte Argument konkretisiert dann die vorausgehenden Argumente noch einmal mit der universalen Aussage: *Alles ist relativ*. Die Relativität hatte Sextus schon in Bezug auf die Kontextabhängigkeit der Wahrnehmung aber auch in Bezug auf die Subjektabhängigkeit unserer Wahrnehmung gezeigt. Etwas abstrakter sind seine Ausführungen dann, als er feststellt, dass jede Unterschei-

dung in Bezug auf Arten und Gattungen von einem ganz bestimmten Punkt aus getroffen wird, von dem wir festlegen, dass ein bestimmtes Etwas als ein ganz bestimmtes Anderes bezeichnet werden soll. Damit ist aber automatisch eine Relation, sprich ein Verhältnis des einen zu dem anderen ausgesprochen. Auch die bei den Stoikern (s. o.) getroffene Unterscheidung zwischen dem Zeichen, das für etwas steht, und dem Bezeichneten, das die Sache in der Außenwelt darstellt, lässt sich für Sextus nur durch Relationen ausdrücken. Denn man kann nicht sagen, dass das Zeichen und die Sache, die es bezeichnen soll, ineinander aufgehen. Sie stehen eben nur in einer besonderen Beziehung zueinander, die aber auch anders hätte gestaltet sein können. Grundsätzlich bedeutete jede Negation für Sextus eine Relation. Wenn jemand feststellt, dass sich ein bestimmter Sachverhalt seiner Meinung nach *so nicht* verhält, dann trifft er eine Unterscheidung, die einen Unterschied macht. In Relation zu dem behaupteten Standpunkt nimmt dieser dann nämlich einen anderen Standpunkt ein.

9. Im neunten Argument wird eine Art heuristischer Fehlschluss beschrieben. Dinge, die häufig in unserem Leben vorkommen und an die wir gewöhnt sind, haben u. U. für uns einen geringeren Bedrohungscharakter als Ereignisse, die wir nur selten erleben oder uns völlig fremd sind. In beiden Fällen wäre aber der äußere Anlass u. U. derselbe. Die Wahrnehmungen aber, die dieser Anlass bei beiden Personen auslöst, können dann unterschiedlich ausfallen. Sextus beschreibt hier ein Phänomen, das uns heute aus der Risikoforschung geläufig ist.

10. Im zehnten Argument weist Sextus darauf hin, dass unterschiedliche Völker auch unterschiedliche Sitten und Gesetze haben und oft mit unterschiedlichen mythischen Vorstellungen von der Welt leben. Gesetze sind aber durch Übereinkunft entstanden, und ihr Zuwiderhandeln wird in der Regel bestraft. Sitten und Gewohnheiten hingegen gehen auf ein durch viele Menschen anerkanntes Tun zurück, das bei abweichendem Verhalten nicht unbedingt bestraft wird. Und mythisches Glauben ist für Sextus das Anerkennen von nicht geschehenen oder erdichteten Taten. Die Tatsache, dass eine bestimmte Sitte in einem Volk erlaubt und anerkannt ist, in einem anderen aber u. U. zu harten Strafen führen kann, deutete für ihn wieder auf die oben angesprochene Relativität hin, die es dem Skeptiker gebietet, sich erst einmal eines Urteils darüber zu enthalten, welche der Sitten denn nun gut oder schlecht sein soll.

Mehr Zurückhaltung wäre angebracht

Das Ganze hatte für Sextus Konsequenzen, die in seinem Werk *„Gegen die Wissenschaftler"* nachzulesen sind (Sextus Empirikus 2001). Stellvertretend soll hier auf eine nicht ganz unwesentliche Annahme hingewiesen werden: Wenn die *Fach-*

wissenschaftler – wie Sextus sie nennt – im Grunde keine wahren Aussagen über den Gegenstand ihres Fachs machen können – denn diese Aussagen gehen nach Annahme der Skeptiker stets auf in der Vergangenheit getroffene Vereinbarungen zurück, derartige Fach-„Aussagen" nur für „wahr zu erklären" –, dann müsste man das Verhältnis zwischen dem Fachwissenschaftler als „Lehrer" und dem sogenannten fachunkundigen Laien als „Schüler" völlig neu definieren. Sextus ist der Meinung, dass so das klassische Verständnis eines Lehrenden „ad absurdum geführt wird, weil es nichts zu lehren gibt" (ebd. S. 37). Auch ist für ihn fraglich, wer denn in dieser Lernsituation – wenn man den überhaupt von Lernen sprechen kann – der Laie und wer der Fachwissenschaftler ist.

Und für den Gegenstand der hier vorliegenden Arbeit macht Sextus eine ganz wesentliche Entdeckung: Die Lernmethode selbst ist stets an das Hilfsmittel der *Sprache* geknüpft (ebd. S. 38). Wenn aber die Sprache nur mit in der Vergangenheit vereinbarten und für wahr erklärten, sprachlichen Ausdrücken umgehen kann, wie soll sie dann in einer speziellen Lernsituation dem Lehrer eine Hilfe sein, dem Lernenden etwas über eine objektiv fassbare Außenwelt beizubringen, wenn diese Außenwelt sich in der Sprache gar nicht ausdrücken lässt? Sextus möchte dabei nicht missverstanden werden als jemand, der sich grundsätzlich gegen die Wissenschaften, die Schule oder die Lehrenden stellt. Er bemängelt nur den zu dogmatischen Blick auf die Welt und fragt, ob sich diese Lehr-Lernsituation abgesehen von ihren vermittelten Inhalten her nicht auch ganz anders denken und beschreiben ließe.

Für das zweite nachchristliche Jahrhundert muss eine derartig radikale Theorie eine enorme Provokation gewesen sein, und wie in diesem speziellen pädagogischen Feld hat das skeptische Denken des Sextus sich in den folgenden Jahrhunderten auch gar nicht erst als philosophische Richtschnur ausprobieren oder gar etablieren können. Skeptisches Denken hatte überhaupt keinen guten Ruf. Bereits lange vor Sextus waren zwei ganz bestimmte Vorträge des Skeptikers Karneades (ca. 214 bis ca. 128 v. Chr.) im zweiten vorchristlichen Jahrhundert in Rom auf große Empörung gestoßen. Gabriel (2008) berichtet, dass eine griechische, philosophische Gesandtschaft angetreten war, um vor dem römischen Senat Straffreiheit für Athen zu erwirken (Gabriel 2008, S. 82). Doch nachdem die erste Rede des Karneades voll des Lobes für die Gerechtigkeit des römischen Gemeinwesens war, hielt Karneades am folgenden Tage eine ganz andere Rede. In guter skeptischer und antithetischer Art und Weise zeichnete er jetzt ein völlig anderes Bild von der Außenpolitik des Römischen Reiches und behauptete genau das Gegenteil. Gabriel (2008) weiß zu berichten, dass die römischen Machthaber die Philosophie von da an aus dem staatlichen Bildungsprogramm streichen ließen. Denn in guter utilitaristischer Manier sollte die Jugend stolz auf das imperialistische Gehabe der römischen Großmacht sein und sich vom Ruhm und den Taten der Feldzüge inspirieren lassen. Keinesfalls sollte sie aber dieser zersetzenden Kraft der „hellenistischen Muse und Bildung" ausgeliefert sein, durch die sie zur Aufhebung der Sitten und zum Aufstand angeregt werden könnte (ebd. S. 82). Erst seit wenigen Jahrzehnten versuchen Pädagogen wie Kersten Reich (2008) und Horst Siebert (2005) in den Erziehungswissenschaften und Beate Blättner (1998) in den Gesundheitswissenschaften, eine skeptische Theorie als konstruktivistischen Ansatz wieder „denk- und erlebbar" zu machen.

Die Skepsis als philosophischer Denkansatz musste dann so wie die Philosophie insgesamt nach dem Konzil von Nicäa 325 n. Chr. einer autoritären, christlich-dogmatischen Staatsreligion weichen. Und nach dieser „Entmachtung der Philosophie" – wie Malte Hossenfelder den Vorgang in seiner Einleitung zu „Sextus Empirikus Grundriß der pyrrhonischen Skepsis" beschreibt – war sie eben nur noch die „Magd der Theologie" (Ruffing 2007). Dem Skeptizismus werfen einige Kritiker sogar vor, gerade seine Urteilsenthaltungen und seine Aussagelosigkeiten hätten gepaart mit seiner überzogenen Sehnsucht nach einem ideologiefreien Leben den starken Drang nach einem transzendentalen Gott erst ermöglicht. Dem hält Jürß (2001) entgegen, dass es eigentlich immer erst das skeptische Denken war und noch ist, das uns die Chance darauf bewahrt, Ungereimtheiten in jeder „überkommenen mythischen, religiösen oder philosophisch-wissenschaftlichen Theorie" zu entdecken und Holzwege und Irrwege zu überwinden (Jürß 2001, S. 7).

Zudem erscheint es als leicht überzogen davon auszugehen, dass trotz des am-bitionierten philosophischen Streits über die Gleichrangigkeit der sogenannten „Hypostasen" Gottes, diese philosophischen Diskurse überhaupt maßgeblichen Einfluss auf damals anstehende politische Konsequenzen des Konzils von Nicäa gehabt hätten. Die wesentlichen theologischen Entscheidungen sind entweder autoritär durch Konstantin selbst herbeigeführt worden oder durch mehr oder weniger manipulierte Abstimmungen erfolgt und sie hatten zudem stets ein zutiefst politisches Kalkül. Abstimmung bedeutete aber seit den ersten Vorsokratikern nichts anderes als durch Konvention herbeigeführte vereinbarte Sprechweisen und sieht man sich die sogenannte „theologische Themenliste" an, über die damals „abge-stimmt" werden sollte, so wird man der antiken philosophischen Denk-Tradition eine Mitschuld an dem aufkommenden religiösen Dogmatismus wohl eher abspre-chen müssen. Zudem hat die Geschichte der folgenden zwei Jahrtausende gezeigt, dass sich politische oder religiöse Weltanschauungen nicht deshalb durchsetzen, weil sie auf einem so unglaublich ethischen, dem Menschen wohlwollenden und von Vernunft geleiteten Fundamenten beruhen, sondern eher deshalb, weil der technische Fortschritt der zur Durchsetzung dieser Weltanschauung benötigten Zwangsmittel und militärischen Gerätschaften den Zwangsmitteln der jeweiligen Gegner eben einfach überlegen waren.

Die Skepsis ließ sich aber auch unter Androhung eines Kirchenbanns oder direkter körperlicher Gewalt nicht aus der Welt schaffen. Das „genaue Hinsehen", mit dem das griechische Verb *skeptomai* für Gabriel (2008) am besten übersetzt ist, bedeutet nämlich keinesfalls die Art von Zweifel, die ihn in unserem heutigen Sprachgebrauch eher in die Nähe von „Pessimismus" und „Ver-Zweiflung" drängt. Dann nämlich hätten Philosophen wie René Descartes und David Hume recht gehabt, als sie behaupteten, dass man kein Leben führen könne, das auf permanentem Zweifel aufbaut (Grundmann 1999). Versteht man Skepsis aber als ein kreatives und nicht enden wollendes Bemühen darum, genauer hinzusehen und sich nicht mit voreiligen Schlussfolgerungen zufriedenzugeben, dann kann einem allein die Gewissheit, dass jede neuste „Wahrheits-Erfindung" eben doch nur ein „Fund" ist, der irgendwann überholt sein wird, in der Tat zu einer eudämonistischen „Seelenruhe" verhelfen, die dann nämlich zukunftsoffen und gepaart mit freudiger Begeisterung auf ständig neue „Erfindungen" wartet. Diese Art von Skepsis würde Erkenntnis immer nur als vorläufige Erkenntnis oder besser als „Erkenntnis auf Widerruf" betrachten.

Die antike Skepsis wird Jahrhunderte später einen nicht unerheblichen Einfluss auf Immanuel Kants Vorstellung von den Strukturen unseres Erkenntnisvermögens haben, die als Kategorien unseres Verstandes gedacht nur mit ihren eigenen Gesetzmäßigkeiten umgehen können, und unser Verstand wird damit nach Kants Vorstellung niemals Aussagen darüber machen können, was die Dinge *an sich* sein mögen. Sie wird aber noch radikaler von Ludwig Wittgenstein aufgenommen werden und die antike Skepsis wird im 20. Jahrhundert die Idee des Radikalen Konstruktivismus mit begründen. Sie wird aber auch als Neo-Pyrrhonismus in der amerikanischen politischen Philosophie eines Richard Rorty (2012) ihre Renaissance erleben und genau die Vorstellung von Kommunikation prägen, die als Basis für die Theorieentwicklung der vorliegenden Arbeit dient. Für den Fortgang dieser Theorieentwicklung sind nur noch wenige Schritte über Descartes, Kant und Wittgenstein notwendig, bevor die Systemtheoretiker und Poststrukturalisten des vergangenen Jahrhunderts beginnen werden, die Skepsis der Antike nicht länger als operativen Mangel anzusehen, sondern als Herausforderung für einen kontingenten Erkenntnisbegriff, der zudem in der Lage sein wird, sich permanent auch selbst in Frage zu stellen. Dadurch wird auch deutlich werden, wie sehr traditionelle Denk- und Wissensstrukturen durch „universitären Feudalismus" (Lyotard 1994) eher konserviert werden, als dass sie sich – auf eine durchaus fruchtbare Art und Weise – selbstkritisch zur Disposition stellen.

Für eine theoretische Fundierung des gesundheitswissenschaftlichen Teilgebiets der „Gesundheitskommunikation" wird dieser Weg notwendigerweise im weiteren Fortgang dieser Arbeit noch aufgezeigt werden müssen, denn Systemtheorie und

Poststrukturalismus bieten eine Vorstellung von Kommunikation an, die eben weit über die naive Vorstellung von Informationsübermittlung hinausgeht und die mit der Unwahrscheinlichkeit unseres klassischen Verstehensbegriffs produktiv umzugehen vermag. Doch steht „Gesundheitskommunikation" als Teildisziplin von Public Health auch in der Pflicht, ihre Bezüge zu der ihr übergeordneten Disziplin offenzulegen. Diese ließen sich zwar leicht in der einschlägigen Literatur zu Definition und der historischen Entwicklung der Gesundheitskommunikation nachlesen und sie werden an späterer Stelle auch präsentiert, doch soll hier im folgenden Abschnitt der Frage nachgegangen werden, ob die Gesundheitswissenschaften selbst nicht in der Phase ihrer Konzeptionierung bereits auf genau solche Probleme hätten stoßen müssen, die heute als erkenntnis- und wissenschaftstheoretisches, skeptisches Denken verhandelt werden.

Antike Skepsis und Gesundheitswissenschaften?

Nun muss hier noch einmal betont werden, dass die Gesundheitswissenschaften speziell in Deutschland mehr aus pragmatischen Gründen und unter hohem Handlungsdruck ins Leben gerufen wurden. Eine fundierte, jahrhundertealte Denktradition, auf die man hätte aufbauen können, um das geforderte Handeln theoretisch zu begründen, war zu der Zeit ihrer Einrichtung als akademische Disziplin nicht verfügbar, und man vertraute eher darauf, dass die beteiligten Einzeldisziplinen diese Lücke erst einmal mit ihren eigenen Theorien, Inhalten und Methoden schließen würden. An diesem Zustand hat sich aber bis heute anscheinend nicht grundlegend etwas geändert, wenn man dem Vorwurf der „Theorielosigkeit" von Weitkunat et al. (1997) und dem Eingeständnis in Bezug auf eine fehlende „theoriegeleitete Konzeptionalisierung von Public Health" (Hurrelmann et al. 2012) Glauben schenken will. Das mag mit ein Grund dafür sein, dass Peter-Ernst Schnabel (2015) es wohl für dringend nötig ansah, mit seiner jüngsten Veröffentlichung zu solch einer „Theoriearbeit" einzuladen. Nun ist die hier vorliegende Arbeit nicht daraufhin angelegt, ein gesundheitswissenschaftliches Theoriedefizit aufzuholen, auch wenn sich am Ende aus einer Theoriekonzeption für die Teildisziplin *Gesundheitskommunikation* durchaus auch Forderungen an eine Theoriekonzeption der Gesundheitswissenschaften ableiten lassen.

Dennoch hätte ein Blick auf die Entwicklungsgeschichte von Public Health in Deutschland, aber auch die Betrachtung der jüngeren Konzeptualisierungsphase von Public Health bis 1989 genug Anlass gegeben, den Gegenstand „Gesundheit" und das Bemühen um ihre „Erhaltung" jenseits der hegemonialen, naturwissenschaftlichen Ansprüche auf Definitions- und Interventionshoheit zu diskutieren. Zu fragen wäre demnach in diesem Abschnitt, ob es Momente gegeben hat, in denen die antike skeptische Position der grundsätzlichen *Wahrnehmungsfallibilität* und der Vorstellung einer durch *gemeinschaftliche Vereinbarung* herbeigeführten Bezeichnung aller gegenständlichen und abstrakten Begriffe in der Geschichte von Public Health offenkundig war und dennoch unbearbeitet geblieben ist.

Solch ein Überblick kann hier nicht vollständig erfolgen und muss an anderer Stelle ausführlicher bearbeitet werden. Dennoch soll hier skizzenhaft und eher resümierend aufgezeigt werden, dass die wissenschaftliche Beschäftigung mit Gesundheit und damit mit dem Überleben einer ganzen Bevölkerung unter *gleichzeitiger* Berücksichtigung der Gesundheit und dem Überleben jedes einzelnen Individuums gar nicht ohne irgendeine erkenntnistheoretische Positionierung hätte auskommen können. Denn solch eine Positionierung hätte nämlich zuallererst einmal klären müssen, wie sie das Kontingenzphänomen unzähliger und zugleich einzigartiger Individuum auf der einen und die diese Kontingenz bearbeitenden, sozialen Gemeinschaften auf der anderen Seite bewältigen möchte.

Die Logik des Misslingens

Alles, was die Gesundheitswissenschaften und vor allem der Bereich Gesundheitsförderung und Prävention derzeit zu bieten haben, scheint eine Art von Bearbeitung von Kontingenz zu sein, die die Komplexität des Lebendigen so stark reduktionistisch versimplifiziert, dass die Gesundheitswissenschaften sie erst Jahrzehnte später erkennen mussten,

a. dass sie die subjektiven Konstruktionen von Gesundheit und Krankheit der Betroffenen gar nicht nachgefragt hatten und
b. dass sie nicht deutlich genug nach der Gesundheit von Männern und Frauen unterschieden hatten und
c. dass sie z.B. die Gesundheit von Menschen mit hohem Alter nicht im Fokus hatten und
d. dass sie das Problem sozial bedingter gesundheitlicher Gesundheit bislang nicht zu lösen vermochten und
e. dass es ihren Programmen an jedweder kultureller Sensibilität mangelte und
f. dass sie angefangen haben, überzogene Änderungsforderungen an das Gesundheits-Verhalten des Einzelnen zu stellen und
g. dass sie eigentlich nur den Blick auf die krankmachenden, neoliberalistischen Verhältnisse verdecken sollten und
h. dass sie trotz ausgezeichnetem Kenntnisstand über das Risikofaktorenprofil für Herz-Kreislauf-Erkrankungen weder Inzidenz noch Mortalität durch Prävention nachhaltig beeinflussen konnten.

Damit hätten dann Weitkunat et al. (1997) auch fast zwanzig Jahre nach ihrer Veröffentlichung immer noch Recht, wenn sie Public Health in Deutschland damals eine Art „naiven Aktionismus" und eine kaum akzeptable „fehlende Systematik" vorwarfen. Dabei hätte ein Blick auf die „Logik des Misslingens" (Dörner 2003, zuerst 1987) genügt, um zu erkennen, dass gut gemeinte Interventionsbemühungen oft auch ganz andere als die intendierten Effekte erzeugen können. Nur wäre dazu ein eher systemtheoretisches Verständnis von Intervention notwendig gewesen, das in seiner Konzeption die oben angesprochene Komplexität des Lebendigen mit all ihren kontingenten Erscheinungen als eher *nicht vorhersagbar* voraussetzt und das Wahrnehmungsfallibilität als eine systemstabilisierende operative Notwendigkeit versteht.

Public Health als Strukturwissenschaft?

Man könnte das Theorieproblem auch anders angehen und fragen, ob es innerhalb der Gesundheitswissenschaften jemals einen Diskurs gegeben hat, der nicht so sehr von den Methoden und Inhalten der einzelnen Teil- oder Ursprungsdisziplinen her bestimmt war, sondern vielmehr vom Nachdenken über die Möglichkeit einer Gesundheitswissenschaft als „Metatheorie", die neben ihrem Gegenstand auch grundlegende erkenntnis- und wissenschaftstheoretische Fragen mit zu beantworten versucht hat. Von ihrem inter-, multi- und transdisziplinären Selbstverständnis her wäre sie nämlich in der Tat gut dazu geeignet, sich mit Zuschreibungen zu identifizieren, die heute unter dem Label einer sogenannten „Strukturwissenschaft" (Küppers 2000) geführt werden. Denn Public Health mutet sich durchaus etwas zu, was in der Wissenschaftslandschaft seinesgleichen sucht. Public Health vereint unter ihrem Dach eine Reihe traditioneller akademischer Disziplinen, sowohl aus dem Lager der sogenannten *Natur-* als auch aus dem der sogenannten *Geistes*-Wissenschaften. Und Angehörige beider Lager haben sich zumindest in ihrer Ausrichtung auf ihr gemeinsames Ziel hin vorgenommen, u. a. so enorm komplexe Phänomene wie die des Entstehens und Vergehens von Krankheit und Gesundheit zu beschreiben. Um jedoch den Anforderungen einer echten Strukturwissenschaft nachzukommen, müsste Public Health dann allerdings auch nach *neuen, allgemein wirkmächtigen* Theorien suchen, die ihren Ursprung weder in Theorien über die Beschreibung der sogenannten realen, materiellen Wirklichkeit noch in irgendeiner sozialen Wirklichkeit haben. Public Health müsste nach disziplinübergreifenden Ordnungs- und Funktionsmerkmalen suchen, die heute unter den Begriffen System, Organisation, Selbststeuerung oder Information und Diskurs verhandelt werden und die Abstand von einer Vorstellung nehmen, die davon ausgeht, dass Beobachtungen erster oder zweiter Ordnung ein Mehr an Objektivität erzeugen könnten.

> „Neben den bereits als klassisch einzustufenden Disziplinen der Kybernetik, Spieltheorie, Informationstheorie und Systemtheorie haben die Strukturwissenschaften so wichtige Wissenschaftszweige wie Synergetik, Netzwerktheorie, Komplexitätstheorie, Semiotik, Chaostheorie, Katastrophentheorie, Theorie der Fraktale, Entscheidungstheorie und die Theorie der Selbstorganisation hervorgebracht." (Küppers 2008, S. 314)

Interessanterweise setzen aber eben genau diese Theorien die gesamte wissen-
schafts- und erkenntnistheoretische, skeptische Tendenz voraus, die in der Antike
gedanklich vorbereitet wurde. Und sowohl Systemtheorie als auch Chaostheorie
haben kein Problem damit, alternativen und auf den ersten Blick „absurd" erscheinenden Denkansätzen eine ebenso wertschätzende Aufmerksamkeit zukommen zu
lassen wie jedem überkommenen traditionellen Theorieansatz. Dagegen zeichnen
sich einige Gesundheitswissenschaftler eher durch ein eigentümlich systemtheo-
rie-phobisches Denken aus. So halten es Wulfhorst & Hurrelmann (2009) für ein eher
missverständliches Vorhaben, den Bildungsbegriff z. B. „mit systemtheoretischen
Begriffen der Selbstorganisation und der Autopoiesis" zu erklären (Wulfhorst &
Hurrelmann 2009, S. 12). Nur sehr wenige Autoren gehen dagegen wie selbstverständlich mit den Begriffen „systemische Gesundheitsförderung" (Göpel 2008) um
und betrachten „soziale Systeme" eben nicht als „Trivialmaschinen" (Grossmann
& Scala 2006; Pelikan 2007). Und Jost Bauch (2006) fragt sich zu Recht, wie die
Gesundheitssystemforschung in Deutschland als ausgesprochen makrosoziolo-
gisches Projekt ohne eine „Systemtheorie" auszukommen versucht, wie sie z. B.
Niklas Luhmann vorgelegt hat.

Gefangen in alten Gegensätzen

Überhaupt ist die jüngere und ältere Geschichte von Public Health nicht grade ein
Musterbeispiel für eine sich gegenseitig wertschätzende akademische Disziplin,
die z. B. dazu bereit wäre, ernsthaft über die Dekonstruktion des Dogmas von der
Unterscheidung zwischen Natur- und Geisteswissenschaften nachzudenken. Denn
auch die gut gemeinte Selbstzuschreibung der Deutschen Gesellschaft für Public
Health e. V., die von einer „lebendige[n] und produktive[n] Kooperation zwischen
unterschiedlichen Disziplinen aus[geht], insbesondere zwischen den Sozial- bzw.
Geisteswissenschaften und der Medizin" (Deutsche Gesellschaft für Public Health
e. V. (DGPH) 2012), darf nicht darüber hinwegtäuschen, dass sich – neben einem
sprachlichen Festhalten an der Differenz – eine Reihe von Medizinern, Psychologen
oder Soziologen in Deutschland ausfindig machen lassen, die die akademische
Beschäftigung mit Gesundheit eigentlich als originären Teil ihrer *eigenen* Disziplin
verstanden haben möchten. Und wenn *das* dann schon nicht möglich ist, dann
aber doch darauf bestehen, das „ihre" Disziplin so etwas wie eine Leitdisziplin der
Gesundheitswissenschaften darstellen möge, der sich alle anderen Disziplinen
unterzuordnen haben.

Aber genau dann wäre der Zustand einer Zurichtung oder besser Disziplinierung von Public Health erreicht, in der sich das kritisch skeptische Kalkül der
unabhängigen gesundheitswissenschaftlichen Idee immer nur noch *innerhalb* der
Denk-Spielregeln der übergeordneten Disziplin entfalten darf. Gewinnt die überge-

ordnete Disziplin dann an genügend gesellschaftlichem Ansehen und ausreichender Handlungsautonomie, so läuft sie Gefahr, jedes auf sich selbst bezogene kritische Denken aus ihren Denk-Spielregeln zu entfernen. Die an sich positive Eigenschaft der enormen Produktivität des skeptischen gesundheitswissenschaftlichen Denkens wird von einigen gesundheitswissenschaftlichen Teil-Disziplinen nämlich oft als Gefahr verstanden, ihre eigene, mühsam erarbeitete Hegemonie aufzuweichen und zu unterminieren. Hier sei noch einmal an Jürß (2001) erinnert, der davon ausging, dass uns eigentlich erst das skeptischen Denken eine echte Chance darauf bewahrt, Ungereimtheiten in jeder „überkommenen mythischen, religiösen oder philosophisch-wissenschaftlichen Theorie" zu entdecken und Holzwege und Irrwege und damit auch jeden Dogmatismus zu überwinden.

4.1 Public Health als originär skeptische Wissenschaft

Public Health ist aber von ihrer Konzeption her eine zutiefst skeptische Wissenschaft, die z. B. Fragen an das System der Krankenversorgung stellt, bei denen es zwar den Anschein hat, es handle sich um Fragen an die *Praxis* und weniger an die *Theorie* der Krankenversorgung. Denn dort, wo der Sachverständigenrat für die konzertierte Aktion im Gesundheitswesen (SVR) zur Begutachtung und Entwicklung im Gesundheitswesen in den letzten fünfzehn Jahren Fragen zur Bedarfsgerechtigkeit, Qualität und Wirtschaftlichkeit gestellt hatte (Sachverständigenrat für die konzertierte Aktion im Gesundheitswesen (SVR) 2001; SVR 2005), hatten die Mitglieder des SVR schon einen begründeten Zweifel daran, dass sich hinter dem alltäglichen Schein der Versorgungs-„Praxis" etwas verborgen hatte, was in Wirklichkeit der Fall war. Der Fall waren Schnittstellenprobleme, Über-, Unter- und Fehlversorgungen, die ohne den Mut zur kritischen Opposition gegenüber dem Versorgungsschein das wahre Sein der Versorgungspraxis kaum sichtbar geworden wären. Nun lassen sich die gefundenen Probleme allerdings auf zweierlei Art und Weise interpretieren. Zum einen als Probleme, die man auf erkennbare Defizite in den Strukturen und Prozessen des Systems zurückführen könnte und die nach ihrer Beseitigung unter Umständen auch bessere Ergebnisse erzielen würden. Mit einem anderen Blick auf dieselben Probleme könnten sie allerdings auch verstanden werden als durch *vereinbarte Sprechweisen*, *Diskurse* und eine ganz eigene, professionsabhängige *Sicht auf die Dinge* verabredete Handlungen, hinter denen „verabredete" wissenschaftstheoretische Weltanschauungen stehen, die eine starke Ähnlichkeit mit den dogmatischen Glaubensbekenntnissen religiöser Weltanschauungen haben und dementsprechend mit vergleichbaren Machtkämpfen verbunden sind. An solch einer Art des Problemverstehens als einem Arbeiten mit und an Diskursen, ihrem Zustandekommen und ihren Auswirkungen auf das System der Krankenversorgung fehlt es derzeit noch innerhalb der „Gutachtertätigkeit" des SVR. Dennoch haben aber bereits die klassischen Gutachten mit ihrem kritischen Blick auf das System zu einer Reihe von produktiven Diskursveränderungen geführt, die gesundheitswissenschaftliches Denken eben doch als notwendiges, kritisch skeptisches Regulativ etabliert haben.

Wie vielschichtig skeptisches Denken innerhalb der Gesundheitswissenschaften sein kann, zeigt u. a. auch das von Gerd Gigerenzer (2011) vorgelegte „Einmaleins der Skepsis". Zwar geht es hier weniger um skeptisches Denken im engeren, erkenntnistheoretischen Sinne, dennoch kann Gigerenzer u. a. zeigen, dass zwei unterschiedlich vereinbarte Sprechweisen eines Risikodiskurses als „relative" oder als „absolute Risikoreduktion" ganz unterschiedliche Bedrohungsszenarien erzeugen können. Und Gigerenzer ermahnt die Mediziner zu Recht, wenigstens die mathematischen „Interpretations-Spielregeln" ihrer eigenen Disziplin gewissenhaft einzuhalten. Und auch hier lässt sich das Ganze einerseits als unkorrekte Auslegung eines statistisch erfassten und beschriebenen Sachverhalts darstellen. Andererseits stecken hinter jeder Form von Bedrohungskommunikation, die so offensichtlich mit den Existenzängsten der Menschen spielt – vergleichbar mit dem Ablasshandel im ausgehenden Mittelalter –, oft ganz handfeste ökonomische Interessen. Und auch hier fordert Public Health dazu auf, alle mit diesen Bedrohungsdiskursen verbundenen, gesellschaftlich vereinbarten Machtzuschreibungen daraufhin zu untersuchen, ob die von einer Gesellschaft vertrauensvoll „gegebene" Macht, die wirkmächtig heilen und vor Krankheit schützen soll und Schaden vom Menschen abwenden soll, nicht durch ökonomisch motivierten Machtmissbrauch genau das Gegenteil erzeugt.

Medizingeschichte: die Geschichte einer ganz besonderen Epistemologie

Man könnte derartige Sachverhalte aber auch als skeptische Oberflächenphänomene beschreiben, die nur deshalb so prominent werden, weil sich bestimmte Modelle des Entstehens und Vergehens von Krankheit und Gesundheit von einem bestimmten Zeitpunkt an innerhalb der Public-Health-Historie eher an empiristischen und weniger an den relativistischen, rationalistischen Denkmodellen orientiert hatten. Mit anderen Worten: Das hier wirksame regulative Prinzip kritischen Denkens bezieht sich immer nur auf die wissenschaftstheoretischen Spielregeln, die *innerhalb* der jeweiligen Disziplin vereinbart wurden. Als eine kritische, epistemologische Tendenz, die das *Zustandekommen* der Spielregeln der jeweiligen Disziplin selbst gleichsam von *außerhalb* der Disziplin her mit einer erkenntnistheoretischen

Fragestellung untersucht und sie so zuerst einmal „in Frage stellt", können diese Oberflächenphänomene nicht bezeichnet werden.

Dabei hat es in der Geschichte der verhältnismäßig jungen gesundheitswissenschaftlichen Disziplin, die wiederum nicht losgelöst von der Entwicklung des medizinischen, biologischen und physikalischen Denkens des 19. Jahrhunderts betrachtet werden kann, mehr als einen Zeitpunkt gegeben, zu dem eine eher relativistische und – heute würde man sagen – kritisch rationalistische Denkweise möglich gewesen wäre. Dafür muss man aber in der Geschichte von Public Health nach dem Ursprung ganz bestimmter Denkfiguren suchen, die sich ihre jeweils an bestimmte historische Abschnitte gekoppelten Theoriegebäude – oft auch gegen jede Vernunft – nicht empiristisch, sondern eher machtpolitisch legitimieren ließen. Legt man sich auf solch eine Suche fest, dann ließe sich die gesamte Entwicklung von Public Health seit den Choleraausbrüchen in London, Berlin und später in Hamburg im 19. Jahrhundert als ein unruhiges, skeptisches Fragen nach den „wirklichen" Ursachen dieser Krankheit verstehen. Denn sowohl John Snow als auch Rudolph Virchow und später Robert Koch wollten ja detailliert wissen, was *in Wirklichkeit der Fall ist*, abseits von dem ganzen *Schein*, den Politiker, Verwaltungsbeamte und Miasmen- oder Kontagientheoretiker damals diskursiv erzeugten. In diesem Zusammenhang müsste auch auf Ignaz Semmelweis hingewiesen werden, der gegen die vorherrschende Miasmentheorie antrat und die mangelnde Hygiene der Ärzte als Ursache für das Kindbettfieber ausmachte. Doch der machtvolle, dominierende Miasmen-Diskurs sorgte dafür, dass Semmelweis nicht nur „nicht gehört" und auf seltsame Weise „mundtot" gemacht wurde, sondern dass er nach einem „Rufmord" kurze Zeit später tatsächlich auch auf bislang ungeklärte Weise in einer Landesirrenanstalt zu Tode kam.

Und in gewisser Weise zeigen sich hier Parallelen zu der Zeit, die am Anfang dieses Kapitels als *vorsokratische* Zeit beschrieben wurde. Losgelöst von den überkommenen mythischen und religiösen Vorstellungen über das Entstehen und Vergehen von Krankheit und Gesundheit wollten die Menschen jetzt mit empirischen Methoden und unter Berufung auf Aristoteles – und nicht mit Verweis auf Platons Ideenlehre – wissen, was in Wirklichkeit der Fall ist. Aristoteles hatte in Aussicht gestellt, dass es etwas zu erkennen gäbe, und angetrieben durch die neuen Ideen des Renaissance-Humanismus und wortgewaltig unterstützt durch die Metaphorik der Aufklärung wollte man nun an den Universitäten Europas „Licht" in eine Sache bringen, die die Kirche so lange „verdunkelt" hatte. Für die Entwicklung der akademischen Disziplin der Medizin und für die Festigung der Profession im Machtgefüge der Gesellschaft war das 19. Jahrhundert dabei von besonderer Bedeutung. Nur lässt sich der Kampf zwischen einer eher empiristischen Begründung des Fachs und der eher rationalistischen Auffassung von der Welt nicht losgelöst von den gesellschaftlichen Rahmenbedingungen und den sich damals in Mitteleuropa vollziehenden technischen und gesellschaftlichen Entwicklungsprozessen betrachten. Während die Empiristen mit Aristoteles hofften, dass es etwas zu entdecken gäbe – und jeder Fortschritt in der technischen Entwicklung und der physikalischen Beschreibung der Natur schürte diese Hoffnung nur noch aufs Neue –, standen die rationalistischen Denkfiguren zu sehr in dem Verdacht, mit Platon wieder eine Zeit heraufzubeschwören, die an metaphysisch Jenseitiges und Unerreichbares erinnerte, das mit den Methoden der Naturwissenschaft eben nicht angegangen werden konnte. Zudem stellte Emmanuel Kant im Jahrhundert zuvor bereits die Erkennbarkeit der Realität ganz und gar in Frage und ging davon aus, dass wir nur mit unseren eigenen Denk-Spielregeln umgehen (s. u.) können, was als ein schwerer Angriff auf das „Entdeckte" und noch „zu Entdeckende" gesehen werden musste. Die zunehmenden Verbesserungen der optischen Entdeckungstechniken taten dann das ihrige dazu, den Empiristen Recht zu geben. Denn das Aufkommen mikrobiologischer Denkfiguren lässt sich nur schwer ohne die Entwicklungen der technischen Mittel verstehen, die zur Entdeckung von Bakterien und pathogenen Zellen notwendig waren.

Doch wie oben bereits angesprochen, war diese durch den Empirismus angefeuerte technische „Zeigelust" stets begleitet von einem relativistischen Zweifel. Ins Spiel brachte sich nämlich immer wieder aufs Neue nicht die technische Maschine, sondern die Unberechenbarkeit des Lebens selbst. Und hier war es am Ende des 19. Jahrhunderts die sich aufdrängende Diskussion um die „Soziale Lage" (s. u.) und ihren Einfluss auf das Krankheits- und Mortalitätsgeschehen, die mit seltsamer Unbestimmbarkeit die Infektionskausalitäten der Bakteriologie herausforderte. Aber auch die Frage der sozialen Lage konnte u. a. nur deshalb so bedeutsam werden, weil die gesellschaftlichen Machtverhältnisse mit ihrer schichtspezifischen „Schieflage" Gegenstand der gesamten politischen Diskurse der damaligen Zeit waren. Und so waren die Herausforderungen, denen sich die mechanistische Medizin von Seiten der „Social-Mediciner" zu stellen hatte, auch durchaus gesellschaftspolitisch motiviert. Denn mit der ungleichen Verteilung von Krankheit und Sterblichkeit entlang eines sozialen Gradienten war eine monokausale Krankheitstheorie erst einmal nicht zu begründen.

Aber auch dieser Kampf um die Theorien hatte *keine* erkenntnistheoretische Komponente; dafür war die existenzielle Not der untersten Schichten zu sehr eine zutiefst gesellschaftspolitische Angelegenheit, die pragmatisch gelöst werden musste. Und so befanden sich die Vertreter der „Socialen Hygiene" in der zweiten Hälfte des 19. Jahrhunderts mitten in einem Kampf gegen jene medizintheoretischen Oberflächenphänomene, die sich mit zunehmender Popularisierung der Medizinwissenschaft und Medizintechnik wie ein Lauffeuer in die öffentlichen

Diskurse einschrieben (vgl. Sarasin et al. 2007). Das führte u. a. dazu, dass die Organe des Staates mit den Organen des menschlichen Körpers verglichen wurden, der „durchseucht" werden konnte und einen ständigen Abwehrkampf gegen „gesundheitsgefährdende Elemente" von außen führten musste. In diese Zeit fällt auch die aus der Hygiene entstammende Metaphorik der „Vergasung", die in Deutschland noch lange nach 1945 fester Bestandteil des allgemeinen Sprachgebrauchs war. Erst moderne diskursanalytische Betrachtungen machen deutlich, dass diese „Popularisierungsprozesse äußerst komplexe und dynamische Vorgänge sind, bei denen das Publikum, die wissenschaftlichen Experten sowie die Gruppe der Vermittler des Wissens in einem Prozeß wechselseitiger Beeinflussung und Rückwirkung stehen" (Sarasin et al. 2007, S. 33). Das monokausale und zutiefst mechanistische Denkmodell hatte sich zu Beginn des 20. Jahrhunderts bereits so tief in die Diskursstrukturen des öffentlichen und privaten Sprachgebrauchs hineingeschrieben, dass eine „vor"-monokausale Sprache, die von einer skeptischen *Unbestimmbarkeit* von Krankheit und Gesundheit ausging, im Rückblick nur sehr schwer zu finden ist. Es muss aber der Vollständigkeit halber erwähnt werden, dass außerhalb der Naturwissenschaften skeptisch epistemologische Ansätze sich vor allem in philosophischen und hier in erster Linie in den sprachphilosophischen Theorien wiederfanden, die u. a. auch in der phänomenologischen Gedankenwelt Edmund Husserls (1859–1938) weiterlebten. Die skeptischen Theorieansätze waren am Ende des 19. Jahrhunderts u. a. aber auch mit für die Gründung der neuen akademischen Disziplinen, wie der Psychologie oder der Soziologie, verantwortlich, die sich mit unterschiedlicher Ausprägung gerade in Opposition zur Medizin von deren rein naturwissenschaftlicher Betrachtung des Lebendigen abwendeten.

Will man die letzten philosophisch anmutenden Gedanken der Medizin nachspüren, so muss man in das Jahr 1838 zurückgehen, als Christoph Wilhelm Hufeland, der damals auf seine fünfzigjährige Tätigkeit als Arzt zurückblickte, noch wie selbstverständlich davon ausging, dass „alle Krankheitsheilungen [...] durch die Natur bewirkt [werden]" (Hufeland 1838, S. 1) und dem Arzt hierbei höchstens eine unterstützende Funktion zukommt. Richten muss sich der Arzt nach den „vorherrschenden sinnlichen Erscheinungen", den Dingen also, die er als sinnliche Bilder der Krankheit am Patienten erkennen kann.

> „[...] von da aus sollen wir uns gewöhnen, einzudringen in das Innere, in die Erforschung der Natur der Krankheit, des Unsichtbaren, ihres Sitzes, ihrer innerlichen und ursächlichen Verhältnisse, und hieran endlich die Begründung des Heilverfahrens knüpfen." (Hufeland 1838, S. IX)

Man erkennt hier zwar noch die philosophische Sprache der Antike, die als *sinnliche Erscheinungen* jene Dinge bezeichnete, die unseren Sinnen in der realen Welt zur

Verfügung stehen. Doch die sich allmählich etablierende naturwissenschaftlich ausgerichtete Medizin war unter Berufung auf eine empiristische Denktradition weit davon entfernt, diese sinnlichen Erscheinungen als das zu nehmen, was sie für Sextus Empirikus waren: nämlich Dinge, von denen wir nur sagen können, dass sie unseren Sinnen erscheinen, und von denen wir nicht sagen können, was sie *an sich* sind. Denn mit zunehmender Technisierung gab es immer mehr in dieser so „real" erscheinenden Welt der kleinsten Dinge zu entdecken und die Sensation jeder neuen Entdeckung forcierte einen Diskurs, der das Erkennen von realen Krankheitsursachen nur noch von der Qualität der zur ihrer Entdeckung notwendigen, technischen Hilfsmittel abhängig machen sollte: Den Vorgang des Entdeckens als nur *eine* Art des Entdeckens unter vielen *anderen* möglichen zu beschreiben und somit den Vorgang des Erkennens selbst zur Disposition zu stellen, rückte für die sich in der Gesellschaft als akademische Disziplin behauptende Medizin in weite Ferne.

Doch gab es bereits im 19. Jahrhundert unter den Medizinern Kritiker, denen diese so offenkundig eindeutige Monokausalität der jungen Bakteriologie zu schnell zu einer neuen Dogmatik über die Entstehung von Krankheit und Tod heranwuchs. Denn dort, wo die Komplexität des Lebendigen in reduktionistische und zugleich dogmatische Monokausalitäten zu erstarren drohte, da tauchten sofort an der eben erst gezogenen definitorischen Grenze der jungen Bakteriologie „Unruhestifter" und „Skeptiker" auf: So konnte die Bakteriologie zwar kleinste und klar definierte Bereiche der Krankheitsentstehung sehr überzeugend erklären, aber dennoch wiesen Kritiker immer wieder darauf hin, dass sich allein aus der Bakteriologie heraus z. B. die unterschiedlichen Inzidenz- und Mortalitätsraten innerhalb der sozialen Schichten nicht erklären ließen. Hier deutete die gesamte Komplexität des Sozialen mit ihren eben *nicht* eindeutig definierbaren, relationalen Eigenarten auf die Notwendigkeit hin, nach einem umfassenderen Kausalitätsbegriff zu suchen.

Wir haben es Mosse & Tugendreich (1913) zu verdanken, dass sie uns in ihrer damaligen Rückschau auf die Ätiologiediskussion des 19. Jahrhunderts auf Autoren aufmerksam machen, die bereits vor der Jahrhundertwende auf die Schwierigkeit der präzisen „Bestimmbarkeit" von Krankheiten hinwiesen. So sprach sich – gegen die Annahme, Bakterien seien die alleinigen Ursachen für Erkrankungen – Martius (1899) dafür aus, dass man Bakterien höchstens als ein „notwendiges und auslösendes Moment", nicht aber als Ursache für eine Erkrankung zu verstehen habe. Hierzu müsse man dann doch nach Anlagen in den Zuständen des Körpers suchen, die man dann allenfalls als Disposition zu verstehen habe, da sich nämlich trotz der Anwesenheit von Mikroorganismen *nicht notwendigerweise* eine Infektionskrankheit entwickeln muss. Damit vertrat Martius bereits ein Ätiologiemodell, das a) die Entwicklung einer Erkrankung als abhängig von einem bestimmten Zustand

beschreibt, in dem sich der Mensch gerade befindet, und b) die Entwicklung einer
Erkrankung damit nur als mehr oder weniger *wahrscheinlich* erachtete.
Mehr oder weniger wahrscheinlich deutet aber auf eine bestehende Unbe-
stimmbarkeit hin, die den Medizinern des 19. Jahrhunderts nicht ganz fremd war.
So sprach bereits Virchow (1854) von Krankheit ebenfalls in einer traditionell
philosophischen Denkfigur als „Erscheinungsmöglichkeit":

> „Wie die Krankheit nur ein Zubehör der lebenden, organisierten Wesen ist, […],
> so kann sie auch nur als eine der Erscheinungsmöglichkeiten gefasst werden, unter
> denen das Leben der einzelnen organisirten Körper sich zu offenbaren vermag. […]
> Der einheitliche Grund aller Erscheinungen, gesunder wie kranker, ist nur das Leben
> selbst, und eine von dem übrigen Leben abgelöste, neben ihm stehende und für sich
> seiende Krankheit besteht nicht. Was wir Krankheit nennen, ist nur eine Abstraction,
> ein Begriff, womit wir gewisse Erscheinungscomplexe des Lebens aus der Summe
> der übrigen heraussondern, ohne dass in der Natur selbst eine solche Sonderung
> bestünde. Für die Darstellung und die Sprache sind solche Abstractionen eine Noth-
> wendigkeit, weil durch sie allein das gegenseitige Verständnis ermöglicht wird; für
> die Praxis, für die Auffassung des einzelnen Falles müssen sie aufgeben werden, weil
> sie die Gefahr mit sich bringen, über die Krankheit den Kranken, über den Begriff
> die Wirklichkeit zu versäumen. Nur der Kranke ist das Objekt der medicinischen
> Thätigkeit und niemals darf der Arzt vergessen, dass sein letzter Zweck ein humaner
> sein soll." (Virchow 1854, S. 1f.)

Hier sind deutliche Züge eines aristotelischen Wissenschaftsverständnisses erkennbar. Krankheit wird hier als Möglichkeit einer Form verstanden, die sich zwar *in*
einer bestimmten Form darstellen kann, aber nicht notwendigerweise in *dieser*
Form darstellen muss. Und überhaupt offenbart sich uns nach Virchows Verständnis
nicht irgendeine Krankheit, sondern das Leben selbst ist es, das sich uns als *das*
Zugrundeliegende in unterschiedlicher Ausprägung und unter gewissen Umständen
auch als „Krank-Heit" zeigt. Krankheit kann nach Virchow auch nicht als eine Art
Abstraktion verstanden werden, die so weit vorangetrieben dann irgendwann in
dem höchsten Grad ihrer Abstraktheit als objektive Entität „neben" dem Leben
stehen könnte. Doch Virchow wartet noch mit einer weiteren philosophischen
Lesart auf: Die Begriffsbildung, die er als Heraussonderung beschreibt, ist von
Menschen getroffen worden, damit sie sich untereinander verständigen können.
Die Natur selber würde solch eine Heraussonderung u. U. gar nicht vorantreiben,
und dieses Heraussondern ist zudem ein riskantes Unterfangen, da es Gefahr läuft,
den lebendigen Kranken als Einzelwesen durch die herausgesonderten Begrifflichkeiten zu verdecken.

Hier wäre ein Ansatzpunkt für eine grundlegende skeptische Diskussion
gewesen, die gar nicht so sehr das Herausbilden der Begriffe selbst hätte in Frage

stellen müssen. Sie hätte nur einen Möglichkeitsraum zu eröffnen brauchen, in dem alternative *Herausbildungen* nicht als ein Angriff auf das Bestehende und zu Bewahrende verstanden werden, sondern eine gleichwertige Chance besäßen, gehört und durchdacht zu werden. Der dominierende Diskurs medizinischer Denkfiguren hat sich im 19. Jahrhundert aber anders entwickelt, und die Gefahr, von der Virchow gesprochen hatte, dass die abstrakten Begriffe den Kranken verdecken werden, diese Gefahr nahm nach und nach konkrete Formen an. Und da halfen auch die deutlichen Hinweise von Uhle & Wagner (1865) nicht, die mit einer bis heute geltenden und geradezu bestechenden Klarheit auf die Komplexität der Ursachen und die Ungewissheit ihrer Folgen hinweisen:

> „Die Aetiologie, die Lehre von den Ursachen von Krankheit, ist eines der schwächsten Capitel in der Pathologie […]. Für sehr wenige Krankheiten können wir aber eine einzelne Einwirkung anführen, welche dieselben mit Notwendigkeit hervorbrächte […]. Was wir von den ursächlichen Verhältnissen der inneren Krankheiten wissen, bezieht sich größtenteils nicht auf Ursachen im strengen Sinn der Logik […], welche allein jederzeit die und die Wirkung hervorbringen müssen, sondern auf komplexe Verhältnisse, unter deren Einfluss manchmal, bald sehr häufig, bald seltener gewisse Krankheiten zum Ausbruch kommen." (Uhle & Wagner 1865, S. 62f.)

Dieses Zitat ist insofern bemerkenswert, weil es gleich zwei Sachverhalte in sich vereint, die heute innerhalb eines modernen, gesundheitswissenschaftlichen Verständnisses für das Entstehen und Vergehen von Gesundheit und Krankheit grundlegend sind. Zum einen wird hier mit dem Terminus der „komplexen Verhältnisse" gearbeitet und zum anderen ist das, was diese komplexen Verhältnisse bewirkt, nicht einfach vorhersagbar, sondern eben nur mehr oder weniger wahrscheinlich. Auch mit diesem Verständnis hätte die Medizin des ausgehenden 19. Jahrhunderts eine Chance besessen, in der theoretischen Fundierung ihrer Disziplin gleich mehrere Kontingenzphänomene zu bearbeiten. Heute gilt es innerhalb der Gesundheitswissenschaften zwar als gesicherte Erkenntnis, dass fast allen Erkrankungen ein multifaktorielles Ursachengeschehen zugrunde liegt, das sich aus sogenannten biologischen, verhaltensbedingten und psychosozialen Risikofaktoren zusammensetzt. Und auch in Bezug auf die möglichen Folgen einer Erkrankung spricht Dever (1991) von einem Multiple-Cause-Multiple-Effekt-Modell (Dever 1991 zit. n. Schwartz et al. 2012, S. 42).

Damit kann festgehalten werden, dass Public Health sich heute dem Kontingenzphänomen eben nur *möglicher* Ursachen und Folgen einer Erkrankung durchaus bewusst ist. Allein in ihrer Art der Bearbeitung dieser Kontingenz scheint sie derzeit entweder auf eher traditionell behaviorale oder klassisch medizinische Interventionen zu vertrauen. Beide Ansätze sind von ihrer Anlage her aber eher dazu geneigt, Komplexität so stark zu reduzieren, dass der oben angesprochene Mensch als individuelles Einzelwesen nicht mehr zu erkennen ist. Und auch hierfür ist die Entwicklung eines medizinischen Denkens im 19. Jahrhundert verantwortlich, das das „Nach"-Denken über Krankheit und Gesundheit als ein Denken in Abstraktionen so sehr vorantrieb, dass bald niemand mehr daran zweifelte, dass am Ende der Körper dem Mediziner irgendwann als eine objektivierbare Tatsache *gegenüber*stehen oder -liegen würde.

Für die sich damals entwickelnde naturwissenschaftliche Konzeption von Medizin galt es, eine klare Arbeitsanweisung zu etablieren: Aus allen überkommenen Krankheitstheorien mussten Schritt für Schritt zuerst die theologisch überfrachtete Metaphysik und dann später auch das Individuum und zu guter Letzt seine Interaktionen mit der sozialen Umwelt eliminiert werden. Denn das lebendige und soziale agierende Individuum brachte einfach eine zu starke Unruhe (Bauch 1996) in die klinische Medizin, die sich ausschließlich mit Krankheiten beschäftigen und diese klassifizieren wollte, um sie dann als Entitäten handhaben und einer staunenden Öffentlichkeit präsentieren zu können. „Trotz der metaphysischen Vorstellung eines Wesens der Erkrankung, das der Arzt analytisch aus der Symptomdarbietung herausarbeiten mußte, wurde hier der Weg in die streng naturwissenschaftliche Medizin vorprogrammiert." (Bauch 1996, S. 34). Dafür musste die Krankheit aber „entsubjektiviert" werden, was René Lerische 1936 sehr anschaulich beschreibt:

„Will man die Krankheit definieren, muss man den Menschen aus ihr verbannen. [...] Bei der Krankheit ist der Mensch im Grunde das Unwichtigste." (Leriche 1936, zit. n. Canguilhem 2013, S. 88)

Bauch (1996) macht aber auf einen – vor allem für den Fortgang dieser Arbeit – noch wesentlicheren Aspekt aufmerksam: Um im ausgehenden 19. Jahrhundert das Wesen einer Erkrankung beschreiben zu können, musste der Mediziner damals noch den lebendigen Menschen befragen; er war demnach u.a. auch auf die sprachlichen Äußerungen des kranken Menschen angewiesen. Mit zunehmender Technisierung der klinischen Diagnostik gelang es dem Mediziner aber, sich vor allem im 20. Jahrhundert aus dieser auf den Dialog angewiesenen Abhängigkeit zu emanzipieren. Bildgebende Verfahren und biochemische Analysen begannen nach und nach für sich allein zu „sprechen". Das letzte Kapitel dieser Arbeit wird zeigen, unter welch mühsamen Umständen heute versucht wird, dieses „dialogische Sprechen" zwischen dem Arzt und seinem Patienten in die „Sprechstunden" wieder einzuführen.

Und dabei kann das oben beschriebene Bemühen um die „Verbannung" des Menschen nicht einmal als ausgesprochene Erfolgsgeschichte beschrieben werden.

Denn in demselben Maße, in dem die unüberschaubare Komplexität des Sozialen und des Lebendigen aus der Beschreibung einer Krankheit als Entität „ausgeschlossen" werden sollte, eröffnete sich dem immer tiefer ins Detail schauenden naturwissenschaftlich denkenden Mediziner nämlich – selbst unter Einhaltung seiner eigenen streng naturwissenschaftlichen Betrachtungs- und Erklärungsspielregeln – eine so ungeheure Komplexität der systemischen Vernetzung und gegenseitigen Beeinflussung und Rückkopplung aller biochemischen Prozesse, dass er bis heute bei der Formulierung von Aussagesätzen zur Ätiologie oder zum Verlauf einer Erkrankung bis hin zur Genesung auf die oben angesprochenen Formulierungen der Stochastik zurückgreifen muss. Die Entstehung, der Verlauf und der Prozess der Heilung einer Erkrankung können, wenn überhaupt, bis heute aus der sogenannten „natur"-wissenschaftlichen Sicht heraus lediglich als ein mehr oder weniger „wahrscheinliches" Ereignis beschrieben werden.

Uhle & Wagner hatten in der Einleitung zur „Allgemeinen Pathologie" 1865 bereits vor einer zu starken Vereinnahmung des Krankheitsbegriffs durch technische Metaphern gewarnt. Sie sahen es zudem als unmöglich an, eine kurze und klare Definition von Krankheit aufzustellen und verwiesen darauf, dass es dem Verständnis des *gewöhnlichen* Lebens entspringt, Gesundheit und Krankheit überhaupt als Gegensatz zu betrachten (Uhle & Wagner 1865, S. 1).

> „Von einer Maschine sagt man niemals, sie sei gesund oder krank. Wenn eine Uhr oder Lokomotive nicht mehr geht, so nimmt sie der Techniker auseinander und reparirt den zerbrochenen Theil; […]. Von einer Pflanze kann man aber sagen, sie sei gesund oder krank, noch mehr von Thier und Mensch. Gesundheit und Krankheit setzt also einen Organismus voraus. Der Organismus hat mit der Maschine das gemein, dass er aus einzelnen Theilen zusammengesetzt ist, welche ein inniges und einziges Ganze bilden; auch das haben mitunter beide gemein, dass sie Stoffe von Aussen aufnehmen, umsetzen und wieder abgeben; […] Allein das Aufgenommene und Producirte wird nicht in ihre eigne Substanz [die der Maschine, Erg. TH] verwandelt, sie ernährt sich nicht selbst, ihre kleinsten Theile erleiden nicht den fortwährenden Wechsel der Materie, welcher bei den organischen Körpern besteht. Endlich geht der Maschine die Fähigkeit ab, neue Maschinen aus sich zu erzeugen, während der Organismus sich selbst fortzupflanzen vermag. (Uhle & Wagner 1865, S. 2)

Der Organismus *lebt* nämlich im Gegensatz zur Maschine – so die beiden Autoren weiter – und gesund nennt man einen Menschen, „wenn jene Vorgänge, die sein Leben vermitteln, ruhig und gleichförmig sich abwickeln, so dass man erhoffen darf, dies werde noch lange so fortgehen" (ebd. S. 2). Dem populären Verständnis von Gesundheit nach lässt sich das Ganze auf ein „Gefühl des guten Befindens" und der „Garantie der Erhaltung des Körpers" reduzieren (ebd. S. 2). Wissenschaftlich ist solch ein Gesundheitsbegriff nicht haltbar – so die Autoren weiter – und eine

starre Abgrenzung zwischen beiden Begriffen, wie sie in der Sprache des gewöhnlichen Lebens getroffen wird, würde ihrer Meinung nach ins Absurde führen.
Gesundheit und Krankheit sind für sie nur relative Begriffe, denn der gesunde
Zustand kann mit vielen Abstufungen ganz allmählich in einen entschiedenen
kranken übergehen (ebd. S. 3). Denn man könne sich trotz körperlicher Funkti-
onseinschränkungen und trotz eines Schwankens in den Zusammensetzungen
des Blutes durchaus als gesund bezeichnen. Wenn nur der als gesund bezeichnet
werden darf, bei dem sämtliche Körperteile ihre perfekte Funktion ausüben, dann
wäre im „streng wissenschaftlichen Sinne […] wohl kaum Jemand ganz gesund"
(ebd. S. 2). Dennoch möchten auch Uhle & Wagner ihre Pathologie als die Lehre
von den Krankheiten auf die Physik, die Chemie und die Physiologie aufbauen.
Und sie möchten dies nach naturwissenschaftlichen Methoden tun: „Wir müssen
den allgemein geltenden Principien der Naturwissenschaft folgen, und erst von
den langsamen uns mühevollen Beobachtungen der einzelnen Erscheinungen zu
allgemeinen Regeln und Gesetzen übergehen." (ebd. S. 11f.).

Mit diesem Vorhaben ebneten die beiden Autoren und mit ihnen viele andere
Mediziner dieser Zeit dann aber doch einen Weg, der im aristotelischen Sinne die
begriffliche Einteilung der Erkrankungen einseitig vorantrieb und auf der anderen
Seite Gefahr lief, darüber den Einzelfall aus den Augen zu verlieren. Erinnern wir
uns an die Idee des Aristoteles: Wer mehr Erfahrung besitzt, wird auf seinem Gebiet
im Einzelfall eher das Richtige treffen als jemand, der nur mit den begrifflichen
Einteilungen von Arten und Gattungen umgehen kann. Erfahrung bedeutete für
Aristoteles aber, dass jemand sich mit konkreten Einzelfällen auskennt und darüber hinaus das große Ganze im Blick hatte, in dem sich u. a. auch so etwas wie
Einteilungen von Arten und Gattungen befinden konnten. Wenn Aristoteles aber
von Gattungen und Arten sprach, dann konnten wir von ihnen nur deshalb sprechen, weil ihnen bestimmte individuelle Einzelwesen vorausgingen bzw. zugrunde
lagen. Begriffe, Gattungen und Arten waren für ihn immer nur Akzidenzien, die
dem Wesentlichen, nach dem Aristoteles suchte, immer nur als unwesentliche
Eigenschaft zugesprochen wurden.

Wenn sich innerhalb der Medizin des 19. Jahrhunderts nun die Formulierung
eingebürgert hatte, man sei auf der Suche nach dem „Wesen einer Erkrankung"
und könne dieses „Wesen" durch ein mühevolles Beobachten der Natur aufspüren,
dann wäre das Auffinden von objektivierbaren Begrifflichkeiten im aristotelischen
Sinne ein Paradoxon. Begriffe waren für Aristoteles „unwesentliche" Zuschreibungen (Akzidenzien), die allenfalls eine notwenige Voraussetzung dafür waren, dass
wir eine dahinterliegende „erste Ousia" vermuten durften. Die „erste Ousia" aber
war für Aristoteles das, was das Seien überhaupt erst ermöglicht und uns damit
überhaupt erst in die Lage versetzt, aussprechen zu können, „dass etwas *ist*". Alles

andere ausgesprochene Seiende konnte seiner Idee nach nur in Bezug auf dieses allererste allgemeine Seiende gesagt werden und ist daher immer nur Akzidens. Das medizinisch naturwissenschaftliche Projekt des 19. Jahrhunderts hätte sich demnach – ähnlich der Idee eines Rudoph Virchow – aufmachen müssen, das Sein oder besser das Leben selbst als zugrunde liegende „erste Ousia" zu entdecken, und sich nicht vorschnell mit den scheinbaren Objektivitäten der Abstraktionen begnügen dürfen.

Das Individuelle und unverwechselbar Einzigartige, das jedem Menschen zugrunde liegt, verflüchtigt sich nämlich nicht einfach dadurch, dass wir Begriffe vereinbaren, die diesen Menschen als eine besondere Art oder Gattung beschreiben. Aristoteles hatte die Vorstellung, dass wir uns mit dem zunehmenden Grad an Allgemeinheit vom einzelnen Individuum entfernen. Und man könnte diese Annahmen aus sprachkritischer Sicht noch radikaler formulieren: Das individuelle Einzelwesen kann in unseren durch die Sprache vereinbarten und geschichtlich gewachsenen Begriffssystemen auch gar nicht vorkommen. Aristoteles selbst hatte diese alte von Platon bereits diskutierte Idee der Sprache als Ansammlung von Zeichen wieder aufgenommen und ebenfalls die Formulierung „durch gemeinschaftliche Vereinbarung" verwendet.

Wenn man Aristoteles' Annahme von einer Stellvertreterfunktion ernst nimmt, bei der Worte nur Zeichen für die Dinge sind und diese in der Vergangenheit gemeinsam vereinbart wurden, dann lässt sich aber nur „Allgemeines" über die Dinge in vielfältiger Weise vereinbaren und den Dingen damit nur „zu"-sprechen. Aristoteles ging nun aber nicht nur davon aus, dass wir nur über die Zuschreibungen (Akzidenzien) sprechen können, sondern auch über das, was übrig bleibt, wenn alles Zugeschriebene abgezogen ist, über das Wesen des Einzeldings selbst. Er hatte dafür die etwas komplizierte Denkfigur der „erfassenden Vorstellung" bemüht und Römpp (2009) versuchte, Aristoteles' Vorstellung dahingehend zu relativieren, dass das Einzelseiende in sich selbst nur die Möglichkeit des „Ausgesprochenwerdens" bereits in sich trägt (Römpp 2009, S. 51).

Damit hatte Römpp eine Einschränkung gegenüber der aristotelischen, grundsätzlichen Erkenntnismöglichkeit geschaffen, die kontingenterweise stets die Idee einer ganzen Reihe von *alternativen* Ausdrucksmöglichkeiten in sich trägt und „mit"-denkt. Damit wurde aber gerade jenes skeptische Argument stark gemacht, das nicht nur von mehreren Möglichkeiten als nur einer ausging, sondern diese auf alle mögliche Art und Weise erscheinenden und gedachten Dinge einander entgegensetzen wollte und von der Gleichwertigkeit der entgegengesetzten Argumente ausging (Sextus Empirikus 2013, S. 94). Römpp hatte nämlich zu Recht auf die besondere Gefahr hingewiesen (s. o.), die Aristoteles' grundsätzliche Erkenntnismöglichkeit in sich birgt: Dann könnten nämlich Mediziner, die mit einer besonderen

Definitionsmacht ausgestattet wurden, nur, weil es ihnen gefällt, behaupten, sie würden jetzt „erkennen" und „aussprechen" können, was das Wesentliche einer Erkrankung wäre. Sie könnten dann auch auf eine so aberwitzige Annahme kommen, es läge eine „natürliche und objektivierbare Ordnung" in der Beschreibung des menschlichen Körpers und seiner Dysfunktionalitäten.

Unterstützung bekam dieses sprachskeptische Denken sogar von den Stoikern, die davon ausgingen, dass sich die Entwicklung jedweder Theorie, sei es nun die der Physik oder die der Ethik, nur über die Sprache vollziehen könne (Hülser 1996). Aber erst Sextus Empirikus (2001) wird mit Vehemenz auf die Unsicherheit hindeuten, die sich ergibt, wenn sprachliche Vereinbarungen kontingenterweise auch immer hätten anders ausfallen können. Dann kann der Mediziner als Fachwissenschaftler – und Sextus selbst soll Mediziner gewesen sein – im Grunde keine wahren Aussagen über den Gegenstand seines Fachs machen, sondern nur notgedrungen mit den Vereinbarungen umgehen, die die Kultur speziell seiner Sprachentwicklung hervorgebracht haben. Jetzt wird auch deutlich, warum Virchow davon ausging, dass die Natur selbst eine solche sprachliche „Ab-Sonderung" unter Umständen gar nicht hervorgebracht hätte, denn das waren für ihn Absonderungen, die wir Menschen hervorgebracht haben. Es wird noch bis 1943 dauern, bevor der französische Mediziner und Philosoph Georges Canguilhem mit seiner Untersuchung des „Normalen" und des „Pathologischen" einen bis heute einzigartigen Beitrag einer Medizinkritik vorlegen wird, die sich erstmals aus philosophischer Sicht heraus mit den erkenntnistheoretischen Voraussetzungen einer Medizin als sprachlich vereinbarte Wissenschaft beschäftigen wird (s. u.).

Für die Medizin ergäbe sich aus skeptischer Sicht lediglich die Aufforderung, neben den bestehenden sprachlich vereinbarten Kausalitätsvereinbarungen nach weiteren Möglichkeiten zu suchen, ein und dasselbe Phänomen aus einem anderen Blickwinkel ganz anders zu beschreiben, ohne dabei aus dogmatischer Sicht auf die Einhaltung der engen normativen Beschreibungsgrenzen der eigenen Disziplin zu bestehen. Die stillschweigende Akzeptanz der sogenannten Triggerpunkte, die aus einem Erkenntniskonzept der Traditionellen Chinesischen Medizin hervorgegangen sind und für die bis heute keine neurobiologische Herleitung durch die sogenannte westliche Medizin erfolgen konnte, könnte als ein Beispiel für solch eine Theoriekontingenz angesehen werden.

4.2   Das „Sociale" als Chance auf die Bearbeitung von Kontingenz

Theoriekontingenz verlangt aber nach etwas, das am Anfang vielleicht schier unmöglich erscheint und u. U. geradezu absurd anmutet. Theorien müssen aber zugleich auch ihre Viabilität unter Beweis stellen. Sie müssen leb- und erlebbar und gangbar zugleich sein. Und sie müssen im Kontext von Gesundheit und Krankheit zudem nicht nur für *einen* Menschen, sondern im äußersten Fall für *alle* Menschen „über"-lebbar sein. Eine Erweiterung der theoretischen Konzeptionen für Gesundheit oder Krankheit über die sich entwickelnde, enge naturwissenschaftliche Normativität des medizinischen Denkens hinaus wäre also am Ende des 19. Jahrhunderts durchaus möglich gewesen. Immer wieder deutete die soziale Lage auf mehr Unbestimmbarkeit hin, als sie die enggefassten, monokausalen Ätiologiemodelle der Medizin verkraften konnten. Denn die Vernetzung und Rückkopplungsmechanismen des Lebendigen zwangen die Medizin immer wieder dazu, ihr reduktionistisches Vorhaben zu relativieren.

Auch dort, wo sie mit einem technisch immer „tieferen" Blick in die molekularen Strukturen der Biologie der Zellen vordrangen, sah sie sich mit einer derart wachsenden Zunahme an Komplexität konfrontiert, dass sie diese wieder nur innerhalb der Grenzen neuer medizinischer Fachgebiete bewältigen konnte. Das Projekt einer naturwissenschaftlich ausgerichteten Medizin, die die soziale Ökologie lebender Systeme aus ihren Beschreibungsversuchen ausschließen wollte, weil das „Soziale" sich ihrem Verständnis nach als „nicht materiell" und voller Unbestimmtheiten mit schier unüberschaubarer Kontingenz zeigte, dieselbe Medizin muss sich heute eingestehen, dass sie selbst unter Einhaltung ihrer eigenen naturwissenschaftlichen Anschauungsformen den Gegenstand ihrer Untersuchung eben nicht länger als eindeutig determiniert und vorhersagbar beschreiben kann. Und genau dieser Sachverhalt hätte für die Medizin Anfang des letzten Jahrhunderts Anlass sein können, für eben jene Phänomene, die wegen ihres hohen Grades an Komplexität nicht hinreichend mit traditionellen, eigenen Theorien erklärt werden konnten, nach alternativen Modellen Ausschau zu halten. Chancen dafür hatte es in dem halben Jahrhundert zwischen 1875 und 1925 genug gegeben, und es ist kein Zufall, dass dieser Zeitraum etwa identisch ist mit der Geburtsstunde von Public Health in Europa.

Die vormals noch gravierende und an den Anschauungsformen einer *materiellen* Welt ausgerichtete Frage nach der Umwelt-Hygiene geriet am Ende des 19. Jahrhunderts immer mehr zu einer Frage nach einer *sozialen* Umwelt-Hygiene bzw. zu einer Frage nach den Wechselwirkungen beider Umwelten, die nach damaligen Verständnis auch beide Auswirkungen auf die Gesundheit der Menschen hatten.

Ende des ausgehenden 19. Jahrhunderts zweifelte niemand mehr an dem großen Projekt Rudolph Virchows, die *materielle* Umwelt von Krankenhäusern, Schlachthöfen und Kanalisationen so zu gestalten, dass bessere hygienische Bedingungen die Ausbreitung von Erkrankungen eher unwahrscheinlich machten. Doch Rudolph Virchow steht auch für eine ganz andere Idee von „Verhältnisprävention": In der von ihm und seinem damaligen Kollegen herausgegebenen Zeitschrift „Die medicinische Reform" deutete er 1848 bereits an, wie sehr es den Medizinern eigentlich eigen sein müsste, für die „sociale" Sache einzutreten, denn immerhin stand seiner Meinung nach nicht irgendetwas, sondern die „europäische Civilisation" auf dem Spiel:

> „Und wer kann sich darüber wundern, dass die Demokratie und der Socialismus nirgend mehr Anhänger fand, als unter den Aerzten? Dass überall auf der äussersten Linken, zum Theil an der Spitze der Bewegung, Aerzte stehen? die Medicin ist eine sociale Wissenschaft, und Politik ist nichts, als Medicin im Grossen." (Virchow 1848a, S. 125)

Die Revolution vom März 1848 scheiterte und der damals 26-jährige Virchow wurde gebeten, um seiner Karriere willen von seinen aufrührerischen Worten zur „socialen Frage" Abstand zu nehmen. Zumal doch der „deutsche Sonderweg" mit seinem aufgeklärten Absolutismus seit dem ausgehenden 18. Jahrhundert mit der „Medicinalpolicey" ein detailliert ausgearbeitetes und hochwirksames Instrument zur Regulierung der Wohlfahrtspflege vorweisen konnte. Denn: „Die Sorge für die Gesundheit der Untertanen zählten seine hochfürstlichen Gnaden von jeher zu Ihren edelsten landesväterlichen Pflichten", das versicherte uns Bernhard Christoph Faust noch in seinem Gesundheitskatechismus (Faust 1794). Doch als Rudolf Virchow 1848 seine „Mittheilungen über die in Oberschlesien herrschende Typhus-Epidemie" schrieb, kam er zu dem Schluss, dass „ein Staat, der es zuließ, dass Menschen unter so elenden Verhältnissen leben mussten, wie die oberschlesischen Weber, rechtlich aufgehört habe Staat zu sein" (zit. n. Bleker 1994, S. 167). Krankheiten hatten für ihn mitunter ganz andere Ursachen:

> „Aller Wahrscheinlichkeit nach sind es die localen Verhältnisse der Gesellschaft, welche die Form der Krankheit bestimmen, und wir können bis jetzt als ein ziemlich allgemeines Resultat hinstellen, dass die einfache Form umso häufiger ist, je armseliger und einseitiger die Nahrungsmittel und je schlechter die Wohnungen sind." (Virchow 1848d, S. 108)

Derartige Lebensverhältnisse ergaben für Virchow eine gewisse „Disposition" für bestimmte Erkrankungen. Er ging davon aus, dass „Hungersnoth und Typhus nicht nothwendig in einem Verhältniss von Ursache und Wirkung stehen" (ebd. S. 136), aber sie können seiner Meinung nach schon als „Coeffekte derselben Grundursache gedacht werden" (ebd. S. 137). In einer „volle[n] und uneingeschränkte[n] Demokratie" (ebd. S. 163) sah er damals das einzige Mittel, diese Lebensverhältnisse zu verbessern.

„In einer freien Demokratie mit allgemeiner Selbstregierung sind solche Ereignisse unmöglich. Die Erde bringt viel mehr Nahrung hervor, als die Menschen verbrauchen; das Interesse der Menschheit erfordert es keinesweges, dass durch eine unsinnige Aufhäufung von Capital und Grundbesitz in den Händen Einzelner die Production in Kanäle abgeleitet wird, welche den Gewinn immer wieder in dieselben Hände zurückfliessen lassen." (Virchow 1848d, S. 175)

Virchow wollte aber auch die Beziehung zwischen Staat und Medizin neu ordnen. Mediziner sollten nicht länger nur die medicinalpolizeilichen Handlanger des Staates sein. Virchow forderte eine „öffentliche Gesundheitspflege", die eine radikale Veränderung in der „Anschauung von dem Verhältnisses zwischen Staat und Medicin" einleiten sollte (Virchow 1848c, S. 21). Den neuen, demokratischen Staat sah Virchow als eine „solidarisch verpflichtete, sittliche Einheit aller gleich Berechtigten", die alle eine „Berechtigung auf eine gesundheitsgemässe Existenz" haben sollten (Virchow 1848b, S. 37). In seinen Mitteilungen aus Oberschlesien hatte er bereits angedeutet, dass die Schaffung eines uneingeschränkten Zugangs zu Nahrung, Kultur, Bildung und Arbeit wohl eine der Hauptaufgaben dieser neuen, öffentlichen Gesundheitspflege sein könnte.

Einen ausgezeichneten Überblick über den Stand der damals sehr lebhaften Diskussion zum Verhältnis von „Krankheit und Sozialer Lage" und boten 1913 Mosse & Tugendreich in ihrem engagierten Rückblick auf die Zeit bis zur Jahrhundertwende (Mosse & Tugendreich 1913). Das Werk bietet einen ausgezeichneten Einblick in die Geschichte eines Theorien-Streits, der u. a. auch Public Health als Wissenschaft hervorgebracht hat. Die Arbeit zeigt zugleich aber auch, welche Chance auf eine erkenntnistheoretische Positionierung der Medizin als akademische Meta-Disziplin genau zu diesem Zeitpunkt vertan wurde. So hätte die Medizin einerseits die von ihr gefundenen komplexen Verhältnisse der Biologie wesentlich früher als *nur bedingt vorhersagbar* beschreiben können (s. o. Uhle & Wagner 1865). Auf der anderen Seite hätte sie – ausgehend von den Denkfiguren der Sozialhygieniker – die komplexen Verhältnisse in der Umwelt des lebenden Systems als materielle *und* soziale Bedingungen für die Beschreibung der Entwicklung von Krankheit mit integrieren können. Und sie hätte sich selbst – ganz im Sinne Virchows – als politische Medizin im Großen verstehen können.

Empirische Beweise für den Einfluss eines Schichtgradienten auf das Mortalitätsgeschehen legten Mosse & Tugendreich in Form von Statistiken in ausreichender Zahl vor. Die Beweislast für den Zusammenhang von Krankheit, Mortalität und sozialer Lage hielten die Autoren damals für so erdrückend, dass sie ihre Einleitung mit einem für die damalige Zeit erstaunlichen Appell beschlossen:

> „Der Nachweis der engen Beziehung zwischen Armut und Krankheit bedeutet eine schwere Anklage gegen die Kultur, gegen die Gesellschaft. Die Armut verurteilt den größten Teil der zivilisierten Menschheit zu einer unhygienischen Lebensweise mit ihren tödlichen Folgen. Das ist jetzt eine gesicherte, klare Erkenntnis. [...] Heute ist dieser Zusammenhang dem Sozialpolitiker, dem Volkswirt, dem Arzt geläufig. Diese Erkenntnis legt der Gesellschaft grosse und ernste Pflichten auf. Das Ziel ist, auch dem Armen ein hygienisch befriedigendes Dasein zu verschaffen und so die gewaltigen Unterschiede allmählich auszugleichen, welche die Lebenserwartung des Reichen und des Armen trennen. (Mosse & Tugendreich 1913, S. 21)

Der Ausgleich der gewaltigen Unterschiede in den Lebenserwartungen sollte zu einem interdisziplinären Projekt werden. Doch war 1913 bereits eine andere Saat aufgegangen, die ebenfalls um die Jahrhundertwende in aller Ernsthaftigkeit nicht nur in akademischen Kreisen diskutiert wurde. Mosse & Tugendreich versuchen zwar in ihrer Einleitung klarzustellen, dass sie mit der neu aufkommenden „Rassenhygiene" nichts gemein hatten, doch sie erlaubten einem der Vertreter der Rassenhygiene, einen Beitrag am Ende ihres Buches zu veröffentlichen. Die soziale Idee, Menschen mit niedrigem soziökonomischen Status aus ihrer Armut heraus zu einem besseren hygienischen Dasein zu verhelfen, sahen die Rassenhygieniker allerdings als einen Eingriff in die sogenannte „natürliche" Konstitutionsvererbung, die ohne diesen Eingriff den „kranke[n] und schwache[n] Erbanlagen eine[n] frühzeitigen Tod ihrer Träger" ermöglicht hätte (Schallmayer 1913). Ein derart missverstandener Charles Darwin brachte eine ganz andere Art von theoretischer Debatte auf den Plan, die nichts mehr übrig hatte für Virchows Idee von „gleich Berechtigten", die das gleiche Recht auf „Zugang zu einer gesundheitsgemäßen Existenz" besaßen. Für die „politische Medizin im Großen", die dann zwanzig Jahre später folgte, wollten nach 1945 Mediziner dann allerdings nicht verantwortlich gemacht werden. In ihrem Beitrag über den „Mythos vom unpolitischen Arzt" macht Johanna Bleker (1994) deutlich, wie sehr die deutschen Ärzte die Mitverantwortung an den Kriegsverbrechen nach 1945 herunterspielen wollten.

Bis zum Ende des 19. Jahrhunderts hatte sich die Medizin bereits zu einer privilegierten Leitfigur des deutschen Bildungsbürgertums etabliert und wir haben es Richard Toellner zu verdanken, der uns in seinem Aufsatz von 1988 daran erinnert, wie die „elitäre, nationale und imperiale Gesinnung der deutschen Medizin" (Toellner 1988, S. 195) ihren wissenschaftlichen Führungsanspruch durch Männer wie Theodor Billroth in der zweiten Hälfte des 19. Jahrhunderts geistig vorbereitete:

„Die Bildung ist immer etwas Aristokratisches; der Arzt, der Schullehrer, der Richter, der Geistliche, sie sollen die ἄριστοι ihres Dorfes, ihrer Stadt, des Menschenkreises überhaupt sein, [...] Die Ausbildung dieser Stände vernachlässigen, die geistigen und wissenschaftlichen Ansprüche an sie herabdrücken [...] das wäre in meinen Augen einem Zurückdrücken der gesamten nationalen Culturentwicklung gleich zu achten und ist im Princip verwerflich, unmoralisch, weil es die Nation ruiniren und früher als es ihre naturgemässe Erschöpfung im Laufe der Jahrhunderte mit sich bringt, zur Beute einer andern machen würde. [...] Ich meine also, die höchst mögliche wissenschaftliche Ausbildung des Arztes ist eine wichtige nationale Culturfrage." (Billroth 1876, S. 64)

Und Billroth ließ damals keinen Zweifel daran, dass der Fortschritt der medizinischen Wissenschaften seine Quelle und seine Triebkraft vorwiegend in den Naturwissenschaften zu suchen hatte (ebd. S. 67). Für ihn bedeutete medizinische Forschung Wahrheitssuche, so sehr diese auch „in Conflict mit unseren sozialen, ethischen und politischen Verhältnissen kommen" (ebd. S. 364) könnte. Toellner gibt zu bedenken, dass diese „wilde Entschlossenheit, aus der Heilkunst eine Wissenschaft zu machen" (Toellner 1988, S. 199) nicht nur bedeutete, mit naturwissenschaftlichen Methoden das Wissen der Medizin zu sichern. Das Handeln und das Verhalten des Arztes im alltäglichen Umgang mit dem Patienten sollten sich durch ein derart elitäres Denken grundlegend ändern:

„Was der alte Arzt täglich im Umgang mit seinen Patienten beweisen musste, bei Strafe seiner Existenz, nämlich: Einfühlungsvermögen, Takt, die Fähigkeit, die individuellen Besonderheiten der Person, der Lebensumstände, der Geschichte seines Patienten zu erfassen, Sensibilität für Furcht und Hoffnung, Schwäche und Stärke seines Gegenübers, Hilfswilligkeit und Führungsbereitschaft, kurz differenzierte Menschenkenntnis mit Lebensklugheit und Menschenliebe gepaart, dies alles wurde nun nicht mehr bewußt als essentielle virtus artis reflektiert und geübt, sondern ging mehr und mehr verloren." (Toellner 1988, S. 199)

Toellner sieht sehr präzise, wie die Medizin sich in eine empirische Wissenschaft verwandelte und den Patienten so zum Objekt ihrer Beobachtungen, Untersuchungen und zum Gegenstand ihrer Experimente machte (ebd. S. 199). Er sieht auch, dass der Aufstieg der Ärzte von einem gelehrten Stand zu autonomen, professionellen Experten verbunden war mit dem Verlust jeglicher Kontrolle durch die sogenannten Laien. Dabei sind die Vorbedingungen und die Wechselwirkungen dieses Wandels im Einzelnen – mit all ihren offensichtlichen und teils auch verborgen gebliebenen „religiösen, kulturellen geistigen, sozialen, politischen und ökonomischen" Voraussetzungen – bis heute nicht annähernd geklärt (ebd. S. 198). Offenkundig ist heute allerdings, dass ein Mediziner wie Alfred Grotjahn, der anfangs noch Vorreiter auf dem Gebiet der Etablierung der Sozialen Hygiene war, sich zu einem der wortstärksten Verfechter „eine[r] planvolle[n] Eugenik" (Grotjahn 1926, S. 90) und Rassenhygiene entwickelte.

> „Was nützt auf die Dauer jede individuelle und soziale Hygiene, was alles hygienisch einwandfreie persönliche Verhalten und die Assanierung der Wohnplätze, wenn die Bevölkerung als Ganzes sich vermindert und zugleich verschlechtert. Nur die stete Berücksichtigung der eugenischen Belange bei allen sozialhygienischen Bestrebungen kann die kulturell führenden Völker vor einer allmählich fortschreitenden Entartung des physischen Substrats ihrer Kultur bewahren. Soziale Hygiene kann und darf nicht ohne die engste Verbindung mit praktischer Eugenik betrieben werden." (Grotjahn 1926)

Das Prätentions- und Distinktionsbestreben der Medizin, das bei Billroth noch den Stand der Mediziner an die Spitze der bürgerlichen Gesellschaft bringen sollte, bekommt bei Grotjahn eine ganz andere Intention. Für Grotjahn soll die Medizin dem *Staat* durch die Eugenik dabei helfen, *sein* Distinktionsbemühen um den Rang eines führenden Kulturvolks zu erreichen. Beide Absichten waren aber damit verbunden, dass das *Lebendige* als Störfaktor verleugnet oder gar beseitigt werden musste. Was innerhalb der Medizin durch die „Ver"-objektivierung des Lebendigen als wissenschaftliches Programm vorbereitet wurde, konnte nun wie selbstverständlich als eine „objektive" Erkenntnis der Evolutionsbiologie durch die Unterstützung der Medizin für ein „höheres" Ziel verwendet werden.

Das Distinktionsbemühen der bürgerlichen Elite, die mit ihrem Willen zur Unterscheidung die erlebte Kontingenz nicht etwa zu ertragen und zu bearbeiten versuchte, sondern diese Differenz benutzte, um damit gegen das Leben selbst vorzugehen und um sich selbst damit einen Überlebensvorteil zu verschaffen, dieses Bemühen beruhte aber auf nichts anderem als auf einer durch die Sprache getroffenen Unterscheidung, die weder einem einzelnen Menschen noch irgendeiner sozial konstruierten Gruppe gerecht werden kann. Ruft man sich an dieser Stelle das antike sprachkritische Denken eines Parmenides' (s. o.) in Erinnerung, dann haben die Menschen an der Schwelle zum 20. Jahrhundert in der Tat durch den Akt des Unterscheidens einen folgenschweren Irrtum begannen:

> „Denn sie haben vermeint zwei Formen benennen zu müssen ([...]; von diesem Punkte sind sie in die Irre gegangen). [...] Darum muß alles leerer Schall sein, was die Sterblichen in ihrer Sprache festgelegt haben, überzeugt, es sei wahr." (Parmenides Fragment 8 bei Diels & Kranz 1906)

Mit Parmenides könnte man sagen, dass hier das Leben selbst, das für ihn dem Sein als ein Ganzes unzertrennlich zugrunde lag, durch den Akt der Bezeichnung von blinden und urteilslosen Gesellen – wie er sie nannte – in Stücke gerissen wurde.

Und Herakleitos hatte vorher schon darauf hingewiesen, dass die einmal getroffene Unterscheidung – gedacht als ein aktives „Aus-einander-setzen" – folgenschwere Konsequenzen haben würde. Denn Krieg im Sinne eines „Auseinander-Setzens" bedeutete für ihn „aller Dinge Vater, aller Dinge König. Die einen macht er zu Göttern, die anderen zu Menschen, die einen zu Sklaven, die anderen zu Freien" (Herakleitos Fragment 53 bei Diels & Kranz 1906). Bei den Dingen, für die die Medizin zu Beginn des letzten Jahrhunderts zuständig sein wollte und die sie betrachtete und mit denen sie sich „auseinandersetzen" wollte, handelte es sich aber nicht um *irgendeinen* Gegenstand, sondern um das, was das Leben selbst mit all seinen Erscheinungen ausmachte. Zur Disposition stand und steht demnach immer noch das Leben selbst. Die lebensverachtende Unterscheidung, die Schallmayer (1905) und vor ihm bereits Ploetz (1895) und später dann Grotjahn (1926) ausformulierten, ist dabei nicht durch irgendeinen Zufall in die Welt geraten, auch wenn viele Autoren sich auf Darwin bezogen hatten, als ob von dort her irgendeine Legitimation zu erhalten gewesen wäre. Die Unterscheidung ist durch einen bereits in der Alltagswelt vorhandenen, menschenverachtenden Diskurs innerhalb und durch die Sprache hervorgebracht worden. Und offensichtlich ist dieses hasserfüllte, sprachliche Distinktionsbemühen zu Beginn des letzten Jahrhunderts keinesfalls ein Unterschichtenphänomen gewesen. Nach Schallmayers Vorstellung sollte nämlich genau jene tüchtige Bevölkerungsschicht, die Billroth noch als die „aristokratische" Bildungselite (s. o.) bezeichnete, den größten Nutzen aus seinen „Auslese"-phantasien erhalten.

4.3   Canguilhems Idee der Lebenswissenschaft

Theoretische Vorarbeiten für solch eine Lebenswissenschaft entwickelte der 1904 in Frankreich geborene Philosoph und Mediziner Georges Canguilhem. Seine Idee einer Lebenswissenschaft basierte nicht auf vordergründiger Erkennbarkeit des Lebendigen, sondern wer sich seiner Meinung nach auf das Leben einlässt, muss mit Irrtümern, Überraschungen und kontingenten Erfahrungen rechnen und sich zu alledem der epistemologischen Grenzen seiner eigenen Begriffs-„Produktion" bewusst sein. In seinen Arbeiten kritisierte Canguilhem die von der Physiologie und Pathologie Mitte des 19. Jahrhunderts vorangetriebene Metapher des menschlichen Körpers als Maschine. Und er ging noch einen Schritt weiter, indem er auch der von Auguste Comte mitbegründeten Soziologie vorwarf, die mechanistischen Betrachtungen der Medizin voreilig auf die Soziologie übertragen zu haben. Biologie und Soziologie teilten sich nämlich ihre mechanistischen Auffassungen von Gesellschaft und Organismus und bestärkten sich gegenseitig in ihrer Ausblendung aller „Krisen der Vernunft" und „Diskontinuitäten in den Wissenschaften" (Braunstein 2005, S. 280). Am stärksten beklagt Canguilhem aber das Ausblenden alles Lebendigen durch die positivistischen Positionen der damaligen Biologie und Soziologie. Das Leben selbst wurde nicht mehr als eigentlich unbestimmbarer, metaphysischer Gegenstand betrachtet, sondern von einer sogenannten biologischen Philosophie als „ziemlich verdächtige Spekulation angesehen, [die] irgendwo zwischen Mystik, Romantik und Faschismus" anzusiedeln sei (Canguilhem 1947, zit. n. Braunstein 2005, S. 281).

Für Canguilhem war die Unberechenbarkeit des Lebendigen aber stets mit Begriffen wie Autonomie, Selbstregulationsmechanismen und Selbstgestaltung verbunden (Métraux 2005), wohingegen die Unterordnung der Pathologie unter die Physiologie mit ihrem Projekt der physiologischen Normalwerte und pathologischen Abweichungen mit dem Begriff der Autonomie des Lebendigen nur wenig anzufangen wusste und ihr diese Unbestimmbarkeiten allenfalls als störendes Beiwerk des lebendigen Körpers erscheinen mochte (ebd. S. 338). Folgte man Métraux' Ausführungen, dann konnte Canguilhem bereits Mitte des letzten Jahrhunderts mehr als deutlich sehen, dass die subjektiven Befindlichkeiten des Kranken in den Berechnungsformeln der positivistischen Pathologie keinen Platz hatten. Und Canguilhem sprach sich auch entschieden dagegen aus, dass Krankheit irgendeine Abweichung von einer physiologischen Norm sei, die manche seiner Zeitgenossen als gestörtes Leben bezeichneten (Canguilhem 2013). Seiner Auffassung nach ist sie kein von der Medizin zu korrigierender Fehler, sondern originärer Bestandteil des Lebendigen, der vom Kranken allenfalls als eine veränderte Lebensweise wahrgenommen wird.

> „Ein Organismus ist eine gänzlich außergewöhnliche Daseinsweise. Das äußert sich darin, daß zwischen seiner Existenz und seinem Ideal, zwischen seinem Dasein und seiner Regel oder Norm im strengen Sinne kein Unterschied besteht. Sobald ein Organismus besteht, sobald er lebt, ist er möglich. Das heißt, daß er dem Ideal eines Organismus entspricht. Die Norm oder die Regel seiner Existenz ist durch seine Existenz selbst gegeben [...]" (Canguilhem 2002, S. 106)

Somit kann nur das Leben selbst eine Norm setzen und nicht der Mensch Normen oder Regeln einfach behaupten und sie zudem als dem Wesen des Lebens zugehörig beschreiben. Hier deuten sich Parallelen zur Virchow'schen Idee von der Krankheit als „Zubehör der lebenden, organisierten Wesen" an, deren eigentlicher Grund für Virchow das Leben selbst war (s. o. Virchow 1854). Für Virchow konnte eine Krankheit als eigenständige Entität nicht neben dem Leben bestehen und die Begrifflichkeiten oder Absonderungen oder auch Abstraktionen, mit denen wir

Krankheiten bezeichnen, waren allenfalls zur Verständigung notwendig, *„ohne dass in der Natur selbst eine solche [Ab-]Sonderung bestünde"* (ebd. S. 1f.). Auch Virchow deutete bereits auf die Gefahr hin, über die Krankheit den Kranken und über die Begriffe die Wirklichkeit zu versäumen. Während Virchows Projekt sich dann aber den medizinischen Notwendigkeiten einer Lebenswirklichkeit im 19. Jahrhundert zuwandte, bleibt Canguilhem hundert Jahre später einer philosophisch skeptischen Tendenz verpflichtet, die das ideologische und bisweilen dogmatische Fundament der Begriffsbildung innerhalb der Medizin radikaler als irgendjemand zuvor in Frage stellen wird.

Für Canguilhem ist das Herausbilden physiologischer Begriffe und Normen zwar eine Erscheinungsform, die der menschlichen Existenz zugehörig ist und die aus gemeinsam vereinbarten – hier medizinischen – Sprechweisen hervorgeht. Doch geht für Canguilhem das Leben diesen Sprechweisen immer voraus. Wenn das Leben aber gekennzeichnet ist durch Irrtümer, Diskontinuitäten und Krisen, dann muss das Gleiche auch für das gelten, was das Leben an vereinbarten Sprechweisen hervorbringt. Sprechweisen gehören für Canguilhem zwar selbst immer unmittelbar zum Leben dazu und Menschen werden immer versuchen, mit Begrifflichkeiten, so gut sie es eben können, z. B. Krankheiten, Gesundheit, Vererbung oder das Denken, zu beschreiben, doch könnten diese Beschreibungen kontingenterweise auch immer ganz anders ausfallen. Canguilhem kritisiert also nicht das Hervorbringen von Sprechweisen selbst, sondern jenen Reduktionismus der Abstraktionen der Medizin, der aus der „toten" Materie und den „leblosen" Maschinenmetaphern heraus behauptet, er würde das Leben selbst hinreichend erklären. Nachdenken über das Leben muss sich für Canguilhem aber immer auf unberechenbar Lebendiges beziehen:

> „Weil die Physiker und die Chemiker die Materie in gewisser Weise entmaterialisiert hatten, konnten die Biologen das Leben erklären, indem sie es entvitalisierten."
> (Canguilhem 1979, S. 153)

Dabei wiegt der Reduktionismus der Biologie des 19. Jahrhunderts schwerer, da sie sich das Lebendige selbst zum *Objekt* genommen hatte, obgleich das Lebendige für Canguilhem eigentlich *Subjekt* der Wissenschaft war, da es ja immer lebendige, menschliche Wesen sind, die diese Biologie betreiben (Schmidgen 2008). Mit Schmidgen erschließt sich für Canguilhem „der Sinn eines wissenschaftlichen Begriffs nicht einfach horizontal, im Blick auf Wörter und Texte. Erst durch den Rückgang auf die Kräfte, die sich aktuell und historisch einer „Sache [...] bemächtigen, wird er greifbar" (Schmidgen 2008, S. IX). Schmidgen bringt Canguilhems Ansatz auf den Punkt:

„Dieses Abstellen auf Kräfteverhältnisse erlaubt es zum einen, die Pluralität des Sinns zur Geltung zu bringen. Einer Sache kommen ebenso viele „Sinne" zu, wie Kräfte fähig sind, sie zu erkunden und sich anzueignen. Der wissenschaftliche Sinn ist dabei nur einer von vielen möglichen, allerdings insofern ein besonderer, als er die Geltung aller anderen bestreitet. Zum anderen ermöglicht der Blick auf die Kräfte und ihre Verhältnisse, Begriffe nicht als vereinzelte Entitäten, sondern als Elemente einer Relation, als Pole eines Spannungsverhältnisses zu betrachten, das auf das Außen/Innen des individuellen Organismus bezogen und zu Umkehrungen fähig ist (das Normale und das Pathologische, Maschine und Organismus, das Lebewesen und seine Umwelt usw.)" (Schmidgen 2008, S. IX)

Mit dieser „Philosophie der Differenz" und einem „Denken in unendlicher Kontingenz" (Borck et al. 2005) stellt Canguilhem epistemologische Fragen an jene Wissenschaften, die glauben, ohne diese Fragen auskommen zu können. Borck et al. beschreiben Canguilhem als jemanden, für den in und neben jeder Erkenntnis stets der Irrtum lauerte (ebd. S. 8). Deuber-Mankowsky & Holzhey (2009) betonen, dass sowohl für Canguilhem als auch später für seinen Schüler Foucault eine Wissenschaft vom Leben immer in einer Beziehung zur Theorie und Geschichte der menschlichen Erkenntnis stehen musste. Die Philosophie Canguilhems ist demnach keine Wissenschaft, sondern eher eine Wissenschaftsgeschichte, die weder nach Wahrheit noch nach Erkenntnis sucht und die die menschliche Wahrheitssuche *in* der Geschichte betrachtet und bewertet. Borck et al. (2005) weisen darauf hin, dass diese ganz andere Art der Erkenntnissuche immer damit verbunden ist, bestimmte Wagnisse und Risiken einzugehen oder aber sich der Gefahr eines Verlusts an Identität auszusetzen. Wie später auch für Foucault geht es Canguilhem um die Geschichtlichkeit des wissenschaftlichen Diskurses, die auf einen Zuwachs und nicht auf eine Reduktion an Differenz ausgerichtet ist. Das Leben selbst – oder wie Canguilhem es später nennen wird: das *vitalistische* Prinzip – ist der Antrieb für den notwendigen Irrtum, der uns Menschen – so Foucault später über die Theorie seines Lehrers – um die Gewissheit bringt, jemals endgültig an einem Platz zu sein

„Denn auf dem fundamentalsten Niveau des Lebens geben die Spiele der Codierung und der Decodierung einem Zufall Raum, der, bevor er zu Krankheit, Mangel oder Mißbildung führt, so etwas wie eine Störung im Informationssystem ist, so etwas wie ein ‚Versehen'. Letztlich ist das Leben daher sein radikaler Charakter – dasjenige, was irren kann. [...] Und der Grund für den besonderen, aber erblichen Irrtum, der darin besteht, daß das Leben mit dem Menschen zu einem Wesen geführt hat, das sich nie ganz an seinem Platz befindet und dessen Bestimmung es ist, zu „irren" und „sich zu täuschen". Nimmt man an, daß der Begriff die Antwort ist, die das Leben selbst auf dieses Zufallsspiel gegeben hat, so muß man darin übereinkommen, daß der Irrtum die Wurzel dessen ist, was das menschliche Denken und seine Geschichte ausmacht." (Foucault 1988, S. 69)

Foucault benutzt hier schon den wittgensteinschen Begriff des „Spiels" der Codierung und Decodierung. Er verweist auf eine nur dem jeweiligen Sprachspiel eigene Regel der Begriffsbildung, die aber mit Blick auf alle möglichen Sprachspiele indifferent bleibt. Und die „Störung" im Informationssystem könnte man mit Maturana & Varela (1991) auch als „Perturbationen" bezeichnen, die das Informationssystem allenfalls durcheinanderbringen, aber keine endgültige Information determinieren. Eine Biologie, die sich einem vitalistischen Prinzip verschrieben hat, mag man daher Fruchtlosigkeit und Abirrung vorwerfen, da sie keinen „vitalistischen Schlüssel zu den Problemen [besitzt], die das Leben der Intelligenz aufgibt" (Canguilhem 2008, S. 5). Canguilhem geht aber davon aus, dass es diesen Schlüssel ebenso wenig gibt wie irgendwelche geheimnisvollen Türen des Lebens, denn:

> „Man kann annehmen, dass das Leben die Logik aus der Fassung bringt, ohne gleichzeitig zu glauben, man würde besser mit ihm zurechtkommen, wenn man auf die Bildung von Begriffen verzichtet, um irgendeinen verlegten Schlüssel zu suchen." (Canguilhem 2008, S. 5)

Ohne die Bildung von Begriffen werden wir mit Canguilhem nicht auskommen können. Zwar geben Begriffe für ihn keine Wahrheiten wieder, denn sie sollten vielmehr Fragestellungen und Problematisierungsanlässe sein, da sie in ihrem prekären Status eher kontingent und instabil sind und sie in diesem Zustand allenfalls als „Gewebe von Relationen" bezeichnet werden können (Canguilhem & Planet 1939, zit. n. Schmidgen 2008). Doch ist Canguilhem gar nicht so sehr an den Begriffen selbst, sondern vielmehr an ihrem Zustandekommen in der Geschichte interessiert. Denn mit seinem Konzept einer Wissenschafts-„Geschichte" wird sich *jede* Wissenschaft gefallen lassen müssen, dass ihre Begriffe nicht als das Resultat einer der Wissenschaft originären Art der Begriffsbildung verstanden werden können, sondern dass wir sie als Produkt aus Wissenschaft und Nicht-Wissenschaft, Ideologie, Politik und Gesellschaft zu verstehen haben. Noch radikaler als Canguilhem wird ein weiterer seiner Schüler, Jean-François Lyotard, in seiner berühmten Schrift über das postmoderne Wissen gegen den Wissenschaftsfeudalismus der Universitäten zu Felde ziehen und für eine Re-Integration des „narrativen Wissens" der einzelnen erzählenden Subjekte in das universitäre Wissen plädieren (Lyotard 1994, S. 63).

Für die Gesundheitswissenschaften liegen die Implikationen dieses vitalistischen Prinzips auf der Hand: Eine Wissenschaft, die sich mit Gesundheit beschäftigt, müsste sich mit Canguilhem der Kontingenz ihrer „inhaltsleeren Worthülse" Gesundheit (Labisch 1992) bewusst sein. Sie müsste aber auch die unzähligen hegemonialen Kämpfe um die Begriffsbildungen ihrer zugeordneten Disziplinen kritisch hinterfragen, indem sie jenes foucaultsche Projekt der Archäologie des Wissens betreibt, das sich mit den historischen Prozessen der Be- und Ermächtigungen innerhalb der Begriffsbildungen auseinandersetzt. Denn dort gibt es u. U. noch lange nicht zu Ende gedachte Begriffe zu finden, die allesamt vielleicht zu vorschnell einem auf Positivismus und Behaviorismus gegründeten Pragmatismus verfallen sind.

Gesundheits- oder Lebenswissenschaft

Für eine Gesundheitswissenschaft, die dann aber nicht nur über den Begriff Gesundheit philosophieren, sondern irgendwann mit dem Menschen über Gesundheit und Krankheit sprechen und deren Gesundheit sogar fördern will, wird dieses Sprechen sich dann wohl von der Normativität wissenschaftlicher Begrifflichkeiten abwenden und sich den Lebensgeschichten ihrer Gesprächspartner zuwenden müssen (Hanses 2010). Denn nirgendwo sonst ist der absurde Charakter des normativen Wissens der Medizin so sehr herausgefordert wie in der sprachlich ausgestalteten Begegnung zwischen dem Arzt und seinem Patienten. Eine der größten Herausforderungen, vor der die Gesundheitskommunikationsforschung steht, ist eben *nicht* der Interdiskurs mit seiner Frage nach „richtigen" Strategien zur Vermittlung normativen Wissens an den Patienten. Herausgefordert ist die unglaubliche Sprachlosigkeit des normativen Wissens angesichts der kontingenten Fülle an subjektivem Wissen, das die erzählenden, lebendigen Subjekte in dieser Begegnung bereitwillig zu präsentieren imstande sind.

In der zweiten Hälfte des letzten Jahrhunderts häuften sich dementsprechend medizin- und später auch psychologiekritische Ansätze, die allesamt stets unterschiedliche Aspekte des Konzepts von Canguilhem in ihrer Kritik aufnahmen, ohne sich aber direkt auf ihn zu beziehen. So wirft der als Begründer des biopsychosozialen Denkens George L. Engel der Medizin vor, dass – obgleich sie den Anspruch erhebt, sich mit den Bedingungen der menschlichen Existenz zu beschäftigen – sie wie selbstverständlich bereit ist, das „charakteristisch Menschliche von Wissenschaft und wissenschaftlichem Handeln" auszuschließen (Engel 1998, S. 5). Denn während Canguilhem noch das Lebendige in die Inhalte der medizinischen Wissenschaft verortet wissen wollte, macht Engel im Rückblick auf Delbrück (1986) auf einen wesentlich fundamentaleren Aspekt der Entwicklung einer Wissenschaft aufmerksam: Wissenschaftler selbst sind lebendige Wesen, und bei der Beschreibung einer scheinbar objektiven Welt ist ihnen ihre Subjektivität stets im Wege. Engel bezweifelt, dass es so etwas wie Objektivität überhaupt gibt, und weist auf die Unmöglichkeit der Trennung des Beobachters vom Gegenstand seiner Beobachtung hin.

Angesichts dieses fundamentalen, erkenntnistheoretischen Problems schlussfolgert Engel, dass sich der Mediziner in seiner Begegnung mit dem Patienten unmöglich auf objektiv erkennbare Tatschen berufen kann, die den Patienten in irgendeiner Weise hinreichend beschreiben könnten. Alles, was dem Mediziner und dem Patienten dann nämlich nur noch zur Verfügung steht, ist das *Gespräch* zwischen den beiden. Engel geht davon aus, dass der Dialog mit dem Patienten „das mächtigste, umfassendste, empfindsamste und vielseitigste Instrument ist, das dem Arzt zur Verfügung steht" (Engel 1998, S. 4). Nach Engel kann es in diesem Dialog auch nicht um die Übermittlung objektiver Informationen gehen, sondern um eine einfühlsame Ausgestaltung der zwischenmenschlichen Beziehungen, bei der das sogenannte „wissenschaftliche" Wissen des Arztes *gleichrangig* neben dem sogenannten „nicht-wissenschaftlichen" Wissen des Patienten stehen sollte. Traditionell wird aber in unserem Kulturkreis dem analytisch-empirischen Wissen der Medizin mehr Wissenschaftlichkeit und damit eine stärkere Autorität in Bezug auf die Erklärung der objektiven Wirklichkeit des Patienten zuerkannt. Watzlawick et al. 2003 (s. o.) hatten bereits angemerkt, dass wir dieser Beziehung gemeinhin keine große Beachtung schenken und eine Kommunikation über die Beziehungsebene gar nicht stattfindet, ja jede Beschäftigung mit diesem unsichtbaren Etwas als unwissenschaftlich diskreditiert wird, obgleich Arzt und Patient immer auf beiden Ebenen zur gleichen Zeit agieren. Was für den Mediziner wichtig ist, sind objektive Daten, die er durch Diagnostik und Anamnese vom Subjekt abstrahiert. Diese aber nur scheinbar objektivistische Anamnese des Arztes bleibt für Engel dennoch eine für den Dialog notwendige Arbeitshypothese. Engel fordert aber, dass über die Anamnese hinaus auch der Dialog selbst mit seiner Gleichzeitigkeit von Informations- und Beziehungsgestaltung für den Mediziner Gegenstand wissenschaftliche Betrachtungen sein sollte:

> „Wer Beziehung und Dialog als Grundlage des wissenschaftlichen Vorgehens im klinischen Bereich anerkennt, hebt das natürliche Zusammenfallen des Menschlichen und Wissenschaftlichen in der klinischen Begegnung hervor. Wissenschaft zu betreiben ist eine menschliche Tätigkeit, [eine] andere stellt die zwischenmenschliche Beziehung dar. Sie beruht auf [den] grundlegenden Bedürfnissen des Menschen, [...] zu erkennen und zu verstehen und [...] erkannt und verstanden zu werden." (Engel 1998, S. 8)

Dieses natürliche Zusammenfallen von Menschlichem und Wissenschaftlichem erhält durch die aktuelle Diskussion um die sogenannte „personalisierte Medizin" in der Onkologie (Deutscher Ethikrat 2013) eine neue Bühne, auf der allerdings ein altbekanntes Wissenschaftsstück wieder „aufgeführt" wird. Dabei führt die etwas irreführende Bezeichnung „personalisierte Medizin" die althergebrachte positivistische Idee des präzisen und genauen Hinsehens mit den modernen Mitteln der Molekularbiologie und Bioinformatik fort, um einer einzelnen Person, deren individuelle Gene man zu kennen glaubt, eine ebenso individuelle, auf diese Person und ihre Krankheit zugeschnittene „molekular stratifizierte" Therapie zukommen zu lassen. Wer hier mit dem Wort „personalisiert" allerdings die Hinwendung zum lebendigen und einzigartigen Individuum vermutet, wird enttäuscht. Und auch der englischsprachige Begriff „patient-centered drug development" suggeriert mehr Patientenzentrierung, als die pharmazeutische Industrie letztendlich an personalisierten Informationen z. B. zu möglichen Risiken und Nebenwirkungen dieser Therapieformen bereithält (Basch 2013). Dabei erlaubt sich die Forschung, die hinter dieser fragwürdigen Begrifflichkeit steckt, zugleich den Luxus, gegen die gängigen und akzeptierten Verfahren der evidenzbasierten Medizin mit methodisch schwächeren Verfahren der „Simulation" und „Modulation" zu argumentieren (Raspe 2013, S. 66).

Dementsprechend heftig wird z. Z. auch eine Gegenrede geführt, die mit Raspe (2013) vor der Utopie einer individuell zugeschnittenen Diagnostik warnt, in der nicht mehr von Wahrscheinlichkeit die Rede ist, sondern biologischer Determinismus den Rückfall in eine Zeit markiert, in der der Patient nur noch auf Biomarker reduziert wird, so als hätte es die Diskussion um die Wechselwirkungen aus biologisch-epigenetischen, psychologischen und soziologischen Risikofaktoren nie gegeben. Das für eine Lebenswissenschaft wichtigere Argument liefert Raspe dann aber mit dem Hinweis darauf, dass mit der Bezeichnung „Patientenzentrierte Medizin" am Ende der siebziger Jahre in Deutschland nach Ball et al. (1969) eigentlich etwas grundlegend anderes gemeint war, nämlich genau jene *kommunikative Zuwendung* zum Patienten, die Goerge Engel (s. o.) in seinem Vorwort zu Uexkülls Psychosomatischer Medizin im Blick hatte. Neben Ball et al. wies in Deutschland auch Engelhardt (1978) darauf hin, dass die Zuwendung zum Patienten vor allem durch eine Sprache geschieht, die – vergleichbar der Wirkung eines Medikaments – nicht ohne Folgen bleibt (Engelhardt 1971, 1978). Engelhardt forderte schon damals eine bessere Ausbildung der Ärzte für den Bereich der psychosozialen Interaktion mit dem Patienten.

Im Grunde ist es erst diese Zuwendung zum Patienten mit ihrem theoretischen Herausarbeiten einer „Lehre von den Beziehungen" (Uexküll & Wesiack 1998, S. 44), die das epistemologische Projekt Canguilhems fortzusetzen vermag und erste mögliche Schritte hin auf eine Neuformulierung des Verhältnisses zwischen dem Mediziner auf der einen und dem Patienten auf der andere Seite anbahnen könnte. Auch Uexküll & Wesiack fordern gleich zu Beginn ihres einführenden Kapitels sowohl Biologie als auch Medizin auf, über das oben bereits angesprochene Beobachterproblem Rechenschaft abzulegen, und sie werfen der Medizin des 20. Jahrhunderts gleichzeitig vor, noch zu sehr mit den Enthüllungs- und Entdeckungsmetaphern des 19. Jahrhunderts zu hantieren, ohne zu erkennen, dass das „Wissen, das die Physik in ihre Naturbeschreibung einführt [...] eine Interpretation der Natur für das Wollen [...] des Menschen als Physiker [ist]" (Uexküll & Wesiack 1998, S. 24). So gesehen erkennt hier nicht der Mensch die Natur, sondern der Mensch als Teil der Natur erkennt durch seine Beschreibungsversuche lediglich seinen eigenen Willen zur Naturbeschreibung und damit einen durchaus überlebensnotwendigen Teil seines Selbst. Mit Umberto Ecco (2002) erscheinen uns unsere Naturbeobachtungen nämlich nur so, als ob sie „objektive Existenz" hätten. Sie sind für ihn aber nur als eine

> „[...] Verfahrenshypothese zu betrachten [...], als das methodologische Netz, das wir über die Vielfalt der Phänomene geworfen haben, um von ihnen sprechen zu können. Diese deduktive gesetzte Struktur des Feldes gibt nicht vor, die ‚wirkliche Struktur des Feldes' zu sein. Die Struktur als objektive Struktur anzuerkennen ist ein Fehler, durch den sich die Überlegungen, statt sich erst zu öffnen, schon als abgeschlossen darstellen." (Ecco 2002, S. 18)

Und Ecco fordert uns daher nachdrücklich dazu auf, den Mut zu besitzen, die gefundene Struktur nur als eine Art Provisorium anzusehen, in dem gerade das Widersprüchliche zur Sprache gebracht werden muss. Eine Gesundheitswissenschaft, die sich den Herausforderungen einer Wissenschaft vom Leben stellen möchte, wird nicht umhinkommen, sich mit genau diesen Widersprüchen in dem Zusammenspiel von Beobachter, dem Beobachtungsgegenstand und dem Akt des „Erfindens" begrifflicher Abstraktionen auseinandersetzen zu müssen. Doch genau hier liegt eine der größten intellektuellen Herausforderungen, die sich unserem Denken überhaupt stellen kann. Uexküll & Wesiack weisen nämlich darauf hin, dass dieser Akt des „Erfindens" begrifflicher Abstraktionen stets einer ganzen Reihe von spezifischen Manipulationen ausgesetzt ist, da das, was als vermeintlich reale Materie in der Natur bezeichnet werden soll, auf das *immaterielle* eines vereinbarten Zeichens innerhalb der Sprache angewiesen ist. Diesem immateriell vereinbarten Zeichen stehen im Kommunikationsprozess aber eine Reihe von recht *lebendigen Interpreten* gegenüber, die untereinander nur mit den vereinbarten Zeichen, nicht aber mit der individuellen Fülle ihrer eigenen möglichen Interpretationen – und schon gar nicht mit der realen Welt – umgehen können. In ihrer Bezugnahme auf die „reale" Welt, in der wir dann mit anderen zusammen nur unter Zuhilfenahme dieser Zeichen agieren und kooperieren können, hat dann aber im Vorfeld immer schon eine – wie Uexküll & Wesiack es nennen – „Bedeutungsverwertung" (ebd. S. 29) stattgefunden, in die wir hineingeboren werden, sie also vorfinden und erdulden und notfalls sogar unterstützen müssen.

Uexküll & Wesiack folgen hier dem semiotischen Ansatz der „Zweiseitigkeit" des Zeichens, wie ihn Ferdinand de Saussure zu Beginn des 20. Jahrhunderts eingeführt hatte (s. u.), und verweisen zusätzlich auf das ungelöste Problem lebender Systeme, die kontingenterweise immer mehr Interpretationen anbieten können, als das reduktionistisch vereinbarte Zeichen (er-)tragen kann. Damit fällt das hier aufgeworfene

Problem der Lebenswissenschaft geradezu zwingend in den Zuständigkeitsbereich einer wissenschaftlichen Beschäftigung der Frage nach dem Zusammenhang von Kommunikation und Gesundheit. Denn es liegt in der Natur lebendiger Systeme, im Verlauf des Kommunikationsprozesses stets mehr Möglichkeiten aushalten und bearbeiten zu müssen, als uns die vereinbarten Sprechweisen ermöglichen können. Mit diesem Konzept einer „semiotischen Kausalität" (ebd. S. 31f.), die stets mit kontingenten Interpretationen eines Zeichens rechnet, wenden sich Uexküll & Wesiack dann der Ausgestaltung der Beziehung zwischen Arzt und Patienten zu. Sie erkennen nämlich, dass die technisch vorgetragenen Handlungen des Arztes ebenso wie die verbalen Äußerungen den gleichen Unsicherheiten und kontingenten Möglichkeiten in Bezug auf ihre Interpretationen unterworfen sind. Dabei kann der lebendige Organismus offenbar gar nicht anders, als diese Beziehungen, in die er hineingeworfen wurde, um seines eigenen Überlebens willens auf vielfältige Weise zu interpretieren, um sich dann diese Interpretationen von und mit anderen bestätigen oder verwerfen zu lassen.

> „Lebende Systeme sind Interpreten ihrer Umgebung. Zwischen Reiz und Reaktion herrscht nicht die Regel einer mechanischen, sondern einer semiotischen Kausalität." (Uexküll & Wesiack 1998, S. 34)

Und nur weil diese Kausalität semiotisch ist, können lebende Systeme gegenüber deterministischen Zuschreibungsversuchen ihre „relative Unabhängigkeit" (ebd. S. 34) gewinnen und ihre Autonomie bzw. ihre Autopoiese (Maturana & Varela 1991) bewahren. Damit wird die einmal niedergeschriebene Anamnese ebenso zu einem semiotischen Problem wie der einzelne, scheinbar objektive Befund oder die einmal getroffene Krankheitszuschreibung. Die Autoren entdecken nämlich, dass Beziehungen hier auf gleich doppelte Art und Weise beteiligt sind. Zum einen haben bestimmte Beziehungskonstellationen diese Befunde, Krankheiten und Anamnesen in einem historischen Entwicklungsprozess das werden lassen, wie sie uns heute als abstrakte Begrifflichkeiten erscheinen, und zum anderen werden diese Begrifflichkeiten innerhalb der konkreten Ausgestaltung der Beziehungsebene dem Patienten nicht nur zugemutet, er soll sie auch noch – in einem sehr mechanistischen Verständnis von Kommunikation – nicht nur für wahr (hin-)nehmen, sondern sie auch als objektive Beschreibung seines Selbst annehmen. Hier wird deutlich, wie sehr dem Patienten in dieser asymmetrischen Beziehungskonstellation Autonomie abgesprochen und das Recht auf eine eigene Ich-Interpretation aberkannt wird, so als wäre der Patient eine leblose Maschine, von der man solch eine selbstständige Tätigkeit übrigens auch gar nicht erwarten würde. Watzlawick et al. (2003) hatten bereits 1969 vor dieser Form der Ausgestaltung der Beziehungsebene gewarnt, bei der dem Gesprächspartner die Berechtigung der eigenen Existenz aberkannt wird. Watzlawick et al. hatten nämlich auf die möglichen, krankmachenden Folgen hingewiesen, die diese Art des „Nichtanerkennens" unseres Gesprächspartners haben kann. Sie gingen davon aus, dass wir durch das Erkennen und Anerkennen der Autonomie unseres Alter Ego ihm und uns die Möglichkeit zur Entwicklung seiner und auch unserer eigenen psychosozialen Stabilität geben (Watzlawick et al. 2003, S. 84). Und so wie Watzlawick et al. sehen auch Uexküll & Wesiack die Anerkennung der Autonomie eines Menschen als eine grundlegende Voraussetzung für die Gesundheit der Menschen (Uexküll & Wesiack 1998, S. 46). Und sie unterstreichen diesen Ansatz zusätzlich noch durch ein Zitat des Medizinanthropologen Paul Christian:

> „Der Kranke ist nur in dem Maße krank, in dem er der Zuwendung seiner Mitmenschen ermangelt. Was ihm fehlt, ist nicht nur, was ihm mangelt, sondern auch was die anderen ihm versagen." (Christian 1989)

Mit dem Ansatz, den Uexküll & Wesiack (1998) hier vorstellen, kann der aktive Vorgang des „Versagens" in zweierlei Hinsicht verstanden werden: einerseits als ein Vorenthalten von Zuwendung, Anerkennung, Behandlung oder auch Information *innerhalb* des Prozesses der Ausgestaltung der Beziehung. Aber auch als aktives Vorenthalten der Möglichkeit von Kontingenzerfahrungen in Bezug auf a) die *Begriffe*, mit denen ich die Beziehung verbal ausgestalte, und b) die *Kontingenzerfahrungen*, die den Kranken ganz persönlich betreffen und ihm ein ganz anderes Sein ermöglichen könnten, als es die reduktionistischen Zuschreibungen durch Krankheitsbegriffe vorsehen.

Auch hier schimmert wieder die Vorstellung des Sokrates durch, der im „Herausbilden der Begriffe" die Möglichkeit der Kontingenz *mit* impliziert sah. Sokrates ging davon aus, dass wir, wenn wir einen Begriff benennen und damit festlegen, was er ist, wir immer auch ein Verbot für das Aussprechen jener unbestimmbaren Vielheit mit festlegen, mit der der Begriff nicht bezeichnet werden soll (s. o. Platon 2013, Sophistes 256e). Und Sokrates sah sehr klar, dass wir dann kontingenterweise „unzählig viel" mehr über das sagen könnten, was der Begriff nicht ist, als über das, was er ist. Sokrates zweifelte nicht so sehr daran, dass wir mit den Begriffen die Realität nicht „treffen" würden – das übernahmen später die Skeptiker. Er wollte aber die Vielheit der ausgeschlossenen und damit möglichen anderen Begriffe wenigstens mit bedacht wissen.

Uexküll & Wesiack (1998) haben diesen Möglichkeitshorizont im Hinterkopf und möchten ihn auch bei der Ausgestaltung der – wie sie es nennen – „Beziehungsfäden" mit berücksichtigt wissen, da auch diese „Fäden" nur durch „Zeichenprozesse" (Worte, Begriffe, Gesten) gesponnen werden können (ebd. S. 46). Die Autoren fordern uns daher auf, das Zustandekommen dieser Zeichenprozesse ebenso auf mögliche andere Interpretationen hin zu untersuchen wie den ganz konkreten Umgang mit diesen Zeichen innerhalb der Ausgestaltung der Beziehung. Denn diese Beziehungsfäden stiften ihrer Meinung nach *neue* Wirklichkeiten, die *nicht* von vornherein ein für alle Mal festgelegt sind, sondern der Einzelperson stets die Möglichkeiten zu unterschiedlichen Interpretationen eröffnen sollen.

Das medizinische Paradigma, das einseitig biologische Erklärungen für eine vermeintlich mechanistische Wirklichkeit anbietet, die zudem ganz im positivistischen Sinne als erkennbare Realität behauptet wird, empfehlen die Autoren grundlegend zu überdenken und zu erweitern. Erweitert werden sollte es nach Uexküll & Wesiack um ein Modell lebendiger Systeme und damit verbunden auch um eine Neufassung der Definition von Kommunikation (ebd. S. 50), die bei der Gelegenheit u. a. auch zum Problem des Beobachters Stellung beziehen müsste. Gefordert ist ihrer Ansicht nach ein bio-psycho-soziales Denkmodell, das jenen Wechselwirkungen innerhalb der Beziehungsstruktur lebender Systeme Rechnung trägt, die sich sowohl auf der individuellen als auch auf der sozialen Seite des Erlebens und Verhaltens abspielen. Denn eines war Uexküll und Wesiack in der Medizin aufgefallen:

> „Medizinische Lehrbücher verzichten gewöhnlich auf eine theoretische Einführung. Sie kommen gleich zur Sache. [...] So entsteht der Eindruck, das Problem einer Theorie der Medizin würde entweder gar nicht existieren oder habe mit der Sache, die medizinische Lehrbücher vermitteln, nichts zu tun." (Uexküll & Wesiack 1998, S. 13)

Dieser Sachverhalt hinterlässt in der Tat den Eindruck, als ob die Diskussion um die theoretische Fundierung der Medizin in der Vergangenheit irgendwann einmal derart erschöpfend *abgeschlossen* wurde, dass heute kein weiterer Rekurs mehr notwendig erscheint. Und obgleich Umberto Ecco uns aufforderte, das „Gefundene" allenfalls als eine Art Provisorium anzusehen, das uns über den Prozess der Verständigung hinweghelfen sollte und das sich stets *offen* für eine Suche nach weiteren *„Schließungen"* zeigen sollte, scheint die Theorie der Medizin mit der Gewissheit eines Naturgesetzes daherzukommen, das ähnlich unreflektiert bleibt wie einst christlich-theologische Dogmen zu Beginn der Moderne. Doch genau diese Gewissheit der behaupteten, natürlichen Ordnung der Dinge steht heute – am Ende der Moderne – ganz offensichtlich zur Disposition. Nietzsche hatte am Ende des 19. Jahrhunderts bereits vorausgesagt, was diese Ordnungsbildung imstande ist anzurichten: „Sind doch alle Ordnungen des Menschen darauf eingerichtet, daß das Leben in einer fortgesetzten Zerstreuung der Gedanken nicht gespürt werde" (Nietzsche 2015a, S. 373). Wenn aber das Leben wieder gespürt und entfaltet werden soll, und die Entwicklung einer Theorie ärztlichen Denkens und Handelns *noch nicht* abgeschlossen ist, dann bleibt sie, wie Mannebach es formuliert, ein „Desiderat" (Mannebach 1997, S. 8). Eine moderne, theoriegeleitete Gesundheitswissenschaft, die die Medizin als eine ihrer Bezugswissenschaften deklariert, wäre gut beraten, sich diesem Desiderat anzunehmen. Denn u. U. könnte Public Health damit auch seine eigene „Theorielosigkeit" gleich mit bearbeiten.

Ivan Illich hatte bereits 1975 darauf hingewiesen, wie sehr sich das mechanistische, ärztliche Denk-Monopol unkontrolliert im Gesundheitswesen ausgebreitet hatte und den Menschen so um das Recht bringt, ein Leben dauernder autonomer Gesundheit führen zu können (Illich 2007, S. 12). Für Illich hat sich die „etablierte Medizin zu einer ernsten Gefahr für die Gesundheit entwickelt" (ebd. S. 9). Sie ist zu einer, wie er schreibt, „Heimsuchung" *(nemesis)* mit epidemischen Ausmaßen geworden; eine Heimsuchung, die jede Möglichkeit der Selbsthilfe und der eigenverantwortlichen Gestaltung einer gesundheitsfördernden Umwelt zum Erliegen gebracht hat. In nur 125 Jahren nach Virchows Anklage gegen die krankmachenden politischen Verhältnisse hat sich die Billroth'sche Vision von den Medizinern als den Herausragenden (ἄριστοι) des Dorfes, der Stadt und des gesamten Menschenkreises nicht nur verwirklicht, die Medizin selbst steht mit Illich jetzt im Verdacht, eine Reihe von Krankheiten selbst zu verursachen. Der Vorwurf der Iatrogenesis war vor 40 Jahren nicht nur eine ungeheure Provokation, er wirkte auch deshalb so schockierend, weil bis zum dem Zeitpunkt niemand ernsthaft gewagt hatte, diejenigen, die für die gesellschaftlich legitimierte Behandlung von Krankheit bestellt waren, als Krankheitsverursacher zu bezeichnen.

Dieser Aspekt Illichs wird am Ende der Arbeit wieder aufgegriffen. Denn hatte Illich noch eher das medizinische Handeln mit seiner Verstricktheit in die politischen Verhältnisse im Blick, so liegt der Schwerpunkt dieser Arbeit eher auf jenen gemeinschaftlich vereinbarten Sprechweisen, die einerseits das medizinischen Handeln zwar erst ermöglichen, die andererseits aber – und das wiegt hier ungleich schwerer – in der Begegnung mit dem kranken Menschen diesem durch die sprachliche Ausgestaltung dieser Begegnung u. U. ebenfalls Schaden zufügen können. Medizinische Krankheitsdiskurse selbst können so losgelöst von den Akteuren, die sie am Leben halten, als eine Art krankheitsverursachende Pandemie verstanden werden, die nur durch radikal andere Diskurse unter Umständen wieder das tun, wozu Kommunikation eigentlich gedacht ist: nämlich zur Ausgestaltung lebensförderlicher sozialer Beziehungen.

Aber was ist in diesem Zusammenhang ein Diskurs? Wie können Diskurse so wirkmächtig wie Handlungen sein? Diese Fragen werden am Ende der Arbeit wieder aufgegriffen, denn offensichtlich sind es diskursive Praktiken, durch die wir uns unseren Traum von „Sicherheit, Vorhersagbarkeit und Effektivität" (Keil 2014, S. 131) erfüllen. Wenn das Leben aber das Haben von Möglichkeiten ist (Tillich

1951, S. 159) – mehr Möglichkeiten, als wir u. U. in der Lage sind, bearbeiten und bewältigen zu können –, dann ist es nur allzu verständlich, wenn wir mit anderen zusammen durch Kommunikation Sprechweisen vereinbaren, die uns über diese Unsicherheiten und Unbestimmtheiten des Lebens hinweghelfen sollen. Und genau hier liegt offensichtlich die Gefahr: Gerade die Sprechweisen, die uns dabei behilflich sein sollten, ein Leben in „Sicherheit" und „Vorhersagbarkeit" zu leben, laufen Gefahr, dass sie das Leben selbst bedrohen. Denn Diskurse – und das sei hier bereits vorweggenommen – besitzen die „Fähigkeit, alternative Bedeutungen zunächst geradezu unmöglich zu machen" (Villa 2003, S. 23).

Dass aber die skeptische Tendenz in den vergangenen eintausend Jahren durchaus immer wieder dazu in der Lage war, alternative Bedeutungen auch unter Androhung von Gewalt zu wagen, soll das folgende Kapitel zeigen. Dieser Abschnitt beschäftigt sich mit sprachphilosophischen Diskursen, die eben *nicht* Mainstream waren und die gegen die vorherrschenden Diskurse manches Mal Kopf und Kragen riskierten. Eine skeptische Tendenz, die letztendlich aber auch genau das vorbereitete, was wir heute zwar als die humanistisch aufgeklärten, geisteswissenschaftlichen Errungenschaften der Moderne zu verteidigen bereit wären, ohne zu bemerken, dass wir das, was wir da verteidigen wollen, aus postmoderner Sicht noch gar nicht zu Ende gedacht haben.

Exkommunikation: die christliche Lehre ist über jeden Zweifel erhaben   5

Sextus Empirikus hatte es vorausgesagt: Ein Dogmatiker, der über die dingliche Außenwelt oder über die Welt der abstrakten Begriffe Aussagen treffen wird, die diese Dinge und Begriffe als *so und so beschaffen* beschreiben, sich seiner Sache also sicher ist und mit Fug und Recht behaupten wird, wahre Aussagen über Gott und die Welt zu treffen, der wird als Dogmatiker über jeden *Zweifel* erhaben sein (müssen).

Zweifel müsste aber Kontingenz aushalten können und mit überraschender Komplexität rechnen, wo die Dinge eigentlich ein für alle Mal geklärt sein sollten. Doch wird in den Jahrhunderten nach Sextus Empirikus in einer monotheistisch geprägten Vorstellung von der Welt wenig Platz sein a) für alle Alternativen zu dem *einen* Gott und b) – so man den *einen* denn tatsächlich als gegeben hinnehmen mag – für alle *möglichen konkurrierenden Vorstellungen* darüber, wie man sich diesen einen und sein „Denken und Handeln" denn nun vorzustellen hat. Zudem haben alle Dogmen die etwas bedrückende Eigenschaft, dass sie den blinden Fleck des diskursiven Zustandekommens der Begrifflichkeiten und Erzählungen, mit denen sie hantieren, selbst nicht so gerne zur Disposition stellen mögen. Davon war auch die christliche Erzähltradition nicht ausgenommen, denn meist lag der Prozess der Verschriftlichung der Erzählungen, die als einzig legitime Grundlage für Streitigkeiten in der damaligen Zeit zugelassen waren, für einige Werke gleich mehrere hunderte von Jahren zurück. Und heute geht die exegetische Forschung für die ersten Erzählungen der sogenannten „Heiligen Schrift" zusätzlich noch von einer mehrere hunderte Jahre andauernden mündlichen Überlieferungsgeschichte aus, bevor die ersten Geschichten des sogenannten „Alten Testaments" etwa 700 v. Chr. verschriftlicht wurden. Stellt man sich diese für einzig legitim erklärten Erzählungen noch als „so geschehene", „wahre" Geschichten vor und die in ihnen ausgesprochenen Worte als „eben genau so und nicht anders ausgesprochene, wortwörtlich" überlieferte Worte, und nimmt man an, dass diese Worte zudem noch mit einer allmächtigen, überirdischen moralischen Autorität ausgestattet waren, dann befinden wir uns in etwa auf der Höhe des „Zeitgeistes" des vierten nachchristlichen Jahrhunderts. Einer Zeit, von der der Philosophiehistoriker Kurt Flasch (2011b, S. 11) schreibt, dass in ihr gewaltige Kontroversen tobten und dass sich in dieser Zeit die Identität Europas keinesfalls durch eine friedliche Synthese aus antiker Kultur und Christentum entwickelte. Wenn etwas als die Grundlage für die Entwicklung einer europäischen Identität ausgemacht werden kann, dann ist es der Umstand, dass genau dieser Rückfall in eine mythologisch begründetet Welt, gegen die in der Antike bereits die Vorsokratiker zu argumentieren versuchten, erfolgreich als geistiger „Fortschritt" einer neuen christlichen Gemeinschaft „verschleiert" wurde.

Und genau um diese Kontroversen soll es im folgenden Abschnitt gehen. Mit Begriffen wie Gott, dem Heiligen Geist, göttlicher Gnade, dem Paradies, dem Sündenfall oder der Hölle umzugehen, ohne dabei zu berücksichtigen, dass es sich hierbei eigentlich *nur* um eine durch gemeinschaftliche Vereinbarung verabredete „Füllung" *leerer* Signifikanten handelt, die in der Vergangenheit durch strukturelle, körperliche und/oder verbale Gewaltanwendungen mehr oder weniger autoritär *besetzt* wurden, wird für die nächsten Jahrhunderte eben genau der „blinde Fleck" eines jeden Dogmatikers bleiben. Die Existenz und damit auch die uneingeschränkte Autorität der gehandelten Begriffe durch ein skeptisches Denken vielleicht in Frage zu stellen, wird sich für die folgenden Jahrhunderte als ein unter Androhung von Exkommunikation und Scheiterhaufen geradezu lebensbedrohlicher Diskurs darstellen. Wurde das nicht wortgetreue Nachsprechen des offiziellen Glaubensbekenntnisses von Nicäa 325 n. Chr. (s. o.) „nur" mit dem Kirchenbann bestraft, so macht die *Capitulatio de partibus Saxione* Karls des Großen aus dem Jahr 782 n. Chr. in ihrem achten Punkt mehr als deutlich, wie der neue christliche Glaube im Zuge der Zwangschristianisierung durchgesetzt werden sollte:

> „Sterben soll, wer Heide bleiben will und unter den Sachsen sich verbirgt, um nicht getauft zu werden oder es verschmäht, zur Taufe zu gehen." (Schubert 1993, S. 27)

Der in dieser Arbeit untersuchte Zusammenhang von Kommunikation und Gesundheit bekommt hier eine ganz andere, geradezu lebensbedrohliche Komponente. Spricht jemand nicht wortgetreu nach, was gerade vereinbarte Sprechweise ist, so wird hier in der Folge nicht nur seine Gesundheit bedroht sein, sondern das Leben selbst ist in Gefahr. Alternative Sprechweisen werden als Bedrohung der jeweils herrschenden Schicht interpretiert, die mit verbündeten „Nachsprechlern" dann gewaltsam gegen die „Nicht-Nachsprechler" vorgegangen ist. Aber auch für diejenigen, die vielleicht gewillt waren, dieses Bekenntnis nachzusprechen, sich dann aber an der Auslegung von theologischen Begrifflichkeiten störten, konnten alternative Sprechweisen geradezu lebensbedrohlich werden. So erging es dem Theologen Johannes Hus, der 1415 in Konstanz hingerichtet wurde, weil seine Vorstellung von einer „Kirche" als *sozialer* Gemeinschaft eher abstrakt und unsichtbar war und sich für ihn daraus auf keinen Fall so etwas wie eine „heilige" hierarchische Ordnung mit weitreichenden, handfesten Machtansprüchen ableiten ließ. Zwar ist auch Hus bis zum Schluss aufgefordert worden, doch eine andere, konformere Sprechweise „nachzusprechen", um so dem Scheiterhaufen zu entgehen, doch ging es hier um einen grundlegenden, theologischen und weltlichen Streit, der vor allem die Machtansprüche der Kirche herausforderte. Und immer dann, wenn Asymmetrien auf der Inhaltsebene vorlagen – sich zwei Streitende also auf der inhaltlichen Ebene nicht einig waren (s. o.) –, dann hatte die katholische Kirche eine geradezu gesundheitsgefährdende Art von Bedrohungskommunikation für die Beziehungsebene parat. Denn in derartigen inhaltlichen Debatten ging es zu keinem Zeitpunkt nur um irgendeinen „sprachlichen Austausch", bei dem man sich mit Watzlawick et al. (2003) auf der Informationsebene vielleicht nicht einig war, dafür aber auf der Beziehungsebene symmetrisch weiter miteinander umgehen wollte. Watzlawick et al. hatten bereits beschrieben, dass sie diese Form eigentlich für die „menschlich reifste Form der Auseinandersetzung mit Unstimmigkeiten" halten (Watzlawick et al. 2003, S. 81). Doch ist die Identität Europas in ihren Anfängen eben keine offene und pluralistische Kultur eines friedlichen Dissenses gewesen, sondern genau das Gegenteil: Schaut man auf die besondere Art der Ausgestaltung der Beziehungsebene zweier Kontrahenten, die sich auf der Inhaltsebene uneinig waren, dann lag hier formal zwar der „dritte Fall" vor, den Watzlawick et al. „die Entwertung der Person" nannte, faktisch wurde aber – sobald die Tötungsabsicht einmal ausgesprochen war – mit der brutalsten und folgenschwersten Version dieses dritten Falls dem Gegenüber jedweder Anspruch auf sein weiteres Überleben abgesprochen. Das, was die sprachliche Form der Entwertung mit ihrem „Du existierst nicht" (Watzlawick et al. 2003, S. 86) langfristig vielleicht an psychosomatischen Störungen angerichtet hätte und u. U. sogar überlebbar gewesen wäre, sollte hier ohne Verzögerung und ohne Chance auf irgendein Überleben auf dem Scheiterhaufen direkt in die Tat umgesetzt werden. Aus gesundheitswissenschaftlicher Sicht sind diese historischen Sprechakte schon deshalb von besonderer Bedeutung, weil allein das Aussprechen eines Wortes wie „Ketzer", „Häretiker" oder „Hexe" auch noch lange nach dem Ende des Mittelalters Menschen in lebensbedrohliche Situationen bringen konnte. All diese Bezeichnungen deuten darauf hin, dass gesellschaftliche Exklusionsmechanismen nicht ohne die Sprache selbst denkbar sind. Sie werden durch die Sprache in einer Art und Weise vereinbart, dass das einmal aus- und zugesprochene Etikett nicht nur das „So-Sein" der Betroffenen bestimmt, sondern den Betroffenen damit zusätzlich ihr Recht auf ein „Sein" überhaupt abspricht.

Pierre Bourdieu wird später darauf hinweisen, „dass Kommunikationsbeziehungen par excellence, nämlich der sprachliche Austausch, immer auch symbolische Machtbeziehungen sind, in denen sich die Machtverhältnisse zwischen den Sprechern und ihren jeweiligen sozialen Gruppen aktualisieren" (Bourdieu 2005b, S. 41). Wenn auch die direkte Tötung von Menschen aus dem Katalog der Strafmaßnahmen moderner Gesellschaften zunehmend verschwindet, so kennt jede Gesellschaft dennoch „feinere" sprachliche Mechanismen der Ausgrenzung, die letztendlich aber ebenso schwere gesundheitliche Folgen und eine geringere Lebenserwartung nach sich ziehen können. Bourdieu macht in einer seiner letzten Arbeiten deutlich, dass lange nachdem Kirche und Staat solche Asymmetrien benutzten, um Menschen auszugrenzen, es heute die Schulen sind, die – ausgestattet mit einem staatlichen Aufsichtsmonopol über legitime Sprechweisen – an derartigen Ausgrenzungen massiv beteiligt sind. Diese Ausgrenzung kann ganz direkt stattfinden, indem Schülerinnen und Schülern ihre Sprachkompetenz einfach abgesprochen wird und sie damit keinen Zugang zum „Sprachmarkt" (Bourdieu 2005b, S. 61) erhalten, auf dem sie ihr sprachliches Kapital einsetzen und „handeln" könnten. Dieser Sachverhalt wirkt aus gesundheitswissenschaftlicher Sicht umso bedrückender, sobald man die starke sozialepidemiologische Korrelation zwischen der erreichten schulischen Bildung und der Lebenserwartung oder der Krankheitslast berücksichtigt. Dann hat dieser staatlich legitimierte Ausgrenzungsprozess indirekt lebenslange gesundheitliche Folgen, und jede wissenschaftliche Beschäftigung, die sich anschickt, einen Zusammenhang zwischen Kommunikation auf der einen und Gesundheit auf der anderen Seite zu beschreiben, müsste diesen durch sprachliche Ausgrenzungen verursachten gesundheitlichen Beeinträchtigungen unbedingt Rechnung tragen. Das Handeln mit sprachlichem Kapital lässt sich demnach direkt unterbinden, indem wir Menschen ihre Sprachkompetenz einfach absprechen und sie auf diese Art keinen Zugang zum „Sprachmarkt" erhalten, oder aber sie besitzen u. U. ausreichende Sprachkompetenz, die Sätze aber, die sie formulieren, entsprechen nicht dem „Mainstream" der gegenwärtig gehandelten vereinbarten Sprechweisen.

> „Die Sprachkompetenz, die ausreicht, um Sätze zu bilden, kann völlig unzureichend sein, um Sätze zu bilden, auf die gehört wird, Sätze die in allen Situationen, in denen gesprochen wird, als rezipierbar anerkannt werden können." (Bourdieu 2005b, S. 60)

Letzterem Sachverhalt ist offenbar Johannes Hus zum Opfer gefallen. Ausgestattet mit umfangreichem sprachlichen Kapital und exklusivem Zugang zu einem „Sprachmarkt", auf dem gerade „legitime Sprechweisen" gehandelt wurden, wurden seine Sprechweisen nicht als rezipierbar anerkannt. Und die sprachliche Metapher des „Mundtotmachens", die bis heute in unserem Alltag überlebt hat, kam für Hus in ihrer brutalsten Form zur Anwendung. Im folgenden Abschnitt wird auf weitere „Streitigkeiten" über legitime Sprechweisen eingegangen, denn sie alle drehen sich mit unterschiedlicher Ausprägung um die in den vorangegangenen Abschnitten beschriebene erkenntnistheoretische Frage, ob *Worte die Welt der Dinge und die Welt der abstrakten Begriffe hinreichend beschreiben können.* Mit dem Beginn der Moderne wird dann diese Frage sogar als sogenannter Universalienstreit für ein bis zwei Jahrhunderte der entscheidende Kampfplatz sein, der u. a. der humanistischen Idee zu einem enormen Auftrieb verhelfen wird, bevor die aufregende Welt der Entdeckungen und des technischen Fortschritts zusammen mit dem Siegeszug empiristischen Denkens so tun wird, als habe es diesen erkenntnistheoretischen Zweifel nie gegeben.

5.1   Häresie – illegitime Sprechweisen

Wird eine legitime Sprechweise durch die autoritäre Androhung von Gewalt gegen jede „Widerrede" abgesichert, so vergrößern sich der Umfang und die Heftigkeit dieses Widerspruchs in dem Maße, in dem die legitime Sprechweise selbst den Umfang und die Heftigkeit ihrer Verteidigung an der „Außengrenze" ihrer Definition erhöhen muss. Die abwesende und ausgeschlossene Sprechweise bleibt aber zumindest in der *Relation* zur „erlaubten" Sprechweise weiterhin anwesend und lebendig. Das Prinzip, das dahintersteckt, hatte aber bereits Sokrates noch ganz ohne die gewaltsame Art des Verbots der Widerrede erkannt. Er hatte nämlich bemerkt, dass, wenn wir einen Begriff benennen, ihn also bezeichnen und von dem, was er *nicht* ist, abtrennen, dass wir dann unendlich viel mehr über eben das sagen könnten, was er *nicht* ist – was er also jenseits dieser definitorischen Trennlinie an der Außenseite unendlich viel mehr ist – als darüber, was innerhalb des abgegrenzten Bereichs der Bezeichnung liegt. Diese Vorstellung des Sokrates hatte erst einmal scheinbar gar nichts mit irgendeiner gewaltsamen Verteidigung des Begriffs zu tun, denn diese autoritäre und normgebende Eigenschaft liegt offensichtlich *im Akt des Bezeichnens selbst* begründet. Jeder erste Strich auf einem leeren Blatt Papier, der aus einer Vielzahl von möglichen ersten Linien eben zu dieser einzigen ersten Linie geworden ist, jedes ausgesprochene Wort, das aus einer Vielzahl von möglichen Worten nun einmal das eine und zugleich einzigartige, von uns in dieser Art und Weise ausgesprochene Wort ist, ist im Grunde ein autoritäres, ordnungsbildendes und zugleich „eigen-sinniges" „Sich-in-Beziehung-Setzen" zur Welt. Das erklärt auch den potenziellen Druck, den dieses Ausgrenzen direkt an der definitorischen Trennlinie verursacht, die ja unglücklicherweise – oder auch nicht – aus einem kontingenten Raum aller möglichen alternativen Sprechweisen nur *eine* einzige favorisieren möchte. Doch immer dann, wenn sich „das Eine" von „allem Anderen" abtrennt,

> „[…] gibt es Mord, Verletzung, Traumatisierung. ‚Das Eine hütet sich vor dem anderen'. Es schützt ‚sich' gegen das andere, enthält aber in sich selbst, in der Bewegung dieser eifersüchtigen Gewalt, sie auf diese Weise wahrend, die Alterität oder Differenz zu sich selbst, die es zu Einem macht. Das Eine als das Andere. Zugleich, in derselben Zeit, in einer selben aus den Fugen gegangenen Zeit, vergißt das Eine, sich an sich selbst zu erinnern, es wahrt und tilgt das Archiv dieser Ungerechtigkeit, die es ist. Dieser Gewalt, die es macht. ‚Das Eine tut sich Gewalt an'. Es verletzt und vergewaltigt sich. Es wird das, was es ist: die Gewalt selbst. Selbstbestimmung als Gewalt." (Derrida 1997, S. 141)

Derridas Formulierung erinnert an die des Herakleitos' aus Ephesus (s. o.), bei der die „Auseinandersetzung" („der Krieg") als Vater aller Dinge die einen zu Sklaven und die anderen zu Freien macht. Doch verschärft Derrida die existenzielle Bedeutung dieser Auseinandersetzung noch um einen wesentlichen Aspekt. Während es für die griechischen Philosophen noch um einen Akt des „Bezeichnens" ging, der Worte als externe, für den Sprecher äußerliche Dinge erzeugte, so weist Derrida jetzt auf die grundlegende, existenzielle Bedeutung dieses Bezeichnens für den Sprecher selbst hin. Und Derrida lässt die Möglichkeit anklingen, dass der Akt des Bezeichnens nicht automatisch Mord, Verletzung und Traumatisierung hervorbringen müsste. Mit Derrida müsste sich das „Eine" lediglich daran erinnern, dass es *in sich selbst* (in seinem Archiv) die Möglichkeit auf ein „Anderssein" stets mit enthält und die definitorische Grenze, mit der es sich selbst erzeugt, *eine* „Herbei-Geredete" unter *vielen* möglichen anderen ist. Zudem müsste es aber auch erkennen können, dass sich das „Eine" für alle „Anderen" eigentlich nur als *ein* „Anderes" unter *vielen* „Anderen" darstellt und genau diese „Anderen" der eigentliche Grund dafür sind, dass sich das „Eine" als ein „Eines" überhaupt erst empfinden und behaupten konnte. Die Gewalt würde in der Rückbesinnung auf dieses Archiv an Schärfe verlieren, würde unscharf werden und nicht mehr richtig schneiden können. Sie kann aufgehoben werden und kann spielerisch für eine weniger gewaltsame Darstellung verwandt werden; eine Darstellung, die wie in einem Theater als eben das darstellende, kreative Spiel erkannt würde und als eben die Maskerade, die jederzeit enttarnt und demaskiert werden kann.

Wir könnten hier schon einmal festhalten, dass dieser Akt des Bezeichnens als eine Art des „Sich-in-Beziehung-Setzens" zur Welt – so spielerisch oder auch gewaltsam er uns auch erscheinen mag – ganz offensichtlich derart existenziell sowohl mit unserem eigenen Leben und Überleben als auch mit dem Leben und

Überleben aller anderen Menschen verbunden ist, dass folgende Annahme getroffen werden kann:

Die sprachliche Ausgestaltung unserer sozialen Beziehungen müsste mit Blick auf das Entstehen und Vergehen von Gesundheit und Krankheit als Erstes in Augenschein genommen werden, wenn man über einen Zusammenhang von Kommunikation und Gesundheit nachdenken will.

Unsere Sprachproduktionen selbst sind stets ein Akt der Ausgrenzung, um den wir allein aus existenzieller Sicht gar nicht herumkommen. Dieser einmal getroffene sprachliche Akt der Ausgrenzung, der seiner Idee nach unsere eigene *und* die Existenz unserer Mitmenschen sichern sollte, kann aber für uns selbst oder auch für unsere Mitmenschen unsägliches Leid nach sich ziehen. Diese *andere* gewalttätige und gesundheitsgefährdende Variante sprachlicher Ausgrenzung wird von uns manchmal ganz direkt und bewusst eingesetzt, um einen anderen Menschen zu *erniedrigen*, zu *demütigen* oder um einfach nur *geringschätzend* von ihm zu sprechen. Ein anderes Mal ist es vielleicht aber auch nur unsere Gedankenlosigkeit, die uns dazu bringt, Sprechweise zu wiederholen, von denen wir annahmen, dass sie eigentlich gar nicht „gewalttätig" (Rosenberg 2010) oder sogar „gesundheitsgefährdend" sein könnten.

In der Debatte um die Ursachen sozial bedingter gesundheitlicher Ungleichheit müssten demnach eben jene sprachlichen Mechanismen, die diese Ungleichheiten erst hervorbringen, eine wesentlich größere Aufmerksamkeit erhalten, als es bislang der Fall ist. Dann könnte eine sozialepidemiologische Erkenntnis, die z. B. eine starke Korrelation zwischen niedrigem Schulabschluss und einer höheren Krankheitslast und einer geringeren Lebenserwartung beschreibt, daraufhin untersucht werden, welche sprachlichen Vereinbarungen, welche Diskurse und welche Meta-Erzählungen die materielle und die diskursive Struktur der Schule als sozial konstruierte Wirklichkeit dergestalt hervorgebracht haben, dass solch eine starke Korrelation überhaupt möglich wurde. Solch eine Untersuchung müsste aber auch alle gegenwärtigen, in der Schule stattfindenden sprachlichen Praktiken auf eben jenen Ausgrenzungswert hin untersuchen, dem wir gemeinhin eine Bedeutung für Gesundheit und Wohlbefinden auf der einen und Krankheit auf der anderen Seite zuschreiben würden. Oder um es deutlicher auszudrücken: Die Tatsache, dass eine Gesellschaft wie die unsrige die körperliche Gewalt als erzieherische Maßnahme unter Strafe gestellt hat, verhindert nicht die Tatsache, dass sprachliche Gewalt oder auch verbaler Missbrauch weiterhin in der Schule zwar nicht toleriert wird, aber dennoch in Form von direkten oder indirekten Demütigungen und Erniedrigungen entweder als sprachlich vorgetragener Akt oder durch den staatlich legitimierten Ausgrenzungsmechanismus einer Note stattfindet. Als dritter Aspekt kommt der

Umstand hinzu, dass die diskursive Struktur einer Schule, die wir als gegebene, sozial konstruierte Wirklichkeit wahrnehmen, sich stets auch durch das „aktuelle Gerede" der Menschen *außerhalb* der Schule aktualisiert und stabilisiert. Dies geschieht zum einen durch bildungspolitische Diskurse, die diese Struktur legitimieren und damit in der Geschichte fortschreiben. Die Mechanismen der Ausgrenzung finden aber auch außerhalb der Schule in der Art und Weise statt, in der wir durch sprachliche Vereinbarungen den Zugang zu beruflichen Karrierechancen mit Verweis auf die erbrachten Leistungen direkt verhindern, auf der anderen Seite aber auch zulassen, dass die erbrachten Leistungen durch unseren alltäglichen Sprachgebrauch Anlass für gesellschaftlich vereinbarte Stigmatisierungen und Demütigungen bilden.

Es ist leicht einsehbar, dass die Schule hier nur *ein* beispielhafter Ort gesellschaftlich vereinbarter Ausgrenzungen ist. Die Mechanismen der Ausgrenzungen aber, die wir durch Kommunikation mit anderen vereinbaren, finden nicht allein in Schulen oder Hochschulen statt, sondern sie sind in der gleichen Art und Weise in der Arbeitswelt ebenso präsent wie in unseren familiären Kontexten, und wir inszenieren diese In- oder Exklusionen mit der gleichen sprachlichen Geschicklichkeit auch in der Beziehung zu unseren Nachbarn oder Freunden.

Durch Sprache gestalten wir demnach zusammen mit anderen eine *soziale* Welt, die es uns nicht nur erlaubt, in der Folge die materielle, räumliche Welt als solche überhaupt erst zu bezeichnen, sondern diese soziale Welt ist es, die es uns erlaubt, in und durch diese derart konstruierte Synthese aus beiden Welten überhaupt zu überleben. Und dieser Akt des Bezeichnens kann in der Tat mit Derrida (s. o.) auch so etwas wie Mord, Verletzung oder Traumatisierung hervorbringen, solange wir nicht bereit sind anzuerkennen, dass wir selbst es waren, die in unserem „Archiv" eigentlich einen Hinweis auf die Kontingenz und die Vorläufigkeit unseres Ausschlusses hinterlegt hatten. Denn mag der sprachlich durchgeführte Ausschluss in seinen Folgen auch Krankheit oder eine geringere Lebenserwartung hervorbringen, er bleibt immer artifiziell und Niklas Luhmann wird später dazu bemerken (s. u.), dass wir nicht behaupten können, dass solch ein Ausschluss ohne jede Alternative gewesen wäre. Georg Spencer Brown wird in seiner Beschreibung des Formenkalküls (vgl. Baecker 2005) und der damit verbundenen Rekursivität Derridas Ansatz auf eine vergleichbare Art und Weise ins Spiel bringen, indem er darauf aufmerksam macht, dass sich nicht nur die Innenseite dieses einmal getroffenen Ausschlusses rekursiv auf alle weiteren Bezeichnungen fortschreiben wird, sondern dass auch das Ausgeschlossene selbst sich stets in derselben rekursiven Art und Weise *mit* in alle weiteren Bezeichnungen einbringen wird, die das Eine versucht hervorzubringen. Ein „echter" Ausschluss ist in Browns Ansatz so nicht mehr vollends möglich; er bleibt immer ein relativer Ausschluss. Das „Ausschließen" erreicht so niemals einen *vollständigen* Ausschluss, und es lauert eine schier unüberschaubare Möglichkeit auf Komplexität hinter jeder künstlichen Grenze, die nie das schafft, was sie sich als Grenze vornimmt zu sein. Jede getroffene Bezeichnung – die demnach ja nichts anderes als eine „Ausgrenzung" (Exklusion) ist – wird das, was sie auszugrenzen versucht, wie einen langen, unliebsamen Schatten stets mit sich führen müssen. Einen Schatten allerdings, dem nicht nur ein starker Drang zu eigen ist, sich in die Binnenbereiche dieses Ausschlusses wieder mit einzubringen, sondern der es auf eine indirekte Art und Weise tatsächlich auch schafft.

Doch erfordert dieses Denkmodell die Fähigkeit, Grenzen jeglicher Art als „herbeigeredet" und demnach als „artifiziell" zu durchschauen und zumindest die Möglichkeit ihrer Überschreitung in Betracht zu ziehen, um so von einem anderen Standpunkt aus die Ungeheuerlichkeit ihrer Behauptung zur Sprache bringen zu können. Dafür müssten Grenzen aber in erster Linie auf ihre „Begehbarkeit" hin angelegt sein. Es muss erlaubt sein, sie zu überschreiten, ohne dass man um Leib und Leben fürchten muss. Diese Grenzen müssten „spielend" überwunden werden können. Das „Spiel" ist hierfür eine durchaus passende Metapher, die man nutzen könnte, um zu verdeutlichen, was es heißt, eine Grenzüberschreitung ohne Furcht ausprobieren zu können und das „Leben in der Maskerade" als ein künstliches und konstruiertes Leben zu durchschauen, aber auch selbst zu erleben. Dann wäre u. a. auch das erreicht, was Schmidt & Zurstiege am Beginn dieser Arbeit mit „Kontingenz erleben, ertragen und bearbeiten" (Schmidt & Zurstiege 2007, S. 21) zum Ausdruck bringen wollten.

Das „Spiel", das in dem folgenden Abschnitt beschrieben wird, ist nun das genaue Gegenteil von dem, was man als Bearbeitung von Kontingenz bezeichnen würde. Jegliche Anzeichen einer andersartigen, kontingenten Denk- und Lebensweise wurden mit der Ausbreitung des Christentums in Europa wie ein unerträglicher Makel des Lebens selbst vehement bekämpft. Kontingenz und Ambivalenz wurden die Feinde einer göttlichen Ordnung, die es mit aller Gewalt gegen Andersgläubige zu verteidigen galt. Oftmals waren es zu Beginn der Christianisierung Europas einfach nur andere, alternative Auslegungen der sogenannten „Heiligen" Schrift gewesen, die abweichend von der gerade gültigen Lehrmeinung der Kirche zum Vorwurf der Häresie führten. So erging es 385 n. Chr. Priszillian (ca. 340–385 n. Chr.), dem Bischof von Ávila, der 384 n. Chr. erst von der Kirche unter der Anschuldigung des Verdachts des „geheimen Schadenszaubers" und der „Unzucht" exkommuniziert wurde und dann im darauffolgenden Jahr zusammen mit zwei weiteren Klerikern, einem Dichter und einer Witwe, in Trier enthauptet wurde. Was sich aber wirklich hinter diesem politisch motivierten Mord versteckte, war eine für die Kirche nicht hinnehmbare Herausforderung des klerikalen Establishments. Dabei hatte Priszillian nichts anderes als einen weniger ausschweifenden, asketischen Lebenswandel von den Geistlichen und die Gleichstellung von Mann und Frau gefordert (Rist

2006). Unter Folter presste man Priszillian dann das „Geständnis" ab, „magische Praktiken" begangen zu haben, „obszöne Lehren verbreitet und schamlose Zusammenkünfte organisiert zu haben und schließlich der Übung nachgegangen zu sein, nackt zu beten" (Rist 2006, S. 112). Priszillian gilt damit unter Historikern als der erste offizielle Häretiker, der wegen einer Auseinandersetzung mit einer kirchlichen Lehrmeinung hingerichtet wurde. Dieser Sachverhalt ist aus einem neuzeitlichen, gesundheitswissenschaftlichen Blick besonders interessant, da Priszillian Frauen das gleiche Recht einräumen wollte, in Fragen der Religion mitsprechen zu dürfen, und sie seiner Meinung nach damit auch für das Priesteramt geeignet waren. Priszillian forderte etwas, das wir heute als eine gleichberechtigte, *symmetrische* Ausgestaltung der gesellschaftlichen Machtverhältnisse zwischen Männern und Frauen bezeichnen würden. Und die damalige Forderung erscheint umso bemerkenswerter, wenn man sich vor Augen führt, dass die Vereinten Nationen erst 1600 Jahre später im Jahr 2000 die „Gleichstellung der Frau" zu dem drittwichtigsten Millenniumsziel erklären (United Nations 2000) und die gleiche Forderung von derselben Organisation ein paar Jahre später zum „Ziel Nummer 5 der Agenda 2030 für nachhaltige Entwicklung" (United Nations 2015) aufgestellt wird. Denn was in Trier 384 n. Chr. ein für alle Mal entschieden wurde, war nicht nur die Exekution eines unliebsamen kirchenpolitischen Gegners, sondern eine *Exklusion* von solch gigantischem Ausmaß, dass diese vereinbarte Sprechweise in allen gesellschaftlichen Bereichen als *das* „Vorbild" für die nächsten Jahrhunderte dienen konnte. Weit über die Grenzen der kirchlichen Machtansprüche hinaus etablierte sich eine perfide Logik, die fünfzig Prozent der gesamten Weltbevölkerung – unabhängig davon, welcher Religionsgemeinschaft sie angehören würde, und auch unabhängig davon, welche Hautfarbe sie hätte – allein wegen eines biologisch sichtbaren Merkmals vom Zugang zur gesellschaftlichen Gestaltungsmacht einfach ausschloss.

Der Ausgestaltung einer asymmetrischen Beziehung liegt nun aber – so hatten die vorangegangenen Abschnitte gezeigt – stets ein gestalterischer, sprachlicher Akt zugrunde, der sich dem vorliegenden Fall seiner „Eindeutigkeit" auf der Inhaltsebene offenbar so sicher sein konnte, dass Widerspruch über mehrere Jahrhunderte hinweg einfach ausgeblieben ist und teilweise bis heute immer noch ausbleibt. In einer Welt voller sprachlich vereinbarter Sprechweisen muss die Diskriminierung von Frauen und ihr Ausschluss vom Zugang zu gesellschaftlichen Machtpositionen bereits damals so selbstverständlich gewesen sein, dass niemand auch nur auf die Idee kam, dass eigentlich *kein einziges* biologisches Merkmal, nur weil es uns unseren Sinnen erscheint, auch nur annähernd dazu taugt, daraus irgendeine über- oder unterlegene Beziehungskonstellation ableiten zu können. Denn dazu müsste das gefundene Merkmal zu einer nicht hintergehbaren Entität erklärt werden, die *für sich* und *an sich* so und nicht anders besteht und die – was ungleich absurder ist – dementsprechend auch nur einen einzigen gesellschaftlichen Umgang mit dieser behaupteten Entität zulässt.

Jedoch wird die Leugnung jeglicher Ambivalenz und Kontingenz im Umgang mit der Interpretation der Welt der Dinge, die uns erscheinen, und der Welt der abstrakten Begriffe, die wir formulieren, in den folgenden Jahrhunderten stets mit den gleichen sprachlichen Ausgrenzungsmechanismen vorbereitet und durchgesetzt. Denn wenn sich fünfzig Prozent der Weltbevölkerung so einfach durch eine sprachlich vereinbarte Sprechweise in eine „unterlegene" Position hineinmanövrieren lassen, dann ließe sich das gleiche Prinzip auch mit anderen Inhalten auf die verbleibende andere Hälfte der Bevölkerung anwenden. Und genau das geschah und geschieht immer noch bis in die Gegenwart hinein durch sprachlich vorbereitete Exklusionen mit teilweise verheerenden gesundheitlichen Folgen bis hin zu direkten Tötungen. Mal werden sich die sprachlichen Exklusionen auf die Zugehörigkeit zu einer Religionsgemeinschaft beziehen, ein anderes Mal auf die Hautfarbe oder eine andere Kultur. Später werden diese sprachlich vereinbarten Exklusionen ausgeweitet auf die Zugehörigkeit zu einer politischen Partei oder Nationalität, auf die Zugehörigkeit zu einer bestimmten sozialen Schicht, auf das Vorhandensein oder Nichtvorhandensein von Bildung, Geld oder beruflichem Status, auf das Vorliegen einer Erkrankung, einer behaupteten körperlichen oder geistigen Einschränkung oder vielleicht auch nur auf das behauptete Vorhandensein eines „Risikofaktors" bis hin zu angeblich „entdeckten", genetisch bedingten „Anomalien" bei einem ungeborenen Kind. Und stets sind es sprachliche Vereinbarungen, mit denen wir einer bestimmten Gruppe von Menschen oder einzelnen Personen ein bestimmtes „Sosein" zusprechen, als ob sich uns dieses „Sosein" als eine objektivierbare Entität offenbaren würde. Und sprachliche Vereinbarungen sind es dann auch, mit denen wir dann diesen „exkludierenden Bezeichnungen" Handlungen folgen lassen; Handlungen, die oftmals die Gesundheit und teilweise auch direkt das Leben dieser Menschen gefährden.

Wir „verabreden" demnach unser gesamtes soziales Miteinander durch Sprache. Um es aber noch einmal zu betonen: Kommunikation als das sprachliche und nichtsprachliche „Sich-in-Beziehung-Setzen" zur Welt könnte eigentlich dazu dienen, uns *und* allen anderen durch Kommunikation ein Überleben in der Welt zu sichern. Eine Kommunikationstheorie, die aus gesundheitswissenschaftlicher Sicht vor allem *Gesundheit* mit im Blick haben will, müsste sich offenbar dringend um genau jene Mechanismen des Ausschlusses bemühen, die für einige Menschen Krankheit und eine geringere Lebenserwartung zur Folge haben. Michel Foucault hatte es am 2. Dezember 1970 bei seiner Antrittsvorlesung anlässlich seiner Berufung an das Collège de France mehr als deutlich formuliert:

„In einer Gesellschaft wie der unseren kennt man sehr wohl Prozeduren der Ausschließung. Die sichtbarste und vertrauteste ist das Verbot. Man weiß, daß man nicht das Recht hat, alles zu sagen, daß man nicht bei jeder Gelegenheit von allem sprechen kann, daß schließlich nicht jeder beliebige über alles beliebige reden kann." (Foucault 2012, S. 11)

Und die Produktion gesellschaftlicher Diskurse – so Foucault weiter – wird „zugleich kontrolliert, selektiert und kanalisiert" (ebd. S. 11). In einem späteren Abschnitt dieser Arbeit wird auf Foucault erneut eingegangen, da der Diskursbegriff zu einem zentralen Element einer Kommunikationstheorie gehören müsste, die aus gesundheitswissenschaftlicher Sicht das Leben und Überleben der Menschen im Blick haben will. Und es erstaunt schon ein wenig, dass in einem der führenden Werke zur sozial bedingten gesundheitlichen Ungleichheit die Herausgeber in ihrer Einleitung zwar den Versuch von „Erklärungen gesundheitlicher Ungleichheit" unternehmen (Richter & Hurrelmann 2006, S. 17ff.), dabei aber weder die Arbeiten von Foucault erwähnen (Foucault 2011, 2012) noch die sprachlichen Exklusionsmechanismen, die Pierre Bourdieu in seiner Arbeit zur Sprachkapitaltheorie herausgearbeitet hatte (Bourdieu 2005b). Nun sind die beiden französischen Autoren keine Gesundheitswissenschaftler im engeren Sinne gewesen, dennoch deuten ihre Arbeiten darauf hin, dass die Sprache und die durch sie erzeugten Diskurse einen ganz erheblichen Anteil an genau jenen gesellschaftlichen Exklusionsmechanismen haben, die von der Sozialepidemiologie als besonders gesundheitsgefährdend identifiziert werden. Richard G. Wilkinson (2004) hatte in einem bemerkenswerten Aufsatz darauf hingedeutet, dass auf der Personenseite die Gefühle von Scham, Angst oder Hilflosigkeit in ihrem Zusammenhang mit sozialbedingter gesundheitlicher Ungleichheit zwar hinreichend untersucht worden sind, die *gesellschaftlichen*, aktiv durch die Sprache hervorgebrachten Akte der *Beschämung*, der *Demütigung* und der *Zurückweisung* in den letzten Jahrzehnten dagegen eher vernachlässigt wurden.

Gesellschaftlichen Ausgrenzungsmechanismen liegen demnach stets gesellschaftlich vereinbarte Sprechweisen zugrunde, die sich als Diskurse derart verselbstständigen können, dass ihre gesundheitlichen Folgen manchmal noch Jahrhunderte später wirksam sind. Sprachlich kann eine solche Exklusion direkt wirksam werden, indem jemand als „Herätiker", als „Sünder", als „Hexe" oder in einer moderneren Variante als „Hartz-Vier-Empfänger" bezeichnet wird. Exklusionen können sich aber auch eine gesellschaftlich vereinbarte Sprechweise zu Nutze machen, bei der die ausgrenzende Eigenschaft dieser Bezeichnung selbst auf den ersten Blick gar nicht mehr so offensichtlich ist, weil wir sie über Jahrhunderte in unseren Selbst- und Fremdzuschreibungen derart „verinnerlicht" haben, dass wir sie als solche nur noch schwer erkennen können. Und auch diese gesellschaftlich verabredeten „Umgangsformen" kommen uns manches Mal so „normal" und „vertraut" vor, dass wir nicht einmal mehr bemerken, welche Absurdität hinter der binären Logik der Unterscheidung zwischen „Mann" und „Frau" verborgen liegt. Der sprachlich vereinbarten Differenz von „Mann" und „Frau" liegt eben ein bestimmter gesellschaftlicher Diskurs zugrunde, „der den Dingen einen Namen und eine Bedeutung zuweist – nicht etwa umgekehrt" (Villa 2003, S. 22).

> „Kämen Kartoffeln mit einer Gravur aus der Erde, auf der ‚Kartoffel' stünde oder kämen Frauen mit einem Etikett ‚Frau' auf der Stirn zur Welt, so wüssten wir mit Sicherheit, dass es sich um naturgegebene, vielleicht sogar objektive und vom Menschen nicht zu verändernde Entitäten handelte. So aber kommen weder Kartoffeln noch Menschen zur Welt – so kommt nichts und niemand in die Welt. Denn zwischen den Dingen und uns stehen immer, unausweichlich und sozusagen in einem totalen Sinne, Diskurse. Mehr noch, Diskurse bringen aufgrund ihrer produktiven Fähigkeit die Dinge, die wir betrachten, in gewisser Weise selbst hervor." (Villa 2003, S. 22)

Paula Irene Villa spricht hier noch nicht einmal von jenen Exklusionsmechanismen, die mit den Folgen dieser sprachlichen Einrichtung des „Etiketts" verbunden sind und die Frauen bis heute weltweit die Teilhabe an gesellschaftlicher Gestaltungsmacht verwehren. Hier steht die sprachlich erzeugte Differenz selbst zur Disposition, die als erfundene Wirklichkeit die Hälfte der Weltbevölkerung etikettiert und ihr dann *zudem* eine unterlegene Position in der gesellschaftlichen Hierarchie zuweist. Unsere gesamte Kultur der Gegenwart, in der die Diskriminierung von Frauen nur ein sprachlich vereinbarter Akt von Ausgrenzung unter vielen weiteren ist, verweist damit auf eine Jahrhunderte alte Erzähltradition, die es vor allem aus gesundheitswissenschaftlicher Sicht wert ist, dass man sich das Zustandekommen dieser Erzählungen einmal näher ansieht. Diese Untersuchung soll beginnen mit Augustinus von Hippo, einem der sogenannten Kirchenväter, der wie kein anderer in seiner Anfangszeit herausragende und bis in die Gegenwart gültige, sprachphilosophische und durchaus skeptizistische Aussagen zu einer eigenen Zeichentheorie formulierte, um dann aber nach seinem sogenannten „Bekehrungsereignis" zu einem Dogmatiker zu werden, der bereit war, die gesamte Menschheit mit seiner Theorie der Erbsünde in Angst und Schrecken zu versetzen.

5.2   Augustinus von Hippo: Aus Skepsis wird Dogmatik

Durch Augustinus' sprachphilosophische Betrachtungen sind Sprachwissenschaftler heute durchaus bereit, ihn zu einem der ersten Semiotiker der Geschichte zu ernennen (Hübner 1996). Der aus Nordafrika stammende Augustinus gelangte über Rom nach Mailand, und er setzte sich während seiner Ausbildung sowohl mit den „antiken" griechischen und römischen philosophischen Theorien auseinander als auch mit den damals „moderneren" philosophischen Strömungen, die die aufkommende christliche Lehre mit der antiken philosophischen Tradition zu erklären versuchten. Augustinus erhielt u. a. eine umfangreiche Ausbildung in Rhetorik und war in Mailand als Lehrer für Redekunst angestellt.

Nach seinem „Bekehrungsereignis" und seiner Taufe trat Augustinus dann zum christlichen Glauben über und verfasste in der Folgezeit mehrere wichtige Werke, in denen er u. a. seine eigene sprachphilosophische Theorie entwickelte. So problematisierte Augustinus in der Schrift „Über den Lehrer" (de magistro) äußerst kritisch das Verhältnis von Sprache und Wahrheit zueinander, denn die Sprache war für ihn doch ein eher unzulängliches Mittel, um zur Wahrheit zu gelangen (Mojsisch 1996, S. 64). Setzt man diese Unzulänglichkeit der Sprache voraus, so stellte sich für Augustinus dann auch noch die Frage, die schon Sextus Empirikus (s. o.) aufgeworfen hatte: Wie kann man durch Wörter, die die Wahrheit einer Sache nicht aussagen können, überhaupt etwas über Dinge lehren oder lernen? Dazu schreibt der Philosoph Tilman Borsche, dass Augustin hier „Lehren" durchaus als mehrdeutig ansah: „In einem weiteren Sinn schließt docere das Mitteilen von Sachverhalten ein, in einem engeren Sinn schließt es dieses, da es die Wahrheit der mitgeteilten Sachverhalte nicht lehren kann, ausdrücklich aus." (Borsche 1986, S. 125). Wörter können für Augustinus als Zeichen nämlich nicht direkt auf die „gemeinten Dinge" (Kahnert 2000, S. 87) verweisen, sondern sie sind Zeichen, die zwar für sich selbst etwas darstellen, aber immer in zwei verschiedenen Relationen verortet sind. Die erste Relation ist die zwischen dem Zeichen und dem Ding oder dem abstrakten Sachverhalt, den sie zwar bezeichnen wollen, mit dem sie aber niemals identisch sein können. Die andere Relation besteht zwischen dem Zeichen und dem, was sie in unseren Sinnen heraufbeschwört. Augustinus selbst hat dies in zwei unterschiedlichen Schriften versucht zu verdeutlichen:

> „Ein Zeichen ist etwas, das sich selbst den Sinnen und außer sich etwas [anderes] dem Geist darstellt." (Augustin De dialectica VII 7-8 zit. n. Mojsisch 1996, S. 66)

> „Ein Zeichen ist nämlich eine Sache, die außer der Gestalt, die sie den Sinnen eingibt, etwas anderes von sich her in das Denken gelangen läßt." (Augustin De doctrine Christiana II 1,1 zit. n. Mojsisch 1996, S. 66)

Ein gesprochenes Wort muss als Zeichen neben dem, was es als Schallereignis selbst ist und darstellt, in unseren Sinnen demnach noch etwas Anderes heraufbeschwören, und das hat nur u. U. mit dem Ding in der realen Welt oder dem abstrakten Sachverhalt der ersten Relation irgendetwas gemein. Damit können Wörter als Zeichen allenfalls die Aufmerksamkeit auf ein Ding oder einen Sachverhalt lenken, der aber nicht mit ihnen selbst identisch ist. Auf der anderen Seite sind Wörter als Zeichen selbst auch wiederum ein Sachverhalt, dem „metasprachlich" Aufmerksamkeit geschenkt werden könnte. So gelangt Augustinus zu seiner grundlegenden Frage danach, ob das Lehren, das ja nun einmal auf das Sprechen von Worten angewiesen ist, überhaupt ein Ding oder einen Sachverhalt hinreichend vermitteln kann. Augustinus ist nämlich klar, dass auf der einen Seite eine Sache selbst vielschichtiger sein kann, als es ein einzelnes Wort auszudrücken vermag. Andererseits können aber auch die Bedeutungen, die wir zu einem Sachverhalt in unserem Inneren erzeugen, reichhaltiger sein, als es ein einziges Wort zu bezeichnen vermag. Aus diesem Dilemma kommt Augustinus nur heraus, indem er einen „inneren Lehrer" erfindet, der in uns wirkt und in der Lage ist, „zeichentranszendent" vernünftige Deutungen zu produzieren, die ohne Sprache auskommen und als eine Art unveränderliche Kraft und ewige Weisheit fungieren. Es liegt auf der Hand, dass Augustinus mit dem „inneren Lehrer" „Christus" meinte und er mit der unveränderlichen Kraft und ewigen Weisheit Gott selbst als „sprachfreie Instanz" (Mojsisch 1996, S. 73) erfand, der damit „unaussprechlich" wurde, weil Worte dann eben doch nur Zeichen waren, die nicht mit dem, was sie bezeichnen wollen, identisch sind.

Augustinus folgt hier zwar in seinen sprachkritischen Ansätzen einer durchaus skeptischen Tendenz, die die Fallibilität in dem Akt der Bezeichnung der Dinge durch Worte erkennt. Seine Idee vom inneren Lehrer erinnert dann aber wieder zu sehr an Platons Theorie von den jenseitigen Ideen, die wir nur in unserem Inneren „schauen" konnten, weil unsere Seele sie vor unserer Geburt bereits geschaut hatte. Er übersieht dabei aber den existenziellen Charakter, den eine auf Sprache angewiesene Kommunikation für uns hat, für die auf der Inhaltsebene nicht das Problem der *Fallibilität* das Entscheidende ist, sondern zuallererst die auf gegenseitiges Anerkennen gegründete *Sozialität* auf der Beziehungsebene *das* entscheidende Kriterium ist, das uns eine Existenz überhaupt erst ermöglicht. Und Augustinus übersieht zudem, dass er sich mitten *in der Sprache* befindet, in der er mit so abstrakten Begriffen wie „Gott" oder „Geist" umgeht, um ihnen dann aber etwas unaussprechlich Prä-Sprachliches zu unterstellen, was sich – kurioserweise – dann wiederum innerhalb der Sprache auf eine recht verständliche und allgemeine Art und Weise mitteilen lassen soll. Und mitteilen wollte Augustinus einiges über *seine* Vorstellung von Gott, Sünde oder Gnade. Vor allem seine Vorstellung von einem Gott, der aus heutiger Sicht besser unaussprechlich geblieben wäre, wird dann doch eher irdische als überirdische Züge annehmen.

Nach seiner Weihe zum Bischoff 396 n. Chr. legte Augustinus nämlich seine neue Vorstellung eines Christentums vor, das mit Kurt Flasch (2011b, S. 11) „unvereinbar [war] mit dem Welt- und Vernunftbegriff der antiken Philosophie". Vor allem gegen Augustinus' Theorie von der Erbsünde regte sich massiver Widerstand, der angeführt wurde durch Pelagius, einen Mönch aus Britannien. Doch Augustinus hatte nach seiner Weihe zum Bischof keine Skrupel – nachdem er auch den Papst auf seiner Seite wusste –, eine Verurteilung seines Gegners Pelagius und seiner Anhänger erwirken zu lassen und sie allesamt der Häresie zu beschuldigen. Was die theologische Grundlage dieses Streits war, lässt sich heute am besten aus den umfangreichen, schriftlichen Hinterlassenschaften Augustinus herauslesen, die er extra zu dieser Auseinandersetzung mit dem Bischof Julian von Aeclanum (386–455 n. Chr.) aufgeschrieben hatte, der in etwa die gleichen Bedenken wie Pelagius vortrug. Von Julian selbst ist nichts Schriftliches erhalten geblieben, dennoch wird seine Gegenrede ausführlich in Augustinus' Texten zuerst zitiert und dann ausschweifend widerlegt. Dieser Streit, der unerbittlich, polemisch und mit gegenseitigen Beschimpfungen geführt wurde, füllt zwei Bände des Gesamtwerks Augustinus und erstreckt sich über zwölf Jahre. Kurt Flasch bemerkt dazu: „mit keinem Gegenstand […] hat der Heilige von Hippo sich so ausführlich beschäftigt wie mit der Bekämpfung seines Mitbischofs Julian von Aeclanum" (Flasch 2011b, S. 11). Dieser Streit ist für den Fortgang dieser Arbeit in mehrfacher Hinsicht von besonderer Bedeutung, denn zum einen hatte Augustinus – noch bevor er in Amt und Würden war – eine durchaus skeptizistische Haltung gegenüber der „Lehrbarkeit" von Wörtern und damit von abstrakten Sachverhalten eingenommen. Auf der anderen Seite entwickelte er mit dem Dogmatismus der Erbsündenlehre eine derart starke Bedrohungskommunikation, dass Menschen noch weit über das Mittelalter hinaus in tiefer Sorge lebten, wie sie jemals vor Gott gerecht werden könnten. Das aber wohl am längsten nachwirkende Thema, das Augustinus zur Kirchendoktrin machte, war seine etwas eigenwillige Interpretation der menschlichen Sexualität, die wiederum unmittelbar mit seiner Lehre von der Erbsünde verbunden war.

Augustinus' Meinung nach waren die Seele und der Leib zwar von Gott geschaffen worden, doch alle leiblichen Begierden, allen voran die geschlechtliche Lust, waren Sünde und damit vom Teufel. Nun muss man wissen, dass sich Augustinus gleich an mehreren Stellen in seinem Gesamtwerk darüber beklagt, dass ihm vor allem die Unbotmäßigkeiten seines eigenen, männlichen Geschlechtstriebs Probleme bereiteten. Flasch zitiert das ungenierte Klagen Augustinus wie folgt: „Sie gehorchen nicht den Befehlen des Willens. Sie treiben ihr eigenes Spiel […] Es kommt, wenn es nicht kommen soll; es kommt nicht, wenn es kommen soll" (Augustin De nuptiis et conciupiscentia I 6,7 zit. n. Flasch 2011b, S. 18). Für Augustin zeigte sich in diesem unbotmäßigen Aufbegehren des Fleisches gegen den Geist nur der Versuch Satans, über seinen Geist Besitz zu erlangen. Damit kam für ihn nur das Zölibat infrage, um die Situation in den Griff zu bekommen. Der verheiratete Bischof Julian ermahnte Augustinus, die sexuelle Lust als Schöpfung Gottes zu betrachten und nicht leichtfertig als Sünde zu bezeichnen, da die sinnlichen Leidenschaften nun einmal zur Natur des Menschen gehörten (ebd. S. 18). Doch für Augustinus trug die fleischliche Lust eine noch viel größere Schuld: Sie begann mit der Schuld, die Adam und Eva auf sich geladen hatten, und da sie durch den „sündigen" Geschlechtsakt für alle Nachkommen auf der Welt verantwortlich waren, waren damit für Augustinus alle Menschen von Geburt an Sünderinnen und Sünder. So ererbte jedes neugeborene Kind die Schuld der Sünde Adam und Evas, da auch jedes neugeborene Kind durch den Geschlechtsverkehr gezeugt wurde. Und nur durch die Taufe könne man – so Augustinus' Vorstellung – die Neugeborenen dem Teufel entreißen.

> „Es klebt wirkliche Schuld an den Neugeborenen, Sünde im Vollsinn des Wortes. Sie werden verdammt und dies zurecht, denn sie sind unter der Sünde geboren und leben unter der Herrschaft Satans." (Augustin Opus imperfectum I 56 S. 53 zit. n. Flasch 2011b, S. 29)

Derartigen Vorstellungen will Julian nicht folgen und fragt Augustinus, was das denn für ein Gott wäre, der unschuldige Kinder mit solch einer Bürde auf die Welt kommen lässt. Zudem wären dann ja auch alle Menschen auf der Welt, die nicht als getaufte Christen leben, automatisch der ewigen Verdammnis in der Hölle verfallen. Man muss sich in Erinnerung rufen, dass der frühe Augustinus einmal davon ausging, dass Worte, Bilder und damit auch Geschichten gar nicht gelehrt werden können. Und dennoch geht er in seinem Verweis auf die Schöpfungsgeschichte im Alten Testament davon aus, als ob es sich bei dieser bildreichen und relativ deutungsoffenen Geschichte um eine historische Tatsache gehandelt hätte, in der, wie er schreibt, „Adams Sünde [...] das größte Verbrechen überhaupt [war]", das die gesamte Menschheit verderben sollte, und „Tod, Krankheit und [die] Geburtsschmerzen der Frau" (ebd. S. 19) überhaupt erst in die Welt gebracht hatte. Doch durfte man sich nach Augustinus' Vorstellung, nur weil man sich für das Christentum entschieden hatte und getauft wurde, noch lange nicht in Sicherheit wiegen. Augustinus war der Ansicht, dass Gott aus der sowieso geringeren Anzahl an Getauften willkürlich einigen wenigen seine Gnade erweisen und sie auserwählen würde, um diese dann in das ewige Leben zu retten. So waren für Augustinus erst einmal alle Menschen dem Satan verfallen, die nicht getauft wurden. Wer aber seine Chance auf die „kleine Gemeinschaft der Erwählten" ein wenig erhöhen wollte, der musste sich eben taufen lassen, ohne dass er sich sicher sein konnte, dass er dann von Gott erwählt werden würde.

Um es noch einmal in Erinnerung zu rufen: Neunhundert Jahre vor Augustinus war die antike griechische Philosophie angetreten, um mit ihren vorsokratischen Projekten gegen die mythologische Erklärung der Welt mit einer auf Vernunft begründeten Weltanschauung anzutreten. Und die Sophisten hatten uns auf die sprachliche Ambivalenz der Betrachtungsweisen aufmerksam gemacht. Und Xenophanes (570–475 v. Chr.) hatte uns sogar zu verdeutlichen versucht, dass die Menschen sich ihre Götter stets mit jenen Eigenschaften ausstatten, die sie bei sich selber vorfinden. Mit ein wenig mehr Skepsis hätte Augustinus darauf kommen können, dass alle Beschreibungen für abstrakte und sogenannte „jenseitige" Begriffe von Menschen immer nur mit Wörtern gefasst werden, die sie in ihrem diesseitigen Leben, in der realen Welt der Dinge, vorfinden. Wir benutzen Verben, Eigenschaftswörter und Wörter aus der Dingwelt, um etwas, das wir nicht sehen, nicht hören und nicht anfassen können, irgendwie verständlich zu machen, und bemerken nicht, dass die neu herbeigeredete Bedeutung für abstrakte Begriffe sich immer nur in der Relation des Vergleichs sicher sein kann, nicht aber irgendein „So-Sein" beschreiben kann.

In diesen Zusammenhang passt auch die Kritik Karl Jaspers, der Augustinus zudem vorwarf, dass er „den ungeheuren Anspruch [hatte], dass der Mensch den Menschen über Gott belehren will, und dass er Zeugen der Offenbarung für absolut setzt, die doch für menschliches Wissen ohne Ausnahme selber nur irrende Menschen waren" (Jaspers 1988, S. 396). Mit Augustinus, der eigentlich damit begann, sogar skeptische, philosophische Tendenzen in seinen Anschauungen zu erwägen, nahm jede auf Vernunft begründete Anschauung der Welt ein abruptes, dogmatisches Ende. Und um seine Ideen durchzusetzen, rechtfertigte Augustinus auch die Anwendung von Gewalt. Seinen Gegner Julian ließ er zusammen mit achtzehn weiteren Bischöfen erst als Ketzer verurteilen und dann absetzen und des Landes verweisen. Allesamt mussten das römische Staatsgebiet verlassen, und Julians Schriften wurden eingezogen oder vernichtet.

Damit war für Augustinus der Weg frei für die Grundlage seiner Idee vom Gottesstaat *(De civitate Dei)*, einer Schrift, aus der sich Karl der Große noch vierhundert Jahre später täglich vorlesen ließ. Frei geworden war auch der Weg für Augustinus' Prädestinationslehre, bei der Gott grundlos eine „kleine Anzahl von Menschen zum ewigen Heil" (Flasch 2011a, S. 38) berufen konnte. Der „Sinn des menschlichen Lebens" war allein im Jenseits zu suchen und alle „irdischen Instanzen diesem jenseitigen Sinn" unterzuordnen (ebd. S. 53). Für Augustinus hatten vor allem die sexuellen Triebe im diesseitigen Leben den Makel der Sünde und daher konnte nur das jungfräuliche Leben einen höheren Wert haben. Mit Kurt Flasch lieferte Augustinus hier für die kommende Jahrhunderte eine perfekte Blaupause für die „maskulin-zölibatäre Selbststilisierung des religiös motivierten Mannes und später Intellektuellen" (Flasch 2011b, S. 18).

„Augustins Re-Mythisierung des Denkens und seine Archaisierung der Werte setzte sich durch und fand noch im 20. Jahrhundert Verteidiger. Es bedurfte einer langen intellektuellen Arbeit, sie zurückzudrängen. Die intellektuelle Geschichte Europas war die geduldige und leidvolle Arbeit, die antike Idee der Verantwortlichkeit und Freiheit, die Augustin verdrängt hatte, wenigstens stückweise zurückzugewinnen." (Flasch 2011b, S. 37)

Für das „Kommunizieren" über Gesundheit und Krankheit wäre es heute allerdings wichtig herauszuarbeiten, ob und in welchen Bereichen diese „stückweise Zurückgewinnung" überhaupt erfolgreich stattgefunden hat. Allein der Gedanke, dass z. B. eine Krebserkrankung auf ein verfehltes Leben, auf vergangene Schuld oder mangelnde Gottgefälligkeit zurückzuführen ist oder von Gott selbst als persönliche Prüfung gemeint ist, ist bis heute auch im aufgeklärten Europa eine nicht gerade seltene Art, über den Sinn und die Ursachen von Krankheit und Gesundheit nachzudenken. Auch die Vorstellung eines risikobehafteten Lebens, das nur durch strenge Einhaltung von Vorschriften und Regeln als moralisch wertvoll anerkannt wird, ist uns bis in die heutige Zeit vertraut. Zwar verdirbt sich der aufgeklärte Mensch mit seinen „riskanten" Lebensentwürfen nicht mehr die Chance auf ein gutes Jenseits, dafür erinnern die diesseitsbezogenen Ermahnungen und die Versprechungen der Gesundheitsindustrie immer noch an einen Duktus mittelalterlicher Bedrohungskommunikation. Die Stigmatisierungen und die Unterdrückung der Sexualität dagegen sind erst Anfang des letzten Jahrhunderts von Sigmund Freud als mögliche Ursache für gesundheitliche Beeinträchtigungen aufgearbeitet worden, und die WHO brauchte bis zum Beginn des 21. Jahrhunderts, um den Begriff „Sexuelle Gesundheit" überhaupt als bedeutsam für die Gesundheit zu definieren.

Nicht „zurückgewonnen" haben wir bis heute die sprachlich fragwürdigen Konstruktionen der Begriffe Körper, Seele oder Geist: In den Gesundheitswissenschaften, in der Medizin, in der Psychologie und in unserer Alltagssprache werden sie auch heute noch wie einzelne Entitäten betrachtet, als ob man sie trennscharf voneinander unterscheiden könnte, ohne zu hinterfragen, wie diese Differenzen überhaupt zustande gekommen sind, welchem Denken sie nützlich waren und für wen sie heute noch von Vorteil sind. Von einer sprachlichen Differenz von Körper und Seele war bereits bei Platon zu lesen, für den der Körper ein „Kerker der Seele" war (s. o.). Damit hatte Platon bereits eine negative Konnotation herausgearbeitet, bei der der Körper der Seele und Ideen unterlegen war. Augustinus konnte diese Idee aufgreifen und die behauptete Konstruktion eines negativ aufgeladenen Körpers derart mit Sünde und Schuld überfrachten, dass sie sich umso leichter als Werk des Teufels stigmatisieren ließ.

Selbst wenn das Zeitalter der Aufklärung diese starke, sündenbehaftete Assoziation vielleicht zurückdrängen konnte, so ist die absurde sprachliche Trennung samt ihrer hilflosen Versuche, mit neuen Wortschöpfungen zwischen beiden Welten zu vermitteln, genau das Einfallstor gewesen, dem sich die positivistisch-naturwissenschaftliche Medizin im 19. Jahrhundert gerne annahm. Denn ein immer noch getrennt von der Seele oder einem Geist gedachter Körper, den die Menschen zu Beginn der Moderne bereits seit Jahrhunderten gewohnt waren, als moralisch wertlos zu betrachten, konnte so Schritt für Schritt mit zunehmender Technisierung als leblose Maschine mythologisiert werden. Von da an war es nur noch ein kleiner Schritt für die moderne Medizin zu behaupten, dass man für die naturwissenschaftliche Definition von Krankheit alles Menschliche aus dem Körper zu verbannen habe. Diese Metaphorik teilen sich die moderne Medizin und die Theologie: Der Körper ist für beide Disziplinen ein Etwas, das beide besser ohne die „unbotmäßig" Ambivalenz des Lebendigen bearbeiten möchten. Hier war Rudolph Virchow Mitte des 19. Jahrhunderts einer der letzten Mediziner, der mit sprachphilosophisch skeptischen Formulierungen versuchte, darauf hinzuweisen, dass hinter dem Begriff der Krankheit eine sprachlich vereinbarte Konstruktion lag, die der Komplexität des Lebens u. U. gar nicht gerecht werden konnte.

Bis heute gehen wir aber in den Gesundheitswissenschaften mit Begriffen wie Krankheit und Gesundheit oder Körper und Seele derart um, als ob wir sie „be-zeichnen" könnten. Im Unterschied zu Augustinus, der trotz besseren Wissens nicht bereit war, seine eher auf das Jenseits gerichteten Begrifflichkeiten wie Gott, Seele, Sünde oder Gnade als Konzeptualisierung konsequent sprachphilosophisch skeptisch zu hinterfragen, so sind wir heute nicht bereit, das Gleiche mit unseren eher auf das Diesseits bezogenen Begrifflichkeiten zu tun. Die Autorität und die „Selbstverständlichkeit" (im wörtlichen Sinne), die wir den Begriffen aus der materiellen, realen Welt zumuten, ohne auf ihre Relativität, Ambivalenz und gesellschaftliche Konstruiertheit hinzuweisen, haben dann doch immer noch etwas eher naiv-mythologisch Mittelalterliches. Aus gesundheitswissenschaftlicher Sicht bleibt in der Tat zu fragen, ob der diesseitsbezogene, technische Fortschrittsglaube, der sich seit dem Beginn der Industrialisierung in unserem Denken „eingeschlichen" hat, mit Blick auf die Heilversprechen der Medizin nicht genau die mythologische Leerstelle eingenommen hat, die der theologische Dogmatismus seit dem Ende des Mittelalters hinterlassen hatte.

5.3   Der Universalienstreit: alles nur Schall und Rauch?

Auf das Wiedererstarken einer skeptischen Tendenz, die mit Vehemenz auf die „Un-Aussprechlichkeit" dessen bestehen wird, was man damals „Gott" nannte, sollte die Geschichte dann doch noch einige Jahrhunderte warten müssen. Denn das Unbehagen mit Blick auf die von Menschen konstruierten, abstrakten Begriffe wie Gott, Seele oder Gnade, die in der christlichen Dogmatik eine so enorme Bedeutung hatten, blieb auch nach Augustinus erhalten und mündete fast achthundert Jahre später in den sogenannten Universalienstreit. Die Grundlage für diesen Streit legte der römische Philosoph Porphyrios (233–305 n. Chr.), der im 3. Jahrhundert durch die Beschäftigung mit den Schriften Aristoteles' die Frage aufwarf, ob allgemeine Begriffe *(Universalien)*, die eine Gattung beschreiben (wie z. B. „Lebewesen"), oder Begriffe, die eine bestimmte Art davon abtrennen (wie z. B. „Mensch"), eine eigene Realität haben und damit unabhängig von unserem Denken existieren können oder ob sie abhängig von unserem Denken als „nur in unserer Sinnenwelt existierend" gedacht werden müssen. Diese Frage mag etwas spitzfindig philosophisch anmuten, doch während in den folgenden Jahrhunderten relativ offen über Arten und Gattungen gestritten wurde, wussten alle Beteiligten, dass sie nur ein Synonym waren und hier viel mehr auf dem Spiel stand. Denn mit der Klärung dieser Frage ging es um so gewichtige, abstrakte theologische Begriffe wie die „Trinität" (Dreieinigkeitslehre) und ihre als „vom menschlichen Denken unabhängig" behauptete Existenz. Am Ende dieses Streits war nicht weniger als das Mittelalter zu Ende und mit ihm die vorherrschende christliche Dogmatik so stark erschüttert, dass sich von da an der Mensch, der sich immer mehr seiner selbst bewusst geworden war, als einzigartiges Individuum verstand und dem Gott des Mittelalters mutig entgegentrat. Dieses mutige „Entgegentreten" hatte auch zu einer Neuorientierung des gesamten wissenschaftlichen Denkens geführt, das sich am Ende des Mittelalters losgelöst von klerikaler Bevormundung traute, von einer realen Welt der Dinge ohne jenseitige Schöpfungsbegründung zu sprechen. Die oben angesprochene antike griechische Abwendung von einer mythologisch begründeten Welt hin zu einer auf die Vernunft vertrauenden Anschauung der Natur erhielt am Ende des Mittelalters eine gesamteuropäische Neuauflage. Um es aber noch einmal zu betonen: Dieses mutige Entgegentreten war in erster Linie auf das skeptische Infragestellen überkommener dogmatischer Lehrmeinungen gegründet. Und dieses skeptische, *genaue Hinsehen* bezog sich vor allem auf das sprachliche Zustandekommen von hoch gehandelten Begriffen.

Boethius Antwort auf Porphyrios' ungeklärte Fragen

Was war geschehen? Porphyrios hatte seine aufgeworfenen Fragen damals selbst nicht hinreichend beantwortet, sondern nur denkbare Alternativen aufgezählt. Dafür nahm sich gut 150 Jahre nach Augustinus der römische Staatsbeamte und Gelehrte Boethius (ca. 480 bis ca. 525 n. Chr.) den Fragen des Porphyrios erneut an. Für Boethius konnten allgemeine Gattungsbegriffe nicht als etwas selbstständiges Reales existieren und auch nicht als mehrere Teile gleichzeitig *in* allen Arten auf gleiche Art und Weise vorkommen. Wenn der Gattungsbegriff „Lebewesen" als

Einzelding und *in* einem Menschen und vielleicht auch noch *in* einem weiteren in der gleichen Art und Weise existieren sollte, konnte er nach Boethius' Vorstellung nicht auch noch ein drittes Mal als übergeordneter Gattungsbegriff selbstständig existieren. Boethius erkannte hier auch sehr schnell, dass, wenn wir erst einmal von „existieren" oder „real in der Welt da sein" sprechen, wir diesen Dingen, die da existieren sollen, eigentlich auch immer eine einzigartige, unverwechselbare Individualität zugestehen müssten. Und genau diese Individualität wäre dann in Bezug auf die allgemeinen Gattungsbegriffe immer mehrfach vorhanden, was aber die Idee der Individualität unterlaufen würde. Da blieb für Boethius nur die Schlussfolgerung, dass die Gemeinsamkeit, die ja gerade hinter der Idee eines Gattungsbegriffs steht, dann erstens *nicht* in der realen Welt „da sein" kann, und zweitens kann sie ganz im Sinne Aristoteles (s. o.) in Bezug auf das Einzelding, das sie beschreiben will, immer nur sekundäre Zuschreibung sein: „[...] sie macht nicht das Wesen, die Substanz der Einzelwesens aus, die an ihr teilhaben" (Flasch 2011a, S. 61). Dann bliebe nur noch die dritte Möglichkeit: Die Universalien sind von unseren Sinnen einfach nur als Begriffe gefasst worden: *„tantum intellectibus [...] capiuntur"* (Boethius: Commentaria in Porphyrium II, 1.10). Die Anhänger dieser dritten These wurden später Nominalisten genannt, da für sie der Begriff nur ein von Menschen geschaffener „terminus technicus" (Ruffing 2007, S. 85) war, wohingegen die Universalisten weiterhin auf eine wie auch immer geartete *reale* Existenz von Gattungsbezeichnungen bestanden.

Boethius diskutierte diese drei Annahmen und folgerte daraus, dass unser Denken im Grunde immer nur mit allgemeinen Begriffen umgehen kann, Begriffe, die in der realen Welt wohl ihren Bezug haben mögen, doch nehmen die Sinne diese Dinge aus der realen Welt nicht so wahr, wie diese selbst als Subjekt sind. Dabei nehmen unsere Sinne für Boethius nicht etwa etwas Falsches wahr, sondern etwas anderes, mit dem unsere Sinne ja in voller Absicht so umgehen, dass dieses Andere das reale Ding in der Welt verallgemeinern soll und mit diesem *nicht* identisch sein soll. Nach Boethius sind unsere Sinne dabei zu zwei unterschiedlichen, aktiven Vorgehensweisen in der Lage. Der menschliche Geist kann das in der Natur Geeinte getrennt denken und er kann das Getrennte vereint denken. Mit Boethius gewinnt unser Geist „das Allgemeine durch Abstraktion" (Flasch 2011a, S. 63) und Boethius versucht auch klarzustellen, dass unser Geist, wenn er diese Abstraktionen vornimmt, nicht wirklich irrt. Ein Irrtum liegt für Boethius vor, wenn man annimmt, die vom Geist abstrahierten Begriffe würden eine eigene Existenz in der realen Welt haben.

Wie konnte aber nun diese sprachphilosophische Spitzfindigkeit die intellektuelle Welt des Mittelalters so stark in Aufruhr und Schrecken versetzen, dass vor allem die Nominalisten als Ketzer verurteilt und mit Kirchenbann und Tod bedroht wurden? Das ist leicht erklärt. Seit Augustinus hantierte die kirchliche Dogmatik mit einer Reihe von abstrakten Begriffen, die – blickt man besonders auf die schwierige gedankliche Konstruktion der sogenannten Dreieinigkeit (Trinität) – die Frage nach den realen Dingen, die diesen Begriffen zugrunde liegen sollten, geradezu provozierte. Mit diesen abstrakten Begriffen war zudem immer auch eine starke Gründung der Begrifflichkeiten in einem Jenseits verbunden, für das sich die kirchliche Dogmatik anmaßte, im Besitz einer exklusiven Definitionshoheit zu sein. Oder anders gesprochen: Sie leitete sich eben eher von Platons Ideenlehre ab, bei der die jenseitigen und immerwährenden Ideen stets unhinterfragt vorausgesetzt werden mussten. Dies änderte sich mit der zunehmenden Aristotelesrezeption etwa ab dem 11. Jahrhundert. Mit Aristoteles konnte man nämlich nicht nur gegen Platons Ideenlehre argumentieren, man konnte zudem auch danach fragen, was denn nun an einem realen oder abstrakten Ding *wesentlich* und was nur *Zuschreibung* sei. Und genau dieses präzise Fragen brachte manch einen Nominalisten auf die Idee, nach dem wahren Sein abstrakter Begriffe wie z. B. der Dreieinigkeit zu fragen und mutig zu behaupten, diese hätten gar keine reale Existenz, sondern seien nur die gedankliche Konstruktion von Menschen. Man muss sich die Tragweite dieses Affronts vor Augen führen, um zu verstehen, wie groß die Gefahr eines Machtverlusts für die katholische Kirche gewesen wäre. Und so folgte eine Zeit, die man mit Derrida als das eifersüchtige Verteidigen des einen gegen das andere beschreiben könnte. Es folgte eine Zeit, die aus den Fugen geraten war und deren Folgen „Mord, Verletzung, Traumatisierung" waren (Derrida 1997, S. 141).

Mit Augustinus wurde auf sein Drängen hin das gesamte Bildungswesen, das bis dahin unter staatlicher oder privater Aufsicht stand, in monastische Einrichtungen umgewandelt, in denen sich alle Disziplinen einer christlichen „Schul- bzw. Lehrmeinung" (Scholastik) unterzuordnen hatten. So kam der Philosophie die Aufgabe zu, als Hilfswissenschaft einer Religionslehre aufzutreten, die die christlich fundamentalistischen Positionen philosophisch abzusichern, nicht aber infrage zu stellen hatte. Genau dieses „Infragestellen" geschah aber auf dem Höhepunkt der Scholastik zwischen 1150 und 1300 n. Chr., als die Aristotelesrezeptionen zunahmen. Etwa zur selben Zeit wurden auch außerhalb des Einflussbereichs der Kirche als „Gegenschulen" die ersten Universitäten gegründet. Und diese neuen Universitäten erhielten von ihren weltlichen Herrschern oft auch eine relativ weitreichende Unabhängigkeit, was sowohl die Lehrinhalte als auch ihre eigene Gerichtsbarkeit betraf. Zu verdanken war das Aufkommen dieser weltlichen Bildungseinrichtungen vor allem einem mutigen Franzosen, der auf dem Höhepunkt des Universalienstreits von zwei Konzilien verurteilt wurde und von Kurt Flasch als „bedeutendster Denker des Mittelalters" und „Schlüsselfigur des 12. Jahrhunderts" (Flasch 2011a, S. 236) bezeichnet wird: Die Rede ist von Petrus Abaelard.

Die Wende kam mit Petrus Abaelard

Petrus Abaelard (1079–1142) verdiente sich zeit seines Lebens seinen Lebensunterhalt als Lehrer an unterschiedlichen Einrichtungen im Norden Frankreichs. Dabei wurde er noch zu seinen Lebzeiten nicht nur als kritischer Denker berühmt. Auch die lebenslange, etwas unglückliche Liebesbeziehung zu seiner Schülerin Heloïse trug mit dazu bei, dass die Geschichte der beiden Liebenden zu einer der berühmtesten Frankreichs wurde. Mit Heloïse hatte Abaelard einen unehelichen Sohn gezeugt und nach einer Racheaktion durch Heloïses Onkel – er ließ ihn entmannen – floh Abaelard, der die Verstümmelung überlebt hatte, in die Abtei von Saint-Denis nördlich des heutigen Pariser Stadtzentrums.

Was seine philosophische Arbeit betraf, so schlug Abaelard mit Kurt Flasch „eine neue Seite in der Geschichte der Philosophie und der europäischen Kultur auf" (Flasch 2011b, S. 128). Sein Standpunkt im Universalienstreit war eindeutig: Die Universalien existieren nicht real und „Menschsein" und „Lebewesen" können nicht als Realität gedacht werden (Flasch 2011a, S. 242). Was man über das Allgemeine sagen kann, ist lediglich, dass es sich bei ihnen um Namen handelt, die wir selbst herstellen, sie also als eine Bezeichnung *(conceptus)* auffassen. Nur das einzigartige Individuum war für Abaelard real. Um Abaelards Nominalismus von dem Nominalismus des 14. Jahrhunderts zu unterscheiden, wird seine Position heute auch „Konzeptualismus" genannt (ebd. S. 242). Und Abaelard ging noch weiter: Er forderte seine Schüler zu einer kritischen Literaturarbeit auf. Schriftlich fixierte Aussagen könnten von Autoren mit Intentionen versehen sein, die nicht eindeutig interpretierbar sind. Auch ging er davon aus, dass Texte im Laufe der Zeit u. U. korrumpiert (ebd. S. 243) worden waren. Allein die Frage danach, ob es sich bei den behandelten Texten um Augenzeugenberichte handelte oder um eine tradierte Überlieferung, brachte den Ausleger in der Gegenwart in eine machtvolle Position. War es dem Ausleger in der Vergangenheit immer nur gestattet, die vormals getroffenen Auslegungen zu bestätigen, dann forderte Abaelard seine Schüler auf, gerade auf die Widersprüchlichkeiten der alten Texte aufmerksam zu machen. Auch in diesem Zusammenhang bekam das Individuum des Auslegers eine einzigartig individuelle Stärke, die Abaelard mit diesem modernen Weg *(via moderna)* noch mitten im Mittelalter zu *dem* Entdecker der Subjektivität machte. Das Subjekt sollte mit ihm ein neues Selbstbewusstsein erhalten, gegründet auf der philosophischen Betrachtung der Welt mit den Mitteln der Vernunft. In diesem Sinne war Abaelard ein Rationalist, der mit der monastischen Wissenschaftstradition des Augustinus' nichts mehr im Sinn hatte. Und mit Augustinus' Gnadenlehre konnte Abaelard so gar nichts anfangen. Kurt Flasch fasst die Position Abaelards wie folgt zusammen:

„Wenn der Mensch von sich aus nichts Gutes tun kann, wenn er sich nicht kraft
seines freien Willens zur Aufnahme der Gnade ohne die Gnade bereiten kann, dann
sehe ich nicht ein, warum er bestraft wird, wenn er sündigt. Wenn er aus sich nichts
Gutes vermag, wenn er so geschaffen wurde, dass es zum Bösen eher geneigt ist als
zum Guten, ist er dann nicht schuldlos, wenn er sündigt? Wäre ein Gott, der ihn so
geschaffen hat, nicht eher zu tadeln als zu loben?" (Flasch 2011b, S. 137)

Dass Abaelard sich mit einem derartigen Gerede die Feindschaft der Mächtigen
einhandeln musste, lag auf der Hand. Aber es waren auch seine immense wissenschaftliche Belesenheit und Produktivität neben seiner überragenden Persönlichkeit
als Lehrer, die ihm eine Reihe von Feindschaften einbrachte. Er wurde durch zwei
Konzilien verurteilt, und sein schärfster Kritiker war Bernhard von Clairvaux,
einer der eifrigsten Prediger für den zweiten Kreuzzug. Und so liest man in den
Briefen des Bernhard von Clairvaux:

„[Dieser Abaelard] glaubt, er könne die gesamte Gottheit mit der menschlichen
Vernunft umfassen. Er steigt auf bis in den Himmel; er steigt ab zu den Abgründen.
Nichts ist, was ihm entginge, weder in der Tiefe der Hölle noch droben in der Höhe.
Der Mensch ist groß in seinen Augen." (Bernhard, Epistola 191 PL 182, Sp. 357 B-C
zit. n. Flasch 2011b, S. 133)

Aber so groß sollte der Mensch nach dem Willen des Klerus nicht sein. Vor allem
sollte er keine Fragen nach dem stellen, was das „Eigentliche" einer Glaubensformel
sei. Im Grunde sollte der Mensch in Bezug auf Gott und die Kirche gar keine Fragen stellen; er sollte demütig und unterwürfig „nachbeten", was die Kirchenväter
in der Vergangenheit bereits festgelegt hatten. Wer kritisch nachfragt, hat u. U.
alternative Auslegungen im Sinn und wird „eigen"-sinnig, stellt seine Auslegung
den Auslegungen eines Anderen gegenüber und entdeckt vielleicht, dass alle diese
anderen „Ausleger" allesamt Menschen sind, die sich irren könnten. Aber Abaelard
war noch auf etwas anderes gestoßen, das seit der Zeit der Skeptiker keine rechte
Bedeutung mehr in der Philosophie gefunden hatte. Er war – um es mit den Worten
von Kurt Flasch zu beschreiben – auf die Rolle der Sprache aufmerksam geworden,
die von Menschen gemacht „die reale Welt ebenso verdecken, wie erschließen"
konnte (Flasch 2011b, S. 134). Und in der Betrachtung der Sprache, wie überhaupt
in der gesamten Konzeption des Wissens, entdeckte Abaelard das *Subjekt*. Damit
war ein Denken losgebrochen, das die klassische scholastische Dogmatik in tiefe
Erschütterung versetzte. Nach Abaelard kamen andere Nominalisten wie Duns
Scotus (1266–1308) und Wilhelm von Ockham (ca. 1288–1349), die seinen Weg
fortführten und den Weg für unser heutiges, modernes Verständnis von Wissenschaft ebneten.

5.4   Medizinisches Wissen am Ende des Mittelalters

Als das Mittelalter zu Ende gegangen war, begann das Zeitalter der Moderne als ein Projekt, das sich viel vornahm und dabei vergaß, welche erkenntniskritischen Bedingungen dieses Projekt überhaupt erst möglich gemacht hatten. Das Projekt der Moderne begann nicht etwa mit einem einzigen Akt, einem bestimmten Datum oder einer einzigen Person. Zwar wird der Beginn in sehr stark vereinfachten Darstellungen oft mit der Abkehr vom geozentristischen Weltbild durch Kopernikus 1507 oder der Entdeckung Amerikas 1492 durch Kolumbus in Verbindung gebracht. Diese Vereinfachungen sind aber erst in jüngerer Zeit entstanden und nähren durch einen derart verklärten Rückblick eher den Mythos vom Aufbruch in ein naturwissenschaftliches und kolonialistisches Zeitalter, als dass sie den vielschichtigen Wechselwirkungen gerecht werden, die sich zu der Zeit zwischen den politischen und geldwirtschaftlichen Entwicklungen ebenso abgespielt hatten wie zwischen der Kunst, dem Handel, der Wissenschaft und dem Erstarken einer städtischen Kultur gegenüber einem agrarwirtschaftlich orientieren feudalistischen Landleben. Seltener jedoch wird der Aufbruch in die Moderne als die Änderung eines Diskurses beschrieben, der sich nicht nur mitten in und durch die Sprache vollzog, sondern der gerade durch die skeptische Betrachtung dessen, was die Sprache überhaupt in der Lage ist zu leisten, allen anderen Veränderungen als eine „andere Sprechweise" vorbildhaft vorausgegangen war.

An einem gut dokumentierten Beispiel aus der damaligen medizinischen Wissenschaft kann dieser Wandel deutlich festgemacht werden. Etwa 150 Jahre vor der Entdeckung Amerikas breitete sich die Pest 1347 von Kleinasien kommend über die Schifffahrtswege nach Mitteleuropa aus und tötete in nur wenigen Jahren bis 1353 etwa 30 Millionen Menschen, was etwa einem Drittel der gesamten damaligen europäischen Bevölkerung entsprach. Einer Pandemie von derartigem Ausmaß war Europa seit mehr als tausend Jahren nicht mehr ausgesetzt gewesen, und somit gab es auch keine wissenschaftlichen Grundlagen darüber, wie mit der Erkrankung selbst und den daraus resultierenden immensen sozialen Herausforderungen überhaupt umgegangen werden sollte. Menschen starben innerhalb weniger Tage und ganze Dörfer und Städte waren nach kurzer Zeit nahezu menschenleer. Das öffentliche Leben brach in den großen Städten ebenso zusammen wie der gesamte Fernhandel. Diese Szenarien vor Augen beauftragte Phillip VI. von Frankreich die Magister der medizinischen Fakultät der Universität von Paris mit einem Gutachten, das die Ursachen der Pest klären sollte und in dem Vorschläge zu ihrer Bekämpfung gemacht werden sollten (vgl. Schwalb 1990). Die Universität von Paris hatte sich nach einer Vorlaufzeit von fast 200 Jahren aus der Kathedralschule von Notre-Dame heraus im Jahr 1200 als eigenständige Körperschaft gegründet und wurde von Phillip II. mit weitreichenden Privilegien ausgestattet (ebd. S. 7). Das Interessante an dem Pariser Pestgutachten von 1348 ist nun aber, dass die Magister sich keinesfalls bemühten, die Pest selbst zu beschreiben, die gerade vor Ort in Paris grassierte, sondern ohne Anschauung irgendeines Patienten den Stand der Wissenschaft wiedergaben, indem sie – selbstbewusst und wie es dem Zeitgeist entsprach – zuerst das medizinisch verfügbare Wissen präsentierten, um dann ganz zum Schluss mit einem einzigen Kommentar einer eher allgemeinen religiösen Pflicht nachzukommen:

> „Weiterhin wollen wir nicht übergehen, daß die Epidemie manchmal dem göttlichen Willen entspringt, in welchem Falle es keinen anderen Ratschlag gibt, außer demütig zu ihm zurückzukehren; dennoch ist der Ratschlag des Arztes nicht zu verlassen. Der Allerhöchste hat nämlich auf der Erde die Medizin geschaffen, daher heilt Gott allein alle Hinfälligkeit, der in seiner Großmut auf dem Boden der Zerbrechlichkeit die Medizin hervorgebracht hat." (Schwalb 1990, S. 50)

Hier wird das neue Selbstbewusstsein einer Wissenschaft deutlich, die – nachdem u. U. auch göttlicher Wille für möglich gehalten werden durfte – darauf bestand, den ärztlichen Rat keinesfalls zu verlassen; schließlich hatte Gott selbst die Medizin ja in seinem Großmut hervorgebracht. Was die Beschreibung der Ursachen der Erkrankung betraf, steckte die Medizin damals noch stark in antiken metaphysischen Weltanschauungen.

> „Sagen wir also, daß die erste und entfernte Ursache dieser Seuche eine himmlische Konstellation war und ist. Im Jahre des Herrn 1345 war nämlich eine maximale Konjunktion der drei oberen Planeten [...]. Diese Konjunktion zeigt mit anderen Konjunktionen und früheren Eklipsen als gegenwärtige Ursache der tödlichen Verdorbenheit die uns umgebene Luft [...]. Denn Jupiter, ein warmer und feuchter Planet, hat von der Erde und dem Wasser üble Dämpfe aufsteigen lassen. Mars aber, weil er unmäßig warm und trocken ist, hat die aufgestiegenen Dämpfe angezündet." (Schwalb 1990, S. 45)

Diese verdorbene Luft – so die Magister weiter – war es, die mit Gewittern aufgeladen und mit dem Südwind herangeweht die Pest verursachte. Zwar hätte ihrer Meinung nach auch ganz im Sinne einer Kontagien-Theorie verseuchtes Wasser oder verseuchte Speisen infrage kommen können, doch die Magister entschieden sich für die Miasmen-Theorie der kontaminierten Luft. Üble Dämpfe waren der Luft durch die oben beschriebenen Konjunktionen beigemischt worden, sodass sie in den Sümpfen irgendwo im Süden verfaulte und vom Südwind herangetragen ihr Unheil anrichtete. Die Magister sahen zwar auch, dass nicht alle Menschen von der Pest betroffen wurden, und vermuteten daher, dass auch so etwas wie eine Disponiertheit (ebd. S. 49) eine Rolle spielen könnte. Für die Übertragung der Krankheit von

Mensch zu Mensch argumentieren sie dann aber wieder mit der Kontagien-Theorie. Um den Körper in eine positive Dispositiert zu bringen, galt es den Magistern nach auf die Einhaltung der von Hippokrates und Galen beschriebenen sechs *res non naturalis* zu achten. Hierzu gaben die Magister eine Reihe von Ratschlägen, die sich entweder auf die Luftzufuhr bezogen (Südfenster sind zu verschließen, nur mit Wind aus dem Norden lüften), oder sie gaben Empfehlungen zu Speisen, zum Schlaf oder zum Koitus, denn gefährdet waren ihrer Meinung nach die, „die ein ungesundes Leben führen, zu viel Leibesübungen und den Koitus übermäßig betreiben und zu viel baden, und die Dünnen und die Schwachen und die, die Angst haben" (Schwalb 1990, S. 49f.).

In der Öffentlichkeit setzte sich dann aber ein gänzlich anderer „Ätiologie"-Diskurs durch, der dann doch eher mit einer Strafe Gottes argumentierte. In der Folge kam es zu den sogenannten Flaggelanten- und Pilgerzügen, die zur Buße und zu einem gottgefälligeren Leben aufriefen. Ende 1348 wurde dann mit einem Mal die jüdische Bevölkerung in fast allen Städten nördlich der Alpen verdächtigt, die Pest eingeschleppt zu haben. Und seit dem Frühjahr 1349 kam es in fast allen Städten zu einem gemeinschaftlich verabredeten Mord an den jüdischen Mitbürgern. Auch wenn sich die Medizin im 14. Jahrhundert in den Fragen der Ursachen vieler Erkrankungen noch zu sehr in antiken Kausaltheorien verstrickte, so lässt das Pariser Pestgutachten doch erkennen, mit welchem Selbstbewusstsein sie sich bereits gegenüber religiösen Krankheitstheorien zu behauptet versucht hatte. Der Kampf um die Deutungshoheit dessen, was das Leben selbst ausmachte, war entbrannt, und in dem Maße, in dem vor allem die Naturwissenschaften sich aus der Bevormundung durch die katholische Kirche lösen konnten und mit eigenen, alternativen Deutungen aufwarteten, entwickelte sich in den folgenden Jahrhunderten eine Art „Deutungs-Machtvakuum", das erst mit dem Beginn des 19. Jahrhunderts von den Naturwissenschaften gänzlich gefüllt werden sollte.

Bis dahin muss die Geschichte des Beginns der Moderne aber eben doch eher noch als eine sprachphilosophische Auseinandersetzung erzählt werden, in deren Fahrwasser eine andere Art von wissenschaftstheoretischem Selbstbewusstsein entstand, das u. a. so schillernde Figuren wie Raimundus Lullus (ca. 1232–1316) hervorgebracht hatte. Lullus war an einer grundlegenden Neukonzeption von Wissenschaft interessiert. Er formulierte ein Konzept von Wissenschaft, das anwendungsbezogen sein und alle anderen Wissenschaften mit einschließen sollte. Er postulierte ein Wissen, das nicht von vornherein bereits feststehen durfte nur, weil es von den Kirchenvätern irgendwann in der Vergangenheit einmal festgelegt worden war (Flasch 2011a). Kurt Flasch beschreibt Lullus weiterhin als jemanden, der erkannte, das alles, was uns in der Realität begegnet, als eine *relationale* Subjekt-Objekt-Beziehung zu verstehen sei, „in der kein Moment isoliert gedacht werden

[darf], weder [...] das Subjekt noch das Objekt noch die Aktion. Kein Moment war sekundär; isolierte man es aus dem Zusammenhang, schafft man sich unlösbare Probleme" (Flasch 2011a, S. 446).

Die Idee dieser unauflöslichen Relationalität hatte ihren Ursprung in der Denkwelt des Neoplatonismus, der auf den römischen Philosophen Plotin (ca. 204–270 n. Chr.) zurückging und am Ende des Mittelalters bei kritisch denkenden Gelehrten immer populärer wurde. Plotin berief sich in seiner Lehre vom Ursprung allen Seins zwar auf Platon, doch wollte er die Welt weniger als ein Abbild von Ideen sehen, als etwas, das auf ein sogenanntes unteilbares „Ur-Eines" (vgl. Ruffing 2007) zurückzuführen war, wie es einige der Vorsokratiker bereits formuliert hatten. Damit verbunden war die Vorstellung davon, dass dieses „Ur-Eine" aus einer unendlichen Fülle von Möglichkeiten besteht und sich daher *sprachlich* auch nicht wirklich ausdrücken oder beschreiben lässt. Diese Idee einmal vorausgesetzt musste das Ur-Eine dann zudem – wenn es tatsächlich die unendliche Summe *aller* Möglichkeiten repräsentieren sollte – auch alle nur erdenklichen *Gegensätze* in sich vereinen. Bedenkt man, dass zu Plotins Lebzeiten bereits die ersten Versuche für eine christliche Dogmatik auf der Basis antiker philosophischer Grundlagen entwickelt wurden, dann bedeutet gerade die Idee von der Vereinigung *aller* Gegensätze für ein Dies- und Jenseits, das von den Kirchenvätern so akribisch in Gut und Böse unterteilt werden sollte, eine enorme Herausforderung im Denken. Dieses Ur-Eine konnte nach Plotins Vorstellung aber auch nicht „bei sich" bleiben und versuchte daher, in seiner „ungeheuren Macht- und Kraftfülle" (ebd. S. 75) in die Welt hinauszuströmen. Damit war die reale Welt in Plotins Vorstellung aber auch *unauflöslich* mit dem Ur-Einen verbunden, und das Prinzip des Ur-Einen war überall da zu finden, wo uns die reale Welt begegnete. Und genau an dieser Stelle setzte Lullus' Idee von der unauflöslichen Relationalität ein, da nach seiner Vorstellung weder dieses *Ur-Eine (1)* noch die mit ihm verbundene *Schöpfung der Welt (2)* noch die *relationale Beziehung der beiden zueinander (3)* in irgendeiner Weise getrennt von den anderen beiden bearbeitet werden konnte. Dieser erneute Affront u. a. gegen die Grundfesten der katholischen Trinitätslehre war damit vorprogrammiert. Hatte die Kirche mit ihrer dogmatischen Lehre von dem, was Gott ist und was diesen von der Welt unterscheidet, fast tausend Jahre die Wissenschaft zur strikten Einhaltung dieser Differenz belehrt, so wurde diese Lehre jetzt von zwei Seiten in die Zange genommen.

Gott war – so man ihn denn überhaupt mit diesem Ur-Einen zusammen bringen wollte – ganz im Sinne einer negativen Theologie eben nicht mehr beschreibbar und er konnte nicht mehr – ganz im Sinne einer pantheistischen Vorstellung – als ein von dieser realen Welt unterscheidbarer Gott angenommen werden. Für Lullus ließ dies nur eine einzige Konsequenz zu: Ein Begriffspaar wie „Gott & Schöpfung" konnte sich nicht mehr dualistisch gegenüberstehen, sondern musste als maximal mögliche Vereinigung („Ein-Heit") verstanden werden; und so etwas müsse – so Lullus' Resümee – eine *wahre* Religion gedanklich auch schon mal aushalten können (Flasch 2011a, S. 449).

Diese Idee von dem Ur-Einen, das mit allem anderen in einer unauflöslichen, schwer zu beschreibenden Beziehung steht, begegnet uns auch heute noch in allen neuzeitlich holistischen Ansätzen. Und auch diese moderne Idee von einer Ganzheitlichkeit, in der einzelne Aspekte des lebendigen Lebens nicht getrennt voneinander bearbeitet werden können, wird zu späterer Zeit als Gegenrede zu einer positivistischen Dogmatik formuliert werden, die die Beschreib- und Erklärbarkeit der realen Welt behauptet wird. Erinnern wir uns an den französischen Philosophen und Mediziner George Canguilhem (s. o.), für den eine Wissenschaft vom Leben eben nicht auf einer vordergründigen Erkennbarkeit des Lebendigen beruhte, sondern auf Irrtümern, Überraschungen und kontingenten Erfahrungen, die sich aber stets den epistemologischen Grenzen ihrer eigenen „Begriffs-Produktion" bewusst sein sollten. Neo-platonistisch gesprochen könnte man Canguilhem so erweitern, dass erst durch die gedankliche Vereinigung all dieser Widersprüchlichkeiten des Lebens und unter der Prämisse, dass das Ausgesprochene selbst nur „Hypothesis" bleibt, so etwas wie „Life-Science" überhaupt möglich wäre. Und im Fahrwasser dieses *unsagbaren* Lebens müsste dann auch jedweder Definitionsversuch für Krankheit (vgl. Virchow 1854) oder Gesundheit (vgl. Schaefer 1993; Spijk 2011) ins Leere laufen.

5.5   Nikolaus Cusanus: Gewissheit gibt es nur als Relation

Fragt man nun aber nach der radikalsten und folgenreichsten aller Zäsuren, die die Sprachphilosophie am Ende Mittelalters überhaupt noch zu bieten hatte, dann trifft man unweigerlich auf Nikolaus Cusanus (auch Nikolaus von Kues). Er studierte in Heidelberg und in Padua und lehrte in Köln, war Legat des Papstes und wurde 1450 zum Bischof von Brixen ernannt. In seiner Bibliothek in dem kleinen Dorf Kues an der Mosel, in dem er geboren wurde, sind u. a. auch zahlreiche Werke von eben jenem oben erwähnten Raimundus Lullus zu finden. Und ebenso wie Lullus trat Cusanus bereits mit jenem neoplatonistischen Selbstbewusstsein auf, das sich sicher sein konnte, in der Diskurswelt jener Zeit eben nicht mehr so ohne weiteres als Häresie verurteilt zu werden. Denn auch Cusanus' Auffassungen forderten die Kirche aufs Heftigste heraus. Seine sehr radikale Auffassung davon, was man mit der Sprache überhaupt aussagen könne und wo sie angesichts des „Unsagbaren" einfach versagen müsse, waren von solch einer Brisanz, wie sie derart in der damaligen Zeit niemand vorzutragen wagte. Stephan Meier-Oeser versucht, Cusanus' Ansatz von der Unaussprechlichkeit des Göttlichen wie folgt zusammenzufassen:

> „Theologie als Rede von den göttlichen Dingen bezieht sich immer auf einen Gegenstand, dem, ihrem eigenen Verständnis gemäß, ihr eigenes Verständnis nicht gemäß sein kann. So wie das durchschaubare Mysterium eben keines mehr ist, wäre auch ein in adäquat menschlicher Rede einholbarer Gott der Rede nicht wert." (Meier-Oeser 1996, S. 96)

Damit wäre aber alle menschliche Rede von Gott immer nur Spekulation. Für Cusanus ist dies aber kein isoliertes, theologisches Problem, sondern ihm geht es eher um eine grundsätzliche, erkenntnistheoretische Aufarbeitung des Problems menschlicher Sprache. Auch Cusanus' Philosophie ist geprägt von der neoplatonistischen Einheitsmetaphysik. Die Schöpfung der Welt ist für Cusanus – so schreibt Meier-Oeser – „die Entfaltung der unendlichen göttlichen Einheit" (Meier-Oeser 1996, S. 98) in eine zeitlich begrenzte und damit endliche weltliche Vielheit, die sich uns aber als *unendliche* Differenz in den Einzeldingen präsentiert. Wahrheit, Genauigkeit oder Gleichheit sind so in dieser Welt nicht anzutreffen; sie würden erst wieder in der göttlichen „Ein-Heit" zu finden sein, in die alles zusammenfällt und in die alles Endliche wieder zurückkehrt. Das allgemeine weltliche Prinzip der unendlichen Differenz fasst Cusanus wie folgt zusammen:

> „Es kann nicht zwei oder mehrere Dinge geben, die sich so ähnlich oder gleich wären, daß sie sich nicht noch ähnlicher sein könnten." (Cusanus, De docta ignorantia 13, S. 9 Zeile 6-9, zit. n. Flasch 2011b, S. 230)

Damit war die Erkenntnis der Welt mit der Methode des Messens und genauen Hinsehens zu einem Akt der Unmöglichkeit geworden. Aus demselben Grund konnte es dann aber auch keine zwei erkennenden Personen geben, die in ihrer Erkenntnis übereinstimmten konnten. Cusanus formuliert hier die „Universalität der Differenz" (Meier-Oeser 1996, S. 99) in Bezug auf die Beobachterposition *und* das vom Beobachter produzierte Wissen. Cusanus geht in seinen Ausführungen auch tatsächlich vom „Herstellen" menschlichen Wissens aus. Und wenn man überhaupt etwas über das Göttliche spekulieren könne, dann ließe dieses „Erschaffen" menschlichen Wissens u. U. eine Ähnlichkeit mit dem göttlichen Schöpfungsakt erkennen. Die menschliche Wissensproduktion auf der Grundlage von Zeichen und Wörtern bleibt aber nach Cusanus' Vorstellung immer nur eine „Mutmaßungswelt" (ebd. S. 99). Wenn Cusanus auch davon ausgeht, dass kein menschliches Sprechen Gott selbst angemessen auszudrücken vermag, so kann für ihn der komplizierte Vorgang des Sprechens noch am ehesten als ein Modell für den Vorgang der göttlichen Weltschöpfung dienen. Für Meier-Oeser erscheint aus dieser Perspektive „der Schöpfungsakt gewissermaßen als ein Urbild des performativen Sprechaktes. In ihm kommt in höchster Potenz zum Ausdruck ‚How to do things with words'" (Meier-Oeser 1996, S. 100). Das einmal ausgesprochene Wort erschafft hier aber auch das Problem der unendlichen Differenz, die wir durch die Sprache im wahrsten Sinne des Wortes immer nur „mit-teilen", nicht aber „er-fassen" können. Cusanus erkennt auch, dass wir unser Bezeichnen der Welt immer nur von *innerhalb* der Sprache gestalten können, in dem Sinne, dass wir für jede Namensgebung immer schon Sprache – und damit sprachlich vorausgegangenes Bezeichnen – voraussetzen müssen. Damit ist aber jedes Erkennen der Welt immer nur ein akzidentielles Erkennen, das nur mit vormals vereinbarten Zuschreibungen umgehen kann, nicht aber mit dem Wissen um das Wesen einer Zuschreibung selbst. Meier-Oeser gelingt hier eine sehr anschauliche Interpretation des cusanischen Denkens:

> „Da die unendliche Variabilität der aufscheinenden Unterschiede von sich her keine objektive Wesensordnung oder verbindliche Einteilung der Dinge vorgibt, ist die menschliche Ratio frei, nach eigenem Ermessen am sinnlich gegebenen Material durch von ihr geschaffene Begriffe Begrenzungen vorzunehmen, es einzuteilen und zu strukturieren." (Meier-Oeser 1996, S. 103)

Die Einteilungen nach Gattungen und Arten, um die es noch im Universalienstreit ging, sind damit artifizielle, menschliche Gedankengebilde, die immer nur an ein wie auch immer geartetes Reales *herangetragen* werden können, dieses Reale aber wegen seiner unendlichen Vielheit niemals hinreichend einholen können. Doch der menschliche Intellekt ist für Cusanus dennoch Kraft seiner Einbildung zu einer gedanklichen Überschreitung seiner eigenen Grenzen in der Lage und kann sich selbst in seiner Bezeichnung der Welt kreativ ausprobieren und dabei auch zu einer ganz anderen Anschauung der Welt kommen. Solch ein Denken „mehrfach denkbarer Welten" wird in der Neuzeit von dem Bonner Philosophen Markus Gabriel vertreten, der zu einer so provokanten These kommt, dass es in diesem Denken dann auch „polizeiuniformtragende Einhörner auf der Rückseite des Mondes" geben könnte (Gabriel 2013b, S. 23). Damit ist erfahrungsgemäß wenig Praktikabilität verbunden, und die Mehrzahl der Menschen würde sich wahrscheinlich über die mangelnde Vernunft in dieser Denkwelt beklagen. Doch geht es Gabriel in seinem provokanten Beispiel eher darum, auf die grundsätzliche Möglichkeit der Koexistenz unterschiedlicher und u. U. sich widersprechender Weltanschauungen hinzudeuten. Innovationen im Denken sind aber oft dort entstanden, wo mutige Menschen ihre „querliegenden" Denkwelten gegen den Mainstream des Denkens verteidigten.

Für Cusanus beruhte das behauptete Wissen der Menschen immer nur auf einer Einschränkung von Vielfalt durch die Einteilung in Arten und Gattungen. Will man aber der Vielfalt der Welt irgendwie beikommen, so wäre ein gänzlich anderes Wissen für Cusanus vonnöten. Der Mensch müsste sich um ein weiteres, alternatives „noch nicht gewusstes Wissen" bemühen, das uns aber wegen seiner Vielfalt mit dem Problem der Unendlichkeit konfrontieren würde. Die herkömmlichen Wissensdefinitionen lehnte Cusanus jedenfalls ab und kritisierte ganz massiv die Autoritätsgläubigkeit der führenden, meist klerikalen Bildungseliten. Er kritisierte ihr Bücherwissen und die Nichtigkeit ihres Wortwissens, das vorgaukelt, im Besitz der Wahrheit zu sein:

> „Beinahe alle, die sich dem Studium der Theologie widmen, beschäftigen sich mit gewissen festgelegten Traditionen und deren Ausdrucksformen, und wenn sie so reden können, wie die anderen, die sich als Autoritäten aufgestellt haben, halten sie sich für Theologen." (Cusanus, Apologia doctae ignorantiae h II, 2f, zit. n. Meier-Oeser 1996, S. 108)

Dies war ein schwerer Vorwurf, der nicht nur gegen die Inhalte der überkommenen Wissenschaftstradition gerichtet war, sondern auch gegen das elitäre Gehabe der damaligen Bildungseliten, denn auch diese hatten sich in den vorausgehenden tausend Jahren erfolgreich an eine Vorstellung von „Wissen" geklammert, die – einmal ausgestattet mit einer gesellschaftlich legitimierten Macht – dazu bereit war, alles andere als „Nicht-Wissen" zu diskreditieren, abzuwerten und zu exkludieren, das nicht ihrer eigenen Wissensproduktion entstammte. Und Cusanus stellte noch weitere Forderungen an das neue, von ihm propagierte wissenschaftliche Wissen, denn es sollte „nützlich sein und zudem im Selbstbewusstsein des Laien beheimatet" (Flasch 2011b, S. 241).

Interessanterweise kommt es fünfhundert Jahre nach diesen Forderungen zu einer vergleichbaren Anklage des etablierten wissenschaftlichen Wissens unter den französischen Poststrukturalisten. Als der französische Philosoph Jean-François Lyotard 1979 vom Universitätsrat der Regierung von Québec um einen Bericht über das Wissen in höchstentwickelten Gesellschaften (Engelmann 1994) gebeten wurde, wird dieser Bericht zu einer kritischen Auseinandersetzung mit eben jener Moderne, die u. a. mit Cusanus fünfhundert Jahre zuvor gerade erst ihren Anfang genommen hatte. Von amerikanischen Soziologen übernahm Lyotard den Begriff „postmodern" und sprach vom Ende der großen fortschrittsoptimistischen Metaerzählungen, mit der sich die Moderne ihre Legitimation selbst gerne einredete. Diese Metaerzählungen beruhen nach Lyotards Auffassung in höchstentwickelten Gesellschaften auf einem instrumentellen Konzept von Wissen, das sich selbst zwar als wissenschaftliches Wissen versteht, aber „gerade in seiner gegenwärtigen Form mit der Wissenschaft nicht identisch [ist]" (Lyotard 1994, S. 63). An einer anderen Stelle benutzt Lyotard sogar den Begriff des „universitären Feudalismus" (ebd. S. 153), der sich allen Versuchen einer interdisziplinären Zusammenarbeit unterschiedlicher Fachbereiche zu widersetzen versucht. Und auch Lyotard möchte das kontingente „narrative Wissen" (ebd. S. 63ff.) der gesamten Kultur – und nicht nur das durch Universitäten für legitim erklärte Wissen – als eine neue Art von Wissenschaft verstehen, denn das universitäre Wissen ist letztlich für Lyotard nur ein Sprachspiel im wittgensteinschen Sinne neben vielen anderen Sprachspielen. Das herrschaftliche Wissen war und ist im 15. ebenso wie im 20. Jahrhundert nur wenigen Auserwählten zugänglich, und dieser Zugang ist bis heute mit Schranken verschlossen, die für weite Teile der Bevölkerung unüberwindbar sind. Fragt man nach den Wurzeln dieser exkludierenden Denk-Welt, dann erinnert dieses Exklusionsdenken an die sehr schillernde, philosophische Gedankenwelt der sogenannten Gnostiker des zweiten nachchristlichen Jahrhunderts.

Gnosis ist das griechische Wort für „Er-Kenntnis" und steht in der Rückschau für eine äußerst vielschichtige und „rätselhafte Erscheinung im Denken der Spätantike" (Ruffing 2007, S. 77). Diese Denkrichtung, die nicht nur im frühen Christentum, sondern in fast allen Religionen des Vorderen Orients im zweiten nachchristlichen Jahrhundert zu finden war, basiert auf der mystischen Vorstellung von einer „Erkenntnisschau", die nur wenigen *Auserwählten* zuteilwerden kann. Erlösung kann der Mensch nur finden, wenn er allein dies als die Wahrheit begreift (ebd. S. 77). Die materielle Welt ist schlecht und kann vor Gott nicht mehr bestehen. Hoffnung gibt es nur für eine *kleine Gruppe* von Auserwählten, die zur wahren „Gottes-Schau" in der Lage ist. Den Gnostikern wird mit Ruffing zudem ein Hang zum Geheimwissen und zur Zahlenmystik nachgesagt (ebd. S. 77). Erinnern wir uns nun noch einmal an die Gnadenlehre des Augustinus' und seinen Versuch, im 4. Jahrhundert alle Bildungseinrichtungen unter die Herrschaft einer christlichen Dogmatik zu bringen. Augustinus würde man heute zwar nicht als Gnostiker bezeichnen, doch ist seine Lehre und sein späteres kirchenpolitisches Denken stark von dieser Vorstellung von „wenigen Erwählten" beeinflusst, die zudem ein „Wissen" besitzen, das in der Lage ist, die jeweilige „Differenz" von Gut und Böse, Wahrheit und Unwahrheit und Gott und der Welt anzuzeigen. Damit etablierte sich nach Augustinus ein Verständnis von Wissenschaft, das nicht mehr dem spätantiken Vorbild mit relativ offenen, staatlich oder privat organisierten Schulen unterschiedlicher Denkrichtungen folgte, sondern der Erwerb von Wissen sollte das Privileg weniger Auserwählter werden, die zudem den mythologisch jenseitig begründeten Inhalten der Wissenschaft zuallererst einmal zustimmen mussten. Doch dann legte Nikolaus Cusanus seine erste philosophische Arbeit mit dem Titel „Die wissende Unwissenheit" *(De docta ignorantia)* vor und behauptete, dass dieser elitäre Begriff von Wissenschaft so nicht mehr haltbar war.

> „Alle, die etwas untersuchen, beurteilen das Ungewisse im Vergleich und gemäß
> seinem Verhältnis zu einem als gewiß Vorausgesetzten; also ist jede Untersuchung
> ein Vergleich, der sich eines Verhältnisses als Mittel bedient, so daß, wenn das zu
> Erforschende durch nahestehende, verhältnisbezügliche Rückführung mit dem
> Vorausgesetzten verglichen werden kann, das begreifende Urteil leicht ist." (Kues
> 1989, [1488], De docta ignorantia I, 5.10)

Hier erkennt man Cusanus' Verständnis von der Relationalität allen Wissens und ihr
Bezug zu dem, was wir stillschweigend als gewiss immer schon voraussetzen müssen.
Dass dieses Vorausgesetzte in der Vergangenheit aber auch einmal Unwissen war
und davor an anderes Vorausgesetztes gekoppelt war, führt aber zu dem Schluss,
dass es sich hier um eine Selbstbezogenheit handeln muss, die einerseits als *infiniter
Regress* nicht mehr zurückverfolgt werden kann und die sich damit andererseits
unter Zuhilfenahme von erfundenen Zeichen in der Vergangenheit immer nur auf
sich selbst bezogen hatte. Bei jedem „neuen" Wissenszuwachs konnte es sich also
nur um ein Wissen handeln, das die alte Unzulänglichkeit fortschreibenderweise
nur noch mehr kaschierte und somit nichts mit Gewissheit als wahr bezeichnen
konnte. Erst wenn wir diese Implikation akzeptieren, wenn wir also unser eigenes
Unvermögen eines „gewissen Wissens" eingestehen, dann erreichen wir das, was
Cusanus die „wissende Unwissenheit" nennt (ebd. I, 5.15).

Wie sollte man so aber mit einem Wissen um die Unhaltbarkeit der Gründung
umgehen? Sokrates wollte noch die „beste und unwiderleglichste der menschlichen
Meinungen [...] nehmen, und darauf wie auf einem Notkahn versuchen durch das
Leben zu schwimmen" (Platon 2004, S. Phaidon 85 c/d), weil er sich der Problematik
des infiniten Regresses zwar bewusst war, sich aber eben an irgendetwas festhalten
wollte. Auch der moderne kritische Rationalismus ist sich dieses Dilemmas durchaus bewusst und einer seiner prominentesten Vertreter, Karl Raimund Popper
(1902–1994), hat dies zu Beginn des 20. Jahrhunderts folgendermaßen ausgedrückt:

> „Die Wissenschaft baut nicht auf Felsengrund. Es ist eher ein Sumpfland, über dem
> sich die kühne Konstruktion ihrer Theorien erhebt; sie ist ein Pfeilerbau, dessen
> Pfeiler sich von oben her in den Sumpf senken – aber nicht bis zu einem natürlichen
> ,gegebenen' Grund. Denn nicht deshalb hört man auf, die Pfeiler tiefer hineinzu-
> treiben, weil man auf eine feste Schicht gestoßen ist: wenn man hofft, daß sie das
> Gebäude tragen werden, beschließt man, sich vorläufig mit der Festigkeit der Pfeiler
> zu begnügen." (Popper 1935, S. 71f.)

Nur stellt sich die Frage, wie man hier mit dem Wort „vorläufig" umzugehen gedenkt. Begnügen wir uns mit der Festigkeit und bauen alternativlos auf ihr weiter
auf, oder haben wir die „Vorläufigkeit" und die damit verbundenen ausgeschlossenen Alternativen nach wie vor im Kopf, um in einem kontingenten Raum von

Möglichkeiten trotz der Annehmlichkeit, die uns die einmal erlangten Festigkeiten durchaus bieten könnten, weiter nach anderen „Gründungen" zu suchen? Cusanus würde sich wohl für den letzteren Weg entscheiden und Kurt Flasch interpretiert Cusanus so, dass dieses wissende Nichtwissen für Cusanus dem Grunde nach gar keine Wissenschaft ist, sondern dass es uns durch die Gewissheit, dass wir nichts wissen können, geradezu dazu ermutigen wird, in eine fruchtbare, empirische Erforschung der Welt vorzudringen (Flasch 2011b), denn vor allem die Medizin hatte einen derartigen Forschungsansatz nach Cusanus' Auffassung dringend nötig.

Doch derartige erkenntnistheoretische Prämissen stellten die Gelehrten damals (genau wie heute) nicht nur vor eine enorme gedankliche Herausforderung, sie untergruben zugleich auch die Macht der vorgetragenen Gewissheit kirchlicher Glaubenssätze. Und so meldete sich Cusanus' schärfster Kritiker, der Heidelberger Professor Johannes Wenck, zu Wort und hielt Cusanus vor, er zerstöre den „Glauben und die Wissenschaft" und sein Gott wäre „ein bestimmungsloses Unendliches, bei dem keine Unterscheidung nach Personen mehr möglich [wäre]" (Flasch 2011b, S. 229). Johannes Wenck sparte daher auch nicht mit polemischer Kritik:

> „Oh, welche Schwäche des Intellekts, zu behaupten, alles sei eins und alle Dinge würden in ihrem Wesen vergottet und man könne Urbild und Abbild nicht mehr unterscheiden!" (Wenck, De ignota litteratura 13, 30 u. 22 zit. n. Flasch 2011b, S. 232)

Wenck war aber vor allem daran interessiert, an der aristotelischen Unterscheidung von Arten und Gattungen festzuhalten, denn nur sie könne uns Wissen sichern angesichts einer „regellosen Mannigfaltigkeit", die es gelte, in eine übergreifende Ordnung einzufügen. Kurt Flasch bemerkt dazu, dass dem von Wenck vertretenen aristotelischen Wissenskonzept eben jener „Schrecken vor dem Unendlichen *(horror infiniti)*" (Flasch 2011b) zugrunde lag. Genau dieses Unendliche wollte Cusanus aber in das wissenschaftliche Denken wieder einführen und einer traditionell wissenschaftlich begründeten Gewissheit so ihren Ankerpunkt im Diesseits *und* im Jenseits nehmen. Cusanus hatte dies mit seiner These von der Unzulänglichkeit der Sprache begründet, die – und hier ging er durchaus konform mit der antiken philosophischen Vorstellung – eben nur aus willkürlich eingesetzten Zeichen bestand (Meier-Oeser 1996, S. 102).

Vor allem diese Unzulänglichkeit der Sprache unterstützte Cusanus in seiner Auffassung vom fehlenden Bezugspunkt allen Wissens. Wenn Cusanus überhaupt etwas über die Sprache aussagen möchte, dann diente sie für ihn – analog zu seiner Vorstellung von einem sich mitteilenden, schöpferischen Gott – allenfalls dazu, dass wir durch die Sprache dazu in der Lage sind, etwas von unserem Innersten kreativ „mit-teilen" zu können. Die Frage danach, ob uns dies überhaupt gelingen könnte, stellt sich für Cusanus dabei nur deshalb nicht, weil sich dieses Mitteilen auf unendlich verschiedene Art und Weise tun ließe und wir, um die Richtigkeit einer Mitteilung beurteilen zu können, wieder auf eine unzulängliche Sprache zurückgreifen müssten, die mit Cusanus die Wahrheit ohnehin nicht auszudrücken vermag. Der sprachliche Ausdruck hat für Cusanus damit keinen diesseitigen *und* keinen jenseitigen Ankerpunkt mehr, der ihn begründen könnte, denn er ist nun einmal ein zutiefst kreativer und damit arbiträrer Akt.

Interessanterweise wird diese radikale sprachphilosophische Auffassung eben jenes oben erwähnte Ende der Moderne mitbegründen. Mit der gleichen Radikalität wie Cusanus wird fünfhundert Jahre später Jacques Derrida (1930–2004) der abendländisch logozentrierten Wissenschaft ihr positivistisches Gewissheitsdenken nehmen, denn für Derrida wird sich mit der „Abwesenheit eines transzendentalen Signifikats [...] das Feld und das Spiel des Bezeichnens ins Unendliche" erweitern (Derrida 1972, S. 424).

Damit mutmaßt das Subjekt aber immer in eine Welt hinein, in die es auf unbeschreiblich vielfältige Art und Weise immer zugleich auch existenziell verstrickt ist. Diese Gleichzeitigkeit von Mutmaßung, Verstricktheit und Rekursivität von Subjekt und Welt hat der britische Philosoph und Mathematiker Alfred North Whitehead (1861–1947) zu Beginn des letzten Jahrhunderts versucht zu verdeutlichen:

> „Offensichtlich kann die elementare ‚Grundlage', auf die sich alle wahrscheinlichen Urteile beziehen müssen, nichts anderes sein als die in den urteilenden Subjekten objektivierte wirkliche Welt. Ein urteilendes Subjekt fällt ein Urteil immer über seine eigenen Daten [...] Jedes wirkliche Einzelwesen ist seiner Natur nach wesentlich sozial; und das in zweierlei Hinsicht. Erstens sind die Umrisse seines eigenen Charakters durch die Daten bestimmt, die seine Umgebung für seinen Empfindungsprozeß bereitstellt. Zweitens sind diese Daten dem Einzelwesen nicht äußerlich; sie begründen die dem Einzelwesen inhärente Entfaltung des Universums. Daher sind die Daten, über welche das Subjekt ein Urteil fällt, selbst Bestandteile, die den Charakter des urteilenden Subjekts bedingen. Es folgt, daß jede allgemeine Voraussetzung für den Charakter des erfahrenden Subjekts auch eine allgemeine Voraussetzung hinsichtlich der sozialen Umgebung impliziert, die für die Entfaltung dieses Subjekts sorgt. Mit anderen Worten, eine Art Subjekt verlangt eine Art Daten als seine vorbereitende Phase der Konkretisierung. Aber solche Daten sind nichts als die soziale Umgebung, unter der durch die Objektivierung bewirkten Abstraktion." (Whitehead 1979, [1929], S. 376f.)

Damit ist eine Form von Relationalität ausgesprochen, die sich derart gegenseitig bedingt *und* zugleich hervorbringt, dass – von welcher Seite auch immer man zu argumentieren beginnt – man immer wieder zu dem Ausgangspunkt der Argumentation in einer Form zurückkehren muss, von der man lediglich sagen kann, dass sie sich selbst und das von ihr behauptete Objekt eben nur mutmaßend hervorgebracht haben kann. Hier wird wieder die von Raimundus Lullus (s. o.) angesprochene „unauflösliche Relationalität" deutlich, bei der keines der drei Elemente Subjekt, Objekt und die Beziehung der beiden zueinander getrennt von den beiden übrigen hinreichend erklärt werden kann. Vereinfacht gesprochen könnte man mit Whitehead sagen: Alles was uns als Subjekte ausmacht, ist das von uns selbst Gemutmaßte über eine soziale Welt, in der wir in einer Art und Weise da sind, wie wir uns in und mit dieser Welt mutmaßen gelernt haben – und selbst das ist eine Mutmaßung. Alles, was wir vorfinden, ist damit ein einzigartig kontingenter *Circulus virtiosus*, der an keiner Stelle gut begründet unterbrochen werden kann. Und um es noch einmal zu verdeutlichen: Es war ein radikaler, sprachphilosophisch begründeter Ansatz, der es schaffte, dem überkommenen christlichen Dogmatismus mit dieser Theorie mutig entgegenzutreten. Und das, was dieser Ansatz im Schlepptau hatte, war eine Art von unendlicher Freiheit, mit der das sich entwickelnde neue wissenschaftliche Denken in den kommenden Jahrhunderten dann aber doch nicht umzugehen vermochte. Denn sowohl die sogenannten *Rationalisten* als auch die *Empiristen* traten an, die Welt Natur ein für alle Mal zu beschreiben, wobei Erstere zwar ihren Sinneserfahrungen misstrauten, dafür aber auf eine dem Menschen angeborene Vernunft bauten, Letztere aber genau diese a priori angeborene Vernunft ablehnten und mit ihren Sinnen etwas wirklich Erfahrbares über die Welt aussagen wollten. Beiden gemein ist aber, dass sie den Zweifel und den Irrtum zwar kannten, aber deshalb ihre Erkenntnis nicht gleich wieder durch eine grundsätzliche Skepsis relativieren wollten. Zu groß waren dafür die Eitelkeit und die Macht, die mit dem Erfolg einer für wahr behaupteten Erfindung in Aussicht standen. Wissenschaftliche Karriere machte man mit Mainstream-Erkenntnis und im Grunde wissen wir bis heute fast nichts über mutige, alternative Anschauungen der Welt, die eben nicht für alle als allseits rezipierbar galten. Das Erstaunliche ist, dass Cusanus mit seinem erkenntniskritischen Ansatz im Grunde aber erst den Weg für jene Rationalisten und Empiristen frei gemacht hatte, die – vergleichbar mit den christlichen Dogmatikern mal mit Platon und mal mit Aristoteles argumentierend – die Erkennbarkeit der Welt dann doch lieber selbstgewiss und *ohne* jede erkenntnistheoretische Skepsis behaupten wollten. Ein Denken in multiplen, wenn nicht gar unendlichen Kausalitäten, die alle die gleiche Berechtigung haben sollten und sich dabei u. U. sogar widersprechen sollten, konnte es in einem Weltbild nicht geben, das sich auf Vernunft oder Empirie berief. Und in der Folge erschufen sich die Erfindungen der Naturwissenschaften mit dem Erfolg des sogenannten technischen Fortschritts selbst einen „neuen" Wahrheitsbegriff, der seine Begründung nun nicht mehr in einer jenseitigen Metaphysik zu suchen brauchte, sondern ihn selbstbewusst immer schon in die reale Welt hinein behauptete, bis hin zu jenem populistischen Denken, das sogar bereit war, den behaupteten erfolgreichen *Nutzen* der technischen

Erfindungen selbst als Wahrheitsbeweis zu postulieren. Jeglichem Schrecken vor der drohenden Unbestimmbarkeit der Welt, die Cusanus noch als so wesentlich für sein offenes Wissenschaftskonzept angemahnt hatte, sollte durch Aufklärung und Empirismus ein für alle Mal ein Ende bereitet werden. Die von Cusanus vorausgesehene Freiheit, die gerade in der Leugnung einer auf Er-Kenntnis beruhenden festgefügten Ordnung bestand, wurde in den kommenden Jahrhunderten durch das positivistische Weltbild der Naturwissenschaft diszipliniert und eingeschränkt.

5.6 Das technische Zeitalter kennt keine Skepsis

In einer ersten Vorschau auf das, was das skeptische Denken für die Gesundheitswissenschaften bedeuten könnte (s. o.), konnte gezeigt werden, dass sich ein breiter, gesellschaftlicher Widerstand gegen die alles dominierende, technisch-industrielle Revolution etwa erst in der Zeit zwischen 1875 und 1925 abspielte. Und es war kein Zufall, dass sich etwa zu der Zeit neben der Soziologie und der Psychologie auch die Gesundheitswissenschaften als eine Alternative zum naturwissenschaftlichen Denken nicht nur der Medizin in Deutschland entwickelten. Es war der Beginn einer massiven Kritik an einer Heldengeschichte, die sich die Moderne selbst zu erzählen begann, um über einen bis heute ungeklärten Widerspruch hinwegzukommen. Der mutige und zugleich selbstbewusste Diskurs von Freiheit, Gleichheit und Brüderlichkeit, der noch 75 Jahre zuvor ganz Europa beflügelte und die Chance auf einen „nie zuvor dagewesenen Gestaltungsspielraum" (Nassehi 2011, S. 24) versprach, traf auf eine so tief verwurzelte traditionelle Vorstellung von gottgewollter gesellschaftlicher Hierarchie, dass in der Folge eben nur wenige Menschen überhaupt die Chance erhielten, diesen Gestaltungsspielraum auch nutzen zu können. Immer deutlicher wurde die Tatsache, dass die Möglichkeiten zum Mit-Gestalten nicht nur nicht gleichmäßig in der Gesellschaft verteilt waren, sondern einen starken sozialen Gradienten besaßen, der – bei fehlender Bildung und mangelnden ökonomischen Voraussetzungen – zusätzlich zur fehlenden Möglichkeit auf Mit-Gestaltung auch noch eine höhere Krankheitslast und eine geringere Lebenserwartung bedeutete.

Und so bot sich im 19. Jahrhundert die Scientific Community bereitwillig an, die Gestaltungsmacht der alten und neuen wohlhabenden Eliten mit einer vorwärtsgewandten Heldengeschichte abzusichern, die, gespeist durch die Idee der Aufklärung, Licht in jene Winkel der Wissenschaften bringen wollte (Wieland 1789), die seit dem Mittelalter von dunklen Mächten absichtlich im Finsteren gehalten wurden. Und es entwickelte sich im 19. Jahrhundert ein bildungselitärer Diskurs, der neben dem neuen wirtschaftlichen „Adel" der sogenannten „Schlotbarone" eine neue Feudalherrschaft des Wissens etablierte, die das nationalistische Gebaren der Staaten Europas dabei unterstützten wollte, eine führende Kulturnation zu werden. „Die Bildung ist immer etwas Aristokratisches", hatte Billroth (1876, S. 64) deutlich verlauten lassen, und wer gesellschaftliche Gestaltungsmacht erlangen wollte, musste Bildungstitel erwerben und die Utopie auf ein besseres Leben nacherzählen, das nicht – wie es die Kirche versprach – im Jenseits zu suchen war, sondern noch im Diesseits erlebbar werden würde. Hierfür erfanden die neuen „Wissenschafts-Aristokraten" einen Diskurs, der trotz aller sozialen Widersprüche von einem erfolgreichen, technisch-industriellen Fortschritt der Menschheitsgeschichte erzählte (Hagner 2001; Sarasin et al. 2007; Sarasin 2016). Diese Erzählweise diskreditierte zudem die Vergangenheit als „dunkles, tiefstes Mittelalter", in das niemand ernsthaft *zurück*wollte und in dem die Menschen nicht nur der Willkür der Unterdrückung durch Klerus und Feudalherrschaft ausgesetzt waren, sondern in der Folge auch noch ohne medizinische Versorgung massenweise an Seuchen verstarben. War die Geschichte von der düsteren Vergangenheit erst einmal erzählt, ließ sich hernach umso leichter die Aufmerksamkeit ganz auf die Gegenwart samt ihrer Errungenschaften als den alles „überragenden Referenzpunkt" (Hagner 2001) lenken, um eine Zukunft vorherzusagen, die die Gegenwart sogar noch übertreffen würde. Der Mediziner und Wissenschaftshistoriker Michael Hagner macht dabei deutlich, dass es für derartige Erzählweisen besonders wichtig ist, „den aktuellen Ist-Zustand der menschlichen Zivilisation als höchste Entwicklungsstufe anzusehen und [...] die ganze Entwicklung nur als Vorläufer zu betrachten" Hagner (2001, S. 13). Besonders im 19. Jahrhundert benutzten die Naturwissenschaften diese Erzählweise gerne für die Absicherung ihrer eigenen Identität, bei der das „Naturwissenschaftliche Zeitalter als eine Heldentat und Befreiung [gepriesen wurde], als ob es sich um die Loslösung von Sklavenfesseln gehandelt hätte" (Hagner 2001, S. 14). Doch diese Geschichte geriet am Ende des 19. Jahrhunderts aus allen gesellschaftlichen Richtungen in eine immer heftigere Kritik. Der französische Schriftsteller Émile Zola vermisste in jener Zeit das lebendige, schöpferische Wirken des Menschen:

> „Ich bin für keine Schule, weil ich für die Wahrheit bin. Die Wahrheit aber schließt jedes Koterie- und Systemwesen aus. Das Wort ‚Kunst' mißfällt mir im Grunde, denn es erweckt in mir gewisse Vorstellungen von künstlicher Zurichtung, von absolutem Ideal." (Zola 1885, S. 55)

Doch was sich vor allem die Malerei in den folgenden Jahrzehnten als unendlich schöpferische Freiheit herausnahm, bezeichneten weite Teile der Gesellschaft um die Jahrhundertwende noch als ungeheure Zumutung und Entartung. Besonders die unterschiedlichen Stilrichtungen der Malerei zwischen 1875 und 1925 erwiesen sich im Nachhinein als jenes vorbildhafte Phänomen eines kontingenten Protestes gegen eine gesellschaftliche Norm, die sich anmaßte, die einzige und herausragende Erzählweise der Kultur zu sein. Nicht dass die Gesellschaft zu dem Zeitpunkt als Ganzes dazu in der Lage gewesen wäre, diese kontingenten Stilrichtungen der Kunst insgesamt aushalten zu können, doch es zeigte sich, dass es allein durch schöpferischen Mut möglich war, anders zu denken und anders zu malen.

Demgegenüber waren die Naturwissenschaften dann aber doch noch zu sehr mit der „Entzauberung der Welt" (Weber 1922, S. 547) beschäftigt, als dass sie schöpferisch nach alternativen Beschreibungen der Welt suchten. Der oben gezeigte Streit zwischen Kontagien- und Miasmentheoretikern (s. o.) war ein Beweis für diese Unfähigkeit der Medizin, in komplexen Modellen denken zu können. Doch die Überlegenheit der technisch-wissenschaftlichen Weltdeutung über das alte religiös-mystische Weltbild, so ergab die Analyse von Max Weber 1922, führte die Menschen gerade nicht in das von den „Aufklärern erträumte Vernunftreich [...], sondern [löste] eine neue Welle von Flucht- und Aufbruchbewegungen in Bereiche jenseits der Vernunft aus" (Peukert 1988, S. 63), deren Höhepunkt um die Jahrhundertwende noch gar nicht erreicht war. Der britische Soziologe Zygmunt Bauman wird der Moderne 2005 vorwerfen, dass sie mit der grundsätzlichen Ambivalenz der Welt einfach nicht zurechtgekommen sei (Bauman 2005). Letztendlich hat sich die Moderne gegen das Aushalten der cusanischen Idee einer Koexistenz von Chaos *und* Ordnung entschieden und mit dieser einseitigen Entscheidung für die Ordnung der Dinge u. a. auch so etwas wie die moderne Bürokratie hervorgebracht, die zusammen mit anderen Bedingungen nach Baumans Auffassung den Holocaust erst möglich gemacht hatte (Bauman 2012, S. 26ff.). Und Bauman belässt es nicht bei dieser Einschätzung, sondern fragt sehr eindringlich danach, wie seine eigene Disziplin, die Soziologie, nach dem Holocaust einfach weitermachen konnte, als ob sich der Holocaust als ein Betriebsunfall der Moderne verstehen und beschreiben ließe, nach deren hinreichender wissenschaftlicher Erklärung man zur Tagesordnung übergehen könne.

> „Der Holocaust wurde inmitten der modernen, rationalen Gesellschaft konzipiert und durchgeführt, in einer hochentwickelten Zivilisation und im Umfeld außergewöhnlicher kultureller Leistungen; er muß daher als Problem dieser Gesellschaft, Zivilisation und Kultur betrachtet werden [...] Der Holocaust gibt mehr Aufschluß über den Stand der Soziologie, als diese in der jetzigen Form imstande ist, zur Erklärung des Holocaust beizutragen." (Bauman 2012, S. 10 u. 17)

Baumans Anklage gegen die Soziologie könnte durchaus auch auf alle andere Wissenschaftsbereiche erweitert werden und würde die Gesundheitswissenschaften hier keinesfalls ausschließen, denn der Holocaust gibt in der Tat derzeit mehr Aufschluss über die gegenwärtige Konzeption von Public Health, als dass Public

Health dazu in der Lage wäre, den Holocaust auch nur annähernd zu erklären. Bislang liegt innerhalb der Gesundheitswissenschaften nicht einmal der Versuch vor, die ungebrochene Fortschreibung eugenischen Denkens vom Beginn des 20. Jahrhunderts bis in die Gegenwart hinein auch nur ansatzweise neu zu bearbeiten.

Das Erfahren, das Aushalten und das Bearbeiten von Ambivalenz und Kontingenz, das Cusanus als ein neues Wissen in das wissenschaftliche Denken einführen wollte und damit der Moderne den Weg bereitete, war am Ende des 19. Jahrhunderts weit davon entfernt zu verstehen, welche Möglichkeiten und Chancen auf eine Bearbeitung der Welt sich dadurch hätten ergeben können. Dabei hätte eine nicht ganz unwesentliche Entdeckung innerhalb der Physik besonders die Naturwissenschaften und mit ihr die gesamte Scientific Community am Ende des 19. Jahrhunderts eigentlich aufmerken lassen müssen. Sie hätten bemerken müssen, dass es doch möglich war, dass zwei sich grundlegend widersprechende Theorien, wie sie damals für die Beschreibung des Lichts gefunden wurden, ein und dasselbe physikalische Phänomen beschreiben konnten.

Nachdem man lange an antiken Vorbildern orientiert davon ausgegangen war, dass das Licht einem Strom aus kleinen Teilchen gleichkommt, war etwa um 1678 der niederländische Mathematiker und Physiker Christian Huygens (1629–1695) zu der Annahme gelangt, dass sich die Natur des Lichts besser beschreiben ließe, wenn man sie als eine mechanische Welle verstehen würde. Huygens hatte mit dem nach ihm benannten „Huygens'schen Prinzip" gezeigt, wie sich Lichtwellen, die auf einen schmalen Spalt fielen – vergleichbar mit der Wellenfront des Wassers –, beschreiben und berechnen ließen. Und in der Tat konnte 1802 der englische Augenarzt und Physiker Thomas Young nachweisen, dass sich das Licht an einem sogenannten Doppelspalt nach den gleichen Gesetzen bricht, die zuvor bereits für das Brechen einer Wasserwelle beschrieben worden waren. Bis zum Ende des 19. Jahrhunderts setzte sich in der physikalischen Fachwelt daher die *Wellentheorie* des Lichts durch.

Doch der von Heinrich Hertz und anderen Physikern Ende des 19. Jahrhunderts beobachtete *photoelektrische* Effekt, bei dem Licht in der Lage ist, Elektronen aus einem Material herauszulösen, bereitete den Physikern bei der theoretischen Herleitung nach der klassischen Wellentheorie besondere Schwierigkeiten. Mit der Wellentheorie des Lichts ließ sich nämlich der Effekt des Herauslösens nicht vorhersagen. Nach der Wellentheorie des Lichts hätte die Stärke des Elektronenstroms abhängig von der Amplitude der Lichtwelle sein müssen. Und genau das war nicht der Fall: Die Stärke des Stroms war – wenn überhaupt erst ab einem bestimmten Wert – von der Frequenz des Lichts abhängig. Max Planck vermutete bereits 1900, dass die Energieübertragung zwischen Strahlung und Materie wohl doch durch sogenannte *diskrete Portionen* – er nannte sie Quanten – vor sich gehen müsse, womit er einer alten Vorstellung von Isaac Newton folgte, die sich an der antiken Vorstellung des Lichts als Teilchenstrom orientiert hatte. Albert Einstein nahm dann die Planck'sche Idee auf und arbeitete sie 1905 in seinem berühmten Werk „Ueber einen die Erzeugung und Verwandlung des Lichtes betreffenden heuristischen Gesichtspunkt" (Einstein 1905) weiter aus. Damit war eine zweite Anschauungsform des Lichts formuliert (Licht besteht aus Teilchen), die sich *nicht* aus der ersten Anschauungsform (Licht ist eine Welle) herleiten ließ. Und je nachdem, welchen Effekt man heute erklären möchte, muss man entweder auf das eine *oder* das andere Modell zurückgreifen. Die allgemeine Natur des Lichts ausschließlich als elektromagnetische Welle oder ausschließlich als Teilchenstrom zu bezeichnen, wäre für eine umfassende Erklärung des Lichts unzureichend. Beide Modelle bzw. Anschauungsformen haben bis heute jeweils nur eine bestimmte Reichweite und können nur ein ganz bestimmtes wahrnehmbares Phänomen erklären. Die Physik hat sich mit dem dualen Charakter des Lichts arrangiert und in der Folgezeit auch eine Reihe von relativ erfolglosen Versuchen unternommen, die beiden klassischen Modelle in einem einzigen Modell zu vereinen.

Dieser mehr als deutliche Hinweis auf die Möglichkeit einer kontingenten Beschreibung der Welt blieb jedoch für viele andere Wissenschaftsbereiche ohne große Konsequenzen. Ganz im Gegenteil: Den dualen Charakter des Lichts hielt man für ein Binnenphänomen der Physik und die Modelle, die sich daraus entwickelten, hatten mit der real fassbaren, makrophysikalischen Welt des alltäglichen Lebens ohnehin nichts gemein. Für die Physik aber eröffnete diese neue Betrachtungsweise in der Folge einen so bedeutsamen Fortschritt, dass darüber die lebensbedrohlichen Auswirkungen oft vergessen werden, denn mit der Atombombe brachte die Moderne ein weiteres Massenvernichtungsphänomen hervor, das in der Geschichte in der Form zuvor nicht vorhanden war. Die Proteste gegen die Vorstellung von einem fortschrittsoptimistischen, technischen Zeitalter der Moderne waren damit vorprogrammiert, auch wenn sie erst in der zweiten Hälfte des 20. Jahrhunderts von einer breiten gesellschaftlichen Basis vorgetragen wurden und sich im Zuge dieses Protestes dann u. a. auch gegen die Medizin (Illich 2007) gerichtet haben.

Eine breit angelegte, durch eine überwiegende Mehrheit getragene wissenschaftliche Theorie dieses Protestes war zu dem Zeitpunkt entweder nicht oder nur ansatzweise in einer marxistisch orientierten Kapitalismuskritik vorhanden oder die Moderne selbst wurde direkt als ein gescheitertes Projekt der Aufklärung (Adorno & Horkheimer 2016) angesehen. Sprachtheoretisch fundierte Kritik findet man ab den siebziger Jahren des letzten Jahrhunderts mal mehr und mal weniger prägnant ausgearbeitet in der Kybernetik zweiter Ordnung, in der Systemtheorie, im konstruktivistischen Denken, in der poststrukturalistischen Gendertheorie oder ganz allgemein im kritischen diskursanalytischen Denken. Ihren gemeinsamen Bezugspunkt haben alle Ansätze in einem bestimmten, eher kontingenten Verständnis von Kommunikation und Sprache, das davon ausgeht, dass „das Lesen eines Textes, die Interpretation eines geregelten sozialen Zusammenhangs [...] kein Finden und Auffinden eines Sinnes mehr, sondern ein Erfinden, ein ständiges Neuschaffen [ist], weil endgültige Interpretationen nicht existieren" (Joas & Knöbl 2011, S. 510). Joas & Knöbl sehen in dieser neuen postmodernen bzw. poststrukturalistischen Debatte eine ganz neue Herausforderung für die Sozialwissenschaften, „denn so wie Texte keine endgültige und einheitliche Interpretation mehr erlaubten, so wird auch für Menschen behauptet, dass ihnen keine festen Identitäten mehr zugeordnet werden [könnten] und dass sie ihre eigene Existenz nur mehr als ein Spiel mit ständig wechselnden Identitäten begreifen könnten" (Joas & Knöbl 2011, S. 514). Mit dieser poststrukturalistischen „These von der Existenz multipler ‚Selbste', die keine Einheitlichkeit mehr kennen, sondern im Spiel der Zeichen ihre Identitäten ständig wechselten, [wurden] traditionelle sozialisationstheoretische und sozialpsychologische Positionen frontal angegriffen" (ebd. S. 514). Damit wird deutlich, dass sich die poststrukturalistische Kritik an der Moderne nicht mehr nur gegen das positivistische Weltbild der Naturwissenschaften richtet, sondern den Wissenschaften insgesamt vorwirft, mit ihrer reduktionistischen statt kontingenten Weltdeutung dem Menschen u. U. sogar Schaden zufügt, wo sie selbst doch mit gutem Willen und mit besten Absichten für den Menschen immer nur „Licht in die Sache" bringen wollte. Es wird wohl eine ungeheure, intellektuelle Kraftanstrengung nötig sein, um diesem Denken ein ganz anderes Denken entgegenzusetzen, das die Kraft besitzt, dieses mittlerweile verfestigte Denken aufzulösen. Dieses neue Denken müsste mit Zygmunt Bauman ein Denken sein, das „die scheinbar fixierte und erstarrte Welt wieder in Bewegung [bringt]" und das darauf hinweist, „dass die Welt anders sein könnte, als sie ist", um so „den Bereich, die Kühnheit und die Auswirkungen unser aller Freiheit" zu vergrößern (Bauman 2000, S. 29).

Die Moderne wird die Skepsis nicht los 6

Wenn oben davon gesprochen wurde, dass der Widerstand gegen die Auswüchse der Industrialisierung am Ende des 19. Jahrhunderts sich auf einer breiten gesellschaftlichen Basis abspielte, dann ging diesem Widerstand eine Diskussion voraus, die sich in den Jahrhunderten zuvor lediglich in den intellektuellen Kreisen der Gesellschaft vollzog. Am Ende des 19. Jahrhunderts war die von Cusanus angedachte Einführung der Unendlichkeit in die Wissenschaft durch das technisch-positivistisch geordnete Weltbild der Naturwissenschaften bereits so sehr in ihre Schranken verwiesen worden, dass Friedrich Nietzsche dahinter nur einen einzigen Grund vermutete: „[…] alle Ordnungen des Menschen [sind doch] darauf eingerichtet, daß das Leben in einer fortgesetzten Zerstreuung der Gedanken nicht gespürt werde" (Nietzsche 2015a, S. 373). Der mathematisch-mechanistisch denkende Empirismus und selbst der auf Vernunft setzende Rationalismus versuchte der Welt ein Ordnungsdenken aufzuzwingen, das das lebendige Leben mit seinen „Unbotmäßigkeiten" so sehr disziplinieren sollte, dass für die Beschreibung des Lebens nur die Metapher einer leblosen, mehr oder weniger funktionstüchtigen Maschine übrigblieb.

Und dabei hatte Johann Wolfgang von Goethe (1749–1832) bereits zu Beginn des 19. Jahrhunderts wortgewaltig gegen Isaac Newtons (1643–1726) unheilbare empiristische Verwirrung der Welt argumentiert und gefordert: „Die Phänomene müssen ein für allemal aus der düsteren empirisch-mechanisch-dogmatischen Marterkammer vor die Jury des gemeinen Menschenverstandes gebracht werden." (Goethe 1907, S. 89). Für Goethe waren wissenschaftliche Theorien überhaupt nur „Übereilungen eines ungeduldigen Verstandes, der die Phänomene gern los sein möchte und an ihrer Stelle deswegen Bilder, Begriffe, ja oft nur Worte einschiebt" (ebd. S. 88). Wissenschaftliche Theorien waren seiner Meinung nach für die Beschreibung der Natur eher ungeeignet, denn die Natur selbst hatte sich nach Goethes Vorstellung „so viel Freiheit vorbehalten, daß wir mit Wissen und Wissenschaft ihr nicht durchgängig beikommen oder sie in die Enge treiben können" (ebd. S. 92). Doch hatte zu dem Zeitpunkt der naturwissenschaftliche Empirismus vor allem in England bereits seinen Höhepunkt erreicht. Und seine Gegner, die sogenannten kontinentalen Rationalisten, für die das Wort „rational" eine eher „auf Vernunft basierende" Erfahrbarkeit der Welt bedeutete, hatten Mühe, ihr Konzept eines Menschen, der ihrer Meinung nach zu solch einer „vernünftigen" Erkenntnis fähig war, gegenüber dem Empirismus durchzusetzen. Die Rationalsiten behaupteten nämlich, dass diese Vernunft dem Menschen angeboren sei, und mit solch einer metaphysischen, übergeordneten Vorstellung von Vernunft, die sehr an Platons Konzept einer jenseitigen Ideenschau erinnerte, wollten die Empiristen nun gar nicht in Verbindung gebracht werden. Das war für die Empiristen zu viel metaphysisches Jenseits und erinnerte zu sehr an kirchliche Dogmatik, als dass es ihrer Meinung nach half, die Welt zu erklären. Doch es gab etwas, was beide Richtungen gemeinsam hatten. Beide Denktraditionen setzten auf eine Vorstellung von Naturwissenschaft, der man nur mit den Mitteln der Mathematik beikommen konnte.

Rationalisten wie René Descartes (1596–1650), Baruch de Spinoza (1632–1677) oder Gottfried Wilhelm Leibniz (1646–1716) waren aber davon überzeugt, dass unsere Sinnesorgane nur zu einer ungenauen Form des Wissens beitragen könnten, womit sie eine durchaus erkenntnistheoretisch kritische Position vertraten. Nur lösten sie das Problem, in dem sie betonten, dass nur die „klare und deutliche Erkenntnis der Mathematik […] ein Vorbild für die Erkenntnis sein [könne]" (Ruffing 2007, S. 122), denn die Begrifflichkeiten und Anschauungsformen der Mathematik wären den Menschen nämlich angeboren. Diese „angeborene Einsicht in mathematische Anschauungen" fand man zwar auch bei den englischen Empiristen John Locke (1632–1704), George Berkeley (1685–1753) und David Hume (1711–1776), doch war der Mensch für sie eher allein darauf gekommen. Sie hielten nichts von angeborenen oder jenseitigen Ideen. Die Menschen kamen für sie als „Tabula rasa" oder besser als „unbeschriebenes Blatt" auf die Welt, und allein die Erfahrungen, die sie machten, bildeten die Grundlage für ihre Erkenntnis. Beide Denkrichtungen aber waren einem grundsätzlich skeptischen Denken, das nach Cusanus' Vorstellung die Empirie eigentlich erst befruchten sollte, eher ablehnend gegenüber eingestellt.

Und dennoch war mit Cusanus der Zweifel erneut in die Welt gekommen und sein kritisches Denken beflügelte zwar das selbstbewusste Denken ganz unterschiedlicher Wissenschaftsbereiche, wohingegen sein radikales sprachkritisches Denken mit wenigen Ausnahmen eher als nicht durchführbares Gedankenexperiment abgetan wurde. Wo sollte es auch hinführen, wenn man *alles* in Zweifel zog? Diese Frage stellten sich damals nicht nur Empiristen und Rationalisten, sie beflügelte u. a. auch den englischen Schriftsteller und metaphysischen Denker John Donne in seinem Gedicht über die „Anatomie der Welt" *(An Anatomy of the World)*. In einer kurzen Passage aus diesem Stück malt Donne mit einer bildgewaltigen Beschreibung jene

Unhaltbarkeit aus, die sich einstellen sollte, wenn diese neue Philosophie alles in Frage stellen würde:

> „[…]And new philosophy calls all in doubt,
> The element of fire is quite put out;
> The sun is lost, and th' earth, and no man's wit
> Can well direct him where to look for it.
> And freely men confess that this world's spent,
> When in the planets and the firmament
> They seek so many new; they see that this
> Is crumbled out again to his atomies.
> 'Tis all in pieces, all coherence gone;
> All just supply, and all relation;
> Prince, subject, father, son, are things forgot, […]" (Donne 1611)

In diesem kurzen Ausschnitt brachte John Donne jene große Angst vor der Ungewissheit bildhaft und wortgewaltig zum Ausdruck, die wie ein Feuer wüten und die Sonne und Erde verschwinden lassen würde. Und kein weiser Mann hätte jemals sagen können, wo man nach ihnen hätte suchen sollen. Alles hatte der Zweifel in Stücke gerissen, aller Zusammenhalt wäre fort und es bliebe nur noch „Herangetragenes" und „Relationales", sodass man die einst so feststehenden Begriffe wie Prinz, Subjekt, Vater oder Sohn einfach vergessen könne. John Donne bewegte sich mit diesem Gedicht in einer gedanklichen Welt, die den Universalienstreit bereits hinter sich hatte, und er malte bildhaft aus, welche elementaren Konsequenzen es hätte, wenn wir davon ausgehen würden, dass die Bedeutung den Wörtern tatsächlich nur „angetragen" *(supply)* wäre und wir die Welt der Dinge in einer unendlichen Beschreibung von „Relationen" *(relation)* erfassen müssten. Was sollte dann noch übrigbleiben, wenn wir erst beginnen, *alles* zu bezweifeln?

6.1 René Descartes: Ich denke, indem ich bin

Und genau diese Frage bildete den Ausgangspunkt der philosophischen Betrachtungen René Descartes (1596–1650), und er wird einer der ersten neuzeitlichen Philosophen sein, der Schritt für Schritt eine Methode des Zweifels entwickeln wird, um zu sehen, was übrigbleibt, wenn man an allem zweifelt. Von seinem methodischen Zweifel aus wird die moderne Skepsis ihren Ausgang nehmen (Gabriel 2008). Descartes wird zwar weniger einen Beitrag zu der in dieser Arbeit angestrebten sprachphilosophischen Betrachtung von Kommunikation liefern, er wird aber – und das macht hier seine Bedeutung für die Gesundheitswissenschaften aus – den seit der Antike bestehenden Dualismus zwischen Körper und Geist mit solch einer Heftigkeit behaupten und gedanklich „zementieren", dass sich dieser Dualismus bis in die Gegenwart hinein zusammen mit seinem „Maschinenbild" vom menschlichen Körper zu einer nicht hinterfragten Blaupause für unseren heutigen, naturwissenschaftlichen Ansatz der Medizin entwickeln wird. Diese Blaupause behauptete eine deutliche Unterscheidung zwischen Geist und Materie, mit der Descartes eigentlich dem „denkenden Subjekt" ebenso wie dem „materiellen Objekt" eine philosophisch begründetet Basis geben wollte, doch blieb sie nicht ohne Folgen für die Entwicklung der Moderne, wie Carl Friedrich von Weizsäcker 1958 bemerkte:

> „Betrachten wir aber den heutigen Zustand nicht nur der Philosophie, sondern der ganzen Universität, nicht nur der Wissenschaft, sondern des ganzen öffentlichen Bewußtseins, so sehen wir ihn beherrscht von der Spaltung, der Fremdheit zwischen Geist und Materie. Geisteswissenschaft und Naturwissenschaft haben kaum eine gemeinsame Sprache, in der sie auch nur miteinander reden könnten, und oft sind sie beide sogar auf diese Fremdheit stolz." (Weizsäcker 1958, S. 6)

Wenn die heutigen Probleme der Wissenschaft, wie Weizsäcker weiter ausführt, ihre Wurzeln in der Vergangenheit haben (ebd. S. 7), dann wäre in der Tat zu fragen, wie die Gesundheitswissenschaften als inter-, multi- und transdisziplinäres Projekt der Moderne mit der Herausforderung dieses cartesianischen Dualismus bisher umgegangen sind. Zu befürchten ist nämlich, dass die Gesundheitswissenschaften mit der unreflektierten Fortschreibung dieses Dualismus eben mit zu jenen Katastrophen der Moderne beitragen, die Zygmunt Bauman in seinem oben angeführten Werk so heftig kritisiert. Weizsäcker forderte uns bereits 1958 dazu auf, das „Denken der Vergangenheit neu [zu durchdenken], wenn wir die Gegenwart verstehen wollen" (ebd. S. 7). Dann aber stellt sich in der Tat die Frage, wie Descartes diese Trennung so leidenschaftlich begründen konnte. Er selbst war begeisterter Mathematiker und er arbeitete an einer optischen Theorie des menschlichen Sehens. Er machte aber auch ebenso mutige Annahmen über die Planetenbahnen wie über die Zirbeldrüse im menschlichen Gehirn, die er als *den* Hauptsitz der Seele ansah. Jenseits all dieser Annahmen zerbrach er sich aber vor allem seinen Kopf darüber, ob und wie er denn jemals Gewissheit über alle seine Vorstellungen von der Natur haben könne. Seine Suche nach absolut sicherer Erkenntnis brachte ihn zu folgender Regel:

> „[Ich werde] niemals eine Sache als wahr annehmen, die ich nicht als solche sicher und einleuchtend erkennen würde, daß heißt sorgfältig die Übereilung und das Vorurteil zu vermeiden und in meinen Urteilen nur so viel begreifen, wie sich meinem Geist so klar und deutlich (clare et distincte) darstellen würde, daß ich gar keine Möglichkeit hätte, daran zu zweifeln." (Descartes 1990, [1637], S. 18)

Dafür müsse man aber *einmal* in seinem Leben an einem Punkt angekommen sein, so Descartes an anderer Stelle, an dem man bereit ist, wirklich alles zu bezweifeln, um so von einer neuen, „ersten Grundlage an ganz neu an[zu]fangen, wenn [man] später einmal etwas Festes und Bleibendes in den Wissenschaften errichten wollte" (Descartes 1991, [1644], S. 63). Denn was nützt es, wenn Descartes selbst zwar sicher unterscheiden kann, ob er wach ist oder ob er träumt, ob er dementsprechend seine Erkenntnis also für wahr oder für falsch halten könnte, dann aber vielleicht einsehen muss, dass ein „ebenso böser wie mächtiger und listiger Geist" (ebd. S. 73) ihn diese Dinge, die er in seinem wachen Zustand für wahr gehalten hat, auf eine Art für wahr nehmen lässt, *als ob* sie wirklich wahr wären. Descartes erfindet hier für seine schrittweise Herleitung des methodischen Zweifels einen schlauen metaphysischen Betrüger, der ihm selbst seine vernünftigste Weltanschauung einfach nur einreden könnte, die aber in Wirklichkeit dann ganz anders aussieht. Sollte dies aber der Fall sein, so könnte dieser Betrüger ihm, Descartes, sogar seine eigene materielle Natur täuschend einreden. Nur *eines* könnte dieser listige Betrüger offensichtlich nicht: Er könnte nämlich nicht verhindern, dass Descartes als denkendes Wesen *da* ist und zugleich in der Lage ist zu *zweifeln*. Wenn man demnach zwar an allem zweifeln könne, so doch nicht daran, dass der Zweifel selbst etwas so unglaublich Existenzielles ist, dass man an dem Vorgang des Zweifelns selbst *nicht* zweifeln kann. Der Zweifel und die Fähigkeit, überhaupt denken zu können, sind Dinge, an denen man nicht zweifeln kann.

> „Ich bin nun ein wirkliches und wahrhaftig seiendes Ding. Was denn für ein Ding? Ich sagte ja: ein denkendes. […] Was ist das? – Ein Ding, dass zweifelt, einsieht, bejaht, verneint, will, nicht will, das auch bildlich vorstellt und empfindet." (Descartes 1991, [1644], S. 83 u. 87)

Während Descartes denken wollte, alles sei falsch, machte er die grundlegende Beobachtung, dass trotz allem immer noch *er* denkenderweise *da* war, der da dachte. Dies brachte ihn zu dem berühmten Satz „Ich denke, indem ich bin". Daraus ist in der Folge zwar oft der einseitige logische Schluss „Ich denke, *also* bin ich" geworden, doch weist Weizsäcker darauf hin, dass dies von Descartes nur als wechselseitige Bedingung gemeint sein konnte. „Im Zweifeln ist [sich Descartes seiner] selbst als Zweifelnder gewiss geworden. Diese Gewissheit ist Bedingung der Möglichkeit der Zweifels selbst" (Weizsäcker 1958, S. 16). Und auch die „überspanntesten Annahmen der Skeptiker" könnten Descartes in dieser Annahme nicht erschüttern, denn Descartes fand mit dieser Erkenntnis genau das, was er gesucht hatte: „das erste Prinzip der Philosophie" (Descartes 1990, [1637], S. 31).

Nur wird in der Rückschau allerdings deutlich, dass er keineswegs der Erste war, der zu dieser Erkenntnis gekommen ist. Descartes selbst gibt in seinem Werk mehrere Hinweise darauf, dass der oben bereits erwähnte Augustinus von Hippo ihn zu einer Reihe von gedanklichen Experimenten angeregt habe. Doch bei der Herleitung der Grundlage seiner Ersten Philosophie „Ich bin, indem ich denke" verrät er nicht, wer hier sein geistiges Vorbild gewesen sein könnte. Schaut man sich aber Augustinus' Passage im zehnten Buch seines Werks über die Dreieinigkeit an, so findet man hier Descartes' Konklusion bereits vorweggenommen.

> „Wer möchte jedoch zweifeln, daß er lebe, sich erinnere, einsehe, wolle, denke, wisse und urteile? Auch wenn man nämlich zweifelt, lebt man; wenn man zweifelt, erinnert man sich, woran man zweifelt; wenn man zweifelt, sieht man ein, daß man zweifelt; wenn man zweifelt, will man Sicherheit haben; wenn man zweifelt, denkt man; wenn man zweifelt, weiß man, daß man nicht weiß; wenn man zweifelt, urteilt man, daß man nicht voreilig seine Zustimmung geben dürfe. Wenn also jemand an allem anderen zweifelt, an all dem darf er nicht zweifeln. Wenn es diese Vorgänge nicht gäbe, könnte er überhaupt über nichts zweifeln." (Augustinus 1936, De Trinitate X, 10.14)

Aber auch Descartes' Behauptung eines grundlegenden Dualismus zwischen Körper und Geist konnte auf bereits fest etablierte dualistische Diskurse und Denkwelten zurückgreifen, die ihren Ausgang z. B. in Platons Lehre vom Körper als Kerker der Seele nahmen. Was Descartes Neues in die Diskussion einbringt, ist die Entschiedenheit, mit der er den Körper und Geist trennen möchte. Descartes geht davon aus, dass der denkende Geist, der wohl da ist, *grundsätzlich* unterschieden werden muss von dem, was als materielle Natur da ist und vom Geist nur gedacht werden kann. Die materielle Natur des lebenden Menschen lässt sich mit Descartes nur mit den Gesetzen der Mathematik beschreiben und die einzelnen Funktionen des Körpers gehorchen dabei den Gesetzen der Mechanik. Wie nun aber Geist und materieller Körper zusammenhängen, darüber findet man bei Descartes lediglich Vermutungen bezüglich jener oben erwähnten Zirbeldrüse, die für ihn solch ein Bindeglied zwischen Körper und Seele sein sollte.

Der Bielefelder Philosoph Ansgar Beckermann mahnt aber genau diese Frage an, denn „jeder der die Auffassung vertritt, dass Menschen außer einem Körper auch einen von allen körperlichen Dingen verschiedenen nicht physischen Geist besitzen, muss die Frage beantworten, welche Beziehung denn zwischen Geist und Körper besteht" (Beckermann 2008). Descartes ist über die Beantwortung dieser Frage verstorben und für das sich gerade erst entwickelnde naturwissenschaftliche Denken war Descartes' strikte Trennung zusammen mit der mathematisch mechanischen Vorstellung vom Körper ein willkommenes Einfallstor, um alle metaphysischen Eigenschaften des Körpers ein für alle Mal zurückzuweisen. Jedoch ist niemand je darauf gekommen, dass nicht nur die Trennung, sondern das mechanistische Denken vom materiellen Körper selbst zusammen mit dem metaphysischen Denken vom Geist bereits ein ganz vortrefflicher Irrtum gewesen sein könnte, der kontingenterweise immer auch anders hätte „geirrt" werden können. Weizsäcker geht in seiner kleinen Betrachtung über Descartes' Denken noch weiter, wenn er fragt, ob es nicht sein kann, „daß es Wirklichkeiten gibt, die sich der Erkenntnis in der Form einsehbarer Gewissheit gerade verschließen, sei es daß sie sich anderen Weisen des Denkens und Erfahrens öffnen, sei es daß sie zur Verborgenheit bestimmte sind?" (Weizsäcker 1958, S. 26). Und Weizsäcker kann auch auf die entscheidende Lücke im Denken Descartes' hinweisen: Descartes ist zwar bereit, an allem zu zweifeln, im Fall des „listigen Betrügers" sogar an der Richtigkeit seiner sinnlichen, wachen Erfahrung, nur an einem zweifelt er nicht: „Er zweifelt nicht am Sinn der Begriffe." (ebd. S. 29). Denn woher nimmt Descartes überhaupt die Gewissheit, dass er mit dem, was *er* als „Zweifel", „Denken", „Körper" oder „Geist" bezeichnete, auf eine identische Vorstellung aller *anderen* Menschen hoffen konnte? Erst „der Zweifel am Sinn seiner Begriffe hätte ihn zum Zweifel am Sinn von Begriffen überhaupt führen können, und dieser zum Zweifel an seinem Begriff der Gewissheit" (ebd. S. 29). Genau dieser sprachkritische Zweifel existierte aber nicht in Descartes' „Vorlage" bei Augustinus. Der hatte sich nämlich von seiner ehemals sprachskeptischen Haltung nach seinem Bekehrungsereignis grundlegend verabschiedet und war angetreten, mit der Gewissheit eines feststehenden Sinns der Wörter nicht nur seine Gegner einzuschüchtern, sondern Kirchengeschichte zu schreiben. Nikolaus Cusanus hatte aber zweihundert Jahre vor Descartes genau vor dieser dogmatischen Gewissheit gewarnt, die nur allzu schnell bereit war, leichtfertig über die offensichtliche Unzulänglichkeit der Sprache hinwegzugehen. Und so resümierte Weizsäcker 1958, dass es seitdem „ständig zwei Fronten der Forschung [gibt]: die, an der neues positives Wissen gesammelt wird, und die, an der die Fundamente tiefer gelegt, die Begriffe selber kritisiert werden" (ebd. S. 27). Damit kann eines der grundlegenden Defizite im wissenschaftlichen Denken der Moderne ausgemacht werden: Das wissenschaftliche Denken der Moderne arbeitet mit einem blinden Vertrauen darauf, dass alle Menschen zu den sprachlich produzierten Begriffen, auf die sie sich gemeinschaftlich geeinigt haben, identische Vorstellungen und Meinungen haben könnten und – was schwerer wiegt – sie mit diesen Begriffen irgendeine Wirklichkeit hinreichend abbilden könnten.

Eine derartige Ignoranz wird jedem anderen nur allzu gerne das kreative Eigenleben seiner Gedanken absprechen wollen und mit machtvollem Zwang versuchen, die eigenen Ideen als die einzig wahren anzubieten. Diese Ignoranz wird auch nicht auf einen gleichberechtigten Wettbewerb von Ideen aus sein, sondern auf einen gnadenlosen Konkurrenzkampf, der einen Gewinner und einen Verlierer produzieren wird, womit alle alten Metaphern von Krieg, vom Herrschen und Beherrschtwerden und vom Kampf um das Überleben immer wieder neu am Leben gehalten werden. Es wundert daher auch nicht, dass der Begriff des Wettbewerbs zu einer der beliebtesten und zugleich tödlichsten Metaphern der Moderne geworden ist. Er wird von Geburt an die gesamte Sprache der Menschen derart durchdringen, dass die Menschen sogar bereit sein werden, diese Metapher irgendwann als *den* Inbegriff des Lebens selbst zu behaupten. Das einzige Regulativ, das diese Vorherrschaft wirksam zu durchbrechen vermag, scheint aber eben jener Hinweis auf die Unzulänglichkeit einer Sprache sein, die das, was sie zu behaupten glaubt, gar nicht auszudrücken vermag. Eine Unzulänglichkeit, die eben nicht mit endgültigen Erklärungen der Welt daherkommt, sondern über die Viabilität der Begriffe deren Vorläufigkeit nicht vergisst und ständig nach anderen Begriffen suchen wird, Begriffe, die weniger Menschen mit und durch die Sprache ausgrenzen oder sogar töten werden.

Der Vollständigkeit halber muss aber erwähnt werden, dass es sehr wohl Skeptiker gegeben hat, die in Bezug auf das Zusammenspiel von Körper und Geist anders als Descartes und eher unter Berufung auf Sextus Empirikus und Pyrrhon bereit waren, auf die Unbeschreiblichkeit dieses Zusammenhangs zu setzen, die Nikolaus Cusanus vorausgesagt hatte. So kam u. a. der Philosoph und Politiker Michel de Montaigne (1533–1592) in seinem Essay *„Schutzschrift* für Raymond Sebon*d"* über die Frage, wie das Individuum zu seinem Wissen kommt, zu einem ganz anderen Schluss:

> „Allein, wie ein geistiger Eindruck in einem groben und festen Körper so viel ausrichten kann, und die Natur der Verbindung und Vereinigung dieser bewundernswürdigen Triebfedern, hat nie kein Mensch gewußt." (Montaigne 1992, [1580], S. 240)

Hier taucht wieder die Frage auf, wie denn nun der Geist und der grobe und feste Körper überhaupt miteinander in Verbindung stehen sollen. Bewundernswert erscheint es für Montaigne allemal, doch wird kein Mensch diese Verbindung beschreiben können. Und Montaigne machte in seiner Fußnote dieses Zitats auf eine Passage aus Augustinus' Werk *„De spiritus anima"* aufmerksam, in dem Augustinus diesen Sachverhalt tausend Jahre zuvor bereits ähnlich formuliert hatte: „Die Art des Zusammenhangs der Körper und Geister, ist gewiß höchst wunderbar, und dem Menschen unbegreiflich: und dieses ist der Mensch selbst." (ebd. S. 240, Fußnote 423).

Das, was den Menschen nach Augustinus demnach ausmacht, ist dieser wundersame und eben *nicht* zu beschreibende Zusammenhang von Geist und Körper. Montaigne sah nämlich – ähnlich wie Descartes später –, wie unzulänglich und auf welch wackligen Füßen seine eigenen sinnlichen Wahrnehmungen der Welt eigentlich beruhten: Krankheit, Alkohol und schwere Schicksalsschläge und selbst viel geringere Kleinigkeiten ließen seine Sinne taumeln. Doch die Brisanz dieser Erkenntnis – so interpretiert Dirk Baecker (2008) diesen Sachverhalt – liegt in der Art und Weise, wie sich dieses moderne, unhaltbare Individuum bei Montaigne eben nicht aufgrund des Mangels an Beschreibbarkeit *von sich selbst abwendet*, um mehr Halt in der vermeintlich „eindeutig" beschreibbaren Natur zu finden, sondern „vielmehr akzeptiert dieses Individuum die unsicheren und schwankenden Füße als die seinen" und wird zu einem „Individuum, das sich in Bezug auf sich selbst immer wieder neu und immer wieder prekär selbst schafft" (Baecker 2008, S. 41). Dieser eher lebensbejahende, optimistische und zugleich kreative Ansatz wird uns später bei Giambatista Vivo (1668–1744) wieder begegnen.

Der wissenschaftliche „Mainstream" nach Descartes wird in den nächsten Jahrhunderten jedoch weit davon entfernt sein, kreativ mit Unsicherheit und Ambivalenz umgehen zu wollen, wo man doch mit klarer und deutlicher wissenschaftlicher Evidenz so viel Ruhm und Ehre ernten konnte. Hier dauerte es noch weitere drei Jahrhunderte, bis sich mit der Psychologie und in Ansätzen auch mit der Soziologie Disziplinen aus einem naturwissenschaftlich biologistischen Bild vom Menschen heraus ein gänzlich anderer Blick auf den Menschen entwickeln wird, der sich jener Unbestimmbarkeit in der „Psyche" *und* in den „Beziehungen" (Relationen) der Menschen zuwenden wird, in die dieser Mensch mit sich selbst und mit anderen Menschen verstrickt ist.

6.2 Der Empirismus behauptet sich

Für so viel Ambivalenz hatte die empiristische Forschung zu Beginn der Moderne jedoch noch keine Geduld. Sie wollten mit Descartes nur glauben, was ihnen ihre Erfahrung klar und deutlich lehrte. Zu tief war die Abneigung gegen jene Metaphysik der katholischen Scholastik geworden, die nämlich trotz ihrer Diskreditierung durch die wenigen Intellektuellen an den Universitäten in der „wirklichen" Welt der alltäglichen politischen Machtkämpfe unter Berufung auf den christlichen Glauben dann aber doch noch Tod, Krieg und unsägliches menschliches Leid über Europa brachte. Denn immer noch wurden Menschen wegen abweichender Lehrmeinungen in Staaten hingerichtet, deren politische Führung eng mit der katholischen Kirche verbunden war. Und zu tief saß im 17. Jahrhundert noch die Erinnerung an die Hinrichtung Giordano Brunos (1548–1600), der in Rom wegen seiner neoplatonistischen Vorstellung von dem *Einen*, das alles durchdrang, auf dem Scheiterhaufen landete. Bruno musste sterben, weil für ihn das *Eine*, das man u. a. auch Gott nennen konnte, sich eben in allen Dingen wiederfinden würde. Nur konnte Gott so nicht mehr als persönliches Einzelwesen von allen anderen Dingen unterschieden werden. Auch Bruno hatte sich auf Raimundus Lullus und Nikolaus Cusanus berufen, für die das Eine eben nur in den vielfältigen und unbeschreiblichen Relationen zu allen anderen Dingen im Kleinen wie im Großen zu haben war. Damit war auch für Brunos Idee einer „spirituellen Weltharmonie" (Ruffing 2007, S. 130) alles „relational". Die Philosophin Anne Eusterschulte beschreibt Brunos kosmische Harmonie folgendermaßen:

> „Im Brunoschen Kosmos entfalten sich Ordnung und Zusammenhang der Dinge als harmonischer Wechsel der Gegensätze innerhalb eines universalen, alle Glieder des lebendigen Ganzen einbegreifenden Wirkzusammenhanges. An die Stelle eines festen Welt- und Denkgebäudes tritt ein dynamisch-prozessualer Welt- und Erfahrungsraum, dessen relationales bzw. multifunktionales Strukturgefüge einen veränderten Denktypus erfordert." (Eusterschulte 1997, S. 115)

Derartige Unbestimmbarkeit war den Empiristen dann doch zu gewagt und nicht nur, dass man sich damit den Zorn der Kirche einhandelte, die Kirche selbst ging mit ihrem eigenen metaphysischen Denken so dogmatisch um, dass man vielleicht besser ganz auf diese jenseits jeder mathematischen Beschreibung liegenden Absicherungen verzichten sollte. Und David Hume (1711–1776) wollte gleich sämtliche Bibliotheken stürmen und fragte sehr eindringlich, ob man dort nicht eine ungeheure Verwüstung anrichten müsse, denn „nehmen wir irgend einen Band, aus der Gottesgelahrtheit oder Schulmetaphysik z. B., in die Hand, so fragen wir: Enthält er irgend einen abstrakten Schluss über Größe oder Zahl? Nein. Enthält er irgend einen Erfahrungs-Schluss über Thatsache und Existenz? Nein. Also in's Feuer damit; denn er kann nichts als Sophisterei und Täuschung enthalten!" (Hume 1893, S. 201). Bei allem, was sich für Hume nicht in Größe oder Zahl ausdrücken ließ, musste es sich demnach um einen absichtlichen Täuschungsversuch handeln.

Thomas Hobbes: Außerhalb der Sprache gibt es weder Wahres noch Falsches

Aber dieses neu entstandene, wissenschaftlich empirische Denken in *Größe und Zahl* hatte dennoch mit einer Unwegsamkeit zu kämpfen, die nur allzu gerne übersehen wurde. Denn die Sprache machte bereits einhundert Jahre vor David Hume einem anderen Engländer, Thomas Hobbes (1588–1679), schwer zu schaffen. Hobbes war eigentlich angetreten, eine neue, philosophisch begründete politische Wissenschaft zu entwerfen, doch bezeichnet ihn Kodalle (1996) auch als einen Klassiker der Sprachphilosophie. Hobbes philosophierte über das menschliche Zusammenleben und konstruierte in die Vergangenheit hinein einen von ihm so bezeichneten *Naturzustand*, in dem alle Menschen miteinander im Krieg lagen *(bellum omnium contra omnes)* und in dem der Mensch des Menschen Wolf war *(homo homini lupus)*. Dieses eher an antiken pessimistischen Skeptikern orientierte Menschenbild geht davon aus, dass die Menschen irgendwie nicht miteinander auskommen können und daher ständig gegeneinander kämpfen müssen. Um diesen Kampf zu überleben und um Misstrauen, Unsicherheit und Unvernunft zu überwinden, mussten die Menschen sich Hobbes Meinung nach unter Aufgabe eigener Freiheitsgrade auf gemeinschaftliche Vereinbarungen, auf sogenannte „Verträge", einlassen. Die ultimative Vereinbarung, die sie dabei nach Hobbes Meinung eingehen konnten, war die Unterwerfung unter den sogenannten „Gesellschaftsvertrag", der das künstliche Gebilde eines Staates hervorbrachte, den sogenannten *„Leviathan"*, welcher die Menschen zugleich schützen und glücklich machen sollte. Hobbes Nähe zu dem neuen, mechanistisch wissenschaftlichen Denken der Empiristen fällt dabei gleich in seiner Einleitung zum Leviathan auf, als er davon spricht, dass dieser Leviathan, dieser ideale Staat, einer „kunstvoll hergestellten Maschine" gleichen würde (Hobbes 1794). Und wenn Hobbes vom menschlichen Körper spricht, dann benutzt er bereits wie selbstverständlich Descartes' Metapher eines Uhrwerks, in dem wie in einem künstlichen Automaten alle Bewegungen der Glieder durch Räder und Federn aufeinander abgestimmt sind.

Erstaunlicherweise steht diesem mechanistischen Denken bei Hobbes die Vorstellung einer Sprache gegenüber, die nun ganz und gar nicht wie eine „kunstvoll hergestellte Maschine" funktionieren wollte. Zwar war Hobbes noch lange vor den Strukturalisten des beginnenden 20. Jahrhunderts der Meinung, dass „die Sprache ein letztes fundiertes System [sei], von dem aus sich die Grammatik der übrigen Ordnungen in der Gesellschaft methodisch rekonstruieren [ließe]" (Kodalle 1996, S. 111), doch konnte man mit der Sprache nicht nur im politischen Sinne Missbrauch betreiben, sie war auch noch in ihrer Beziehung zur *Wahrheit* als eher problematisch anzusehen:

> „Denn wahr und falsch sind nicht Eigenschaften der Dinge, sondern der Sprache. Außerhalb der Sprache gibt es weder Wahres noch Falsches." (Hobbes 1794, S. 33)

Innerhalb der Sprache war die Wahrheit aber auch nur eine Möglichkeit unter vielen anderen, denn durch die Sprache konnte die Wahrheit nach Hobbes Vorstellung sowohl sinnvoll ausgedrückt werden als auch so sehr verstellt werden, dass man dadurch das Denken anderer manipulieren konnte. Daher hatte auch die wissenschaftliche Sprache für ihn keine selbstverständliche Autorität, denn „it is not the universal current divines and philosophers, that give words their authority, but the generality of them, who acknowledge that they understand them" (Hobbes 1841, S. 297). Die Autorität des wissenschaftlichen Wissens beruhte für Hobbes demnach auf einer Art allgemeiner Zustimmung zu diesem Wissen, das durch eine bestimmte Gemeinschaft gegeben oder verwehrt wird. Hobbes unterscheidet dann noch das wissenschaftliche Wissen, das Wahrheit nur aus einer Wenn-dann-Logik heraus produzieren kann, von „Klugheit", die sich auf Fakten und Einzelfälle konzentrieren muss und sich daher in ihren „Verallgemeinerungsbemühungen immer mit Wahrscheinlichkeit begnügen" muss (Kodalle 1996, S. 122). Hobbes hatte aber auch gesehen, mit welcher Borniertheit und leidenschaftlicher Unwissenheit sich manche Intellektuelle seiner Zeit in Wörter verstrickten wie in einem Spinnengewebe. Er mahnte einen einheitlichen, verbindlichen Umgang mit der Sprache an, um all der Leidenschaften Herr zu werden, die sich mit der Sprache vermischen konnten. Die Aussagen der Menschen waren manches Mal eben doch zu sehr subjektive Meinungen, denn „es müssten also die Ausdrücke gut, böse und schlecht nur mit Bezug auf den, der sie gebraucht verstanden werden; denn nichts ist durch sich selbst gut, böse oder schlecht, und der Bestimmungsgrund dazu liegt nicht in der Natur der Dinge selbst" (Hobbes 1794, S. 52). Eine Sicherheit im vernünftigen Gebrauch der Wörter konnte nach Hobbes' Vorstellung nur durch den souveränen Staat garantiert werden, da wir einzig durch die Sprache „in Verträgen geeint, sorglos, glücklich und behaglich leben" (Hobbes, De homine 10,3 zit. n. Kodalle 1996, S. 119). Mit Hobbes brauchten wir zwar die Sprache, mussten ihren Missbrauch aber durch Verträge absichern, denn ohne die Sprache „fände unter den Menschen gemeines Wesen, Gesellschaft, Vertrag, Friede eben so wenig statt, als unter Löwen, Bären und Wölfen" (Hobbes 1794, S. 28).

Man erkennt hier Hobbes' Bemühungen, den Ungereimtheiten der Sprache Herr werden zu wollen, und Hobbes erkannte durchaus die Unsicherheiten und die Ambivalenz, die in den Wörtern und im alltäglichen Gebrauch der Sprache beheimatet sind. Seine Formulierung vom gemeinschaftlichen Vertrag, der in der Sprache begründet ist und aus dem heraus Menschen Übereinkünfte treffen, um ihr Zusammenleben zu gestalten, deutet auf ein Verständnis von Sprache, das zumindest den Vorgang der „gemeinschaftlich vereinbarten Sprechweisen" anerkennt. Doch Hobbes' Vision von einem Staat als Souverän, der Klarheit und Eindeutigkeit in die Welt der Begriffe bringen soll, enthüllt dann doch eher wieder seine autoritären Vorstellungen von einer Welt der Begriffe, die nicht in der Lage ist, Ambivalenz und Kontingenz auszuhalten, sondern einen autoritären Reduktionismus anbieten will. Einen Reduktionismus allerdings, der eben doch nur vordergründig friedlich ist und sich bei näherem Hinsehen dann doch als der adäquateste und praktikabelste Irrtum herausstellen würde. Hobbes braucht das Schreckgespenst des „Naturzustandes" als Projektionsfläche unhaltbarer Zustände in der Vergangenheit, um etwas in die Zukunft hinein zu legitimieren, was aber lange schon in der Vergangenheit stattgefunden hatte: Menschen standen, seit sie als Lebewesen auf der Welt waren, immer schon in kommunikativen, relationalen Beziehungen und mussten stets versuchen, durch ihre sprachlichen Vereinbarungen erfolgreich darüber hinwegzutäuschen, a) dass es zu ihrer sprachlichen Vereinbarung immer auch andere alternative Vorstellungen in den Köpfen ihrer Mitmenschen gegeben hat und b) dass die getroffenen Vereinbarungen immer nur arbiträr waren. Da diese Vereinbarungen – Wittgenstein wird sie später als „Sprachspiele" bezeichnen – so überaus praktikabel und erfolgreich waren und uns zudem Überleben, Aufmerksamkeit und Zuneigung sichern *konnten*, sind wir bis heute bereit, über die Unsicherheiten von a) und von b) einfach hinwegzusehen. Aber Hobbes liegt richtig, wenn er betont, dass ohne die Sprache das gemeine Wesen, die Gesellschaft selbst, gar nicht möglich wäre, doch er vergaß darüber, dass die Sprache an sich bereits in der Vergangenheit aus vielen kleinen und kleinsten „Verträgen" entstanden ist.

John Locke: Sprache ist das gemeinsame Band der Gesellschaft

Ein anderer Engländer, John Locke (1632–1704), wird nur wenige Jahre nach dem Tod Hobbes' beim Schreiben seines wichtigsten Werkes, dem „Versuch über den menschlichen Verstand" *(An Essay concerning Human Understanding)*, ebenfalls auf jene Unbändigkeit der Wörter stoßen und ihnen ein eigenes Kapitel widmen, das so bei der Planung seiner Arbeit gar nicht vorgesehen war:

> „Ich gestehe, dass bei dem Beginn dieses Werkes über den Verstand, und selbst noch ein gut Theil länger, ich nicht daran dachte, dass auch eine Untersuchung der Worte dazu gehöre. Allein nachdem ich den Ursprung und die Bildung unserer Vorstellungen durchgegangen war, und die Ausdehnung und Gewissheit unseres Wissens zu prüfen begann, fand ich eine so enge Verbindung desselben mit den Worten, dass zuvor ihr Einfluss und die Weise ihrer Bezeichnung untersucht werden musste, ehe ich mich klar und angemessen über das Wissen auslassen konnte, das immer mit Sätzen es zu thun hat, wenn es die Wahrheit bieten will." (Locke 2006a, [1690], S. 116f.)

Locke wird der bedeutendste philosophische Publizist seiner Zeit werden und seine Werke werden den entscheidenden Anstoß für die europäische Aufklärung geben (Brand & Klemme 1996). Ohne ihn wäre das Denken und Wirken der französischen Philosophen am Vorabend der Revolution kaum möglich gewesen. Und Lockes „Gedanken über die Erziehung" werden zusammen mit Jean-Jacques Rousseaus pädagogischer Schrift „Émile" die traditionellen europäischen Ideen von Schule und Unterricht zutiefst erschüttern. Locke ist auch der erste Autor der Moderne, der sich in seinem oben genannten Hauptwerk ausschließlich mit erkenntnistheoretischen Fragen beschäftigen will. Gleich in der Einleitung, die er als eine Art „Sendschreiben an den Leser" verfasste, gibt er zu bedenken, dass „die meisten Streitfragen und Meinungsverschiedenheiten, die unter den Menschen

Verwirrung stiften, [...] aus einer unklaren und unbestimmten Verwendung der Worte [entspringen]" (Locke 2006a, S. 21). Sein eigentlicher Plan war es nämlich, eine erkenntnistheoretische Arbeit zu verfassen und zu zeigen, wie der Verstand mit seinen eigenen Ideen umgeht, um so zur Erkenntnis zu gelangen.

> „Bei näherem Einblick finde ich aber, dass zwischen den Ideen und den Wörtern ein so enger Zusammenhang besteht, daß unsere allgemeinen Namen sich so beständig aufeinander beziehen, daß ich unmöglich klar und deutlich von unserer Erkenntnis reden kann, ohne zuvor Beschaffenheit, Verwendung und Bedeutung der Sprache zu untersuchen." (Locke 2006a, S. 518)

Damit geriet das ursprünglich erkenntnistheoretische Projekt mit seiner Frage nach „Ursprung, Gewissheit und Umfang der menschlichen Erkenntnis" (ebd. S. 518) zu einem sprachphilosophischen Projekt, das der erkenntnistheoretischen Frage vorangestellt werden musste (Posselt & Flatscher 2016, S. 45). Denn Locke hatte die Vision, dass, „wenn man die Unvollkommenheit der Sprache als des Instruments der Erkenntnis gründlicher erwägen wollte, ein großer Teil der Streitigkeiten, die in der Welt so viel Lärm verursachen von selbst aufhören. Somit würde vielleicht auch der Weg zu Frieden viel offener vor uns liegen, als es jetzt der Fall ist" (Locke 2006b, S. 117f.).

Gleich zu Beginn seines Werkes widerspricht Locke allerdings jeglicher rationalistischen Vorstellung von „angeborenen Ideen", da sie letztendlich die autonome Leistung des Subjekts untergraben würden. Für ihn war der menschliche Verstand eine „Tabula rasa" und alle Ideen erwarb sich der Mensch durch seine Erfahrungen, die er im Laufe seines Lebens machte. Weder logische Verknüpfungen noch moralische Vorstellungen seien dem Menschen in irgendeiner Weise angeboren. Wären sie angeboren, so schlussfolgerte Locke, dann müssten Neugeborene weiser sein als Erwachsene. Ideen kommen für Locke durch Erfahrung zustande, und diese können entweder durch Sinnesempfindungen *(sensation)* hervorgerufen werden oder durch den Akt des Denkens, Glaubens oder Erinnerns selbst *(reflection)*, indem wir durch das Denken unsere Sinneserfahrungen miteinander verknüpfen. Locke war allerdings der Auffassung, dass wir wohl keine *sichere* Kenntnis darüber haben könnten, ob unsere Ideen dem Wesen der Dinge in einer realen Welt auch wirklich entsprächen (Ruffing 2007, S. 159). Doch damit war ein Problem angesprochen, dem sich auch der Empirismus nicht wirklich entziehen konnte: Inwieweit stimmt die Welt in unserem Kopf überhaupt mit der Welt der realen Dinge in der Außenwelt überein? Für den englischen Mathematiker und Philosophen Bertrand Russel ist genau diese Frage *die* Schlüsselfrage des Empirismus, denn

„… die Ansicht, dass Sinneswahrnehmungen auf Ursachen zurückzuführen sind, und vor allem, dass sie ihren Ursachen gleichen, […] lässt sich – wenn überhaupt – nur mit Begründungen aufrechterhalten, die völlig unabhängig von Erfahrungen sind […] diese Schwierigkeit hat dem Empirismus bis auf den heutigen Tag zu schaffen gemacht." (Russell 1954, S. 508)

„Völlig unabhängig von Erfahrungen" würde aber bedeuten, wir müssten ein unabhängiges Beobachtersystem einführen, das nicht mit den Maßstäben unserer subjektiven Erfahrungswelt arbeitet bzw. sich aufgrund dieser Erfahrungen nicht zu vorschnellen Urteilen hinreißen lässt. Dieses Beobachtersystem müsste objektive Urteile über die Außenwelt fällen können, ohne dabei auf die Argumentations- und Kausalketten unserer eigenen Erfahrungs- und Sprachwelt zurückzugreifen. Solch ein Beobachtersystem zweiter Ordnung ist nur hypothetisch denkbar, da wir die Grenzen unserer Sprachwelt eben doch nur schwerlich verlassen können. Denn wenn dieses hypothetische Beobachtersystem vollständig ohne einen Bezug zu unserer Sprach- und Erkenntniswelt auskommen sollte, stellt sich die Frage, wie ein kommunikativer Austausch über das, was dieses Beobachtersystem beobachtet hat, überhaupt zustande kommen soll. Unter Umständen würde ein unabhängiges sprachliches System, das sich dieses Beobachtersystem „ausdenkt", vom Menschen gar nicht mehr verstanden werden.

Locke hat diese Probleme zumindest ansatzweise im Kopf und versucht, sich behutsam vorzuarbeiten, um seinen Ausweg aus diesem Dilemma zu präsentieren. Denn wie er oben bereits richtig vermutete, lässt sich Denken und Erfahren nur schwer losgelöst von den Worten untersuchen, die wir dazu benutzen, um uns über unser Gedachtes und Erfahrenes auszutauschen. Aber die Sprache war nach Lockes Auffassung nicht das Instrument zur „Förderung der Erkenntnis", sondern sie war zudem auch noch „Bindeglied der Gesellschaft" (Locke 2006b, S. 128). Locke war davon überzeugt, dass Gott den Menschen auch zu einem „geselligen Wesen" (ebd. S. 1) bestimmt hatte, dem nicht nur die Neigung, sondern auch die Notwendigkeit zu eigen war, „mit seinen Artgenossen Gemeinschaft zu pflegen". Und genau dafür „stattete er ihn auch mit der Sprache aus, die das hauptsächliche Werkzeug und das gemeinsame Band der Gesellschaft werden sollte" (ebd. S. 1). Für Locke hatte die Sprache damit eine doppelte Funktion: Sie war das Hilfsmittel, mit dem wir uns ausdrücken und mitteilen konnten und mit dem wir uns notwendigerweise und zugleich auch sozial binden mussten.

Locke geht bei seiner Beschreibung dann sehr präzise vor und unterscheidet deutlich das, was sich als Denken *in* unserem Kopf abspielt, von dem, was sich als Sprachproduktion zwischen den Menschen ereignet. Und wer die Autonomie des Subjekts betonen will, so wie Locke es sich vorgenommen hatte, der wird unweigerlich zu dem Schluss kommen müssen, dass jeder Mensch im Grunde nur über seine eigenen Vorstellungen und Ideen in seinem Kopf verfügen kann. Um uns aber zu verständigen, so folgert Locke weiter, benötigen wir Wörter als Zeichen für unsere Ideen im Kopf, wobei unterschiedliche Menschen mit denselben Wörtern nicht immer auch dieselben Ideen verbänden.

> „Wenn Jemand auch eine Fülle verschiedener Gedanken hegt, Gedanken, die anderen ebensogut Nutzen und Vergnügen bringen könnten wie ihm selbst, so sind sie doch alle in seiner Brust verschlossen, für andere unsichtbar und verborgen; sie können auch nicht durch sich selbst kundgetan werden. Da nun aber die Annehmlichkeiten und Vorteile der Gemeinschaft ohne eine Mitteilung der Gedanken nicht zu erreichen ist, so mußte der Mensch notwendig gewisse äußere, sinnlich wahrnehmbare Zeichen finden, mit derer Hilfe jene unsichtbaren Ideen, die seine Gedankenwelt ausmachen, anderen mitgeteilt werden könnten." (Locke 2006b, S. 4f.)

Aber können Andere so dann wirklich erkennen, was unsere eigenen Vorstellungen sind? Verfügen wir mit den Worten und Zeichen, die wir für unsere Verständigung herbeigenommen haben, so wirklich über etwas, das der Verständigung dient? Auch in dieser Frage macht Locke – als Vertreter einer nominalistischen Position – sich die Antwort nicht leicht, wenn er betont, dass zwischen den Worten, die wir für unsere Ideen hergenommen haben, und unseren Ideen im Kopf kein „natürlicher Zusammenhang" besteht (ebd. S. 5), sondern eine „willkürliche Verknüpfung". Die Bedeutung, die wir so dem sprachlichen Ausdruck durch diese Verknüpfung verleihen, ist damit aber immer intentional (Posselt & Flatscher 2016, S. 47). Fehlt solch eine Verknüpfung, sollte sie nicht noch für etwas Anderes einstehen als das Gemeinte, dann „sind die Wörter nichts weiter als bedeutungslose Geräusche" (Locke 2006b, S. 9). Und hier wird Locke dann als einer der ersten europäischen Sprachtheoretiker sehr präzise: Worte stehen streng genommen nur für die Ideen desjenigen, der sie benutzt. Daraus ergeben sich aber ein paar grundlegende Schwierigkeiten, die wir Lockes Meinung nach nur allzu gerne in zweierlei Richtungen herunterspielen: Zum einen gehen die Menschen einfach davon aus, dass ihre eigenen Wörter auch für die Ideen im Geiste anderer Menschen stehen würden, und da wir ja in einem Gespräch nicht wirklich zugeben können, dass es in unseren Unterhaltungen dann ja eigentlich immer nur um unsere *eigenen*, ganz privaten Ideen gehen müsste, tun wir auf der anderen Seite auch noch so, als ob unsere Ideen zusammen mit den Worten, die wir dafür benutzen, zudem auch noch für *die* Realität der Dinge *schlechthin* stehen würden (ebd. S. 7).

Hier beschreibt Locke eine später auch von Systemtheoretikern und Konstruktivisten übernommene Vorstellung, dass sich in einem Gespräch zwei ganz unterschiedliche Ideenwelten zweier Menschen begegnen, die davon ausgehen können, dass ihre ganz privaten Ideen irgendetwas weder mit der *Welt der Dinge* in der

Realität noch mit der *Welt der Ideen* in den Köpfen anderer Menschen gemein haben. Diese sehr strikte Annahme, so modern erkenntniskritisch sie auch anmuten mag, enthält aber ein paar nicht ganz unwesentliche Probleme. So fragen sich Brand & Klemme (1996, S. 138) nämlich, wie die ganz private Welt der Ideen, die unsichtbar für andere in unserer Brust verschlossen ist, unter Zuhilfenahme von willkürlich gewählten Worten und Zeichen denn überhaupt für andere kommunizierbar sein soll. Muss so nicht jede klassische, auf eine gemeinsame Verstehbarkeit und auf den Austausch von Ideen angelegte Vorstellung von Kommunikation zusammenbrechen?

Posselt & Flatscher merken dazu an, dass Locke hier gar kein Dilemma sah, sondern diesen Umstand als „notwendige Voraussetzung" (Locke 2006b, S. 6) für den sinnvollen Gebrauch der Sprache annahm. Denn „wenn jemand zu einem anderen spricht, so will er verstanden werden" (ebd. S. 5), und da macht es nichts, wenn wir letztendlich die von anderen herbeigenommenen Namen und Zeichen gemeinschaftlich verwenden, denn in unserem Kopf sind es ja immer noch unsere „eigenen Ideen", die wir daraus entstehen lassen. Der Willkürlichkeit der Verbindung zwischen Ideen und Worten steht insofern bei Locke die soziale Institution der Sprache als stabiler Rahmen gegenüber (Posselt & Flatscher 2016, S. 48).

An dieser Stelle scheint das Außenweltproblem für Locke gar nicht so sehr präsent zu sein, dafür holt es ihn an anderer Stelle umso deutlicher wieder ein. Locke wollte sich nämlich, nachdem er über Worte geschrieben hatte, auch noch „klar und angemessen über das Wissen auslassen". Und wir sehen Locke im vierten Buch seines Essays an dieser entscheidenden Frage des Erkennens und des sinnlichen Verarbeitens der Außenwelt durchaus als einen klassischen Skeptiker argumentieren, der aber noch nicht vollständig bereit war, die kontingenten Welten menschlicher Ideen grundsätzlich voneinander zu trennen, um damit optimistisch und kreativ weiterzuarbeiten. Dafür versprach man sich von der „Entzauberung" der Natur durch das empiristische Denken dann doch eben jene große „Klarheit", die Licht in die Welt der Dinge bringen sollte.

Im zweiten Kapitel des vierten Buches wollte Locke erklären, wie die Menschen zu ihrem Wissen kommen, und meint dazu, dass unser gesamtes Wissen eigentlich nur darin bestehen würde, dass unser Geist seine eigenen Ideen beobachtet und er dabei demnach nur mit sich selbst und seinen eigenen Schlussfolgerungen umgehen würde. Das liest sich erst einmal wie eine autonome Innenweltansicht, die sich – ähnlich, wie es im 20. Jahrhundert die neurobiologisch orientierten Konstruktivisten formulieren werden – autopoietisch selbst herstellt und dabei nur mit ihren eigenen Zuständen umzugehen vermag (vgl. Maturana & Varela 1991; Roth 1996).

„Die ungleiche Klarheit unseres Wissens scheint mir auf der verschiedenen Art zu beruhen, wie der Geist die Übereinstimmungen und Nichtübereinstimmungen irgendwelcher seiner Ideen wahrnimmt." (Locke 2006b, S. 174)

Locke benutzt hier ganz entschieden den Begriff „Geist", um im Anschluss an Descartes' Begriff des „denkenden Ichs" *(res cogitans)* die selbstständige und autonome Tätigkeit dieses denkenden Ichs zu unterstreichen und jede Verwechslung mit einer metaphysischen „Seele" zu vermeiden. Dieser Geist arbeitet nun in Lockes Vorstellung nach dem Prinzip der *Unterscheidung*, bei dem er Unterschiede feststellt und so auch in der Lage ist, Neues zu erkennen, zu durchdenken und neu zu verknüpfen. Aber nicht das Differenzprinzip ist an dieser Stelle seiner Arbeit das Entscheidende, sondern die besondere Art des Erkennens. Locke geht davon aus, dass der Geist in der Lage ist, die Unterschiede in gewissen Ideen *intuitiv* zu erkennen (ebd. S. 174). Das kann der Geist, weil sich ihm die Wahrheit der Erkenntnis –- wie auch immer – *unmittelbar* präsentiert, so wie er unmittelbar in der Lage ist, schwarz und weiß zu unterscheiden und er einen Kreis von einem Dreieck unterscheiden kann. Locke formuliert dies folgendermaßen: Der Geist „nimmt diese Wahrheit durch reine Intuition ohne Vermittlung irgendeiner Idee wahr. Diese Art der Erkenntnis ist die klarste und sicherste, die der menschlichen Unzulänglichkeit möglich ist. Dieser Teil der Erkenntnis ist unwiderstehlich; er drängt sich wie der helle Sonnenschein unmittelbar der Wahrnehmung auf" (ebd. S. 175). Manch andere Erkenntnis muss sich dem Geist aber erst *vermittelnd* erschließen; hier kann er nicht sofort erkennen, was die Differenz ist und wie sie zustande kam. Hier muss der Geist durch Vermittlung anderer Ideen „schlussfolgern" (ebd. S. 176) und sich selbst „demonstrieren", was der Fall ist. Eventuell war Unkenntnis oder Zweifel der Grund, warum erst nach einem „aufgezeigten" Erkennen geschlussfolgert werden konnte. Gegenüber dem demonstrativen Erkennen kennt das intuitive Erkennen nämlich den Zweifel gar nicht.

So entstehen Ideen in unserem Kopf. Entweder sind es *einfache Ideen*, die nicht weiter analysiert oder zerteilt werden können, oder es entstehen *komplexe Ideen* (ebd. S. 37), die Locke sich als Kombination einfacher Ideen vorstellt. So gibt es in seiner Vorstellung komplexe *Ideen von Substanzen*, die immer etwas real Existierendes aus der Welt der Dinge voraussetzen (Bäume, Menschen, Gold), oder es entstehen Ideen von abstrakten Begriffen, sogenannte *gemischte Modi*, die in unterschiedlichen Kulturen immer etwas anderes bedeuten können (Schönheit, Lüge, Ehebruch, Dankbarkeit). Sie haben kein reales Etwas als Referenzwert in der Welt der Dinge. Locke macht dann noch die Anmerkung, dass für das demonstrative, schlussfolgernde Erkennen das Gleiche gilt, was auch in der Mathematik gilt: Letztendlich kann alles geprüft und berechnet werden bis auf eine Einschränkung. Die sieht

Locke bei „Namen und Wörtern" und immer, wenn es nicht quantitativ zugeht. Dann nämlich „besitzen wir keinen so einwandfreien und genauen Maßstab für Unterscheidungen" (ebd. S. 181).

Dort, wo Locke sich der Welt der Dinge zuwendet, wird das Außenweltproblem in seiner Argumentation noch viel dringlicher. Locke unterscheidet nämlich zwischen der *realen Wesenheit*, die die reale Beschaffenheit einer materiellen Sache ausmacht, „das eigentliche Sein eines Dinges [...], wodurch es ist, was es ist" (ebd. S. 20), und der *nominalen Wesenheit*, die im menschlichen Verstand als Verknüpfung komplexer Ideen entsteht. Dabei betont Locke, dass die reale Wesenheit für den Menschen unerkennbar bleibt. Alles, was wir erkennen können und worüber wir uns austauschen können, ist lediglich die nominale Wesenheit. Und alle Einteilungen in Gattungen und Arten „[sind] nichts weiter als verschiedene komplexe Ideen, denen man verschiedene Namen beigelegt hat" (ebd. S. 33) und „die Grenzen der Arten, nach denen man sie klassifiziert, [werden] von Menschen gezogen" (ebd. S. 80).

Damit hat Locke das Problem nun offenkundig gemacht, und es bleibt die Frage, was Innen- und Außenwelt überhaupt verbindet, wenn wir mit der Außenwelt nur als sprachlich produzierte Kategorie umgehen können, die durch gemeinschaftliche Vereinbarung diese nominalistischen Wesenheiten überhaupt erst hervorgebracht hat. Dann müsste auch die Wahrnehmung der Außenwelt eigentlich unmöglich sein.

> „Aber ich glaube sagen zu können, daß ich nicht begreifen kann [...] wie außer uns befindliche Körper auf unsere Sinne überhaupt einzuwirken vermögen, wenn sie es nicht durch den unmittelbaren Kontakt der sinnlich wahrnehmbaren Körper selbst tun." (Locke 2006b, S. 181f.)

Dazu hatte Locke in seinem zweiten Buch im Kapitel acht bereits seine Idee von den „kleinsten Teilchen" vorgestellt. Diese auf die antike griechische Vorstellung zurückgehende These, die im Übrigen auch Lockes Zeitgenosse Isaac Newton vertrat, ging davon aus, dass Licht, Farben, Geschmack, Töne oder Gerüche aus kleinsten Partikeln bestehen, die mit unterschiedlicher Geschwindigkeit auf unsere Wahrnehmungsorgane einströmen.

> „Sie sind, gleichviel welche Realität wir ihnen irrtümlicherweise zuschreiben, in Wahrheit in den Objekten selbst nichts anderes als Kräfte, um verschiedenartige Sensationen in uns zu erzeugen, und hängen [...] nämlich von Größe, Gestalt, Beschaffenheit und Bewegung der Teilchen ab." (Locke 2006a, S. 150)

Damit hatte Locke im Grunde die antike Vorstellung von kleinsten Teilchen um die modernere Idee von Atomen und Molekülen erweitert, die sich unterschiedlich zusammensetzen und zum Teil frei bewegliche Eigenschaften besitzen. Diese

Idee hat Locke dann mit seiner Vorstellung von „Wahrnehmung" verbunden und konnte so eine kontingente Eigenheit der Welt der Dinge behaupten und gleichzeitig die Unabhängigkeit jenes autonom „denkenden Ichs" beibehalten, das „irrtümlicherweise" auch zu ganz anderen privaten Vorstellungen über die Welt kommen konnte. Nur ist damit für Locke auf der Subjektseite – trotz aller mathematischer Berechenbarkeit des demonstrativen Erkennens – kein verlässliches Erkennen der Außenweltdinge („Teilchenströme") bis ins Detail möglich. Sicherheit gibt es nur *innerhalb* unseres Denkens.

> „Nichts kann sicherer sein, als daß die Idee, die wir von einem Objekt außer uns empfangen, in unserem Geiste vorhanden ist [...] Ob jedoch außer dieser Idee noch etwas in unserem Geist vorhanden ist, ob wir von der Idee mit Gewissheit auf die Existenz von irgend etwas außer uns, daß dieser Idee entspricht, schließen dürfen, das ist der Punkt, an dem manche Leute ihre Zweifel und Fragen ansetzen." (Locke 2006b, S. 183)

Hier ist Locke ganz bei Descartes; man kann an allem zweifeln, nicht aber daran, dass wir denkend zweifeln. Und Locke erweitert diese Idee dahingehend, dass nur das selbstständige, im Subjekt befindliche Denken an sich in seiner eigenen Welt zweifelsfreie Urteile über die Welt fällen kann. Wenn dies nicht intuitiv geschieht, dann geschieht es schlussfolgernd demonstrativ. Der Abgleich mit der Außenwelt bleibt aber das Problem, denn Locke weiß, dass wir Dinge in unserem Geist haben können, auch ohne dass sie in der Außenwelt präsent sind. Und er weiß, dass zwei Menschen mit unterschiedlichen Ideen im Kopf auf eine für sie schlüssige Realität ihrer Ideen im Kopf beharren würden, denn beide wären sich ihrer eigenen, unterschiedlichen Schlussfolgerungen und Visionen gleichermaßen gewiss (ebd. S. 217f.). Locke beantwortet die Frage nach einer möglichen Übereinstimmung der Ideen im Kopf mit den Dingen in der Außenwelt dann ganz überraschend damit, dass es „einfache Ideen" gibt, auf die der Geist nicht selbst gekommen sein kann und die wegen ihrer Einfachheit als ein Produkt von Dingen angesehen werden müssen, „die auf natürlichem Wege auf den Geist einwirken" (ebd. S. 219).

> „Daraus ergibt sich, das die einfachen Ideen keine Fiktion unserer Einbildungskraft sind, sondern die natürlichen und regelmäßigen Erzeugnisse von Dingen außerhalb von uns, die tatsächlich auf uns einwirken." (Locke 2006b, S. 219)

Alles andere aber sind zusammengesetzte, komplexe Ideen, die als Grundannahmen (Urbilder) vom Geist selbst geschaffen wurden. Das mag zwar als ein etwas einfacher Ausweg aus dem erkenntnistheoretischen Dilemma anmuten, doch bleibt auch für Locke die Sinneserfahrung *(sensation)* als eine letzte mögliche Barriere erhalten. Im elften Kapitel seines vierten Buches wiederholt er noch einmal, dass „kein notwendiger Zusammenhang zwischen der realen Existenz und irgendwelcher Ideen, die jemand im Gedächtnis hat", besteht (ebd. S. 311). Nur die „Tatsächlichkeit des Empfangens" ist es, die auf eine reale Welt hinweist, „denn ich meine, niemand kann im Ernst so skeptische sein, dass er über die Existenz der Dinge, die er sieht und fühlt, ungewiß wäre" (ebd. S. 312). Damit erklärt Locke jedem solipsistischen Denken eine klare Absage und bringt mit Nachdruck eine erkenntnistheoretische Frage in die Welt, die vor ihm niemand so direkt gestellt hatte.

Für Posselt & Flatscher nimmt Locke hier bereits Überlegungen vorweg, die auch heute noch „in der gegenwärtigen Sprachphilosophie kontrovers diskutiert werden" (Posselt & Flatscher 2016, S. 52). Die Bedeutung, die wir durch die Sprache gemeinschaftlich in die Welt bringen, ist nicht in irgendeiner Außenwelt vorhanden, noch findet man sie einfach in unseren Köpfen. Sie ist eine sozial notwendige Institution, die zuerst Gemeinschaft und danach erst verhandelbare Bedeutungen hervorbringt. Dass diese verhandelbaren Bedeutungen andersherum Gemeinschaften immer auch konstituieren können, liegt wiederum an der besonderen Eigenschaft der Rekursivität der Sprache. „Als eine solche soziale Tatsache und Institution ist Sprache unhintergehbar" (ebd. S. 52). Posselt & Flatscher betonen dann noch, dass Sprache so weder als „bloßes Mittel zu Kommunikation" verstanden werden kann, noch kann der sprachliche Ausdruck einer Bedeutung ohne die Relationen zu allen anderen Bedeutungen verstanden werden, mit denen sich jede Bedeutung in ständiger Wechselwirkung befindet. Wörter scheinen Ideen auch nicht einfach nur zu repräsentieren, denn offensichtlich konstituieren sie in rekursiver Weise zugleich auch unsere Ideen. Ein Zugriff auf die reale Welt der Dinge ist so nur schwer möglich, da wir – wenn wir uns als Mensch wirklich verstanden und angenommen fühlen wollen – unsere private Intentionalität nicht getrennt denken können von jenen vielschichtigen Wechselwirkungen, die unsere private Intentionalität mit jeder Form von sozialer Intentionalität eingehen musste.

Kritisch mit Lockes Position hat sich ein weiterer Empirist auseinandergesetzt. George Berkley (1685–1753) wollte nur noch die Wahrnehmung als einzige Quelle seiner Erfahrung gelten lassen und für ihn gab es außer dem Geist und dem Denken nichts, worüber man überhaupt Aussagen machen könnte. Auch er war kein Solipsist, Berkley wollte wohl eine Außenwelt anerkennen, doch vermied er es, sich in Aussagen über die materielle Welt zu verstricken, und so gelangte Berkley zu der radikalen Auffassung, dass im Grunde nichts existiert, das nicht von uns wahrgenommen wird. Das Sein an sich war in Berkleys Vorstellung wahrnehmen und wahrgenommen werden. Alle Erkenntnis stammte aus unserer Erfahrung und die ist für Berkley das Einzige, womit wir umgehen könnten. Damit gab es für Berkley auch keine Kausalität im naturwissenschaftlichen Sinne, die irgendwelche

Vorgänge in der Natur beschreiben könnte. Der Begriff der Kausalität war für Berkley in unserem Denken entstanden und konnte daher nicht auf eine wie auch immer geartete Natur an sich angewendet werden. Kausalität bleibt eine gedankliche Konstruktion unseres Verstandes, mit der wir zwar andere Ideen hervorbringen können, aber keine Aussagen über die Natur machen können. Damit bestand das Sein einer Sache für Berkley immer nur in seinem Wahrgenommenwerden, und kein Empirist konnte somit zu irgendeinem Zeitpunkt irgendeine objektive Gewissheit hervorbringen.

6.3   Die Rationalisten vom Kontinent halten dagegen

Gottfried Wilhelm Leibniz: Die einzig verstehbare Welt ist die unserer Gedanken

Gottfried Wilhelm Leibniz wird von Rainer Ruffing als jemand beschrieben, der unter den großen Philosophen der letzte „Universalgelehrte [war], der zu jeder Disziplin seiner Zeit etwas Bedeutsames zu sagen hatte" (Ruffing 2007, S. 144). Der 1646 in Leipzig geborenen Leibniz interessierte sich nicht nur für Philosophie, sondern auch für Mathematik und später auch für Geschichte. In Mainz betätigte er sich als Jurist und bereiste als Diplomat Europa, bevor er zuletzt in Hannover in die Dienste von Ernst August von Braunschweig-Calenberg trat. Leibniz erfand die erste Rechenmaschine der Welt, die die vier Grundrechenarten beherrschte, und er setzte sich intensiv mit Lockes „Essay" auseinander und schrieb selbst als eine Art Antwort auf Locke seine eigene Version *Neue Abhandlungen über den menschlichen Verstand*. Für Leibniz konnte der menschliche Geist bei Geburt keine „Tabula rasa" sein; zwar stimmte er Locke zu, dass es wohl nichts im Verstand gäbe, was nicht durch die Sinne in ihn hineingekommen sei, *„außer dem Verstand selbst"* (Leibniz 1996a, II. Buch, I.2). Wenn auch die Ideen selbst nicht direkt angeboren waren, so müsse man dennoch davon ausgehen, dass der Verstand mit all seiner Disponiertheit wohl zuerst da war.

Was Locke und Leibniz vereinte, war die Tatsache, dass beide versuchten, mit dem gleichen Dilemma zurechtzukommen. Beide mussten nämlich erkennen, „dass sich Sprache als ein zugleich unzuverlässiges und unvermeidliches Mittel auf dem Weg zu Wahrheit und Erkenntnis erweist" (Posselt & Flatscher 2016, S. 42). Auch Leibniz ging davon aus, dass wir Worte als Zeichen unserer Gedanken benötigen, nicht nur um uns mitteilen zu können, sondern auch um unseren Gedanken selbst zu helfen (Leibniz 1983, S. §5). Worte sind allerdings willkürlich gewählte Zeichen und sie haben keine natürliche Verbindung mit den Dingen:

„Da die Worte nun von den Menschen angewandt werden, um ihre Vorstellungen zu bezeichnen, so kann man gleich fragen, wie diese Worte jene Bestimmung erlangt haben, und man ist darüber einig, daß dies nicht durch eine natürliche Verknüpfung gesteht, die zwischen bestimmten artikulierten Lauten und bestimmten Vorstellungen stattfindet (denn in diesem Falle würde es unter den Menschen nur eine Sprache geben), sondern durch eine willkürliche Einrichtung, auf Grund deren ein solches Wort zum Zeichen einer solchen Vorstellung gewählt worden ist." (Leibniz 1996a, III. Buch II.1)

Sprache war für Leibniz zudem eine kulturelle Schöpfung der Menschen, an der man durch einen Vergleich der Sprachen ihre Geschichte und auch die Wanderungen der Völker ablesen konnte. Daher bezeichnet Leibniz „die Sprachen im allgemeinen [als] die ältesten Denkmäler der Völker noch vor der Schrift und den Künsten" (ebd. III. Buch II.1). Leibniz' gänzlich neuer Gedanke zur arbiträren Verknüpfung von Zeichen und Dingen besteht allerdings darin, dass er von einer Art *Analogie* ausgeht, die das Verhältnis der beiden zueinander beschreibt: So wie die Zeichen untereinander geordnet und sinnvoll verknüpft sind – die Sprache also einer inneren, erkennbaren Logik folgt –, so sind auch die Dinge untereinander in einer Art Ordnung miteinander verbunden. Arbiträr ist für Leibniz also nur die Verknüpfung dieser beiden Welten, nicht aber die Welt der Zeichen an sich. Hier sieht Leibniz sogar eine mathematische Ordnung und Struktur, die man ebenso wie die Mathematik analysieren und beschreiben kann und die letztendlich auch so etwas wie Wahrheit enthält. Leibniz nimmt sogar an, dass diese „verstehbare Wahrheit" zwar „unabhängig von der außerhalb von uns bestehenden Wahrheit [...] der wahrnehmbaren und materiellen Dinge" (Leibniz 1990, S. 205) existiert, dass sich diese mathematisch erschließbare Wahrheit der Zeichen aber in *vergleichbarer* Weise auch innerhalb der logisch verknüpften Struktur der Dinge als eine Art „Wahrheit der Natur der Dinge" wiederfinden lässt.

„Woraus folgt, daß das, was etwas ausdrückt, nicht notwendig von gleicher Art wie das Ausgedrückte sein muß, sofern nur eine gewisse Ähnlichkeit zwischen beiden besteht." (Leibniz 1996b, S. 63f.)

Leibniz erkennt an, dass man die Welt der Dinge gar nicht ohne die Sprache mit ihrer eigenen Welt der Zeichen erklären kann. Doch die Ordnung der Zeichen deutet nach Leibniz' Vorstellung bereits auf eine Analogie in der Ordnung der Dinge. Wenn wir nun lediglich einen Zugang zur Welt der Zeichen haben, hier aber eine erkennbare, mathematische Ordnung vorliegt, so müsse man eben nur eine sehr präzise und *„universale Sprache"* entwickeln, die in der Lage ist, alles – und gemeint ist tatsächlich alles – beschreiben zu können. Mit dieser universalen Sprache, die in der Lage ist, alle möglichen Kombinationen komplexer Begriffe auszudrücken, könnte man dann auch – wegen der oben erwähnten Analogie – auch *alle* Aussagen über die Welt der Dinge treffen. Leibniz geht in seinen Annahmen sogar noch einen Schritt weiter, wenn er annimmt, dass mit dieser Universalsprache, die keinerlei Missverständnisse mehr zuließe, nicht nur die Welt der Dinge beschreibbar wäre, sondern sich auf diese Weise auch umfassende und wahre Aussagen über Moral, Metaphysik und Religion treffen ließen. Dann würde selbst die Religion auf ebenso festem Grund stehen wie die Arithmetik und die Geometrie (Leibniz 1996b, S. 55).

Nun muten diese Vorhersagen dann doch etwas überheblich an und Leibniz räumt dem naturwissenschaftlich mathematischen Blick auf die Welt hier eine sehr große Bedeutung ein. Doch Leibniz entwickelte noch eine ganz andere Theorie, mit der sich diese „groß" gedachten Ansprüche etwas besser verstehen lassen. Für Leibniz bestand die Welt aus einer unendlichen Anzahl unendlich kleiner sogenannter *Monaden* (Leibniz 1998). Diese Monaden bildeten eine ganz andere, man könnte fast sagen, geradezu unendlich entgegengesetzte neoplatonistische Idee vom Einen, das alles in sich vereinte und mit allem in Beziehung stand. Die Monadentheorie war von ihrer Struktur her genau das Gegenteil: Statt dem „Einen" setzte Leibniz auf die Idee des „Vielen", das als unendlich Vieles einfach *da* war und die Substanz aller Dinge repräsentierte. Diese unendlich kleinsten Monaden waren in Leibniz' Vorstellung nicht mehr teilbar, sie waren Substanz schlechthin und sie enthielten in sich alle denkbaren Möglichkeiten, jeweils auch eine ganz andere Monade zu sein. Auch sie standen mit allen anderen Monaden in einem unendlichen Geflecht wechselseitiger Beziehungen. In einer Metapher versucht Leibniz diesen Sachverhalt folgendermaßen zu beschreiben:

> „Jeder Materiepartikel kann als ein Garten voller Pflanzen und ein Teich voller Fische aufgefasst werden. Aber jeder Zweig der Pflanze, jedes Glied eines Tieres, jeder Tropfen seiner Körpersäfte ist noch ein solcher Garten oder ein solcher Teich." (Leibniz 1998, S. 49)

Die Monade selbst ist für Leibniz keine Materie; sie ist gedacht als eine rein geistige, fensterlose, kleinste, unteilbare Einheit, die in keinem *kausalen* Austausch mit der Umwelt steht und ihren Antrieb autark aus sich selbst heraus gewinnt. Unsere Wahrnehmung kann demnach nicht die Monade selbst wahrnehmen, sondern immer nur einen ihrer unendlich vielen möglichen Kausalaspekte, die wir durch die Wahrnehmung in sie hineinlegen. Monaden sind aus sich selbst heraus stets „tätig" und wechseln ständig ihre Möglichkeit auf Perzeption. Und unser Bewusstsein nimmt demnach immer nur einen Teil der Welt der Monaden wahr. Im Gegensatz dazu ist unser Unterbewusstsein allerdings mit allen möglichen Formen von Raum und Zeit verbunden, die diese universale Monadentheorie zulässt. Leibniz hat dabei tatsächlich eine kontingente Vorstellung von „möglichen anderen Welten" im Kopf, die in einem anderen, chaotischen Ordnungsprinzip immer auch *sein könnten*. In der Wahrnehmung der Monaden durch unsere Sinne und unseren Verstand besteht nun die Verbindung zu dem oben angesprochenen „groß angelegten" Anspruch, der davon ausgeht, dass mit einer Universalsprache alle Aussagen über die Welt möglich wären. Da in der Monade alle anderen Formen ihres Sein bereits enthalten sind, wir aber immer nur einen Ausschnitt wahrnehmen können, hilft uns zum wahren umfassenden Erkennen hier unsere unendliche Möglichkeit auf „Begriffsverknüpfungen im Reich der Ideen" (Poser 1996, S. 152). Hier korreliert in unserem Verstand die Vielfalt der Welt der Monaden mit der Vielfalt der Verknüpfungsmöglichkeiten, die uns in der begrifflichen Welt der Ideen in unserem Kopf zur Verfügung stehen könnten. So besteht – theoretisch zumindest – tatsächlich die Möglichkeit auf alle möglichen Aussagen über eine aus Monaden bestehende Dingwelt.

Auch wenn für Poser (1996) diese metaphysische Theorie geradezu „atemberaubend" (ebd. S. 152) erscheint, so enthält sie seit langem eine erste ernsthafte Auseinandersetzung mit dem Begriff des „Unendlichen", den Nikolaus Kusanus in die Wissenschaft einführen wollte. Leibniz schreckt als einer der ersten Philosophen der Moderne vor dieser gewaltigen Vorstellung von Kontingenz und Ambivalenz, die der Begriff des „Unendlichen" nun einmal mit sich bringt, nicht zurück. Mit seiner Monadologie betont Leibniz zugleich aber auch die Individualität und die Vielschichtigkeit des Subjektbegriffs (Ruffing 2007), indem er die Möglichkeit auf ein „Anderssein" stets mitzudenken versucht. Seine Theorie steht aber auch für eine Vorstellung von Erkenntnis, die immer auf eine komplexe und zugleich kontingente Unterstützung durch die Sprache angewiesen ist. Bis ins 20. Jahrhundert hinein war Leibniz' Monadenlehre eher als metaphysische Absurdität diskreditiert worden, bis man entdeckte, dass Leibniz – entgegen der Annahme seines Zeitgenossen Isaac Newton – bereits mit einem *relativen* Raum- und Zeitbegriff arbeitete.

Giambattista Vico: Wir machen die Farben, indem wir sehen

Einen gänzlich anderen Zugang zur Welt der Sprache findet man bei Giambattista Vico (auch: Giovanni Battista Vico). Mit ihm wird in Europa eine neue, ästhetische Seite der Sprachphilosophie aufgeschlagen, die zu Vicos Lebzeiten allerdings gerade nicht „Mainstream" der akademischen Beschäftigung mit der Sprache war. Vico wurde 1668 in Neapel geboren und starb dort auch, ohne sich jemals nennenswert von seiner Heimatstadt entfernt zu haben. Er studierte Rechtswissenschaft und verdiente sich seinen Unterhalt als Hauslehrer. Berühmt geworden ist er mit seinem Lebenswerk, dem Versuch, eine grundlegend „Neue Wissenschaft" (*Scienza Nuova*) zu formulieren, was ihm in vielerlei Hinsicht auch gelang. Dabei verfolgte Vico die Absicht, die Arroganz der Rationalität (*boria die dotti*) offenzulegen und jene unbändigen Ursprünge zu rekonstruieren, die die europäische Zivilisiertheit durch diese Rationalität erst hervorgebracht hatte. Vico brach dabei zunächst einmal mit

Descartes' Vorstellung von der „Gewissheit des Wissens durch das reine Denken"
(Trabant 1996, S. 164) und bezeichnete die Vorstellung Descartes' als Anmaßung,
da die unvermittelte Trennung von Körper und Geist einen „gefährlichen Schritt
in Richtung Materialismus" bedeute (ebd. S. 164). Vico sieht weder im Empirismus
noch im Rationalismus eine gute Theorie für den Gewinn jedweder Erkenntnis.
Für Vico liegt die Wahrheit genau in der Mitte zwischen beiden Ansätzen, in einem
„Vermögen […], das eine poetische Aneignung der Welt in Gang setzt" (ebd. S. 164).
Vico ging davon aus, dass eine Wahrheit über eine Sache nur der besitzen kann,
der sie auch hergestellt hat. Insofern fallen das „Wahre" und das „Gemachte" bei
Vico in einer Art zusammen, die auf Subjektivität und weniger auf Rationalität
abzielt. Und gegenüber den Empiristen betont Vico die Aktivität unserer Sinne
beim Herstellen unserer ganz eigenen, subjektiven Erfahrungen:

> „Wenn die Sinne Fähigkeiten sind, so folgt daraus, daß wir die Farben machen, indem
> wir sehen, die Geschmäcke, indem wir schmecken, die Töne, indem wir hören, das
> Kalte und Heiße, indem wir tasten." (Vico 1858, [1710], Cap. VII, I.)

Vor jedem Denken, das sich auf eine wie auch immer bezeichnete Vernunft gründen
soll, sieht Vico die „poetische Mimesis" (Trabant 1996, S. 165) als jene Triebfeder
vorangestellt, aus der der Mensch Kultur und Gesellschaft erschaffen hat.

> „Aber, in dieser Nacht voller Dunkelheiten, in die das frühe, so weit von uns ent-
> fernte Altertum gehüllt ist, erscheint das niemals untergehende ewige Licht jener
> Wahrheit, die überhaupt nicht in Zweifel gezogen werden kann; nämlich daß diese
> gesellschaftliche Welt ganz gewiß von den Menschen gemacht worden ist […], so daß
> man deren Prinzipien innerhalb der Modifikationen unseres menschlichen Geistes
> selbst finden kann, ja finden muß." (Vico 1990, [1744], S. 331)

Und Vico fragte sich, warum alle Philosophen in der Vergangenheit sich stets um
das Verstehen der Welt der Natur bemüht haben, da von ihr doch höchsten Gott,
der sie gemacht hatte, etwas wissen könne. Wissen könnte der Mensch seiner Meinung nach nur von der Welt erlangen, die der Mensch selbst hergestellt hat. Und
der Prozess dieser Herstellung war eben nicht rational begründet, sondern beruhte
auf den Kräften des Erinnerungsvermögens, der Phantasie und des Ingeniums
(memoria-fantasia-ingenio). Dieses Genie, diese schöpferische Gabe also stand
vor jeder Vernunft, vor jedem Logos und vor jeder im Jenseits abgesicherten Idee.
Damit kritisiert Vico als einer der ersten Denker das Denken der Moderne selbst
und wirft diesem Denken vor, die Analyse jener schöpferischen Prozesse in der
Vergangenheit zu vernachlässigen, die die Gegenwart zu dem gemacht haben, was

sie heute ist, denn „das Wesen von Sachen ist nichts anderes als das Entstehen dieser Sachen zu bestimmten Zeiten und auf bestimmte Art und Weise" (Vico 1990, S. 147). Hierbei spielt die Sprache für Vico eine entscheidende Rolle, denn „Vico entdeckt nichts weniger als die sprachliche, oder besser: semiotische Verfaßtheit des menschlichen Denkens" (Trabant 1996, S. 166). Denn die ersten Menschen waren in Vicos Vorstellung Poeten, die schöpferisch in einem Akt „wilder Urpoetizität" (ebd. S. 167) genau die Welt erfanden, in der sie lebten. Und sie erfanden diese Welt, um sie sich geistig anzueignen und um die Fremdheit dieser Welt zu überwinden. Damit war für Vico aber immer auch eine Art von Herrschaftssicherung assoziiert, die eng mit dem Anspruch auf Güter und Macht verbunden war. Das poetisch Schöpferische hatte so immer auch eine gesellschaftlich-pragmatische und damit politische Funktion (ebd. S. 171). Für Vico ist die traditionelle philosophische Vorstellung der „Beliebigkeit" der Beziehung zwischen Worten und Ideen ebenfalls hinfällig, denn für ihn haben sich eben nur ganz bestimmte Ur-Bilder als Vorläufer der Sprache etabliert, und diese waren für Vico keinesfalls in einer Art friedlicher Übereinkunft herausgebildet worden, sondern eher paternalistisch theokratisch oder aristokratisch durchgesetzt worden. Jürgen Trabant fasst Vicos Sprachtheorie folgendermaßen zusammen:

> „Sprache ist gerade nicht, was die Philosophie der normalen menschlichen Sprache schon immer von ihr gesagt hat, sondern: Sprache ist eine Schöpfung der Phantasie (nicht der Ratio), Sprache ist poetisch (nicht praktisch), Sprache ist nicht nur lautlich, sondern Teil eines umfassenderen semiotischen Verhaltens des Menschen, Sprache dient nicht nur der Mitteilung der ‚gewöhnlichen Bedürfnisse des Lebens‘, sondern primär der Welterschließung (und später der Herrschaftssicherung)." (Trabant 1996, S. 173)

Die Konsequenz dieser schöpferischen Wende in der Sprachphilosophie fasst Vico selbst am Ende seines Werkes zusammen, indem er feststellt, dass „der Mensch eigentlich nichts anderes sei als Geist, Körper und Sprache und daß die Sprache gleichsam in die Mitte gesetzt sei zwischen Geist und Körper" (Vico 1990, S. 1045). Zwischen Descartes' dualistischer Vorstellung von Geist *(res cogitans)* und Körper *(res extensa)* kommt mit Vico die Sprache *(res linguistica)* als vermittelnde Instanz hinzu (Trabant 1996, S. 178). Und da wir seiner Meinung nach nichts anderes über die Welt der natürlichen Dinge aussagen können als das, was wir an schöpferischer Aneignung dieser Welt zuvor hingelegt haben, fordert Vico uns auf, diesen Vorgang der Aneignung der Welt durch die Sprache wissenschaftlich zu untersuchen. Man könnte Vico somit auch als einen der ersten Diskurstheoretiker verstehen, der uns auffordert, die Produktion und die herrschaftssichernde Wirkung von Diskursen zu untersuchen. Vicos sprachphilosophisches Wirken bleibt allerdings bis ins 20. Jahrhundert hinein weitgehend unbeachtet.

Überhaupt blieben Begriffe wie „Unendlichkeit" oder „Ambivalenz" oder auch „schöpferische Kreativität" in den sprachphilosophischen Diskussionen des ausgehenden 18. Jahrhunderts eher der spekulative Luxus weniger Intellektueller. Wenn überhaupt, dann war die Literatur noch eher als die bildende Kunst der Ort, an dem man sich diese Begriffen annehmen konnte. Dafür waren im ausgehenden 18. Jahrhundert dann doch zu viele gesellschaftliche Veränderungen zu bewältigen gewesen, die allesamt traditionelle Vorstellungen von gesellschaftlicher Gestaltungsmacht und Herrschaft so grundlegend in Frage stellten, dass niemand Zeit fand, die sprachliche Konstruiertheit dieser Herrschaft zu thematisieren. Derartige Gedankengänge blieben die Phantastereien weniger Hoch-Gebildeter vorbehalten, die meist ein Leben weit entfernt von den alltäglichen Sorgen der Bevölkerung lebten. Gegenüber der überdurchschnittlichen Lebenserwartung fast aller in dieser Arbeit vorgestellten großen Denker – sie wurden im Durchschnitt alle weit älter als fünfzig Jahre – musste der Großteil der Bevölkerung mit einer durchschnittlichen Lebenserwartung von etwas mehr als dreißig Jahren rechnen und jener Teil war derart in existenzielle Überlebenskämpfe verstrickt, dass die jeweils heranwachsende Generation der Kinder statt in die Schule zu gehen von klein auf arbeiten musste, um den Lebensunterhalt der Familie zu sichern. Zudem hatte in England die Industrialisierung derart Fahrt aufgenommen, dass sie neue Probleme des gesellschaftlichen Zusammenlebens aufwarf, die lange, bis in die Mitte des 19. Jahrhunderts hinein, einfach unbearbeitet blieben. Und die „reale Welt", von der lediglich die Philosophen behaupteten, man könne nun doch schwerlich Aussagen über sie treffen, musste eine derartig überzeugende „Entzauberung" durch die Naturwissenschaften über sich ergehen lassen, dass das philosophisch zweifelnde Gerede von Unbestimmbarkeit vor diesen neuen *Sensationen* einfach verblassen musste. Der Zukunft gehörte die technische Entwicklung und die damit verbundene Chance auf einen enormen Profit, der sich daraus erwirtschaften ließ. Gesellschaftliche Fragen nach einer gleichberechtigten Teilhabe an der politischen Gestaltungsmacht „störten" hier die schwer autoritär paternalistischen Allmachtsphantasien einer alles dominierenden, wohlhabenden und zugleich männlichen Herrschaftselite. Denn zu Beginn des 19. Jahrhunderts blieb lange Zeit ungeklärt, wie denn nun die Macht zur Gestaltung der Gesellschaft verteilt werden sollte, wenn – wie es in Frankreich geschah – alle Bürgerinnen und Bürger nach der Abschaffung der Adels- und Klerusherrschaft theoretisch zumindest mit gleichen Gestaltungsrechten ausgestattet waren. Und auch wenn die Abolitionisten 1807 das englische Parlament dazu bringen konnten, die Sklaverei formal abzuschaffen, so erhielten die ehemaligen Sklaven in den Kolonien deshalb noch lange keine bürgerlichen

Rechte auf gesellschaftliche Mitbestimmung. Und obgleich die Frauen in England bereits 1838 mit ihrem Kampf um das Wahlrecht begonnen hatten, mussten sie in ganz Europa erst das Ende des Ersten Weltkriegs abwarten, bis ihnen zumindest das Wahlrecht zugestanden wurde. Doch genau an dieser Stelle hätte ein mutig vorgetragener, philosophischer Standpunkt, der die grundsätzliche Konstruiertheit *aller* natürlich-biologischen bzw. metaphorisch-religiösen Begrifflichkeiten betont hätte, damit beginnen können, eben genau jene Metaphern einfach zurückzuweisen, die allesamt im Grunde nur zur Absicherung männlich-dominanter Herrschaft benutzt wurden. Man hätte leicht die Künstlichkeit dieser mythologisch anmutenden Diskurse herausarbeiten und ihre primär herrschaftsabsichernden Absichten offenlegen können. Doch diese Verbindung zwischen Sprache und Macht wird erst Mitte des 20. Jahrhunderts offen diskutiert werden. Vorerst wird man in Europa – und das nur in intellektuellen Kreisen – über die Sprache und ihren Beitrag zur Erschließung der Welt diskutieren.

Hamann und Herder und die sprachliche Erschließung der Welt

Mit Johann Georg Hamann (1730–1788), Johann Gottfried von Herder (1744–1803) und später auch mit Wilhelm von Humboldt (1767–1835) wird die Sprache innerhalb der Philosophie einen neuen Stellenwert bekommen und genau an dieser Stelle sah Tilman Borsche – wie bereits eingangs dieser Arbeit erwähnt – einen Punkt erreicht, von dem aus die philosophische Tradition der „Sprachkritik" selbst zu einer eigenständigen „Sprachphilosophie" wurde (Borsche 1996, S. 11). Denn spätestens mit Humboldt werden „insbesondere die Begriffe des Denkens und des Seins, aber nicht nur diese, sondern alle Grundbegriffe des jeweiligen philosophischen Diskurses als im Kommunikationsprozess entstehend und vergehend betrachtet werden" (Borsche 1996, S. 12). Die schärfste Kritik an der Idee einer Aufklärung, die sich auf eine Vernunft gründen sollte, die *vor* der Sprache einfach da sein sollte, formulierte Johann Georg Hamann. Er war der Auffassung, dass man sich vom Totalitarismus philosophischer und politischer Systeme insgesamt „entwöhnen müsse" (Otto 1996, S. 200). Hamann sah eine immense sprachliche Unbestimmtheit und Vieldeutigkeit in allen akademisch gehandelten Begriffen, die damit jede semantische Totalisierung eines Begriffs geradezu unmöglich machten.

> „Unser eigen Daseyn und die Existenz aller Dinge ausser uns muß geglaubt und kann auf keine andere Art ausgemacht werden." (Hamann, Sämtl. Werke II, 73 zit. n. Otto 1996, S. 202)

Für Hamann gab es keine Form des Erfassens irgendeiner Realität durch unseren Verstand. Hier müssten wir uns schon ganz auf unsere Empfindungen verlassen und die müssten letztendlich einfach geglaubt werden. Unsere zutiefst menschliche Leidenschaft zur Gestaltung lässt in uns zwar Vorstellungen, Bilder und Zeichen entstehen, die der Natur vermeintlich Geist, Leben und Zunge verleihen, doch bleibt für Hamann dieser Zugang zur Natur stets ein semiotischer Zugang des Übersetzens. Diese Übersetzung aber ist immer eine Übersetzung einer Übersetzung, da für Hamann „die Schöpfung selbst bereits Rede ist, aber jedes ‚Reden [...] übersetzen [ist]' und deshalb mehr oder weniger ‚mit der verkehrten Seite von Tapeten überein[kommt]'" (Hamann, Sämtl. Werke II, S. 199 zit. n. Otto 1996, S. 205). Mögen die Wörter ihrer Einsetzung und Bedeutung und vor allem ihrem Gebrauch nach auch auf eine allgemeine Vorstellung von Vernunft und Verstand abzielen, so verlieren sie für Hamann dennoch nicht ihren kontingenten Bezug zur Sinnlichkeit. Dieses eher auf Kontingenz und Ambivalenz setzende Denken Hamanns bedeutete für die Welt eines 18. Jahrhunderts, das sich mit den Naturwissenschaften gerade erst aufgemacht hatte, eben jene Natur mit Bestimmtheit vorherzusagen, eine ungeheure Kontradiktion. Etwas Bestimmtes und Verlässliches war aber für Hamann nicht einmal mit der Sprache oder dem Sprechen selbst zu haben. Jeder Mensch war nach Hamann beim Sprechen so sehr mit der Analyse des Gesprochenen seines Gegenübers beschäftigt und arbeitete dabei so unentwegt an der Synthese seiner eigenen Begrifflichkeiten, dass beide zu keinem Zeitpunkt etwas Stetiges, sondern immer nur etwas ewig Wechselndes zur Verfügung hatten (Otto 1996, S. 213).

Ein weiterer Zeitgenosse Hamanns – sein Freund und Schüler Johann Gottfried Herder – knüpfte an die Ideen Hamanns an und nahm Hamanns Gedanken von der Schöpfung als einer „Rede an die Kreatur durch die Kreatur" auf (Herder, Werke Bd. 3, S. 776 zit. n. Gaier 1996, S. 215) und unterstrich mehr noch als sein Lehrer Hamann die existenzstiftende Bedeutung der Sprache: Durch die Sprache erschuf der Mensch allein durch das Nachsprechen dieser Ansprache sich selbst als Mensch und konnte nur so seiner selbst gewahr werden. Der Mensch war bei Herder ein durch und durch sprachlich erschaffenes und erschaffendes Wesen, das allerdings auch Grenzen erfuhr, denn „die Sprache [gibt] der ganzen menschlichen Erkenntnis Schranken und Umriß" (Herder, Werke Bd. 1, S. 557 zit. n. Gaier 1996, S. 218). Und wenn Herder von Vernunft sprach, so war sie für ihn kein abstrakter oder formaler Begriff, sondern eine an die Sinnlichkeit des Menschen gekoppelte Fähigkeit zur „Reflexion" und „Besonnenheit":

> „Der Mensch beweiset Reflexion, wenn die Kraft seiner Seele so frei würket, daß sie in dem ganzen Ozean von Empfindungen, der sie durch alle Sinnen durchrauschet, ‚eine' Welle, wenn ich so sagen darf, absondern, sie anhalten, die Aufmerksamkeit auf sie richten und sich bewußt sein kann, daß sie aufmerke." (Herder 1997, S. 32)

Für dieses Innehalten und Aufmerken, das der Mensch aus sich selbst heraus zustande bringt und *in* und zuallererst *mit* sich besprechen kann, erfand der Mensch „Merk-Male", die vor jeder verbalen Sprachproduktion im Menschen immer schon vorhanden waren. Damit gehen „Sprachvermögen und Weltwissen" (Posselt & Flatscher 2016, S. 70) auf ganz individuelle Weise ineinander auf und bedingen sich so gegenseitig. Dass wir uns unsere „Merk-Male" im Kopf mit anderen Menschen zusammen in einem sozialen Akt besprechen und bestätigen oder sogar verwerfen lassen, kümmert Herder in seinen theoretischen Überlegungen erst einmal nicht so sehr. Denn auch die soziale Interaktion ändert an Herders These der angeborenen Fähigkeit zur Besonnenheit und zum „Auf-Merken" erst einmal nichts. Herders sprachphilosophische Arbeiten hatten weitreichenden Einfluss auf die literarischen Arbeiten der damaligen Zeit. So stand er im Austausch mit Goethe und Herders Ideen lassen sich mit Gaier (1996, S. 230) bei sprachphilosophisch interessierten Schriftstellern wie Jean Paul, Hölderlin, Schlegel und Novalis wiederfinden.

Gottfried Herder steht aber in Deutschland auch noch für einen anderen Begriff, der für die Geschichte der Menschenrechte von herausragender Bedeutung geworden ist. Herder sah den Menschen als ein soziales, gemeinschaftsorientiertes Wesen, das diese Gemeinschaft durch Bildung sogar noch fördern könne. Dabei dachte er allerdings an eine Art von Bildung, die vor allem anderen auf „Humanität" angelegt sein sollte. Um als Mensch wirklich „menschlich" zu sein, sollte der Mensch eine „zweite Genesis" durch Bildung erhalten. Und diese Bildung zur Humanität war, wenn man Herder so interpretieren mag, auf ein lebenslanges Lernen angelegt. Humanität war das, was im Charakter des Menschen zwar von Geburt an angelegt war, was nach Herders Auffassung allerdings erst herausgebildet werden musste. Dabei umfasste der Begriff Humanität alles, was den Menschen als Menschen anging: „Menschheit, Menschlichkeit, Menschenrechte, Menschenpflichten, Menschenwürde, Menschenliebe" (Herder 1991, V. 27).

Herder sah es zudem als selbstverständlich an, dass keine Kultur sich einer anderen gegenüber überlegen fühlen dürfe. Jede Kultur hatte ihre eigenen Maßstäbe und Gesetze und war Ausdruck der unendlichen Vielheit dessen, was sich in dem Begriff Menschheit verbarg. Herder übte auch eine besonders scharfe Kritik an der eurozentristischen Sichtweise der damaligen Kolonialmächte und schreibt dazu, dass Europa nicht der „weise" Teil der Erde wäre, sondern der „anmaßende, zudringliche, übervorteilende Theil der Erde, [der] nicht cultivirt [hat], sondern die Keime eigner Cultur der Völker, wo und wie er nur konnte, zerstört" (Herder 1991, XII. 114). Hier formuliert Herder für die gesellschaftliche Ebene einen Umstand, der aus der Anerkennung der Einzigartigkeit des individuellen und zugleich einzigartigen Subjekts abgeleitet ist; eine Anerkennung, die vor allem dem Umstand geschuldet ist, dass wir unserem Gegenüber eben nicht in den „Kopf schauen" können und ihm und seiner individuellen „Kultur" des Denkens und Handelns daher zuallererst Respekt und Toleranz entgegenbringen müssten. Damit ist das erste Mal ein moralisierender Anspruch an unser Zusammenleben formuliert worden, der direkt aus einer erkenntniskritischen Position heraus entwickelt wurde. Denn nicht die Bekämpfung und Zerstörung der gedanklichen Kultur unseres Mitmenschen kann das Ziel menschlichen Zusammenlebens sein, sondern die Hochachtung vor der Einzigartigkeit dieser Gedankenwelt. So wird die „Differenz" nicht zur Bedrohung, sondern zur Chance auf das Überleben aller Menschen. Auf der gesellschaftlichen Ebene sprach sich Herder daher auch gegen jede Form von überzogenem Patriotismus aus, der letztendlich nur dazu führen würde, dass sich eine Nation gegen die andere erhebt.

Immanuel Kant: Die Sprache und ihr Überschuss an Sinnlichkeit

Auch Immanuel Kant (1724–1804) sprach sich für die Idee einer internationalen Staatengemeinschaft aus und musste sich für seine „republikanischen" Äußerungen vor den Landesfürsten rechtfertigen und geriet vor allem wegen seiner für die damalige Zeit sehr liberalen „Religionsauffassung" in Konflikt mit der preußischen Zensurbehörde (Ruffing 2007, S. 181). Kant wurde in Königsberg geboren und studierte dort Philosophie und Mathematik und er verließ – ähnlich wie Giambattista Vico – seine Heimatstadt Königsberg zeit seines Lebens so gut wie nie. Von Josef Simon (1996) erfahren wir, dass Kant selbst keine eigentliche Sprachphilosophie verfasst hatte. Doch „dürfte kein Philosoph der Neuzeit eine größere Wirkung auf die Philosophie der Sprache gehabt haben als er" (Simon 1996, S. 233). Hamann hatte mehrfach von Kant gefordert, doch die Sprache als *den* Ausgangspunkt seines Nachdenkens über die Vernunft zu betrachten, doch ging Kant einen anderen Weg, der letztendlich auch Hamanns Forderung – wenn auch auf eine etwas andere Art und Weise – mit einholen konnte. Kants grundlegende Absicht war es, zwischen den beiden Positionen des Rationalismus und des Empirismus zu vermitteln und einen dritten Weg aufzuzeigen, der allerdings das erkenntnistheoretische Problem der Welterfahrung noch radikaler als jeder andere Philosoph vor ihm formulierte. Rainer Ruffing (2007) spricht von Kants 1781 erschienenem Hauptwerk „Die Kritik der reinen Vernunft" als einem für die Geschichte der Philosophie *epochalen* Werk, für das es in der Philosophie keinen Vergleich gäbe. Kant selbst war sich der Bedeutung seines Werks durchaus bewusst und sprach von seiner eigenen Arbeit als der „kopernikanischen Wende" in der Philosophie.

In der letzten von Kant herausgegebenen Schrift *„Der Streit der Fakultäten"* gibt Kant 1798 eine knappe und zugleich anschauliche Zusammenfassung seines kritischen, erkenntnistheoretischen Ansatzes. Der Mensch ist für Kant „ursprünglich Schöpfer aller seiner Vorstellungen und Begriffe und [...] einziger Urheber aller seiner Handlungen" (Kant 2005, S. 80). Wenn wir von „der Natur" reden, dann sind unser Verstand und unsere Sinnlichkeit damit beschäftigt stets auszusagen, „was der Fall ist" – sie tun dies, weil sie beide zur Natur des Menschen gehören. Zwar beginne wohl alle Erkenntnis mit der sinnlichen Erfahrung, aber nicht die gesamte Erkenntnis, so Kants Schlussfolgerung gegen die Empiristen, entstehe aus dieser sinnlichen Erfahrung. Dafür müssen sinnliche Erfahrungen dann eben doch noch mit Anschauungen und Begriffen verknüpft werden (Ruffing 2007, S. 173).

> „Nun beruht Erfahrung auf der synthetischen Einheit der Erscheinungen, d. i. auf der Synthesis der Begriffe vom Gegenstand der Erscheinungen überhaupt, ohne die sie nicht einmal Erkenntnis, sondern eine Rhapsodie von Wahrnehmungen sein würde." (Kant 1995a, S. 200)

Der Verstand denkt dabei in bestimmten synthetisch hergestellten Einheiten, die Kant Kategorien oder auch Äußerungsarten nannte. „Wo die Kategorien aufhören, da hört auch der Verstand auf; weil sie ihn erst bilden und zusammensetzen" (Kant 2005, S. 81). Doch außer dem Verstand muss es nach Kants Auffassung noch etwas anderes geben, denn hätte der Mensch bloß Verstand und keine Vernunft, keinen freien Willen und keine Moralität, „so würde er sich in nichts von den Tieren unterscheiden" (ebd. S. 80). Gegenüber dem Verstand will die Vernunft immer auf das „Übersinnliche" hinaus, auf das also, was es *nach* den sinnlichen Erfahrungen und damit nach der Natur *auch* noch zu denken gibt, und „sie scheint also, obzwar ein theoretisches Vermögen, dennoch gar nicht für diese Sinnlichkeit bestimmt zu sein" (ebd. S. 80). Dabei ist die Vernunft ebenso wie der Verstand eine *aktive* Ressource, die aus sich selbst heraus tätig ist:

> „Dieser Verstand aber ist ein gänzlich aktives Vermögen des Menschen; alle seine Vorstellungen und Begriffe sind bloß ‚seine' Geschöpfe, der Mensch denkt mit seinem Verstande ursprünglich, und schafft sich also ‚seine' Welt. Die Außendinge sind nur Gelegenheitsursachen der Wirkung des Verstandes, sie reizen ihn zur Aktion, und das Produkt dieser Aktion sind Vorstellungen und Begriffe. Die Dinge also, worauf sich diese Vorstellungen und Begriffe beziehen, können nicht das sein, was unser Verstand vorstellt; denn der Verstand kann nur Vorstellungen und ‚seine' Gegenstände, nicht aber die wirklichen Dinge schaffen, d. h., die Dinge können unmöglich durch diese Vorstellungen und Begriffe vom Verstande als solche, wie sie an sich sein mögen, erkannt werden; die Dinge, die unsere Sinne und unsern Verstand darstellen, sind vielmehr an sich nur Erscheinungen, d. i., Gegenstände unserer Sinne und unseres Verstandes, die das Produkt aus dem Zusammentreffen der Gelegenheitsursachen und der Wirkung des Verstandes sind, die aber deswegen doch nicht Schein sind, sondern, die wir im praktischen Leben für uns als wirkliche Dinge und Gegenstände unserer Vorstellungen ansehen können; eben weil wir die wirklichen Dinge, als jene Gelegenheitsursachen supponieren müssen." (Kant 2005, S. 80f.)

Damit erklärte Kant dem Erkennen der Dinge, wie sie „an sich seien", eine deutliche Absage. Sie waren für Kant deshalb aber nicht bloßer „Schein", sondern *interne* Gegenstände unseres Verstandes, mit denen unser Verstand in Ermangelung der äußeren Gegenstände „unterstützenderweise" so umgeht, dass wir in der äußeren Welt der Dinge überleben können. Aber erst im Zusammentreffen unseres Verstandes mit diesen Außendingen entsteht die kategoriale Welt des Verstandes, und damit ist der Verstand der Schöpfer dieser Welt „aber so, daß wirkliche Dinge die Gelegenheitsursache seiner Aktion und also der Vorstellungen sind" (ebd. S. 82). Der Verstand geht demnach mit Dingen um, die für ihn wirklich „sind", die aber zugleich seiner eigenen Konstruktion entstammen. Dieses Umgehen und Produzieren geschieht andererseits nicht ohne eine kategoriale Struktur, von der Kant annahm, dass sie schon vorher da gewesen sein muss. Ohne diese Kategorien, die wir allerdings nur schwerlich bewusst registrieren können, „würden wir im Meer der Sinneseindrücke gleichsam ertrinken" (Ruffing 2007, S. 176). Ruffing benutzt hier interessanterweise eine sehr lebensbedrohliche, metaphorische Sprache, die wir bereits in dem Bild des Notkahns bei Sokrates vorfanden, nur dass Kant diesen Notkahn nun tatsächlich als eine existenziell notwendige „Erfindung" betrachtete, die – wie noch zu zeigen sein wird – aber nicht notwendigerweise als Not-„Kahn" hätte erfunden werden müssen. Wir können bei Kant an dieser Stelle auch die zu Beginn dieser Arbeit bereits von Sextus Empirikus vorgestellte *Skepsis* der Außenweltansicht erkennen, die nur die Tatsache der Erscheinungen, die sie in uns hervorrufen, akzeptieren wollte:

> „Denn an den Dingen, die uns zu einer erlebnismäßigen Vorstellung unwillkürlich zur Zustimmung führen, rütteln wir nicht. […] Vielmehr wenn wir fragen, ob der zugrundeliegende Gegenstand so ist, wie er erscheint, dann geben wir zu, daß er erscheint. Wir fragen aber nicht nach dem Erscheinenden, sondern nach dem, was über das Erscheinende ausgesagt wird und das unterscheidet sich von der Frage nach dem Erscheinendem selbst." (Sextus Empirikus 2013, S. 98)

Auch für Kant gab es keinen vernünftigen Grund, an der Außenwelt der Dinge zu zweifeln. Und auch die Fähigkeit unserer Sinne zum Akt des sinnlichen Wahrnehmens stand für Kant außer Frage. Die Frage, die sich für Kant ebenso wie für Sextus Empirikus stellte, war die Frage danach, was wir über die Außenwelt überhaupt aussagen können, wenn wir immer nur mit Begriffen und Anschauungsformen umgehen können, die *in* der Innenwelt auf mannigfaltige Art und Weise gebildet werden. Kant fand zwei grundlegende Kategorien, nach denen unsere Anschauungen – in der Innenwelt wohlgemerkt – gestaltet werden und die unser Verstand sozusagen unhintergehbar benutzen muss. Dies waren die Kategorien „Raum" und „Zeit"; sie machten es möglich, dass die ungeordnet heranstürmenden sinnlichen Erscheinungen von unserem Verstand zu erkennbaren Phänomenen geordnet werden. Was immer wir über die „Dinge an sich" in der Außenwelt aussagen wollen, ist diesen beiden internen Kategorien unterworfen. Um es noch einmal zu betonen: Kant ging nicht notwendigerweise davon aus, dass diese beiden Anschauungsformen die „Dinge an sich" in der Außenwelt auch tatsächlich und hinlänglich beschreiben könnten. Aus einem nicht erklärbaren Grund existieren sie offensichtlich und unhintergehbar bereits „vor" *(a priori)* dem Verstand. Damit ist eine auf Raum und Zeit gegründete mathematisch-physikalische Beschreibung der Welt lediglich *eine* mögliche Beschreibungsform, die *in* unserem Kopf ihren Ursprung und ihren Platz hat, dafür aber nicht notwendigerweise auch die Welt der „Dinge an sich" in der Außenwelt hinreichend beschreiben muss. Denn diese Reduktion der Anschauung auf die Dimensionen von Raum und Zeit legen wir in unsere Außenwelt-An-Sicht erst hinein:

> „Die Ordnung und Regelmäßigkeit also an den Erscheinungen, die wir Natur nennen, bringen wir selbst hinein und würden sie auch nicht darin finden können, hätten wir sie nicht oder die Natur unseres Gemüts ursprünglich hineingelegt." (Kant 1995a, S. 179)

Diese radikale Trennung von Innen- und Außenwelt war in der Tat derart bis zu diesem Zeitpunkt von niemandem auf so deutliche Art und Weise formuliert worden. Aber auch gegen die Rationalisten, die die Arbeitsweise des Verstandes auf eine dem Menschen angeborene und u. U. im Jenseits angesiedelte Idee von Vernunft zurückführen wollten, holte Kant die Vernunft erst einmal *in* die Innenwelt des Menschen hinein, wo er sie als ein „theoretisches Vermögen" bezeichnete, das zu mehr als nur zu verstandesmäßigen Urteilen kommen konnte. Bei der Vernunft – wie später auch bei dem freien Willen (s. u.) – musste man mit einer gänzlich anderen „Arbeitsweise" rechnen. Vernunft und freier Wille konnten in Kants Vorstellung nicht so wie der Verstand und die Sinnlichkeit über *interne* Gegenstände verfügen und sie ließen sich nicht in Kategorien verrechnen und ausdrücken. Für die Vernunft sind nämlich nicht die wirklichen Sinnes-Dinge die „Gelegenheitsursachen ihrer Aktionen", sondern die „Spiele des Verstandes" (ebd. S. 82). Das, was die Vernunft aus dieser Spielerei heraus produziert, waren für Kant Ideen, die nicht mit den internen Gegenständen der Sinneswelt verwechselt werden durften, weil die Ideenwelt der Vernunft zu viel mehr in der Lage ist: Sie könne nämlich über die Gegenstände der durch die Sinne in Erfahrung gebrachten Welt auf mannigfaltige Weise noch *hinausgehen*. Nur so sind Vorstellungen denkbar, die nicht verstandesmäßig sind und deshalb u. U. für unser Überleben von weitaus größerem Nutzen sein können als Verrechnungen des Verstandes in Raum und Zeit. Mit dieser Vorstellung von Vernunft kann auch nicht auf eine absolute, jenseitige Vernunft spekuliert werden, da sie *im* individuellen Menschen zu finden ist und mit seiner individuellen und unvergleichlichen Spielart immer dem Menschen als individuellem Einzelwesen zugerechnet werden muss.

Der freie Wille dagegen kann sich weder auf die inneren Gegenstände des Verstandes verlassen – Naturdinge dürfen nicht Triebfeder des freien Willens sein –, noch darf er sich auf die spielerischen Spekulationen der Vernunft verlassen, da sie leicht falsch und ohne Grund unseren Willen beeinflussen könnten. Die Freiheit des Willens hat ihre Triebfeder und ihren Bezugspunkt im moralischen Gesetz, das uns zum einen „aus der Natur herausreißt" (ebd. S. 83) und uns auf der anderen Seite auch nicht dem bloßen „Wollen" unterstellt. „Diese Moralität, und nicht der Verstand, ist es also, was den Menschen erst zum Menschen macht." (ebd. S. 84).

Damit ist aber bis zu diesem Zeitpunkt in der Tat noch nichts über die Sprache an sich ausgesagt und darüber, was der Anteil der Sprache an dem sein könnte, was den Menschen erst zum Menschen macht. Um Kants Vorstellung von Sprache, von Worten und Begriffen zu verdeutlichen, bedarf es einer weiteren Präzisierung seines Ansatzes, die schrittweise vorgenommen werden muss, da sich Kant sehr behutsam an die von Nikolaus Cusanus (s. o.) geforderte Auseinandersetzung mit der Unendlichkeit heranwagt, die Kant selbst mit dem Wort „mannigfaltig" wiederzugeben versucht. Über die unendlichen Möglichkeiten eines wie auch immer gearteten Seins der „Dinge an sich" in der Außenwelt brauchte Kant sich nicht mehr näher auslassen, da er ihre Unbestimmbarkeit ja bereits vorausgesetzt hatte. Unbestimmbarkeit und Mannigfaltigkeit fand Kant in ausreichendem Maße in der gedanklichen Vielfalt der Innenwelt der Menschen, die nicht weniger „tief" als die reale Welt „weit" zu sein schien.

> „Nun sind aber die Gegenstände der empirischen Erkenntnis, außer jener formalen Zeitbedingung, noch auf mancherlei Art bestimmt, oder [...] bestimmbar, sodaß spezifisch-verschiedene Naturen, außerdem, was sie, als zur Natur überhaupt gehörig, gemein haben, noch auf unendlich mannigfaltige Weise Ursachen sein können." (Kant 1995c, S. 92)

Kant schreibt dann weiter, dass wir u. U. diese weiteren Ursachen und die dazugehörigen „mannigfaltigen empirischen Gesetze" (ebd. S. 92) aufgrund der Schranken unseres Erkenntnisvermögens gar nicht einsehen können. Kant muss sich in seiner Herleitung also gar nicht auf eine kontingente „Außen"-Welt der Dinge beziehen, da die mannigfaltige Erfahrungswelt des individuellen Subjekts diese Kontingenz bereits in sich trägt. Und Kant wird noch deutlicher, indem er davon spricht, dass die empirischen Gesetze, für dir wir uns in unserer Anschauung der Welt dann letztendlich entschieden haben, für uns aber eben nur *zweckmäßig* waren und ihre Auswahl selbst nur als *zufällig* bezeichnen werden muss. Diese Art des Denkens, die dem Prinzip der Zweckmäßigkeit innerhalb des Erkenntnisvermögens *weitere* Möglichkeiten der Erkenntnis an die Seite stellen will, wird von Kant als „transzendentales" Denken bezeichnet; ein Denken also, das gewillt ist, seine eigenen Grenzen zu „überschreiten". Damit ist nichts über die Natur der Dinge selbst ausgesagt – wie Kant betont –, sondern lediglich das „subjektive Prinzip" (ebd. S. 93) unserer Urteilskraft beschrieben, das in seiner Reflexion über die Natur auch zu ganz anderen möglichen Urteilen hätte kommen können.

> „Die Bedingungen der Möglichkeit der Erfahrung überhaupt sind zugleich Bedingungen der Möglichkeit der Gegenstände der Erfahrung, und haben darum objektive Gültigkeit in einem synthetischen Urteile a priori." (Kant 1995a, S. 201)

Fragt man nun aber nach den Bedingungen dieser Möglichkeit der Erfahrung, dann lässt sich darüber mit Kant im Grunde nicht etwa irgendetwas „Bestimmtes" benennen oder aussagen, denn alles, was ausgesagt werden kann, ist, dass es diese Möglichkeit der „Bestimmbarkeit" geben muss. Mehr lässt sich im Grunde auch deshalb nicht aussagen, weil wir – wann immer wir mit „Bestimmtheit" eine Aussage machen wollten – hierfür Begriffe auswählen müssten, deren mannigfaltige Art ihres Zustandekommens für uns selbst nach Kants Auffassung zum Problem wird. Für Kant ist alles Sprechen eine Bezeichnung der Gedanken. Zu dem, was wir letztendlich in Begriffe fassen, haben wir aber einen Entschluss fassen müssen, dergestalt, dass wir uns aus einer Vielzahl von Gedanken – die alle wiederum eine Vielzahl von möglichen Bezeichnungen ergeben würden – für eine einzige Sprechweise entschieden haben. Das ermöglicht uns zwar, dass wir unsere Gedanken anderen durch die Sprache mitteilen können, doch, nur weil wir sprechen können, bedeutet das für Kant nicht, dass wir uns selbst und andere verstehen, und es ist geradezu vernünftig anzunehmen, „daß Menschen, die der Sprache nach einig sind, in Begriffen himmelweit von einander abstehen" (Kant 2005, S. 192f.).

Gerade in der Art und Weise, wie wir unser Gedanken „fassen", sieht Kant einige Probleme, wenn wir diesen Vorgang bis ins Detail beschreiben möchten, denn zwei grundlegende Dinge lassen sich hier nur sehr schwer voneinander trennen: das Subjekt auf der einen Seite und die vom Subjekt vorgefundene, sozial konstruierte Welt der Begriffe, in die das Subjekt hineingeboren wird und die es unhintergehbar auch für die Konstruktionen seiner „eigenen" Gedanken benutzen wird. Um unsere Gedanken „auszuzeichnen" – sie also in Begriffe zu fassen –, benutzen wir nicht von uns frei erfundene Begriffe, sondern wir benutzen Begriffe, die „vor"-definiert sind in einem relationalen Raum vormals bereits „ausgedeuteter" Begriffe, die sich alle gegenseitig darin unterstützen, dass sie sich für die Festlegung eines Begriffes wechselseitig mit ihren Ausdeutungen zu Hilfe kommen. Kant sieht dies am deutlichsten erklärt, wenn wir nach der Übersetzung eines Begriffes aus einer andere Sprache fragen, für den wir so leicht keinen eigenen Begriff in unserer Sprache finden können. Dann fragen wir nämlich nach den Knotenpunkten in einem Geflecht wechselseitig gestützter Bedeutungen und Kontexte, in dem die Menschen in der fremden Sprache diesen Begriff benutzen. Sie benutzen in ihrer Sprache nämlich nicht mehr alle Bedeutungen und Relationen, um einen Sachverhalt zu bezeichnen, sondern sie kommen in *einem* einzigen von ihnen gewählten Begriff mit dem Bezeichnen aller Bezeichnungen „zum Ende" dergestalt nämlich, dass sie die Kette von Verknüpfungen einfach „abbrechen", weil dieser Begriff für sie das hinreichend verdeutlicht, was gerade auf dem Spiel steht.

Was in einem sozialen Kontext die Gemeinschaft in der Vergangenheit sprachlich in Begriffen diskursiv vereinbart und gefestigt hat und für uns alle aus rein pragmatischen Gründen sozusagen „erledigt" oder „aus"-gedeutet ist, findet bei Kant auch im Subjekt selbst statt. Denn auch wir selbst können uns weder von einem materiellen Gegenstand noch von einem abstrakten Gegenstand jemals einen *vollständigen* Begriff machen, „mit dem wir ‚definitiv' sagen könnten, ‚was' etwas über die Vorstellung hinaus *sei*, die man sich jeweils davon macht" (Simon 1996, S. 237). Alles, was wir uns konstruieren, ist unser eigenes, ausgedeutetes, subjektiv gezeichnetes Bild von etwas, das für uns als zweckmäßig und hinreichend anerkannt wird. Damit sind für Kant Begriffe nichts anderes „als Zeichen, die für ein Subjekt durch andere, von ihm unmittelbar verstandene Zeichen so weit verdeutlicht sind, daß es bereit ist, mit ihnen ein Urteil zu bilden" (Simon 1994, S. 77). Diese abgebrochenen Zeichenketten werden dann ohne weitere Nachfrage nach ihrer Bedeutung vom Subjekt herbei genommen und verstanden. Und erst im sozialen Miteinander zeigt sich dann, dass wir u. U. sogar unterschiedliche Zeichen und Bedeutungen benutzt haben, weil „einer verbindet die Vorstellung eines Wortes mit einer Sache, der andere mit einer anderen Sache; und die Einheit des Bewusstseins, in dem, was empirisch ist, ist in Ansehung dessen, was gegeben ist, nicht notwendig und allgemein geltend" (Kant 1995a, S. 141).

Kant dekliniert dann radikal aus, was es bedeutet, mit diesem Ansatz fortzufahren und zu dem zu gelangen, was wir heute unter Subjektivität verstehen würden. Denn letztendlich bleibt für uns selbst und auch für die soziale Konstruktion einer Vereinbarung, die wir gemeinschaftlich mit einem Begriff beschließen, für Simon (1996) stets ungewiss, …

„[…] ob das Vorgestellte überhaupt ‚möglich' ist, d. h. in sich widerspruchsfrei ist. Der diskursive Prozeß, in dem man von einer gegebenen Vorstellung von etwas zu einer anderen übergeht, die als deutlicher und in diesem Sinn als besser als die gegebene erscheint, könnte im Prinzip immer weiter geführt werden, ohne daß es dabei zu einer ‚adäquaten' Vorstellung kommen kann, von der man definitiv sagen könnte, es sei die Vorstellung vom Seieinden." (Simon 1996, S. 237)

Doch damit dieses „Immer-weiter-Fortführen" nicht an einen Punkt gerät, an dem es der subjektiven oder sozial konstruierten Beliebigkeit anheimfällt, steht für Kant jedes Subjekt in der Verantwortung, sich zu fragen, ob das „Für-wahr-Halten" der eigenen Begriffe einer Regel folgt, die zugleich auch „zum allgemeinen Grundsatz eines Vernunftgebrauchs" (Kant 1977, S. 282f.) gemacht werden könnte. Hier führt Kant den kategorischen Imperativ auch für das selbstständige Denken ein, das in seinem sozialen Gebrauch immer auch subjektiv verantwortbar sein muss. Und das setzt voraus, dass in dem Augenblick, in dem ich als Subjekt einen Standpunkt „eingenommen" habe und diesen „vertreten" möchte, ich also in meiner Aneinanderreihung von Bedeutungsketten zu einem mir hinreichend deutlichen Abbruch gekommen bin, ich mir mit Kant über drei Dinge im Klaren sein muss: 1) Es gibt außer mir als einzigartiges Subjekt noch andere einzigartige Subjekte, denen ich 2) ebenso das Recht zusprechen muss, dass sie – wie ich auf meinem – auf ihrem eigenen Standpunkt bestehen dürfen und dabei zu ganz anderen, für sie plausiblen „Abbrüchen" kommen dürfen und denen ich 3) aus dem Gebot der praktischen Vernunft heraus ein vollständig anderes „Für-wahr-Halten" *ebenfalls* zugestehen müsste; denn genau das würde ich auch von allen anderen selbstdenkenden Subjekten erwarten.

Die Radikalität in Kants Denken über das Subjekt zeigt sich aber nicht nur dort, wo das Subjekt seine eigene Freiheit behauptet und damit eine „abgegrenzte" Differenz zu anderen unterstellt und zugleich diese erkämpfte Freiheit jedem anderen zugestehen müsste, sondern sie wird erst im Blick auf das Zustandekommen des Subjekts selbst zu einem für die kommenden Jahrhunderte richtungsweisenden Ansatz. Denn das selbstdenkende Subjekt macht nicht nur Annahmen über die „reale Welt" der Dinge an sich, sondern es wird sich irgendwann eingestehen müssen, dass es seine eigene Materialität zu dieser realen Außenwelt unmittelbar zurechnen müsste und auch die eigene Materialität unter kritischer Sicht auf die Dinge nichts anderes ist als „ein reiner Verstandesbegriff als eine Form des Ansehens von etwas als Gegenstand innerhalb einer subjektiven Urteilsbildung" (Simon 1996, S. 242). In seinem Urteil über sich selbst ist das Subjekt, das von sich selbst so selbstbewusst „Ich" sagt, aus einem kontingenten Raum von möglichen Bedeutungsketten und -zuschreibungen heraus irgendwann einmal zu einem Punkt gekommen, an dem es den Prozess der eigenen Unbestimmtheit in den einer Bestimmtheit überführt hat und „zum Schluss" gekommen ist *und* dabei offensichtlich „vergessen" musste, dass ein anderer Schluss auch möglich gewesen wäre. Kant schreibt, dass das Ich „für sich eine an Inhalt gänzlich leere Vorstellung [ist]" und man somit „nicht einmal sagen kann, daß [diese Vorstellung] ein Begriff sei, sondern ein bloßes Bewußtsein, das alle Begriffe begleitet" (Kant 1995b, S. 344):

> „Durch dieses Ich, [...] wird nun nichts weiter, als ein transzendentales Subjekt der Gedanken vorgestellt = x, welches nur durch die Gedanken, die seine Prädikate sind, erkannt wird, und wovon wir, abgesondert, niemals den mindesten Begriff haben können; um welches wir uns daher in einem beständigen Zirkel herumdrehen, indem wir uns seiner Vorstellung jederzeit schon bedienen müssen, um irgend etwas von ihm zu urteilen." (Kant 1995b, S. 344)

Kant schreibt weiter, dass dies eine durchaus unbequeme Vorstellung ist, weil sie doch deutlich macht, dass wir vom Ich oder von seinem Bewusstsein immer erst sprechen können, *nachdem* wir uns von ihm einen Begriff gemacht, es also als ein Objekt von anderen Objekten unterschieden haben. Gleichzeitig ist dieses konstituierte Objekt wiederum Bedingung der Möglichkeit aller weiteren Gegenstände der Erfahrung, die mich auf die Idee eines Ichs, eines Bewusstseins, eines Körpers usw. bringen werden. In diesem Sinne kann ich vom Ich nur „transzendental" sprechen, als einer *inhärenten* Bedingung der Möglichkeit der Erfahrung überhaupt, „ohne die mindeste Eigenschaft derselben zu bemerken, oder überhaupt etwas von ihm zu kennen, oder zu wissen" (Kant 1995b, S. 366).

> „So viel ist gewiß: daß ich mir durch das Ich jederzeit eine absolute, aber logische Einheit des Subjekts (Einfachheit) gedenke, aber nicht, daß ich dadurch die wirkliche Einfachheit meines Subjekts erkenne." (Kant 1995b, S. 367)

Zwei Dinge fallen in Kants transzendental-philosophischem Ansatz auf: Zum einen sind alle letzten Gründe, mit denen ich von einem Subjekt sprechen will, „genuin sprachlich konstituiert" (Simon 1996, S. 243), während es auf der anderen Seite innerhalb eines transzendentalen Wissenschaftsansatzes für Kant nicht mehr darum gehen kann, „vorwärts" zu gehen, sondern rückwärtsgewandt nach den Bedingungen der Möglichkeit zu suchen, die das selbstverantwortlich urteilende Subjekt zusammen mit anderen Subjekten veranlasst hatten, zu ihren Urteilen über sich und die Welt zu gelangen. In einem transzendentalen Wissenschaftsansatz kommt solch eine „Suche" dann auch nicht mehr zu irgendeinem Ende, sondern sie nutzt die grundsätzliche Offenheit und Ambivalenz ihrer Urteile, um die gefundene „Wahrheit [...] nach dem kategorischen Imperativ des Für-wahr-Haltens jederzeit offen und weiteres Selbstdenken damit möglich" zu halten (Simon 1996, S. 244).

Kant sieht hier durchaus auch einen ästhetischen Ansatz im Gebrauch der Sprache. Wenn das Sprechen selbst nicht wirklich objektives Reden über Gegebenes sein kann, sondern nur die Bedingungen der Möglichkeit dieser gegebenen Dinge andeutet, dann ist für ihn „Dichtung" im Spiel. Die Sprache selbst könnte so für Kant auch niemals vollends zum Gegenstand einer „Sprachphilosophie" werden, weil *die* Sprache *an sich* in einem transzendentalen Wissenschaftsverständnis gar nicht „fassbar" wäre, stets über sich hinaus gehen müsste und nicht als ein abgrenzbarer Gegenstand auszumachen wäre (Simon 1996, S.246). Artikulierte Sprache bleibt mit ihrem „Überschuss an Sinnlichkeit" eben immer offen und lebendig für weitere Artikulationen (ebd. S.248). Zu der reinen Möglichkeit auf weitere Artikulationen kommt für Kant zudem die „Lust zu urtheilen", auch ohne dass dafür ein zwingender Grund vorausgesetzt werden müsste, was Kant wiederum zu seiner Vorstellung von der „ästhetischen Idee" bringt:

> „Die ästhetische Idee ist eine einem gegebenen Begriffe beigesellte Vorstellung der Einbildungskraft, welche mit einer solchen Mannigfaltigkeit der Teilvorstellungen in dem freien Gebrauche derselben verbunden ist, daß für sie kein Ausdruck, der einen bestimmten Begriff bezeichnet, gefunden werden kann, der also zu einem Begriffe viel Unnennbares hinzu denken läßt, dessen Gefühl die Erkenntnisvermögen belebt und mit der Sprache, als bloßem Buchstaben, Geist verbindet." (Kant 1995c, S.253)

An einem Gegenstand der Sinne gibt es somit für Kant immer Dinge, die nicht offensichtlich in Erscheinung treten und die Kant „intelligibel" nennt. Wenn es nämlich nicht möglich wäre, an einem Gegenstand der Sinne etwas zu entdecken, das nicht gleichzeitig auch über die Erscheinung dieses Sinnesgegenstands *hinaus*weisen könnte, dann wäre es mit Simon (1996) „auch nicht möglich, über den Umkreis der eigenen Subjektivität hinauszudenken und sie dadurch in die eigene Verantwortung zurückzunehmen" (Simon 1996, S.253). Ich muss also neben der Notwenigkeit, in meinem Denken über mich selbst zum Schluss zu kommen, nicht nur eine Einsicht in die Notwendigkeit haben, solch einen „Entschluss" auch über den jeweils anderen zu fällen, sondern dieser Notwendigkeit eine Mannigfaltigkeit im Denken über mich *und* den jeweils anderen beilegen. Simon sieht hier ganz richtig, dass der erste Anstoß zum transzendentalen Denken in einem Denken über die für sich selbst gezogene, eigene Grenze hinaus besteht, denn indem ich *mich* konstituiere, behaupte ich immer auch einen kontingenten Rest an *anderen* Möglichkeiten, die immer wieder versuchen werden, in meiner eigenen Selbstbehauptung zur Sprache zu kommen. Dabei hilft uns jeder andere, genau diese Tatsache nun auf keinen Fall in irgendeinem Archiv zu vergessen.

Und in der Tat wird es nun neben der Selbstbehauptung, die theoretisch zumindest nicht wirklich zum Schluss kommen kann, zu einer wirklichen gedanklichen Herausforderung, dieselbe „intelligible" Eigenschaft auch für die Konstitution des jeweils anderen anzunehmen. Bezogen auf die Sprache als Idee einer Mitteilung von Inhalten kommt hier das bereits bei Locke formulierte Problem hinzu, wie gegenseitiges Verstehen dann überhaupt möglich sein soll. Denn jede „Inter"-Subjektivität kann ja keine Übereinstimmung mit dem jeweils anderen bedeuten und schon gar nicht mit dem, was der jeweils andere *für sich* denkt. Diese Annahme über Verschiedenheit des jeweils anderen und sein anderes Denken muss von uns immer schon im Voraus mit bedacht werden. Kant führt dafür den von ihm so benannten „Gemeinsinn" (sensus communis) ein, in dem sich das Subjekt zuerst einmal als ein nach außen hin „selbst darstellendes Subjekt" denken muss.

> „Unter dem sensus communis aber muß man die Idee eines gemeinschaftlichen Sinnes, d. i. eines Beurteilungsvermögens verstehen, welches in seiner Reflexion auf die Vorstellungsart jedes andern in Gedanken (a priori) Rücksicht nimmt, um gleichsam an die gesamte Menschenvernunft sein Urteil zu halten, und dadurch der Illusion zu entgehen, die aus subjektiven Privatbedingungen, welche leicht für objektiv gehalten werden könnten, auf das Urteil nachteiligen Einfluß haben würde." (Kant 1995c, S. 225)

Und dafür muss dieser Gemeinsinn über seine eigenen Gedanken hinausgehen und auf *„möglich andere Urteile"* (ebd. S. 225) spekulieren, die *auch* „sein" könnten. Der Gemeinsinn bei Kant setzt aber auch die Möglichkeit der „Mitteilbarkeit" voraus, wobei die erste Einschränkung bereits an der Stelle hingenommen werden muss, an der wir erkennen müssen, dass wir zu keinem Zeitpunkt den Platz des Anderen im Denken einnehmen können. Wenn also an unserem eigenen Denken immer ein unendlicher Rest an „Mehr im Denken" übrigbleibt, als wir in Worte fassen können, so tun wir wohl gut daran, unserem Gegenüber dieses unendliche „Mehr im Denken" ebenfalls zuzugestehen. In diesem Sinne wird der gut gemeinte Satz „Ich weiß, wie Du dich gerade fühlst" zu einer Unmöglichkeit, die über jede Kontingenz im privaten Denken einfach hinweggehen will und autoritär die Entscheidung, „im eigenen Denken zum eigenen Schluss" zu kommen, dem Anderen einfach abspricht. In Kants Vorstellung vom Gemeinsinn bleibt die Möglichkeit einer jeweils privaten Begriffs- und Urteilsbildung aus der Perspektiven des jeweils *Anderen* aber immer vorausgesetzt (Simon 1996, S. 253). Damit ist der Gemeinsinn eine Art Vermögen, die uns kontingentes Denken erst möglich macht und uns im Grunde vor Augen führt, dass anderes privates Denken *und* anderes gemeinschaftliches Denken – transzendental-philosophisch gedacht – immer auch anders möglich wären.

In diesem kritisch-philosophischen Ansatz ist Kant in seiner Zeit einzigartig und wenn Alfred North Whitehead 1929 (s. o.) behauptete, dass die sicherste allgemeine Charakterisierung der philosophischen Tradition Europas darin festzumachen sei, dass sie aus einer Reihe von Fußnoten zu Platon besteht (vgl. Whitehead 1979, S. 91), dann könnte man mit demselben Anspruch behaupten, dass die jüngere geisteswissenschaftliche Tradition Europas aus einer Reihe von Fußnoten zu Kant besteht. Kants transzendental-philosophischer Ansatz, der eben „nur" die Bedingung der

Möglichkeit der Erkenntnis betont, hat in den letzten beiden Jahrhunderten zu mancherlei Spekulationen geführt, die dann allerdings doch immer wieder meinten, *zum Schluss kommen müssen* und zu sagen, „was der Fall ist". Ohne seinen spekulativen Ansatz aber wäre speziell der Deutsche Idealismus nicht denkbar gewesen und auch Edmund Husserls „phänomenologischer Ansatz", der mit Kant nicht in allem überein stimmt, benutzt zum großen Teil die Terminologie, die Kant mit seinem transzendental-philosophischen Ansatz ins Spiel gebracht hatte. Kants „Revolution der Denkart" (Hoffmann 1996) hatte letztendlich auch zu einer Reihe von akademischen „Erfindungen" in der zweiten Hälfte des 19. Jahrhunderts geführt, zu denen man neben der Psychologie und der Soziologie auch das gesundheitswissenschaftliche Denken zählen könnte.

Nach Kant konnte die Sprache „nicht mehr *primär* als Darstellung von Sachverhalten, sondern als Selbstdarstellung des Subjekts in seiner Auffassung von Sachverhalten gegenüber anderen Subjekten" (Simon 1996, S. 255) verstanden werden. Eine „dogmatische Vorstellung einfacher Abbildrelationen zwischen dem äußeren Referenten und der inneren Bedeutung [...] oder auch die Verobjektivierung der Sprache zu einem kompletten Mechanismus, der gar den Ausdruck, das Vermitteln selbst determinieren sollte" (Hoffmann 1996, S. 257), konnte es für die Sprache nach Kant nicht mehr geben. Letztendlich muss in der Rückschau auch die sogenannte „linguistische Wende" (linguistic turn), die zu Beginn des 20. Jahrhunderts die Kultur und die Geisteswissenschaften erfasste, als eine Rückbesinnung auf Kants transzendental-philosophische Auffassung von Sprache angesehen werden.

Was für die vorliegende Arbeit an Kants Auffassung von der Sprache aber von herausragender Bedeutung erscheint, ist die Rolle, die die Sprache nach Kant für die Konstituierung des Subjekts selbst erhalten wird. Denn sobald alle Letztbegründungen, mit denen das Subjekt sich selbst zu erfinden versucht, für Kant Versuche sind, die „genuin sprachlich konstituiert" sind (Simon 1996, S. 243), ist damit implizit auch eine zutiefst existenzielle Funktion der Sprache angedeutet. Dies wird später in Friedrich Hegels sprachphilosophischem Ansatz (s. u.) noch stärker hervortreten, doch es ist Kant, auf den sich Hegel wenige Jahrzehnte später beziehen wird, denn vor Kant hatte niemand die Sprache auf so denkwürdige Art und Weise direkt mit unserm Verstand, unserer Sinneserfahrung, der Erkenntnis, die wir durch sie gewinnen, *und* mit der Konstituierung des Subjekts in Verbindung gebracht.

Neben dem impliziten Hinweis einer existenziellen Funktion der Sprache haben wir Kant aber vor allem die Vorstellung von einem Sprachgebrauch zu verdanken, der die Begriffe, mit denen er sozial umgehen will, auch verantworten können muss. Hier möchte Kant den kategorischen Imperativ auch auf das „Für-wahr-Halten" unserer eigenen Begriffe angewendet wissen, die wir – anders als vielleicht in unserem privaten Gebrauch – im sozialen Kontext nur so gebrauchen sollten, wie wir wollen, dass andere ihren Sprachgebrauch uns gegenüber ins Spiel bringen. So müsste mit Kant jeder „sich selbst fragen: ob man es wohl thunlich finde, den Grund, warum man etwas annimmt, oder auch die Regel, die aus dem, was man annimmt, folgt, zum allgemeinen Grundsatze seines Vernunftgebrauchs zu machen?" (Kant 1977, S. 282 Anm. 7). Denn nicht alles, was für uns im privaten Bereich *denkbar* erscheint, ist gemeinschaftlich mit anderen zusammen auch *lebbar* und könnte daher entweder „zur Verarmung oder zur Verwüstung des Lebens führen" (Safranski 2012, S. 200).

> „Das Leben verarmt, wenn man [...] nur das zu denken wagt, was man auch glaubt leben zu können. Und da das Leben immer ein mitmenschliches Leben ist und deshalb auf Kompromiß und Konsens angewiesen bleibt, wird man alle Kompromisse, alle Übereinkünfte, die man im Sozialen eingeht, auch schon seinem Denken auferlegen. [...] Das Leben wird verwüstet, wenn man [...] um jeden Preis, auch um den der Zerstörung etwas leben will, bloß weil man es gedacht hat." (Safranski 2012, S. 200)

Wenn wir nun das Denken bei Safranski und das durch die Sprache Ausgedeutete bei Kant als zwei Seiten ein und desselben Phänomens ansehen, dann kann das Leben wohl tatsächlich dort *verarmen*, wo wir nicht mutig genug aus- oder anzusprechen wagen, was unser aller Leben augenscheinlich bedroht, nur weil wir nicht glauben können, dass unser Aus- und Ansprechen für uns in der Folge auch überlebbar wäre. Auf der anderen Seite verwüsten wir aber wohl auch das Leben, wenn wir glauben, wirklich alles aus- und ansprechen zu können, was uns in den Sinn kommt, ohne darüber nachzudenken, dass wir anderen mit unserer Ansprache u. U. unsägliches Leid zuführen könnten. Denn niemand von uns möchte durch die Ansprache anderer beleidigt, gedemütigt oder erniedrigt werden. Und wir alle möchten von unseren Gesprächspartnern „gesehen" und als eine „eigenständige Person" behandelt werden, die das gleiche Recht auf Autonomie besitzt, das wir unserem Gesprächspartner auch zusprechen würden. Das selbstbewusste Subjekt, das sein Gegenüber erkennt und ihm ebenfalls Selbstbewusstsein „zu-sprechen" muss, wird mit Kant in seiner Ansprache an den jeweils anderen ein moralisches Urteil der praktischen Vernunft fällen müssen, das beiden zusammen – und nicht einseitig dem einen oder dem anderen – ein gemeinsames Überleben ermöglichen kann.

Damit denken die Menschen im ausgehenden 18. und beginnenden 19. Jahrhundert mehr als jemals zuvor über die Freiheit und die Autonomie des einzelnen, unverwechselbaren Subjekts nach und fragen ganz offen, wie damit die Ungerechtigkeiten der überkommen Herrschaftsverhältnisse in Einklang zu bringen sind. Denn noch immer dominierten gravierende ungleiche soziale Verhältnisse, die neben dem unterschiedlichen Zugang zur gesellschaftlichen Gestaltungsmacht eben auch unterschiedliche Lebenswartungen mit sich brachten. Und noch immer gab es in weiten Teilen der christlich sozialisierten Welt eine tiefliegende Einsicht darin, dass diese gravierenden Unterschiede entweder einer natürlichen oder einer gottgewollten Logik folgen mussten, der man sich in beiden Fällen mit allen zu Verfügung stehenden Mitteln zu unterwerfen hatte. Auf allen gesellschaftlichen Ebenen bis hinein in das soziale Gebaren der einzelnen Familien galten patriarchale Strukturen, die mit körperlicher und mit verbaler Gewalt durchgesetzt wurden, als die „vorbildhafte", einzig legitime Herrschaftsform, der sich Frauen, Kinder und Bedienstete unterzuordnen hatten. Diese Form von sozialem Totalitarismus hatte aber eine lange christliche Tradition, in der das hierarchische Denken ebenso wie die verbalen Demütigungen und Bedrohungen bis hin zu körperlichen Gewaltanwendungen *diskursiv* abgesichert waren.

Gewalt fand also nicht nur performativ durch die Sprache statt, sondern die Sprache selbst war *das* „Ver-Sicherungssystem" schlechthin, in dem sich Menschen gewaltsam gegen andere Menschen erheben konnten. Der sich seit dem Ende des Mittelalters nur sehr langsam anbahnende Wegfall gottbezogener Begründungsmythen für diese Gewalt hatte nun aber keinesfalls zur Folge, dass jene eingeübten diskursiven Strukturen einfach wegfielen, die diese Angst vor dem jeweils Andersdenkenden und -sprechenden begründeten. Dafür hatte die monotheistisch christliche Tradition die Menschen in Europa doch zu sehr auf einen gewaltsam missionierenden, exklusiven Anspruch auf Welterklärung eingeschworen, sodass ihre besondere Art der An-Sprache als *das* Exklusionsinstrument auch in einer säkularen Welt fortbestehen konnte, um nun säkulare Machtinteressen durchzusetzen. Das Muster blieb das gleiche: Man musste eben nur die Angst (Bauman 2016) mehr als den Respekt vor dem Anderen in seinen Narrativ einweben. Diese Angst vor dem, was der Andere und wir selbst alles „sein" könnten und was an Unbestimmbarkeiten dafür alles ausgehalten werden musste, war und ist mit simplizistischen Welterklärungen dann eben doch leichter zu schüren, als auf die Möglichkeiten zu setzen, in der eine kontingent gedachte Welt „den Bereich, die Kühnheit und die Auswirkungen unser aller Freiheit" (Bauman 2000, S. 29) noch vergrößern könnte.

6.4 Der Deutsche Idealismus und seine Folgen

Die als „Deutscher Idealismus" bezeichnete Phase der Philosophie, die eigentlich mit Kant begann und bereits nach dem Tod Hegels 1831 schon wieder zu Ende war, versuchte, auf eben jene schöpferische Kraft der Ambivalenz zu setzen, und wurde etwa seit dem Ende des 19. Jahrhunderts bis weit in das 20. Jahrhundert hinein mit dem Vorwurf konfrontiert, ihre schwärmerisch künstlerische und weltabgewandte Art hätte den Totalitarismus mit seinem staatlichen Terrorismus geradezu vorbereitet. Eine Schuldzuweisung allerdings, die – wie man heute vermuten darf – dann doch eher von eben jener selbstzerstörerischen Angst vor der Ambivalenz des Lebens genährt wurde. Eine Angst, die dieses kontingente An-Sehen der Welt selbst offensichtlich nicht aushalten konnte und die eigenen Kausalketten lieber vorschnell und „verantwortungslos" abbrechen wollte.

Georg Wilhelm Friedrich Hegel: Das Subjekt drückt sich aus und „wird"

Mit Georg Wilhelm Friedrich Hegel (1770–1831) wird Kants Ansatz noch einmal grundlegend revolutioniert und die Sprache wird jene von Johann Georg Hamann geforderte Mitte bekommen, von der aus Hegel sein gesamtes kritisch-philosophisches Denken aus begründen wird. Hegels grundlegender Ansatz, den er in seinem Werk „Phänomenologie des Geistes" ausarbeitet, besteht in einer Betonung des Begriffs des „Geistes", in dem alles Wissen letztendlich Bestand hat. Das gilt sowohl für den subjektiven Geist, in dem sich „das Individuum aus seiner Kindheit zu Bewusstsein, Vernunft und Freiheit emporarbeitet" (Ruffing 2007, S. 187), als auch für den objektiven Geist, der in den gesellschaftlichen Rahmenbedingungen zu finden ist und der sich in seiner Entwicklung durch die Zeit hindurch zu immer mehr Freiheit gearbeitet hat.

> „Die Weltgeschichte ist der Fortschritt im Bewusstsein der Freiheit – ein Fortschritt den wir in seiner Notwendigkeit zu erkennen haben." (Hegel 1970a, S. 32)

Dieses Bewusstsein im Inneren des Menschen ist es dann auch, dem Hegel mehr Aufmerksamkeit schenken möchte als Kants „Ding an sich" in der Außenwelt, das er für eine „leere Abstraktion" hält. Für Hegel ist nur wirklich, was sich *im* Bewusstsein abspielt, weil nur hier sich etwas bildet, etwas gefühlt und gedacht wird. Auch Hegel arbeitet für die Herausbildung dessen, was in unserem Bewusstsein unter Wissen verbucht wird, mit der Idee einer Differenz. Jede *These*, die wir im Laufe unserer Wissensentwicklung behaupten werden – die wir aufstellen und der wir einen bestimmten Platz zuweisen –, enthält in sich immer auch ihr Gegenteil: die *Antithese*. Aufzulösen ist dieses Paar mit Hegel aber immer nur in einer *Synthese*, die als Lösung selbst dann aber wiederum eine gänzlich neue Behauptung „aufstellt". Indem sie aber als neue Behauptung „da ist" – wir also sagen, was jetzt neu der Fall sein soll –, behauptet diese Synthese einen neuen Platz in der Welt und wird so selbst wiederum zu einer These, die im Augenblick ihres Zustandekommens ihre eigene Antithese mit konstituiert hat. Diese kontinuierliche Entwicklung hin zu einem immer weiter gefassten Wissen nennt Hegel das „Dialektische Prinzip". Reiner Ruffing fasst Hegels Idee folgendermaßen zusammen:

„Wissen resultiere aus Wissen, das sich in einem dialektischen Prozess durch die Überwindung von Ungereimtheiten, Fehlern und Widersprüchen vorwärts bewege. Man solle sich im Gegensatz zu den Erkenntnistheoretikern wieder mehr um die kulturell erworbenen Wissensinhalte kümmern. Es sei falsch, aufgrund formaler Kriterien Wissen vom Irrtum/Aberglauben unterscheiden zu wollen. Die Religionen und kulturellen Objektivationen der Menschheit seien ernster zu nehmen, als dies vom Standpunkt der Aufklärung aus möglich sei." (Ruffing 2007, S. 186)

Die „Vorwärts"-Bewegung spielt in Hegels Philosophie eine entscheidende Rolle: Sie ist sowohl in der Weltgeschichte zu finden wie auch in der Entwicklung des einzelnen, subjektiven Wissens, das sich von einer Entwicklungsstufe zur nächsten arbeitet und dabei als sinnliche Gewissheit nie stehen bleibt. Von einer Situation zur nächsten rechnet Hegel hier nicht mit Stabilität, sondern mit Bewegung. Letztendlich lässt sich – ähnlich wie bei Kant – auch für Hegel eine Sache nicht bis in alle ihre Relationen abschließend beschreiben. Dies ist ein Punkt, an dem sich das Bewusstsein seines eigenen Schöpfertums bewusst wird und es erkennt, dass es – wenn es sich weiter behaupten will – alle weiteren möglichen Schöpfungen um den Preis einer behaupteten materiellen Realität vergessen muss, aber diese materielle Realität beginnt nun, gierig und begehrlich zu werden.

Dieser gierigen und begehrlichen, materiellen Welt gegenüber erarbeitet Hegel eine andere, radikalere Vorstellung von den „Dingen an sich". Für Hegel ist die von Kant geforderte äußere Welt mit ihren für uns gedanklich uneinholbaren „Dingen an sich" so nicht zu haben. Die physische Welt der Natur kann für Hegel nur als *gedachte* Welt angesehen werden, die nicht „ist", sondern „wird", dadurch dass sie von uns im *Geist* ständig konstituiert wird. In diesem *Geist* fällt für Hegel alles zusammen, was das erkennende Subjekt von sich selbst als Subjekt reflektiert und was es dabei als Objekt zu erkennen glaubt, denn in Hegels Ansatz sind Subjekt *und* Objekt gleichzeitig so künstlich wie auch real in einem. Der absolute Geist umschließt bei Hegel die gesamte Realität, die der Geist als erkennende Realität selbst hervorgebracht hat. Hegel hat hier eine unhintergehbare Zirkularität erkannt, die zwar konsequent, aber in der Anschauung doch schwer nachvollziehbar ist. Wenn wir von *uns* in unserem Bewusstsein selbstbewusst sprechen wollen, uns als Subjekt demnach behaupten wollen, mussten wir uns in der Vergangenheit zuallererst selbst irgendwann einmal als *Subjekt* ausgedrückt und als *Objekt* angesprochen haben. Diese Aus- und Ansprache ist aber immer artifiziell, denn woher sollten wir die Grundlage für unsere Aus- und Ansprache genommen haben, wenn nicht aus uns selbst heraus. Sie war also von Anfang an (lebens-)notwendige Erfindung und hätte sich in ihren Folgen kontingenterweise auch immer ganz anders entwickeln können. Artifiziell ist sie aber vor allem, weil wir etwas auf unsere ganz individuelle Weise zerteilt haben, was in einer ideellen Vorstellung als ein Ganzes – als absolute Idee oder absoluter Geist – immer schon zusammengehört hatte. Wenn das Subjekt, das sich selbst erkennen will, sich ausdrücken muss und sich selbst als Objekt gegenüberstellt, um so zu einer Erkenntnis über sich selbst zu gelangen, dann redet sich das Subjekt notwendigerweise selbst auf mannigfaltige Weise ein und könnte sich dann auch – so der spätere Ansatz der humanistischen Psychologie – auf ebenso mannigfaltige Weise ganz anders einreden.

An dieser Stelle wird deutlich, dass die Sprache für die Konstituierung des Subjekts für Hegel eine wesentliche Rolle einnehmen wird, denn in ihr sieht Hegel das „Symbol der Identität aller Dinge". Hegel bemerkte dazu – ausgehend von seiner Betrachtung der vielen Übersetzungen, die wir für das griechische Wort „*lógos*" besitzen –, dass *lógos* eine „schöne Zweideutigkeit" (Hegel 1970b, S. 106f.) in sich birgt, die es in seinen griechischen Wurzeln sowohl mit dem Begriff „Wort" und als auch mit dem Begriff „Vernunft" verbindet. Hegel sieht in dieser schönen Zweideutigkeit, dass, sobald das Wort und die Vernunft *zusammen* zur Sprache gekommen sind, sich damit „die reine Existenz des Geistes" darstellt, die einmal ausgesprochen als „ein Ding, vernommen in sich zurückgekehrt" (ebd. S. 106f.). Nur durch die Sprache wird jede An- und Aussprache überhaupt erst möglich: Sie ist damit aber nicht mehr nur ein Mittel, mit dem sich die Vernunft nach außen kehren kann, um gehört zu werden, denn die Sprache wird in einem *rekursiven* Akt im Moment des Aussprechens vom Bewusstsein selbst sowohl innerlich als auch äußerlich gehört. Die Sprache selbst ist damit *ganz Geist* eines sprachlichen Bewusstseins, das zugleich *Produzent* der Sprach-Äußerung als auch *Rezipient* dessen ist, was durch die Äußerung gehört werden kann. Damit ist die Sprache auch die einzig *gedachte* Möglichkeit des Lebens, *sich selbst* gewahr zu werden. Bei Hegel verliert die Sprache damit ihren funktionellen Charakter und wird zur unendlichen Bedingung der Möglichkeit des Lebens, *sich selbst* zu denken, zu sprechen und zu hören, um sich dann erneut wieder zu denken und das Gedachte neu zu ordnen. Unsere Existenz wird so zu einer sprachlich gebundenen Existenz, die ihr Sein als Sprache ständig „restituiert" und sich andererseits so selbst ständig im Gespräch halten und beim Namen nennen muss:

> „Es versteht sich, daß dieses Gespräch keineswegs ein rein ‚ideeller' oder abstrakter Verstandesvorgang sein kann: Der Name muß ausgesprochen sein, das Bewußtsein sich der materiellen Äußerlichkeit hingeben, um aus der sprachlichen Doppelbewegung von Innerung und Äußerung überhaupt erst Bestimmtheit, auch die des Gedankens, der im Gedächtnis gehalten werden soll, zu empfangen. Erst sprechend ‚unterbricht' das Bewußtsein seine eigene ideelle, aber auch indifferente Unendlichkeit und realisiert sich so erst – ganz wie das Leben nur real ist als ununterbrochene Brechung in die Einzelheit des Lebendigen." (Hoffmann 1996, S. 246)

Wenn es aber in dem Bewusstsein aller Menschen tatsächlich die zur Sprache gekommenen „Innerungen" und „Äußerungen" sind, die zu einer ständigen „Restituierung" des Bewusstseins führen, dann sind Bestimmtheit und Beständigkeit innerhalb der Zeit mit Hegel immer nur vorläufig zu haben. Sie wären Wegmarken in einem dialektischen Prozess, der immer weiter fortschreitet. Interessanterweise hat sich im gesamten 19. Jahrhundert die Idee des sich ständig entwickelnden Fortschritts hin zu einem immer noch besseren Ziel als ein so starker „Mythos" durchgesetzt, dass darüber die relativ labile, sprachliche Bedingtheit dieses Mythos einfach überspielt und vergessen wurde. Die Sprache selbst sollte dann zwar auch ein wissenschaftlicher Gegenstand werden, doch an ihr wollte man später ganz im Sinne eines funktionalistischen Ansatzes die Struktur der Gesellschaft ablesen und verändern können. Begriffe sollten eine bestimmte Totalität und Autorität besitzen und nicht – wie es die bildenden Künste anmahnten – in einer unendlichen Vieldeutigkeit erst erkannt und dann u. U. wieder verworfen werden. Doch mit eben dieser Unbestimmtheit der Begriffe versuchten die Schriftsteller der damaligen Zeit umzugehen, denn

> „Kein Wort steht still, sondern es rückt immer durch den Gebrauch von seinem anfänglichen Platz, eher hinab als hinauf, eher ins Schlechtere als ins Bessere, ins Engere als Weitere, und an der Wandelbarkeit des Wortes lässt sich die Wandelbarkeit der Begriffe erkennen." (Goethe 1907, S. 207)

Auf eine Wandelbarkeit der Begriffe zu setzen, bedeutete aber Ambivalenz aushalten zu können und mutig und kreativ nach besseren, passenderen Begriffen zu suchen, die dann u. U. für ein gemeinschaftliches Überleben eher verantwortbar wären.

Wilhelm von Humboldt: Der Mensch bildet sich selbst und die Welt

Auch Wilhelm von Humboldt (1767–1835) folgt dem sprachkritischen Ansatz von Kant und Hegel und betont dabei noch stärker, dass unser Denken erst *in* der Sprache überhaupt ihren Halt findet und der Mensch nur durch die Sprache ganz Mensch sein wird. Auch für Humboldt bietet sich die Welt dem Menschen in Verschiedenheit und nicht in Eindeutigkeit dar, doch sieht Humboldt mit seiner starken Betonung der Sprache als Dreh- und Angelpunkt den Menschen eher aufgefordert, sich dieser Vieldeutigkeit in erste Linie als einer anthropologischen Herausforderung zu stellen, die sich *zwischen* den Menschen und vor allem *in* ihrem gegenseitigen Nichtverstehen abspielt. Denn so wie für Goethe kein Wort stillstand, so wird es zwischen den Menschen für Humboldt auch keinen festen Stand im „Verstehen" geben, denn

„[…] keiner denkt bei dem Wort gerade und genau das, was der andre, und die noch so kleine Verschiedenheit zittert, wie ein Kreis im Wasser durch die ganze Sprache fort. Alles Verstehen ist daher immer zugleich ein Nicht-Verstehen, alle Übereinstimmung in Gedanken und Gefühlen zugleich ein Auseinandergehen." (Humboldt 1836, S. 64)

Doch findet dieses Auseinandergehen nicht nur zwischen den Menschen statt, denn für Humboldt zeigt sich auch oder gerade im Individuellen des Menschen und in seiner Sinnlichkeit das Universelle, das für ihn immer erst nach bzw. durch den Menschen in die Welt kommt und nicht umgekehrt. Humboldt wollte ähnlich wie Hamann und Hegel die Sprache in den Mittelpunkt seiner Philosophie stellen, doch birgt dies durchaus eine Gefahr, die mit Di Cesare (1996) nicht folgenlos bleiben kann, denn „wenn Subjekt und Objekt, Ich und die Welt nur im Horizont der Sprache gegeben sind, dann drohen sich diese erträumten Fundamente der Philosophie […] in der babylonischen Verschiedenheit der menschlichen Rede aufzulösen" (Di Cesare 1996, S. 278). Doch Humboldt ist nicht so sehr an dieser relativistischen Gefahr interessiert, da sich für ihn nicht etwa irgendetwas in der Sprache auflöst, sondern die Sprache zu einem *erschaffenden Organ* menschlicher, „intellektueller Tätigkeit" wird, das dem Menschen nicht wie andere Organe innerlich, sondern äußerlich ist:

„Die Sprache ist das bildende Organ des Gedankens. Die intellektuelle Tätigkeit, durchaus geistig, durchaus innerlich und gewissermaßen spurlos vorübergehend, wird durch den Laut in der Rede äußerlich und wahrnehmbar für die Sinne. Sie und die Sprache sind daher eins und unzertrennlich voneinander. Sie ist aber auch in sich an die Notwendigkeit geknüpft, eine Verbindung mit dem Sprachlaute einzugehen; das Denken kann sonst nicht zu einer Deutlichkeit gelangen, die Vorstellung nicht zum Begriff werden. Die unzertrennliche Verbindung des Gedanken, der Stimmwerkzeuge und des Gehörs zur Sprache liegt unabänderlich in der ursprünglichen, nicht weiter zu erklärenden Einrichtung der menschlichen Natur." (Humboldt 1995, S. 45f.)

Das Denken als intellektuelle Tätigkeit und die Sprache sind für Humboldt nicht getrennt voneinander zu haben, sie sind Teil der menschlichen Natur, die nicht weiter erklärbar ist. Damit wird die Sprache zu einem Organ, das eine Differenz erzeugt, im Äußeren wie im Inneren:

„Die Sprache stellt offenbar unsre ganze geistige Tätigkeit subjektiv […] dar; aber sie erzeugt auch zugleich die Gegenstände, insofern sie Objekte unsres Denkens sind. […] Die Sprache ist daher, wenn nicht überhaupt, doch wenigstens sinnlich das Mittel, durch welches der Mensch zugleich sich selbst und die Welt bildet, oder vielmehr seiner dadurch bewußt wird, daß er eine Welt von sich abscheidet. […] Da wir aber die Sprache selbst und nur nach und nach und nur für und durch unser Denken mühsam gebildet haben […], so bringt uns die Sprache unaufhörlich die Arbeit unsres Geistes, und zwar in lauter bis auf einen gewissen Punkt gelungenen, aber immer nur halb vollendeten Versuchen zurück, die also auch immerfort zum weiteren Fortarbeiten zugleich Stimmung und Leitung gewähren." (Humboldt 1917, S. 162f.)

Die Arbeit unseres Geistes ist demnach einerseits an die Sprache gebunden, kann diese Arbeit aber auf der anderen Seite nicht abschließend zu Ende bringen, weil die Sprache erst die Basis erfinden muss, mit der unser Geist forthin weiter arbeiten wird. Es bleibt daher ein „halb vollendeter Versuch", der immer nur bis zu einem gewissen Punkt kommen kann, weil er stets nur mit seinen eigenen Erfindungen und Zuschreibungen umgehen kann und weiterhin umgehen muss. Doch sind diese erfundenen Zuschreibungen deshalb keineswegs nutzlos, denn sie sind die Struktur und die Motivation, die uns offenbar auch *weiterhin* immer wieder zuschreiben lassen. Um aber zu dem zu gelangen, was wir Erkenntnis nennen, ist nicht etwa nur die Arbeit des Geistes innerhalb seines abgeschlossenen Selbst vonnöten, sondern der Geist muss sich als Subjekt in einer Wechselrede verobjektivieren, um überhaupt von sich als Subjekt sprechen zu können. Das Subjekt muss zuerst sich selbst als Objekt „er-finden", um wie von einem Du als Gegenüber angesprochen zu werden. Diese schöpferisch kreative Erfindung ist dabei nicht etwa nur *„poíesis* sondern auch und vor allem eine sich zwischen Subjekt und Subjekt verwirklichende *prâxis"* (Di Cesare 1996, S. 281). Damit ist das, was wir Erkenntnis nennen, immer nur dialogisch zu haben und die Sprache ist dann nicht nur Ausdruck einer natürlichen Geselligkeit des Menschen, sondern die Geselligkeit selbst wird so zu einem wesentlichen und zugleich auch überlebensnotwendigen Bestandteil der gesamten Sprach-Denkwelt.

Wenn alle Menschen aber immer nur mit ihren eigenen, durch die Sprache erfundenen Zuständen umgehen, dann müssen wir damit rechnen, dass Menschen – sei es, dass sie in der unsrigen oder in einer anderen Sprache groß geworden sind – zu völlig anderen Erkenntnisse kommen könnten. Und genau diese Verschiedenheit der Ansichten auf die Welt zwischen den einzelnen Menschen und zwischen den einzelnen Völkern ist es, die Humboldt betonen und *nicht* nivellieren möchte. Denn nicht die totalitäre Frage nach der Welt „an sich" wird für Humboldt wichtig, sondern der jeweils andere Blick des Anderen wird für ihn zu einer Tiefe, die er respektvoll mit anderen zusammen ausgelotet wissen will. Für Humboldt kann sich die Sprache überhaupt nur zusammen mit anderen sozial entwickeln, denn „der Mensch versteht sich selbst nur, indem er die Verstehbarkeit seiner Worte an andren versuchend geprüft hat" (Humboldt 1995, S. 48).

> „Es liegt aber in dem ursprünglichen Wesen der Sprache ein unabänderlicher Dualismus, und die Möglichkeit des Sprechens selbst wird durch Anrede und Erwiderung bedingt. Schon das Denken ist wesentlich von Neigung zu gesellschaftlichem Dasein begleitet, und der Mensch sehnt sich, abgesehen von allen körperlichen und

Empfindungs-Beziehungen, auch zum Behuf seines bloßen Denkens nach einem dem Ich entsprechenden Du, der Begriff scheint ihm erst seine Bestimmtheit und Gewißheit durch das Zurückstrahlen aus einer fremden Denkkraft zu erreichen. Er wird erzeugt, indem er sich aus der bewegten Masse des Vorstellens losreißt, und, dem Subjekt gegenüber, zum Objekt bildet. Die Objektivität erscheint aber noch vollendeter, wenn diese Spaltung nicht in dem Subjekt allein vorgeht, sondern der Vorstellende den Gedanken wirklich außer sich erblickt, was nur in einem andren, gleich ihm vorstellenden und denkenden Wesen möglich ist." (Humboldt 1995, S. 24f.)

Damit ist jede Objektivität aber immer nur eine erscheinende Objektivität des Subjekts, die wir mit anderen verabredet haben, dergestalt, dass wir damit rechnen müssen, dass andere zu ihrer „Objektivität" andere private Erscheinungen haben. Humboldt löst diesen Konflikt, indem er von etwas Neuem spricht, das wir mit anderen zusammen hervorbringen. Dabei bildet die synthetische Arbeit der Einbildungskraft des menschlichen Organs „Sprache" zusammen mit anderen Menschen einen neuen „Organismus", der uns wie ein Geflecht und Gewebe erscheint, „ein Netz aus einer grenzenlosen Kette von Gesprächen" (Di Cesare 1996, S. 281), in das wir verwoben sind und an dem wir weiterstricken, obgleich wir ursprünglich an der Herstellung dieses Netzes gar nicht beteiligt waren. Für Humboldt sind Sprache und der gewebeartige Organismus, den wir durch sie spinnen, immer auch mit einer Unfertigkeit und Offenheit von Sprache verbunden, die auf das „Werden" und nicht auf das „Sein" dieses Organismus abzielen, da seinem Verständnis nach in der Sprache nichts statisch, sondern alles stets dynamisch ist. Dieses Netz, das wir durch die Sprache vorgefunden und an dem wir mit anderen zusammen weitergearbeitet haben, wird einhundertfünfzig Jahre später bei Foucault (2012) als sogenannter „Diskurs" zu einem Gebilde werden, das – wie auch von Humboldt – zwar als dem Menschen äußerlich gedacht ist, doch für Foucault eine eigentümliche Art von „Eigenleben" entwickeln wird, die auf den Menschen zurückwirken wird und in der Lage sein wird, selbst Fakten zu schaffen, deren Verantwortlichkeiten dann aber noch schwer auszumachen sein werden.

Für die kurze Lebenszeit des Deutschen Idealismus wird neben Humboldt noch der Name Friedrich Wilhelm Joseph Schelling (1775–1854) wichtig werden. Er orientierte sich mit seiner ganz eigenen Naturphilosophie an Giordano Brunos Ansatz, der die Natur als einen riesigen Organismus verstand (Ruffing 2007) und auch Schelling wird die Natur *und* den Geist als ein untrennbares Ganzes verstehen. Schelling wird die Fähigkeit des Menschen, Erkenntnisse hervorzubringen, weniger als eine intellektuelle denn als „intuitive" Fähigkeit herausarbeiten. Von dieser Vorstellung fühlten sich viele der deutschen frühen Romantiker wie Novalis (1772–1801), E.T.A. Hoffmann (1776–1822), Clemens Brentano (1778–1842), aber auch Joseph von Eichendorff (1788–1857) u. v. a. auch deshalb so sehr angesprochen, weil Schelling „Phantasie, Spontanität, Einbildungs- und Vorstellungskraft als die wichtigsten Gaben des Menschen" (Ruffing 2007, S. 193) angesehen hatte. Der dänische Philosoph Sören Kierkegaard (1813–1855) hingegen konnte nur wenig mit dem Deutschen Idealismus anfangen, weil die gesamte philosophische Virtuosität, mit der ihre Vertreter das „Höchste" und das „Abstrakte" darzustellen vermochten, ihn selbst gleichzeitig zum Lachen und zum Weinen brachte. Denn Kierkegaard war der Meinung, „dass all dieses Wissen und Verstehen nicht die geringste Macht über das Leben der Menschen ausübt" (Kierkegaard 1997, S. 102). Zu solch einem Urteil könnte man in der Tat kommen, doch offenbart sich in diesem Zitat Kierkegaards eigene, existenzielle Verzweiflung, die nach einer Richtschnur und nach einer Bestimmtheit suchte, die mit derartigen modernen philosophischen Ansätzen eben nicht mehr zu erreichen war. Doch so wie Kierkegaard konnte die gesamte, sich gerade in Europa entwickelnde bürgerliche Gesellschaft noch immer nicht verstehen, dass dieser Halt sich weder in der Religion noch in der Naturwissenschaft, im Nationalismus, im Ökonomismus oder im Militarismus und schon gar nicht in der gefährlichen Mischung aller dieser „Gründungsphantasien" finden ließ.

Sprachphilosophische Zweifel entwickeln sich nur allmählich

Dabei war doch gerade im Europa des 19. Jahrhunderts so viel „neuer Halt" in Sicht. Ein Halt, der sich mit dem naturwissenschaftlichen Erfindungsgeist eine „Entzauberung der Welt" leistete, die mit ihrer von Hegel proklamierten emporarbeitenden Geschichte einen immerwährenden Fortschritt und die Hoffnung auf eine bessere Zukunft versprach. An diesen realen Dingen, die für alle Menschen in Form der Dampfmaschine, des Telegraphen und des Fotoapparats sichtbar waren, konnte man, so schien es jedenfalls, nun wirklich nicht mehr zweifeln. Zweifeln durfte man aber auch auf keinen Fall an allen überkommenen Herrschaftsverhältnissen, seien sie nun gott-, natur- oder evolutionsbegründet. Denn diese herrschaftlichen Verhältnisse wurden mit aller Gewalt in der Familie, am Arbeitsplatz, in den Schulen und an den Universitäten, in den Vereinen und Verbänden wie auch vom Staat selbst, wo immer er als Herr über sogenannte deviante Untertanen auftrat, mit einer derart brutalen Selbstverständlichkeit restituiert, dass sich bis weit in das 20. Jahrhundert hinein an dieser Selbstverständlichkeit des Herrschens kein Widerspruch und schon gar kein Zweifel regte. Dass diese patriarchale Selbstverständlichkeit nun aber gar keine gott- oder naturgewollte Begründung enthalten sollte, sondern in all ihrer Grammatik der Gewalt – sei sie nun körperlich oder verbal durchgesetzt – vom Menschen selbst *grundlos* durch die Sprache in die Welt gekommen sei, das war für die Menschen im Europa des 19. Jahrhunderts zu schwer zu verstehen. Dem Pfarrer, dem Gutsherrn, dem Landesfürsten, dem Dorfschullehrer, dem Arzt und dem Polizisten hatte man nicht nur Respekt, sondern vor allem Untertänigkeit entgegenzubringen. Eine Untertänigkeit, die jedes männliche Familienoberhaupt in seiner Familie so einzuüben hatte, wie es der König oder der Kaiser als allererster „Familienvater" vorlebte. Dieses patriarchale Denken ist nicht zuletzt auch durch eine perfide religiöse Sozialisation über 1500 Jahre mühsam einstudiert worden und konnte so – auch in einer säkular geführten Welt – weiterhin als unumstößliches Naturgesetz reibungslos weiter funktionieren. Die Angst, vor Gott nicht gerecht werden zu können, ließ sich dabei leicht auf die jeweils aktuellen gesellschaftlich konstruierten Rollen und Anforderungen übertragen und restituieren. Dies betraf sowohl die gesellschaftlich konstruierten patriarchalen Rollen als auch die jeweilige Angst, nicht genügend ökonomisches, kulturelles, symbolisches oder soziales Kapital erlangt zu haben. In beiden Fällen sind immer sprachliche Vereinbarungen daran beteiligt gewesen, die jeweiligen Rollen und die Kapitalformen entweder als bedeutsam und wertvoll oder eben als unwert und nicht erstrebenswert herzustellen.

Doch wenn man es genau nimmt, handelt es sich hierbei nur um *Gerede*. Und wer an dem Zustandekommen oder an der Bedeutsamkeit dieses Geredes zweifelte, gar nach einer anderen Ordnung fragte und dabei auch noch auf unser eigenes, sprachgeborenes und herrschsüchtiges Begehren in diesem Gerede abhob, der spielte mit jenem „element of fire", das John Donne 200 Jahre zuvor jedem vorausgesagt hatte, der diese Ordnung in Verruf bringen wollte. Niemand durfte doch ernsthaft an der Legitimation der Herrschaft des Subjekts („subject") zweifeln. Und auch die Legitimation der Herrschaft des Erbfolgers von Gottes Gnaden („prince") sowie der des Vaters („father") über den Sohn („son") konnte doch nicht einfach der Vergangenheit angehören („are things forgot"). Doch es sollte genau andersherum kommen: Eben weil patriarchaler Totalitarismus zusammen mit staatlich bzw. religiös verordnetem Terror jede Form des Zweifels, der Ambivalenz und des Respekts vor dem eigenwilligen Sosein des Anderen eben nicht ertragen konnte, wird einhundert Jahre nach dem Ende des Deutschen Idealismus, nach der gescheiterten Deutschen Revolution von 1848, ganz Europa so sehr zerstört sein, dass man meinen könnte, die Sonne und die Erde wären tatsächlich beide nicht nur zusammen untergegangen, sondern für immer verloren („the sun is lost and th' earth") und die einzig überlebenden Menschen wären zu dem Schluss gekommen, dass diese Welt verschwendet und vergeudet vor die Hunde gegangen ist („that this world's spent").

Aus der Rückschau zeigt sich aber heute: Nicht die Tatsache, dass man mit einer sprach- und erkenntniskritischen Philosophie alles in den Zweifel „ruft", beschwört das alles zerstörende Element des Feuers herauf, sondern genau das Gegenteil: Wer die Sprache als Mittel zum Zweck benutzt, um gegen jede Relativität („all relation") die Totalität der Begriffe zu behaupten, und wer damit ein für alle Mal gegen jede individuell schöpferische Ambivalenz die Welt zu erklären versucht, der wird damit „Mord, Verletzung, Traumatisierung" (s. o. Derrida 1997, S. 141) in die Welt bringen.

Derrida wies darauf hin, dass diese Totalitätsbehauptung, wenn das „Eine" sich vor dem Anderen zu „hüten" und zu „schützen" versucht, indem es die Genealogie dieser Totalität nicht etwa zu ergründen versucht (Foucault 2001a, S. 183), sondern sie in seinem eigenen Archiv begräbt, dass dies ein gewalttätiger Akt ist, den sich das Eine zum Zwecke seiner Selbstbestimmung selbst antut.

Doch das Europa des 19. Jahrhunderts war noch nicht für solch eine Ambivalenz zu haben, die sich mit und in der Sprache letztendlich gar nicht einfangen lassen konnte. Der Sprache und nicht dem handelnden Subjekt solch eine Macht zuzusprechen, musste all jenen Menschen in Europa, die sich gerade erst auf den Weg hinein in einen nationalen Größenwahn machen wollten, als eine ungeheure *linguistische* Kränkung erscheinen. Und dabei hatten sie bereits einige Kränkungen hinnehmen müssen (Freud 1917). Arthur Schopenhauer (1788–1860) hatte bereits auf die erste *kosmologische* Kränkung hingewiesen, bei der der Mensch mit Kopernikus seine narzisstische Illusion vom Mittelpunkt des Weltalls zerstört sah und erkennen musste, dass im unendlichen Raum des Universums „zahllose leuchtende Kugeln" zu finden waren und unsere Erde als eine unter vielen eben „inwendig heiß, mit erstarrter, kalter Rinde überzogen [war], auf der ein Schimmelüberzug lebende und erkennende Wesen erzeugt hat" (Schopenhauer 1977c, S. 9). Sigmund Freud (1856–1939) beschrieb dann 1917 noch zwei weitere Kränkungen: Mit der *biologischen* Kränkung führte Charles Darwin dem Menschen vor Augen, dass dieser auch nichts anderes als ein Tier zu sein schien, das nur durch seine Intelligenz seinen Mangel an Instinkten und organischer Einpassung in die Lebenswelt kompensieren konnte. Und zu guter Letzt zeigte die *psychologische* Kränkung, dass das so selbstbewusst auftretende Ich des Menschen wohl doch nicht ganz der Herr im eigenen Haus zu sein schien und sich vom Unbewussten wie von „fremden Gästen" beherrschen lassen musste (Freud 1917, S. 5). Doch „das wollte man nicht hören in der vernunftgläubigen Zeit des 19. Jahrhunderts, obwohl noch Kant sein Leben hingebracht hatte mit dem Nachweis der Begrenztheit unserer Vernunft" (Safranski 1987, S. 656). Mit der Vernunft war eben nicht alles zu haben, und schon gar nicht das „Ding an sich", das uns allenfalls als Kategorien und Schemata unserer eigenen, zurechtgemachten Wirklichkeit erschien (ebd. S. 656).

Für die vorliegende Arbeit aber, die nach jenen Denkungsweisen forscht, die am Ende des 19. Jahrhunderts Gesundheit zwar als eine Wissenschaft zu etablieren versuchten, für die aber auch hundert Jahre später noch kein adäquates theoretisches Konzept vorlag, wird eben jenes 19. Jahrhundert zu dem entscheidenden Kristallisationspunkt, in dem sich Begriffe wie Gesundheit, Krankheit, das Soziale und die Sprache derart positivistisch entwickeln hatten, dass für eine „andere" theoretische Basis der Begriffe Gesundheit und Kommunikation alle *alternativen* Denkungsweisen der damaligen Zeit von umso größerer Bedeutung werden, weil nur sie aufzeigen können, was sonst bei skeptischer Betrachtung des positivistischen Mainstream-Denkens *auch noch* hätte gedacht werden können. Die Nachfolger Kants jedenfalls haben bis auf wenige Ausnahmen jede „Erkenntnisskepsis wieder aufgegeben", resümiert Rüdiger Safranski (1987, S. 656).

Arthur Schopenhauer: Die Welt als Wille und Vorstellung

Nur Arthur Schopenhauer (1788–1860) folgte diesem Mainstream nicht und argumentierte weiterhin von Kant aus, wollte aber die kantsche Unerkennbarkeit der Welt um einen sehr menschlichen Aspekt im Inneren des Individuums erweitert wissen. Alles, was mit dem Begriff der „Erkennbarkeit" oder im kantschen Sinne auch Unerkennbarkeit der Welt zusammenhing, nannte Schopenhauer *Vorstellung* und formulierte so mit selbstsicherer Bestimmtheit den Satz: Unsere Welt ist unsere Vorstellung. Doch sein Vorwurf an die Philosophie der Vergangenheit richtete sich gegen den ständigen Blick der Philosophen auf das, was dem Menschen äußerlich, und letztendlich so wie das „Ding an sich", gar nicht erkennbar ist. Dabei übersahen die Philosophen nach Schopenhauers Ansicht etwas sehr Naheliegendes, das sich seiner Meinung nach zudem nur schwer von unseren Vorstellungen trennen ließ. Dieses Naheliegende bezeichnete er als das „Erleben unserer eigenen Leiblichkeit". Zwar kann der Mensch auch seine eigene leibliche Wirklichkeit scheinbar von außen erfassen, sie sich selbst also ebenfalls als „Vorstellung" konzipieren, doch ist diese Vorstellung alleine nichts wert, denn sie kann zu keiner weiteren Einsicht führen, wenn nicht ein anderer „innerlicher" Aspekt unseres gesamtes Daseins uns wie eine Naturkonstante unmittelbar bestimmen würde: Diesen Aspekt nennt Schopenhauer unseren „Willen".

> „Dem Subjekt des Erkennens, welches durch seine Identität mit dem Leibe als Individuum auftritt, ist dieser Leib auf zwei ganz verschiedene Weisen gegeben: ein Mal als Vorstellung in verständiger Anschauung, als Objekt unter Objekten, und den Gesetzen dieser unterworfen; sodann aber auch zugleich auf eine ganz andere Weise, nämlich als jenes Jedem unmittelbar Bekannte, welches das Wort Wille bezeichnet. Jeder wahre Akt seines Willens ist sofort und unausbleiblich auch eine Bewegung seines Leibes: er kann den Akt nicht wirklich wollen, ohne zugleich wahrzunehmen, daß er als Bewegung des Leibes erscheint. Der Willensakt und die Aktion des Leibes sind nicht zwei objektiv erkannte verschiedene Zustände, die das Band der Kausalität verknüpft, stehn nicht im Verhältniß der Ursache und Wirkung; sondern sie sind Eines und das Selbe, nur auf zwei gänzlich verschiedene Weisen gegeben: ein Mal ganz unmittelbar und ein Mal in der Anschauung für den Verstand." (Schopenhauer 1977a, S. 142)

Der Wille tief im Innersten unseres Leibes ist für Schopenhauer das „Ding an sich", das ergründbar da liegt und die Welt in Atem hält. Dabei ist der *Akt* des

Willens für Schopenhauer der leiblich gebundene *Antrieb*, der jede Regung und jede körperliche und geistige Bewegung hervorbringt und ohne den überhaupt keine *Vorstellung* zu haben ist. Außer dem Willen und der Vorstellung gab es für Schopenhauer nichts, das uns überhaupt bekannt sein könnte. Auf die Frage, was die Welt sei, könne man zwar mit dem Begriff der „Vorstellung" antworten, man würde dabei aber über kurz oder lang an unserem Willen als jenem innersten Wesen in uns nicht vorbeikommen. Daher war Schopenhauers knappe Antwort auf die oben gestellte Frage nach dem Wesen der Welt: Die Welt ist sowohl Wille als auch Vorstellung.

Man kann an dieser genialen Wendung hin zum Leib die Wendung seiner Philosophie hin zu etwas sehr Menschlichem erkennen. Schopenhauer wollte unser Erkennen nicht mehr länger als frei schwebende, objektive Entität behandeln, sondern unser Erkennen wieder näher an unser leibliches Begehren binden. Im Erleben des Leibes werden für Schopenhauer alle Rätsel des Lebens gelöst, denn das Sein des Menschen gewinnt für ihn seine „ganze Dichte" (Safranski 1987, S. 658) erst in einem leibgebundenen Verständnis von Glück und Leiden, wobei es bei Schopenhauer dann später mehr das Leiden, der Schmerz, die Wollust und das Begehren sein werden. Dieser an sich selbst erlebte Wille ist für Schopenhauer das ruhelose, begierige Treiben, das blind ist und ohne Ziel, ohne Sinn und ohne Genügen, gleich einem ganz und gar unharmonischen Kosmos (ebd. S. 658). Man kann hier leicht sehen, welch geistige Vorarbeit Schopenhauer damit für Sigmund Freuds spätere Dichotomie von Es und Ich geleistet hatte (Freud 1923). Jürgen Safranski fasst Schopenhauers sprachgewaltige Sicht auf das Universum des Willens wie folgt zusammen:

> „Vor der Natur des Willens, den wir auch in uns spüren, müßte es uns eigentlich ‚grausen' [...]. Auf der Spur unserer inneren Natur gelangen wir nicht in ein ‚bergendes Reich der Mütter' [...]. Keine Besänftigung erfahren wir dort, sondern Aufruhr." (Safranski 1987, S. 658)

Schopenhauer entwarf insgesamt ein eher pessimistisches, düsteres Menschenbild, aus dem uns weder unser Leib – wie auch immer er für die Romantiker der damaligen Zeit in der Natur aufzugehen schien – noch unsere Vernunft erlösen konnte. Denn in unserem Willen zum Leben und Überleben lassen sich für Schopenhauer letztendlich immer zwei *entgegengesetzte* und bisweilen sogar gemischte Tendenzen erkennen: die *Bejahung* und die *Verneinung* des Willens. Die Bejahung des Willens lässt sich am besten mit dem unbändigen Willen zum Leben und Überleben des Individuums veranschaulichen. Sie ist bereits „da", noch bevor der Verstand oder die Vernunft „da" sind, die letztendlich dann vom Willen eh nur „instrumentalisiert" werden (ebd. S. 659), denn: „Gegen die mächtige Stimme der Natur vermag die Reflexion wenig." (Schopenhauer 1977b, S. 354). Wenn die Reflexion mit der triebhaften Natur des Willens im Wettstreit liegt, ist es immer die Reflexion, die sich blamiert. Dies zeigt sich bei Schopenhauer nirgends so deutlich wie bei der Sexualität:

> „Die Genitalien nennt Schopenhauer den ‚eigentlichen Brennpunkt des Willens'. Wir erleben unsere innere Natur, wenn sie gerade wieder einmal ihren Gattungszweck der Fortpflanzung unerbittlich verfolgt, im Gefühl der Verliebtheit. Die Genitalien suchen sich, und die Seelen glauben sich zu finden. Die Seele schmachtet und seufzt auf in Liebe, und zappelt dabei doch nur am Gängelband des überindividuellen Gattungszwecks, der sich in unserer Geschlechtlichkeit verkörpert." (Safranski 1987, S. 661)

Dieses selbstbewusste Individuum, das mehr unfreiwillig „ja" zu sich sagen musste und dem Anderen mutig entgegentreten und sich gegen ihn behaupten musste, sagt nun gleichzeitig auch „Nein" zu der Selbstbehauptung des Anderen, obgleich es erkennt, dass der Andere aus keinem anderen Stoff gemacht ist als es selbst. Diese Selbstbehauptung des Individuums (ebd. S. 661) kann nun umschlagen in eine egoistisch-hysterische Selbstbejahung, die sich bösartig und grausam gegen jeden Anderen richtet. Damit der Mensch aber nicht des Menschen Wolf wird, sieht auch Schopenhauer – ähnlich wie Hobbes –, dass er sich, allein um zu überleben, mit anderen zusammenschließen muss und einem „common sense" zustimmen muss. Damit werden aber alle Entscheidungen der praktischen Lebensbewältigung bei Schopenhauer aus einer reinen, mehr oder weniger egoistischen Nützlichkeitserwägung getroffen. Schopenhauer geht sogar so weit, dass er alles – selbst das gelehrsame Gebaren an den Universitäten – unter diesen Generalverdacht stellt, der eben jenen triebhaften, egoistischen und bisweilen auch egozentrischen Willen als seinen primären Antrieb hat. Der Philosophie der damaligen Zeit wirft Schopenhauer vor, dass sie sich nun allerdings zu sehr zurückgenommen hat und ihre Lebensbejahung und ihr selbstbewusstes Auftreten zu sehr an diesem Nützlichkeitsdenken orientiert hat. Denn so wie jede andere Wissenschaft wird auch die Philosophie für Schopenhauer letztendlich nur noch danach befragt, welchen Nutzen sie den anderen Wissenschaften bringen könnte. Sie selbst hat für Schopenhauer keine eigene Identität mehr, sondern bietet sich den anderen Wissenschaften mal als Grundlagenreflexion, mal als praktisch-moralische Reflexion und ein anderes Mal als Sinnstifterin an; doch wirklich brauchen tut man sie nicht. Für Schopenhauer müsste die Philosophie aber neutral bleiben und weder dieser sich hinter Nützlichkeitserwägungen versteckten Lebensbejahung zustimmen noch jeder Art von Lebensverneinung. Nimmt sie sich selbst immer weiter zurück und mit ihr jeden Willen zur Selbstbehauptung, dann gibt sie sich damit selbst auf und endet im „Nichts". Behauptet sie aber mit ihrem egoistisch-hysterischen

Anspruch auf ein Monopol der Erkenntnis gegenüber jeder anderen Wissenschaft
zu wissen, was der „Fall ist", und verneint die Existenz aller anderen, dann wäre
sie mit Schopenhauer nur noch *eine* Erkenntnis, die keine andere mehr kennt und
ebenfalls „nichts" wäre:

> „Wir bekennen es [...] frei: was nach gänzlicher Aufhebung des Willens übrig
> bleibt, ist für alle Die, welche noch des Willens voll sind, allerdings Nichts. Aber
> auch umgekehrt ist Denen, in welchen der Wille sich gewendet und verneint hat,
> diese unsere so sehr reale Welt mit allen ihren Sonnen und Milchstraßen – nichts."
> (Schopenhauer 1977b, S. 507)

Für Schopenhauer sollte die Philosophie wieder zum Staunen anregen und sich nicht
einseitig auf die Seite der Realitätstauglichkeit oder der erklärbaren Herrschaft über
die „Dingwelt" verschreiben. Sie sollte vor allem nicht Partei ergreifen, sondern auf
die Unerträglichkeit einer Ambivalenz verweisen, die die Gleichzeitigkeit von „Ja"
und „Nein" im Leben erkennen müsste. Für Schopenhauer sollte sie wieder Kunst
und nicht nur Wissenschaft werden. Sie sollte uns die *Zerrissenheit des Lebens*
vor Augen führen, die letztendlich *nicht* durch die aufklärerische Vernunft der
Moderne hinreichend erklärt und oder gar beseitigt werden kann. Schopenhauer
hat aber auch gezeigt, dass die Moral nicht wie bei Kant ein Produkt irgendeiner
praktischen Vernunft sein kann, denn dafür ist sie doch zu sehr eine verdeckte
egoistische Bejahung des eigenen Willens zum Überleben. Wer aus Angst vor einer
Bestrafung im Jenseits *oder* im Diesseits aus Furcht vor gesellschaftlicher Ächtung
„Gutes tut", handelt nicht moralisch, sondern egoistisch.

Wer wirklich moralisch handeln will, der muss tief in sich selbst nach einem
Gefühl suchen, das sich gegen jede egoistische Selbstbehauptung stellt. Diese Ge-
fühl sieht Schopenhauer in dem, was wir *Mitleid* nennen. Rüdiger Safranski fasst
Schopenhauers Auffassung vom Mitleid folgendermaßen zusammen:

> „Im Mitleid ist, für Augenblicke jedenfalls, die wehrhafte Festung unseres Egoismus
> geschleift. Mitleid ist für Schopenhauer keine moralische Forderung, sondern eine
> gelegentlich aufblitzende Erfahrung; die Erfahrung, daß alles außerhalb meiner
> ebenso Wille ist, wie ich selbst, und alle Schmerzen und Qual ebenso leidet wie
> ich selbst. [...] Mitleid ist die Fähigkeit, in bestimmten Augenblicken die Intensität
> eigenleiblicher Willenserfahrung über die eigene Körpergrenze auszudehnen. [...]
> Mitleid kann man nicht predigen. [...] Aus Mitleid können wir etwas tun, das uns
> unsere Selbsterhaltungsvernunft durchaus verbietet." (Safranski 1987, S. 669)

Schopenhauer verspricht – ganz gemäß seiner eher ambivalenten und bisweilen
pessimistischen Grundhaltung – kein Aufheben des Leidens. Seine Ethik des Mitleids
aber verweist auf ein mutiges und trotziges „Dennoch", das zu spontaner Solidarität

ermuntern will, „als ob" es die Chance auf solch ein Aufheben des Leidens geben könnte. Mitleid ist für Schopenhauer etwas, das im tiefsten Inneren des Menschen entsteht und sich eben nicht rational erklären lässt.

Schopenhauer hat mit seiner Philosophie zwar keinen direkten Beitrag zu einer Sprachphilosophie geliefert, doch sind – wie im Verlauf dieser Arbeit gezeigt wurde – sprachphilosophische Themen nicht ohne erkenntnistheoretische Überlegungen zu haben. Schopenhauers Denken wird dann aber die Basis für Nietzsches sprachphilosophische Ausarbeitungen bilden und sie wird für einige wenige Zeitgenossen zu jener gehörigen Portion Skepsis ermuntern, die gegen jede Art von naivem naturwissenschaftlichen Fortschrittsglauben auf jenes gierige Begehren des egoistischen Menschen zeigen wird, das sich eben nicht einfach mit einem Loblied auf die „Eisenbahn", die „Dampfmaschine" und den „Telegraphen" aus der Welt schaffen lässt. Schopenhauers Denken wird sich mit Nietzsche später aber auch gegen jede Art von kleinbürgerlicher, christlicher Moral erheben und – wie Nietzsches Arbeiten selbst auch – als eine unerhörte Zumutung erlebt werden, die, wenn überhaupt, erst das späte 20. Jahrhundert zu begreifen begann. Schopenhauers psychologischer Scharfsinn wird es Sigmund Freud später erlauben, noch tiefer in die Abgründe des menschlichen Seelenlebens zu schauen und auch Freuds so ganz anderer Zugang zum Menschen wird das beginnende 20. Jahrhundert in jenes *grausige* Unbehagen versetzen, das Schopenhauer vorausgesagt hatte. Auch Freud spricht von jenem Begehren, das wir lieber im Archiv vergessen gesehen hätten, als dass seine Genealogie offen und ehrlich an- und ausgesprochen wird.

Friedrich Nietzsche: Der Wille zur Macht und zur Metapher

Wenn für Schopenhauer das grausige Leben erst im Leiden zu spüren war, dann war es Friedrich Nietzsches (1844–1900) erklärtes Ziel, „das Leben gegen alle Widersprüche zu bejahen" (Ruffing 2007, S. 205). Um das tatsächlich auch tun zu können, musste der Mensch aber nach Nietzsches Vorstellung *frei* denken können. Dass der Mensch nicht frei war, hatte Nietzsche bereits bei Jean-Jacques Rousseau gelesen, der 1762 gleich zu Beginn seines Werks über den „Gesellschaftsvertrag" ganz allgemein festgestellt hatte: „Der Mensch wird frei geboren und überall ist er in Fesseln" (Rousseau 1843, S. 2). Wer nun aber frei sein wollte, um frei denken zu können, musste sich selbst befreien. Frei machen sollte sich der Mensch für Nietzsche von der Deutschen Romantik, vom Deutschen Idealismus, vom Wagner-Kult – dem Nietzsche selbst eine Zeit lang verfallen war –, aber vor allem vom Christentum und von der abendländischen Metaphysik (Behler 1996). Ähnlich wie Schopenhauer sah Nietzsche dort, wo die abendländisch-metaphysische Wissenskultur mit ihrem selbstbewussten Blick „ideale Dinge" zu erkennen glaubte, lediglich einen Menschen, an dem es nur Eines zu erkennen gab, und das war „Menschliches, ach

nur Allzumenschliches" (Nietzsche 1999b, S. 322). Dass der Mensch eine metaphysische oder auch eine natürliche Welt überhaupt zu erkennen glaubt, hatte er mit
Nietzsche letztlich der Sprache zu verdanken, mit der er sich „eine eigene Welt"
geschaffen hat, um an ihr festzuhalten und „die übrige Welt aus den Angeln zu
heben", und der Mensch „meinte wirklich, in der Sprache die Erkenntnis der Welt
zu haben" (Nietzsche 1999a, S. 30). Damit ist Nietzsches Programmatik bereits
ausgesprochen: Wenn wir in und durch die Sprache nicht die Erkenntnis der Welt
erlangen können, fallen alle Schlussfolgerungen, die wir durch Sprache zustande
bringen – einschließlich dieser Schlussfolgerung – wie ein Kartenhaus zusammen.

> „Wir haben uns eine Welt zurechtgemacht, in der wir leben können – mit der Annah-
> me von Körpern, Linien, Flächen, Ursachen und Wirkungen, Bewegung und Ruhe,
> Gestalt und Inhalt: ohne diese Glaubensartikel hielte es jetzt keiner aus zu leben."
> (Nietzsche 2015b, S. 477f.)

Nietzsche wird dort ansetzen, wo Sokrates in Platons Dialog *Kratylos* (s. o.) bereits
Probleme mit der Frage nach der Einrichtung der Wörter sah, und er wird das
Gründungsproblem neu anpacken, um zu dem Schluss zu kommen: Es kann keinen
„Einrichter" und schon gar keinen „Einrichtungsakt" der Worte gegeben haben,
da beide Szenarien immer schon das Vorhandensein von Sprache voraussetzen,
womit sich das Einrichten einer Sprache ja nur durch sich selbst begründen würde. Nietzsche hat aber noch einen anderen Blick auf die Entwicklung der Sprache
herausgearbeitet. Da ihm bereits die Theorie der indogermanischen Stammesge-
schichte der Sprache vorlag, vermutete er, dass sich damit nicht nur eine bestimmte
etymologische Entwicklung der Worte begründen lässt, sondern sich damit auch
eine bestimmte Art der *Grammatik des Denkens* fortgepflanzt hatte, die sich in
ihrer Logik, ihrer Vernunft und ihrer Erkenntnis immer nur auf die historischen
Wurzeln der Grammatik dieses Denkens bezogen hatte und damit zugleich auch
kontrolliert hatte, was zu denken nach den Regeln dieser Grammatik erlaubt war und
was nicht. Nietzsche spricht hier von einer Art *Atavismus*, der das Wiederauftreten
von Merkmalen vorhergehender (Sprecher-) Generationen derart wahrscheinlich
macht, dass jede rückblickende Betrachtung dieser Grammatik immer nur einen
sehr vertrauten Anblick dergleichen hervorbringen kann und diesen Anblick dann
in ihrer sehr überheblichen Konsequenz für das „Sosein" der Welt halten muss.

> „Die wunderliche Familien-Ähnlichkeit alles indischen, griechischen, deutschen
> Philosophierens erklärt sich einfach genug. Gerade, wo Sprach-Verwandtschaft
> vorliegt, ist es gar nicht zu vermeiden, dass, Dank der gemeinsamen Philosophie
> der Grammatik – ich meine Dank der unbewussten Herrschaft und Führung durch
> gleiche grammatische Funktionen – von vornherein Alles für eine gleichartige Ent-
> wicklung und Reihenfolge der philosophischen Systeme vorbereitet liegt: ebenso wie

zu gewissen andern Möglichkeiten der Welt-Ausdeutung der Weg wie abgesperrt erscheint." (Nietzsche 1988, S. 34f.)

Mit diesem Blick wird deutlich, warum es uns auch so schwerfällt, die gedanklichen Welten aller anderen als der indogermanischen Denk-Kulturen zu verstehen und als gleichwertig anzunehmen. Denn ganz offensichtlich achtet unsere eigene, recht herrschsüchtige Grammatik des Denkens in ihrer eigenen Überlebens-Bejahung (s. o.) sehr eifersüchtig darauf, immer wieder nicht nur sich selbst hervorzubringen, sodass alternative Denkwelten dagegen manches Mal geradezu unlogisch und irrational erscheinen müssen. Dieser eher evolutionstheoretische Blick auf eine Sprache, die bei Nietzsche eine Monokultur im Denken erzeugt, mag den kühnen Entdeckungen der damaligen Zeit geschuldet sein, er erklärt aber dennoch sehr anschaulich, dass es durchaus auch vorkommen konnte, dass ein alter, etablierter Diskurs sich trotz seiner immensen Gefährdung für das Überleben der Menschen gegen alle Vernunft über Jahrhunderte hinweg gewaltsam durchsetzten konnte. Und er konnte dies offensichtlich nur, weil er einigen wenigen Menschen *denkbar* erschien und doch für die Gemeinschaft als Ganzes nicht überlebbar gewesen ist. Die einzige Möglichkeit zum „Verstehen" anderer Denk-Kulturen sieht Nietzsche in der *unendlichen* und *unerschöpflichen* Möglichkeit der Sprache, sich ausdrücken und verdeutlichen zu können. Diese kreative Chance der Sprache auf das Überschreiten aller scheinbar rationalen Grenzen ihres eigenen Denkens kann *anderes* Denken dann eben u. U. doch hervorbringen und nur das Ausmaß an *Toleranz* einer Sprachgemeinschaft wird zu dem entscheidenden Moment, in dem die für die Akzeptanz des anderen Denkens notwendige Ambivalenz entweder eingeübt oder verleugnet wird. Es ist kein Zufall, dass Nietzsche zeit seines Lebens in der Kunst und vor allem in der Musik noch eher als in der Sprache jene grenzüberschreitende Chance gesehen hatte, das „Ur-Eine" zum Ausdruck bringen zu können. Erst da, wo das Diktat der Zweckmäßigkeit vollends verloren gegangen ist, kann für Nietzsche der letzte Grund und das Ur-Eine überhaupt zum Ausdruck kommen. Und in der Musik sah Nietzsche das ungezügelte Abbild jenes Willens zum Vorschein kommen, der bei Schopenhauer noch eher als Antrieb dafür galt, dass Musik überhaupt möglich ist.

Nietzsche beginnt dann allmählich, an allen überkommenen philosophischen Erklärungen für das Phänomen der Sprache zu zweifeln, und er kann dann irgendwann an gar nichts mehr glauben. Konventionen können keinen „adäquaten Ausdruck" irgendeiner Realität ans Licht bringen und entlarven höchstens die gemeinsame Gesinnung derer, die die Konventionen machtvoll glaubend gemacht haben. Letztendlich drücken sich aber in der Sprache „nur die Relationen der Dinge zu dem Menschen" aus und der Mensch „nimmt zu deren Ausdruck die kühnsten Metaphern zu Hilfe" (Nietzsche 2015a, S. 879). So kann der Mensch aber mit seinem in „Illusion" und „Traumbildern" (ebd. S. 878) gefangenen Auge allenfalls an der Oberfläche der Dinge herumkratzen, denn die Natur hat den Menschen offenbar in ein „stolzes gauglerisches Bewusstsein" (ebd. S. 877) eingeschlossen und dann den Schlüssel weggeworfen. Und diese Natur meint es auch gar nicht gut mit ihm, denn könnte er durch einen Spalt in den Bereich jenseits seines Bewusstseins sehen, dann würde er „dem Erbarmungslosen, dem Gierigen, dem Unersättlichen, dem Mörderischen" (ebd. S. 877) des Menschen begegnen und sich selbst als einen Ahnungslosen erkennen, der „gleichsam auf dem Rücken eines Tigers in Träumen hängt" (ebd. S. 877).

Die Sprache ist für Nietzsche zwar immer die erste Stufe aller menschlichen Bemühungen auf dem Weg zu einer Wissenschaft, doch bemerken die Menschen allmählich, „dass sie einen ungeheuren Irrthum in ihrem Glauben an die Sprache propagiert haben" (Nietzsche 1999a, S. 31). Will der Mensch wirklich Wahrheit hervorbringen, müsste er sich selbst zuallererst seines innersten „Triebes zur Metaphernbildung, jenem Fundamentaltrieb des Menschen" bewusst werden und sich eingestehen, dass ihn dieser Trieb in seiner „primitiven Metapherwelt" einerseits gefangen hält und ihn als „künstlerisch schaffendes Subjekt" auf der anderen Seite verleugnet:

> „Nur durch das Vergessen jener primitiven Metapherwelt, nur durch das Hart- und Starrwerden einer ursprünglichen in hitziger Flüssigkeit aus dem Urvermögen menschlicher Phantasie hervorströmenden Bildermasse, nur durch den unbesiegbaren Glauben, diese Sonne, dieses Fenster, dieser Tisch sei eine Wahrheit an sich, kurz nur dadurch, daß der Mensch sich als Subjekt, und zwar als künstlerisch schaffendes Subjekt, vergißt, lebt er mit einiger Ruhe, Sicherheit und Konsequenz." (Nietzsche 2015a, S. 883)

Doch über diese Beruhigung vergisst der Mensch, dass die Welt, die er sich bedingungslos *notwendig und phantasievoll* durch die Bildung seiner Begriffe zurechtgezimmert hat, auch immer hätte anders zurechtgezimmert werden können:

> „Jenes ungeheure Gebälk und Bretterwerk der Begriffe, an das sich klammernd der bedürftige Mensch sich durch das Leben rettet, ist dem freigewordenen Intellekt nur ein Gerüst und ein Spielzeug für seine verwegensten Kunststücke: und wenn er es zerschlägt, durcheinanderwirft, ironisch wieder zusammensetzt, das Fremdeste paarend und das Nächste trennend, so offenbart er, daß er jene Notbehelfe der Bedürftigkeit nicht braucht und daß er jetzt nicht von Begriffen, sondern von Intuitionen geleitet wird. Von diesen Intuitionen aus führt kein regelmäßiger Weg in das Land der gespenstischen Schemata, der Abstraktionen: für sie ist das Wort nicht gemacht, der Mensch verstummt, wenn er sie sieht, oder redet in lauter verbotenen Metaphern und unerhörten Begriffsfügungen, um wenigstens durch das Zertrümmern und Ver-

höhnen der alten Begriffsschranken dem Eindrucke der mächtigen gegenwärtigen Intuition schöpferisch zu entsprechen." (Nietzsche 2015a, S. 888)

Der freigewordene Intellekt stellt hier die so und nicht anders zurechtgezimmerten Begriffe in Frage und verweist auf jene Kreativität in der Vergangenheit, die dieses „Gebälk und Bretterwerk" einst hervorgebracht hatte, und fragt dann zu Recht: Könnte man heute nicht mit derselben Intuition, mit der unsere Vorfahren dieses Gebälk einst kreiert hatten, es auch ganz anders zusammenzimmern? Und wird dann nicht deutlich, dass die *Intuition* und die *Kreativität* das Entscheidende dabei waren und es immer noch sind und nicht die durch Abstraktion und Reflexion zurechtgezimmerte Welt, in der die kreativen Umstände des Zustandekommens dieser Welt im Nachhinein einfach vergessen oder sogar verleugnet werden. Nietzsche hat versucht, auf beide Seiten aufmerksam zu machen. Wir kommen nicht ohne Reflexion und Abstraktion aus, die beide zusammen letztendlich recht normativ die Begriffe in eine „Figur" oder „Form" bringen. Doch wenn die Sprache sich daran beteiligt, mit dieser Art der Begriffsbildung die Form als allgegenwärtige Wahrheit, als Moral oder als Erkenntnis auszugeben, meint Nietzsche, dass es Zeit ist, sich auf die Seite einer lebendigen Kreativität zu schlagen, die diese Wahrheit, Moral und Erkenntnis in Frage stellen und neu erfinden sollte. Wahrheit ist mit und durch die Sprache für Nietzsche gar nicht zu haben. Eine sehr autoritäre, allgemeine Sprachverwendung entscheidet als „soziale Institution" (Posselt & Flatscher 2016, S. 87) darüber, was als korrekt, normal, abweichend oder missbräuchlich bezeichnet wird. Damit ist aber die kreative Bildung der in Form und Figur gebrachten Begriffe immer darauf angewiesen, dass sie in einer sozialen Gemeinschaft einen *Abnehmer* findet, weil sie ansonsten als unwahr oder als Fehler bezeichnet wird:

> „Eine Figur, welche keinen Abnehmer findet, wird Fehler. Ein von irgend einem usus angenommener Fehler wird eine Figur." (Nietzsche 1995, S. 427f.)

Um des eigenen und allgemeinen Überlebenswillens muss der Mensch nun aber als gesellschaftliches Wesen irgendwann einmal „Frieden schließen" und mit anderen zusammen zu einem Schluss kommen (Nietzsche 2015a, S. 877). Nur so bringt der Mensch damit den Kontrast zwischen Wahrheit und Lüge überhaupt erst hervor (ebd. S. 877). Mit Posselt & Flatscher (2016, S. 89) nimmt Nietzsche hier in der philosophischen Tradition eine radikale Neubewertung der Sprache vor:

> „Nicht die Wahrheit geht der Sprache voraus und wird durch diese artikuliert, sondern Wahrheit selbst ist von Anfang an sprachlich verfasst. Sprache besitzt ein setzendes, normatives Moment, das mit den ‚ersten Gesetzen der Wahrheit' auch die soziale Ordnung hervorbringt und stabilisiert. Bedroht wird diese Ordnung

durch die Lügner*in, die sich nicht an die ‚gültige und verbindliche Bezeichnung der Dinge' hält, sondern ‚die festen Conventionen durch beliebige Vertauschungen oder gar Umkehrungen der Namen [missbraucht]'" (Nietzsche 2015a, S. 877f. zit. in Posselt & Flatscher 2016, S. 89)

Aber Nietzsche mahnt zur Vorsicht: Die Lüge selbst kann manches Mal recht annehmbar und bequem werden und dann als gesellschaftlich erfundene „Wahrheit" verkauft werden. Wobei es Nietzsche weniger auf den Tatbestand des Lügens an sich ankommt, sondern mehr noch auf den Prozess der gesellschaftlichen Ausgrenzung, der durch die Sprache vorbereitet wird und alsbald der „Lüge" folgen wird. Ziehen wir aber Wahrheit, Lüge, Moral und Erkenntnis von der Sprache ab, ist alles, was wir dann noch erkennen können, Relationalität, die sich in „Beziehungen, Interessen, Trieben [und] Kräfteverhältnissen" (ebd. S. 90) ausdrückt.

> „Was ist also Wahrheit? Ein bewegliches Heer von Metaphern, Metonymien, Anthropomorphismen kurz eine Summe von menschlichen Relationen, die, poetisch und rhetorisch gesteigert, übertragen, geschmückt wurden, und die nach langem Gebrauche einem Volke fest, canonisch und verbindlich dünken: die Wahrheiten sind Illusionen, von denen man vergessen hat, dass sie welche sind, Metaphern, die abgenutzt und sinnlich kraftlos geworden sind, Münzen, die ihr Bild verloren haben und nun als Metall, nicht mehr als Münzen in Betracht kommen." (Nietzsche 2015a, S. 880f.)

Wozu dann aber noch die Sprache? Nietzsche sieht ähnlich wie Herder und Humboldt ihren Nutzen vor allem in der Herausbildung des Bewusstseins des Menschen, wobei Nietzsche diesen notwendigen Prozess als grundsätzlich offenen Prozess betrachtet. Die Entwicklung der Sprache und die Entwicklung des Bewusstseins gehen für Nietzsche „Hand in Hand" (Nietzsche 2015b, S. 592), da mit zunehmender innerer Reflexionsleistung auch unser Bedürfnis wächst, diese Reflexionen anderen mitzuteilen. Doch sieht Nietzsche in unserem Bewusstsein, das da ganz augenscheinlich nur in der Begegnung mit dem Anderen heranwachsen kann, auch ein „Verbindungsnetz" (ebd. S. 591) entstehen. Und in diesem Netz hebt Nietzsche als einer der ersten Philosophen die eigentümliche Art der Verbindung von innen *und* außen, von Individuum *und* Gemeinschaft hervor, indem er davon ausgeht, dass das, was da im individuellen Bewusstsein entsteht, im Grunde gar nicht allein zu dieser „Individual-Existenz des Menschen [gehört, sondern] vielmehr zu dem, was an ihm Gemeinschafts- und Herdennatur ist" (ebd. S. 592). So können wir uns mit Nietzsche beim besten Willen kaum als Individualität verstehen, wenn wir doch nur den oberflächlichsten und schlechtesten Teil – nämlich den Teil des Bewusstseins, den wir mit anderen zusammen aus Nützlichkeits- und Überlebenserwägungen hervorgebracht haben – überhaupt nur in uns selbst zur Sprache bringen können. Das sprachlich gefasste Bewusstsein – so notwendig sein

Hervorbringen wohl auch für unser Überleben erscheint – ist für Nietzsche also nichts anderes als das Allgemeine und Durchschnittliche, das aus der Begegnung mit anderen Menschen hervorgegangen ist. Und trotz alledem ist dieses gemeinsame Hervorbringen wiederum die Voraussetzung der Möglichkeit, von *uns selbst* aus einer *individuellen* Perspektive heraus sprechen zu können. Wir können von uns selbst nur „Ich" sagen, weil dieses Ich in seiner Geschichtlichkeit immer schon ein gemeinschaftlich erarbeitetes „Ich" und nicht unser Privatbesitz gewesen ist.

Wenn wir aber mit anderen zusammen in einem sprachlich gegründeten Netzwerk voller Relationen nicht nur eine Welt, sondern auch uns selbst hervorbringen, dann ist es Nietzsche, der als einer der Ersten diesem Akt des Hervorbringens nicht nur einen unbändigen Willen zur Kreativität unterstellt, sondern einen ebenso starken Willen zur Macht (Nietzsche 1988, S. 37). Dort, wo das Leben ist, ist für Nietzsche auch die Macht, die hier in einer positiven Konnotation das autarke Leben des Individuums erst ermöglicht. Versucht das Individuum in seiner Überheblichkeit, dann doch alles leben zu wollen, was ihm zu denken in den Sinn kommt, bekommt der Begriff der Macht auch bei Nietzsche eine negative Seite und wird zum lebensbedrohenden Machtmissbrauch. Die kreative Selbstbehauptung des Menschen ist immer eine gewaltsame „Durchsetzung von Machtansprüchen" und sie verliert ihren Schrecken erst dann, wenn wir ihren sprachlich gebundenen Modus durchschauen und die kontingente und relationale Art ihres Zustandekommens als das entlarven, was sie ist: des Kaisers neue Kleider, die in Hans Christian Andersens 1837 erschienenem Märchen von einen Kind in seiner vermeintlichen Naivität als das ausgesprochen werden, was sie kontingenterweise auch noch sein könnten: in diesem Falle nämlich als etwas, was gar nicht vorhanden ist.

Nietzsche möchte, dass der Mensch mit genau dieser kindlichen Naivität sich traut, die Dinge beim Namen zu nennen, die die Erwachsenen – wie in Andersens Märchen – sich wegen ihrer kleinbürgerlichen Unterwürfigkeit nicht auszusprechen trauen. Und er hat dabei Großes und Übermenschliches im Sinn, was sowohl die Themen betrifft, die seiner Meinung nach überwunden werden müssten, als auch in Bezug auf das, was der Mensch, der das alles irgendwann einmal hinter sich gelassen hat, danach zu erwarten hat. Nietzsche nennt es die „Große Gesundheit".

„Wir Neuen, Namenlosen, Schlechtverständlichen, wir Frühgeburten einer noch unbewiesenen Zukunft – wir bedürfen zu einem neuen Zwecke auch eines neuen Mittels, nämlich einer neuen Gesundheit, einer stärkeren, gewitzteren, zäheren, verwegneren, lustigeren, als alle Gesundheiten bisher waren. Wessen Seele danach dürstet, den ganzen Umfang der bisherigen Werte und Wünschbarkeiten erlebt und alle Küsten dieses idealischen ‚Mittelmeers' umschifft zu haben, wer aus den Abenteuern der eigensten Erfahrung wissen will, wie es einem Eroberer und Entdecker des Ideals zumute ist, insgleichen einem Künstler, einem Heiligen, einem

Gesetzgeber, einem Weisen, einem Gelehrten, einem Frommen, einem Wahrsager, einem Göttlich-Abseitigen alten Stils: der hat dazu zuallererst eins nötig, die große Gesundheit." (Nietzsche 2015b, S. 635f.)

Was sollte bei Nietzsche aber überwunden und hinter sich gelassen werden? Im Grunde hatte Nietzsche – wie eingangs bereits aufgeführt – das gesamte christlich-abendländische, philosophische Denken im Visier. Und den Menschen, den diese so intensiv gehegte und gepflegte philosophische Tradition (Landau et al. 2011) hervorgebracht hatte, den galt es Nietzsches Ansicht nach zu überwinden, samt seinem Gott und seiner Moral. Im Grunde wirft Nietzsche dem Menschen seit Platon und Aristoteles vor, mit der Unterscheidung von „Sein und Schein" – wie sie auch am Anfang dieser Arbeit als eine der Grundfragen der Philosophie eingeführt wurde – den Menschen immer nur betrogen und ihm sein wahres Leben im Hier und Jetzt vorenthalten zu haben. Für Platon konnte der Mensch die „Welt der Ideen" nicht erkennen und sollte sich gefesselt sehen wie in einer Höhle und sich lediglich mit den „Abbildern" an der Höhlenwand zufriedengeben. Und auch die „interessenlose theoretische Betrachtung" (Ruffing 2007, S. 207) der Welt, die Aristoteles dem Menschen abverlangte, spielte insgeheim mit dieser Unerkennbarkeit der gegenwärtigen Welt. Nietzsche lässt aber auch an der Weltabgewandtheit des Buddhismus, den Schopenhauer noch wegen seiner unglaublichen Zurücknahme allen Wollens so sehr favorisierte, kein gutes Haar. Nietzsche überraschte es dabei auch nicht, dass das Christentum diese „Zwei-Welten-Lehre" zur Disziplinierung ihrer eigenen Anhänger begierig aufnahm und ebenfalls eine schier unerreichbare, jenseitige Welt versprach, die in der diesseitigen Welt allerdings stets ihre unliebsame Konkurrentin hatte. Für Nietzsche ist es ein zutiefst lebensverachtendes Denken, das alles Wertvolle an einen entfernten und unerreichbar jenseitigen Ort verfrachtete, dessen herbeigeredete Existenz irgendwann dann aber doch mehr als zweifelhaft wurde. Die gegenwärtige Welt war für ihn aber genau die, die dem Menschen *im Leben* zur Verfügung stand, und für Nietzsche kam es einem unglaublichen Frevel gleich, sie als vorläufig zu diskreditieren. Dieses Denken musste für ihn überwunden werden und mit diesem Denken auch die Vorstellung von einem Gott, der dies alles geschaffen und gutgeheißen haben sollte. Dieser Gott war für Nietzsche „tot" und mit ihm die Glorifizierung von Armut und Demut, die im Christentum als eine Art „Sklavenmoral" gepredigt wurde. Die Menschen waren seiner Meinung nach nämlich nicht aus tiefster, innerer Überzeugung hilfsbereit, solidarisch, bescheiden oder einfühlsam geworden, sondern aus einer tiefsitzenden existenziellen Angst heraus, einem herbeigeredeten zornigen Gott nicht gerecht werden zu können.

Dass Gott tot ist, war nun aber spätestens am Ende des 19. Jahrhunderts in Europa keine Neuigkeit mehr und insbesondere für die intellektuelle Schicht keine so aufregende Erzählung (Safranski 1989). In den säkularen physikalischen und biologischen Welterklärungen kam Gott eh nicht mehr vor und die Elektrizität, der Affe als möglicher Stammvater des Menschen und die mannigfaltigen Mutationen der Gene waren mehr Aufreger jener Zeit als Nietzsches Nachruf auf das Ableben Gottes. Doch Nietzsche blieb nicht bei seiner Religionskritik stehen und hob an zu einer noch schwereren Anklage gegen die Moderne. Für ihn hatte auch Kant mit der Unerkennbarkeit des „Dings an sich" an der Zwei-Welten-Theorie festgehalten, und er wirft Kant vor, dass eine wahre Welt, die letztendlich unerfahrbar und unerreichbar ist, eine wertlose und überflüssige Vorstellung ist, die besser überwunden und abgeschafft werden sollte. Doch was sollte nach dieser Abschaffung dann noch übrig bleiben?

> „Die wahre Welt haben wir abgeschafft. Welche Welt bleibt übrig? Die scheinbare vielleicht? [...] aber nein! Mit der wahren Welt haben wir auch die scheinbare abgeschafft." (Nietzsche 1954a, S. 963)

Nietzsche zeigt, dass die Vorstellung einer jenseitigen, unerreichbaren und abgetrennten Welt das eigentliche Problem war und er fordert den Menschen auf, diese herbeigeredete Differenz zu durchschauen, zurückzunehmen und aufzugeben. Nietzsche macht so deutlich, dass das *Hervorbringen der Differenz* der größte Irrtum der Philosophie des Abendlandes war, weil nur so die eine Seite, die durch diese Differenz erzeugt wurde, überhöht und glorifiziert und die andere entwertet werden konnte. Die Anklage, die Nietzsche damit gegen die Moderne führte, lautete, dass der Mensch am Ende des Mittelalters durchaus dazu bereit war, Gott und die Religion aufzugeben, aber der Mensch nicht bereit war, die Art des Unterscheidens aufzugeben, die diesen Gott auf der einen Seite erst hervorgebracht hatte und die mit dieser Differenz auf der anderen Seite zugleich jemanden hervorbrachte, der solch ein anmaßendes, differenzierendes Wort führte, es für „wahr oder sogar heilig" erklärte, nur um auf diese Art Macht und gesellschaftliches Ansehen zu erlangen. Menschen durch eine besondere Form der Bedrohungskommunikation in Angst und Schrecken zu versetzen, war ein zu verführerisches Spiel, und das Christentum hatte gezeigt, wie man daraus gesellschaftliche Machtpositionen besetzen und missbrauchen konnte:

> „Erst das Christentum hat den Teufel an die Wand der Welt gemalt; erst das Christentum hat die Sünde in die Welt gebracht. Der Glaube an die Heilmittel, welche es dagegen anbot, ist nun allmählich bis in die tiefsten Wurzeln hinein erschüttert; aber immer noch besteht der Glaube an die Krankheit, welchen es gelehrt und verbreitet hat." (Nietzsche 1999a, S. 587)

Rüdiger Safranski (1989) bemerkt dazu, dass die Angehörigen der intellektuellen Schicht am Ende des 19. Jahrhunderts sehr wohl bereit waren hinzunehmen, dass Gott tot sei, denn sie alle hatten Rousseau gelesen, der in seinem Werk über den „Gesellschaftsvertrag" aus dem Jahr 1762 bereits die Knechtschaft und Unterwürfigkeit des Christentums angeprangert hatte. „Sein Geist ist der Tyrannei zu günstig, als dass sie nicht jederzeit ihren Vorteil daraus ziehen sollte. Die wahren Christen sind dazu geschaffen, Sklaven zu sein." (Rousseau 1843, S. 147f.). Doch machte es für Nietzsche eben einen wesentlichen Unterschied, ob wir den Tod Gottes nur bekräftigten oder ob wir bereit waren anzuerkennen, dass die mit dem Christentum eingeübten Rituale der Knechtschaft, Unterwürfigkeit und Tyrannei uns noch immer beherrschten. Safranski bemerkte dazu, dass Gott in unserem Denken wohl längst nicht mehr anwesend sei, aber das, „was der Glaube an ihn aus uns gemacht hat, das steckt uns noch in den Knochen", und „wir verkörpern immer noch das, was uns veranlaßt hat, ihn zu erfinden" (Safranski 1989, S. 832). Bis in unseren Alltag hinein können wir auch heute noch Strukturen und Prozesse entdecken, die erfüllt sind ...

> „[...] vom Geiste der christlichen Lebensverfeindung, der Lebensherabminderung, vom Geiste des Kleinmutes, der nach Erlösung schielt, nach Bestrafung und Belohnung, nach Ziel- und Sinnvorgaben; von einem Geist, der, wenn schon keine Götter, dann wenigstens Götzen braucht, von einem Geist, der sich befehlen lassen will, der zu seinem eigenen Selbsteinkönnen immer noch eine Erlaubnis und Beglaubigung braucht. Gott ist tot, aber die Demutsstarre ist geblieben, so lautet Nietzsches Diagnose." (Safranski 1989, S. 833)

Lange vor Sigmund Freud erkannte Nietzsche die Krankheit einer ganzen Kultur, deren Fundament eine Angst war, die sich an Sicherheiten zu klammern versuchte, die nach dem Wegbrechen christlicher Sicherungsphantasmen ihren Halt in „Ersatzgöttern", „menschheitsbeglückender Politik", in „Sittenkodex", „bienenfleißigen Arbeiten" und in einem unerschütterlichen „Glauben in die Technik" (ebd. S. 833) suchte. Gehen wir einmal davon aus, dass sich in all diesen Bereichen unserem heutigen, gesundheitswissenschaftlichen Verständnis nach als Folge dieser Demutsstarre auch tatsächlich „eine Krankheit der Kultur" nachweisen ließe, dann hat Nietzsche im Grunde eine erste gesundheitswissenschaftliche Programmatik verfasst, die den Menschen als allerersten Verursacher all seines Unglücks und all seiner Krankheit in den Mittelpunkt stellt; ein Mensch allerdings, der sich sein eigenes Unglück dabei durch seine eigenen sprachlich konstruierten Wirklichkeiten selbst herbeigeredet hat und noch immer herbeiredet.

Man kann sich Nietzsches Gedankengänge und Safranskis metaphorische Interpretation dazu am besten verdeutlichen, wenn man sich vor Augen führt, wie sehr wir z. B. in den formalen und materiellen Strukturen unseres Rechts-, Medizin-, Wirtschafts- und Bildungswesens, aber auch in der dort konkret ablaufenden zwischenmenschlichen Kommunikation Elemente einer Zurichtung des Menschen wiederfinden, die das Christentum mühselig hat einstudieren lassen. Vor allem im Bildungswesen finden wir bis in die höchsten Bildungseinrichtungen diesen „Kleinmut", der nach jeder bestandenen Prüfung „auf Erlösung hofft", den „Geist", der um der Karriere willen katzbuckelt und „sich befehlen lassen will", und wir finden die „Hüter dieses Sprachmarktes" (Bourdieu 2005b), die wir demütig um die Erlaubnis unseres „Selbstseinkönnens" bitten. Und so wie in der christlichen Glaubenslehre am Ende des Lebens angeblich eine „Prüfung" darüber entscheidet, ob auf uns im Jenseits der Himmel oder die Hölle warten wird, so entscheidet die Prüfung im Diesseits als eine „Überlagerung der Machtverhältnisse und der Wissensbeziehungen" (Foucault 1994, S. 238) nicht nur über jeden weiteren Zugang zu Teilhabe an gesellschaftlicher Gestaltungsmacht.

> „Die Prüfung kombiniert die Techniken der überwachenden Hierarchie mit denjenigen der normierenden Sanktion. Sie ist ein normierender Blick, eine qualifizierende, klassifizierende und bestrafende Überwachung. Sie errichtet über den Individuen eine Sichtbarkeit, in der man sie differenzierend behandelt." (Foucault 1994, S. 238)

Das differenzierende Ritual der Prüfung bringt aber für den, der sie erfolgreich absolviert, nicht nur gesellschaftliche Gestaltungsmacht, symbolisches und kulturelles Kapital mit sich, es entscheidet – wenn wir den gegenwärtigen Stand der epidemiologischen Forschung folgen – als einer der stärksten bekannten Prädiktoren auch über seine Gesundheit, seine mögliche, niedrige Krankheitslast und die Anzahl der Jahre, die er u. U. bei guter Gesundheit leben wird. All dies hat der Mensch aber als ein gesellschaftliches Kontrollinstrument selbst herbeigeredet und in diesem Sinne bekommt Gesundheitskommunikationsforschung eine ganz neue Bedeutung. Sie müsste wieder mit Foucault die „Genealogie zu ergründen" versuchen (Foucault 2001a, S. 183), die einen Diskurs so stark hat werden und überleben lassen, dass auch heute noch Stuhl- und Tischreihen in Unterrichtsräumen wie Kirchenbänke angeordnet werden, ausgerichtet auf einen Katheder, von dem aus bis heute in einer Art und Weise „gepredigt" wird, die paternalistisch und nicht partizipativ angelegt ist. Widerspruch ist in der Schule relativ zwecklos, denn das vom Staat bestellte Personal weiß bereits lange vor dem Prüfling, welche Defizite beseitigt werden müssen und was noch gelernt und abgeprüft werden muss, bevor der durch die Prüfung „Geläuterte" eine jenseitige „andere Welt" betreten darf, in der alles besser sein wird.

Wenn Jean-François Lyotard in Bezug auf die höheren Bildungseinrichtungen von „universitärem Feudalismus" (Lyotard 1994) sprach und Bourdieu & Passeron

(1971) von der „Illusion der Chancengleichheit" im französischen Schulsystem gesprochen hatten, dann deckt sich das in etwa mit einer Einschätzung, die der Sonderberichterstatter der Vereinten Nationen, Vernor Muñoz, in einer Sitzung des Rates für Menschenrechte im November 2006 über das deutsche Schulsystem vortrug. Er legte der Bundesregierung „eindringlich nahe, das mehrgliedrige Schulsystem, das selektiv ist und zu einer Form der De-facto-Diskriminierung führen könnte, noch einmal zu überdenken" (United Nations 2007, S. 2). Schülerinnen und Schüler aus einem Elternhaus mit niedrigem sozioökonomischen Status haben – so seine Schlussfolgerung – eine ungleich schlechtere Chance auf einen hohen Bildungsabschluss und werden ganz offensichtlich durch das dreigliedrige Schulsystem stark benachteiligt. Neben diesen staatlich organisierten Diskriminierungsprozessen, die trotz ihrer gesundheitsgefährdenden Langzeitwirkung von offizieller Seite eher als Banalität abgetan werden, ereignet sich aber bereits während der Schulzeit eine unfassbare Art der Diskriminierung und Kränkung, die zu einer nur schwer zu ertragenden Art gesellschaftlicher Selbstverständlichkeit geworden ist und die in der Tat mit dem feudalen und klerikalen Hochmut des Mittelalters in Verbindung gebracht werden könnte. Als einer der ersten Philosophen des 20. Jahrhunderts hatte Louis Althusser (1918–1990) sich getraut, auf diese besondere Art der verwobenen Analogien von Kirche und Schule hinzuweisen:

> „Die Schule (aber auch andere Institutionen des Staates wie die Kirche oder andere Apparate wie die Armee) lehren ‚Fähigkeiten', aber in Formen, die die Unterwerfung unter die herrschende Ideologie oder die Beherrschung ihrer ‚Praxis' sichern. Alle Träger der Produktion, der Ausbeutung und der Unterdrückung [...] müssen auf die eine oder andere Weise von dieser Ideologie ‚durchdrungen' sein, um ‚bewußt' ihre Aufgabe wahrzunehmen – entweder als Ausgebeutete (die Proletarier) oder als Ausbeuter (die Kapitalisten), als Gehilfen der Ausbeutung (die Manager), als Hohe Priester der herrschenden Ideologie (deren ‚Funktionäre') usw." (Althusser 1977, S. 112)

Auf diese Art und Weise, so schreibt Althusser weiter, „dressieren die Schule und die Kirche mit entsprechenden Methoden der Strafe, des Ausschlusses, der Auswahl usw. nicht nur ihre Priester, sondern auch deren Pfarrkinder" (ebd. S. 121). Und die „Ergebenheit" der Menschen eines Staates trägt letztendlich dazu bei, „diese ideologische Vorstellung von der Schule zu pflegen und zu nähren, die heute unseren Zeitgenossen die Schule ebenso ‚natürlich' und unentbehrlich und sogar wohltätig macht, wie vor einigen Jahrhunderten die Kirche unseren Vorfahren ‚natürlich', unentbehrlich und großmütig erschienen." (ebd. S. 129)

> „Faktisch ist die Kirche heute in ihrer Funktion als dominierender ideologischer Staatsapparat durch die Schule ersetzt worden." (Althusser 1977, S. 130)

Und auch Oaks & Wells (1996) kommen in ihren Studien zum US-amerikanischen Schulsystem zu dem Schluss, dass leistungsdifferenzierende Klassenbildungen letztendlich zu einer ungleichen Verteilung von gesellschaftlichen Privilegien führen (Oaks et al. 1990; Oaks & Wells 1996). Nichts anderes geschieht aber in Deutschland mit dem dreigliedrigen Schulsystem, das u. U. nicht nur schlechtere Lernleistungen provoziert, sondern in der sprachlich inszenierten Art sozialer Stigmatisierung den Absolventen niedrigster Schulbildung über Jahrzehnte das Gefühl vermittelt, von weiten Teilen der gesellschaftlichen Teilhabe ausgeschlossen zu werden.

Und man mag heute froh darüber sein, dass durch das Gesetz die körperliche Gewalt in den Schulen seit etwa der zweiten Hälfte des letzten Jahrhunderts unter Strafe gestellt wurde. Der *verbale Missbrauch* und die *verbale Gewalt*, die als soziale Diffamierungen, Erniedrigungen und Demütigungen innerhalb und außerhalb der Schule ihren Ausdruck ebenso finden wie im absichtlichen Ignorieren von Schutzbefohlenen, richten nach wie vor als ein durchaus anerkanntes Disziplinierungsinstrument unsagbaren gesundheitlichen Schaden an. Auch der verbale Missbrauch wird von offizieller Seite eher als Banalität abgetan und er kann dabei auf einen ähnlich breiten gesellschaftlichen Akzeptanz-Diskurs bauen, der von *keiner* ernsthaften Bedrohung für die Gesundheit der Kinder und Jugendlichen ausgehen möchte. Doch die gesundheitlichen Folgen treten heute für alle an diesem Diskurs beteiligten Parteien immer deutlicher hervor. Die Sprache selbst ist hier das gewalttätige Exklusionsinstrument, das bereits während seiner Ausführung gesundheitlichen Schaden anrichtet und nach einem langen Selektionsprozess mit jeder nicht bestandenen Prüfung auch Jahrzehnte später noch durch den Prozess der Stigmatisierung Einfluss auf Krankheitslast und Lebenserwartung haben wird. Wenn sich der von Nietzsche beschriebene Wille zur Macht von einer positiven, lebensbejahenden Funktion der Selbstbehauptung hin zu einem menschenverachtenden Instrument des Machtmissbrauchs gewandelt hat, dann können wir das an der Stelle besonders gut ausmachen, an der sich dieser Wille im Bildungssystem staatlich organisiert und legitimiert zu einem unbändigen Willen zur Zensur, zur Abmahnung, zur Bestrafung und zu Exklusion verwandelt hat. Die verbal verpackten, christlichen Disziplinierungsmechanismen, die sich mit Nietzsche und Althusser letztendlich hinter den gegenwärtigen legitimen Sprechweisen dieses Diskurses verbergen, sind aber weder für das Schulsystem noch für irgendein anderes gesellschaftliches System bislang hinreichend auf ihre pathogenen Auswirkungen hin erforscht worden. Wir finden diese pathogenen Sprechweisen aber auch in der Arbeitswelt zwischen den Kolleginnen und Kollegen untereinander und zwischen den einzelnen Hierarchieebenen. Sie sind in den Familien (vgl. Watzlawick et al. 2003) ebenso vorhanden wie in der Begegnung mit Nachbarn und Freunden. Nimmt man sich das Gesundheitssystem vor, so findet man auch hier, z. B. in der direkten Begegnung des Arztes mit einem Patienten, dem eine Diagnose übermittelt werden soll, Elemente sprachlichen Missbrauchs wieder, die in der christlichen Erzähltradition des sogenannten „jüngsten Gerichts" ihre historischen Bezüge haben. Das paternalistische Gehabe der „Urteilsverkündung" auf der Medizinerseite hat hier ebenso seine religiösen Wurzeln wie die „Demutsstarre", in der die verbalen Zumutungen des Medizinsystems stillschweigend als tatsächlich bestehende Sachverhalte hingenommen werden. Beide Seiten können hier auf eine traditionelle, über Jahrhunderte eingeübte Rollenverteilung bauen, bei der die Mediziner nicht von ungefähr im letzten Jahrhundert irgendwann die Bezeichnung der „Götter in Weiß" erhielten. Da auch hier die Sprache direkt an der Rollenkonstruktion, an der Ausgestaltung der Rolle und an dem im Dialog stattfindenden „Theater der Inhalte" beteiligt ist, wird es erforderlich sein, zu einem späteren Zeitpunkt auf diese ganz besondere Beziehung der beiden Gesprächspartner zurückzukommen.

Nietzsche möchte nun aber nicht nur, dass wir jenes makabre Schauspiel durchschauen und es auf seine zugrundeliegenden Mechanismen von Strafe und Gnade hin untersuchen. Er ist ebenso stark daran interessiert, all das Ideale, Schöne und Erhabene, das es angeblich immer erst in einem jenseitigen Bereich hinter irgendeiner herbeigeredeten Grenze geben soll, für den Menschen wieder zurückzugewinnen. Nietzsche will „all die Schönheit und Erhabenheit, die wir den wirklichen und eingebildeten Dingen geliehen haben [...] zurückfordern als Eigenthum und Erzeugniß des Menschen" (Nietzsche 1954b, S. 679). So freigiebig der Mensch diese Eigenschaften auch den Dingen geliehen hatte, so sehr ist er selbst dabei verarmt, ohne zu bemerken, dass die Dinge, die er so lange bewundert und angebetet hatte, ihn nur schwach und krank gemacht haben. Auch wenn Nietzsche Gott für tot erklärt hat, so ist er dennoch ein großer Gegner des Nihilismus, denn der Nihilismus, der an gar nichts mehr glauben will, hat zwar erkannt, dass es Zeit ist, das Jenseitige als heilbringende Instanz aufzugeben, aber er kann nicht sehen, was er mit der Aufgabe des Jenseits im Diesseits gewonnen hat. Für Jürgen Safranski liegt hier das Zentrum der lebensbejahenden Philosophie Nietzsches.

> „Alle Ekstasen, alle Beseligungen, die ganzen Himmelfahrten des Gefühls, alle Intensitäten, die sich vormals ans Jenseits hefteten, sollen sich im unmittelbaren, diesseitigen Leben sammeln. Die Kräfte des Transzendierens bewahren, aber umlenken in die Immanenz. Überschreiten und doch ‚der Erde treu bleiben' – das ist es, was Nietzsche seinem ‚Übermenschen' zumutet." (Safranski 1989, S. 836)

Es ist leicht einzusehen, dass der Mensch, der hier wieder gesund werden soll, einen langen Weg vor sich hat, bis er lernt, sich selbst zu behaupten und wieder ja zum Leben und zu sich selbst zu sagen, um dann vielleicht *auf der Straße zu tanzen*, nur weil ihm gerade danach ist und nicht, weil Tanzen auf der Straße zu einer fest definierten Zeit gerade erlaubt ist. Safranski geht davon aus, dass es für Nietzsche „keine festen Punkte außerhalb des Lebens [gibt], … keine Instanz vor der das Leben sich schämen könnte" (ebd. S. 852). Jeder Augenblick des Lebens soll so genossen werden, dass er uns ohne Grauen wiederkehren könnte. Dieser Mensch müsste aber auch lernen, seine eigene sprachliche Verstricktheit in jenes soziale Netz zu erkennen, das ihm eigentlich zur Gesundheit reichen sollte, ihn aber ob seiner Kleingläubigkeit und Unterwürfigkeit mehr Krankheit eingebracht hat, als er bereit ist, sich einzugestehen. Gesund wird und bleibt – so könnte man mit Nietzsche schlussfolgern –, wer sich auf den langen Weg der Genealogie dieser sprachlichen Verstricktheit macht und mit viel Humor und Lebensfreude auch vor den lebensbedrohlichsten menschlichen Erfindungen nicht zurückschreckt und trotz alledem kreativ und voller Lebenslust weiterspielt. Wer gesund bleiben will, müsste mit Nietzsche aber auch die sprachlichen Konstruktionen seines eigenen Ichs als perspektivisch und mehrdeutig verstehen und spielerisch und mit viel Selbst-Ironie umgehen können, um *sich selbst* – wenn es angemessen erscheint – auch noch einmal wieder ganz von Neuem wie ein unschuldiges Kind spielerisch und erzählerisch zu erfinden.

Nietzsches Leben verläuft dann nach all dieser philosophischen Lebensbejahung alles andere als fröhlich und spielerisch. Er zieht sich immer mehr in die Einsamkeit zurück und schreibt in immer kürzeren Abständen immer „fiebrigere" Schriften. Er selbst hat einmal lange vor seinem Zusammenbruch von sich gesagt, dass er sein Los kenne und dass die Welt sich einmal an seinen Namen im Rückblick nur an etwas Ungeheures erinnern werde (Safranski 1989, S. 831). Und das tat sie dann auch, denn die Protagonisten seiner literarischen Werke („Prinz Vogelfrei", „Zarathustra") entwickelten sich aus unerklärlichen Gründen von eben jenen Propheten einer uneingeschränkten Lebensbejahung zu „philosophischen Berserkern" (ebd. S. 851). In seinem ganzen Schreiben geschah etwa äußerst Eigenartiges, das Safranski als einen „Amoklauf des wilden Denkens" beschreibt (ebd. S. 850). Sein Protagonist Zarathustra wird zu einem Menschen, der in einer egomanischen Orgie alles leben will, was zu denken ihm möglich ist. Für die frühen Leser war lange nicht klar, ob hier die Protagonisten oder Nietzsche selbst das Leben, das sie bzw. er noch wenige Jahre zuvor so sehr feierten, jetzt wortgewaltig zerstören wollte. Es ist kein Mitleid mehr in seinen Aussagen und keine Solidarität mehr zu spüren, wenn mit einem Mal Begriffe wie „Herden" auftauchen, die geopfert werden müssen, wenn die „blonde Bestie" nach Beute schreit und von „Sklaven" die Rede ist, die zum „Kanonenfutter" für Kriege dienen sollten. Safranski sieht hier eine Grenzüberschreitung, die Nietzsche im Grunde selbst eingefordert hatte, nur dass sie hier nicht ihr Ende in einem immer fortwährenden kindlich, kreativen Spiel findet, sondern in einem mörderischen Kampf-Spiel, das in Verwüstung und Tod enden sollte. Beide Ausgänge des Spiels sind aber offenbar immer möglich und beide hatten ganz offensichtlich immer dieselbe Sehnsucht als Ausgangspunkt, denn „wir alle suchen Zustände, in denen die bürgerliche Moral nicht mehr mitredet" (Nietzsche 1954b, S. 590). Doch ist in dem freien Spiel der sozialen Kräfte für Nietzsche eben nicht eindeutig, was am Ende dabei herauskommen wird. Nietzsche selbst lebte in einer nationalistischen, vaterlandsbesessenen und imperialistischen Zeit, deren kleinmütige Bürger er zutiefst verachtet und verhöhnt hatte. Doch scheint er aus der heutigen Sicht mit seinen späten Schriften jene menschenverachtenden Szenarien aufzeigen zu wollen, die seinen Zeitgenossen mit den beiden Weltkriegen erst noch bevorstanden. Bis zum Schluss hat Nietzsche versucht, seine imaginären Leser selbstironisch vor ihm, Nietzsche, zu warnen und zu erklären, was auf dem Spiel stehen könnte, wenn der sensible Balanceakt der kreativen Lebensbejahung in Richtung einer selbstverliebten Egomanie umzukippen drohe. Und dennoch oder trotz alledem hält er in seinem Nachdenken über den Menschen auf seinem Weg zu seiner großen Gesundheit an der Metapher des „Spiels" fest und bekennt mutig: „Ich kenne keine andere Art, mit großen Aufgaben zu verkehren, als das Spiel." (Nietzsche 1954a, S. 1096)

Die linguistische Wende: Sprache ist immer und überall

Das „Spiel" wird für Ludwig Wittgenstein (1889–1951) im „zweiten Anlauf" seines Nachdenkens über die Sprache zu einer wegweisenden Metapher werden (s. u.). Mit Wittgenstein und einigen anderen Autoren beginnt dann am Anfang des 20. Jahrhunderts eine Wende, die später als „linguistische Wende" *(linguistic turn)* beschrieben wird. Aus naheliegenden Gründen konnte irgendwann keine geisteswissenschaftliche Disziplin mehr, ob sie sich nun grade an den Universitäten zu etablieren begann oder ob sie bereits seit längerem am akademischen Markt gehandelt wurde, in irgendeiner Weise um eine Stellungnahme zu dem Phänomen der Sprache herumkommen. Nach Kant, nach Humboldt und Herder und vor allem nach Nietzsche ließ sich die Sprache offenbar aus keiner geisteswissenschaftlichen Theoriebildung mehr heraushalten. Ganz gleich, ob man sie erkenntniskritisch betrachtete und ihre relative Untauglichkeit beim Hervorbringen der realen Welt betonen wollte, sie als realitätsstrukturierend betrachtete, sie als grundlegende Voraussetzung für unser Denken annahm oder ob man nur ihre Konstruktivität unterstreichen wollte, die Sprache erwies sich immer als ein schwer zu fassendes, komplexes Phänomen, das immer dann besprochen werden musste, wenn es um den Menschen und seine Auseinandersetzung mit der Welt ging. Dieses „Besprechen" fand dann auch in unterschiedlichen geisteswissenschaftlichen Disziplinen mit unterschiedlichen Pointierungen statt.

So versuchte Martin Heidegger (1889–1976) mit seinem Ansatz der *Existenzialontologie* einer Vorstellung nachzugehen, die der Sprache eine grundlegende Beteiligung an dem Zustandekommen unseres gesamten Seins unterstellte. Und mit Wilhelm Dilthey (1833–1911), Martin Heidegger und Hans-Georg Gadamer (1900–2001) entwickelte sich jene *hermeneutische Frage* nach den Wechselwirkungen, die sich beim Lesen und Auslegen von Texten einstellen und die im Grunde zu einem nicht enden wollenden Dialog zwischen dem Subjekt und dem Text führen müssten.

Zu den eher *analytischen Betrachtungsweisen*, die nach der Exaktheit und Berechenbarkeit der Sprache fragten und diese aus einem eher mathematisch-logischen

Blickwinkel heraus betrachten, zählten vor allem die Arbeiten von Gottlob Frege (1848–1925), Bertrand Russel (1872–1970) und Ludwig Wittgensteins „erster Anlauf" (s. u.), über die Sprache nachzudenken. In seinem „zweiten Anlauf" schaffte Wittgenstein die Basis für einen eher *philosophisch-pragmatischen Ansatz*, der mehr das Kreativ-Praktische vor dem Hintergrund des unhintergehbar Relationalen der Sprache betonte und auf dessen Grundlage dann später John Langshaw Austin (1914–1960) seine Sprechakttheorie ausarbeitete. Eine andere Entwicklung nahm die Bedeutung der Sprache bei Edmund Husserl (1859–1938), der mit der von ihm entwickelten Theorie der *„Phänomenologie"* auf ihren Einfluss auf die vielfältigen Wechselwirkungen der unmittelbar gegebenen Erscheinungen *(phainómenon)* in der „Lebenswelt" des Menschen und dem „Bewusstsein" des Menschen verwies. Auch hier war es wieder Martin Heidegger, der diesen Ansatz später aufnahm und mit seiner „Fundamentalontologie" gegen die Selbstvergessenheit und Selbstüberschätzung der Lebenswelt im abendländischen Denken argumentierte. Nach Heideggers Einschätzung, die so ähnlich auch schon bei Nietzsche anzutreffen war, ging es dem Menschen gar nicht um die Frage nach „wahrer" Erkenntnis oder um die Erkennbarkeit einer „realen" Welt, sondern der Mensch lebte in einer ständigen Angst vor dem drohenden Nicht-Sein, das ihn „in die Betriebsamkeit des Alltags" (Ruffing 2007, S. 220) flüchten ließ, wo ihn all die Erfindungen der Moderne im Grunde nur von einer Auseinandersetzung mit dem Tod ablenken sollten.

Ein mehr auf die sprachliche Erscheinungsform bezogener Aspekt des Phänomenologischen ist von Ernst Cassirer (1874–1945) mit dem Begriff der *symbolischen Form* erarbeitet worden. Er unterteilte unsere Anschauungen in eine „natürliche Symbolik" und eine „künstliche Symbolik", wobei wir Letztere durch die Verwendung von Zeichen selbst erschaffen. Insofern „tritt uns die Sprache, tritt uns die mythisch-religiöse Welt und die Kunst als je eine besondere symbolische Form entgegen" (Cassirer 1983, S. 175). Die Sprache selbst, die Kunst, der Mythos und die wissenschaftliche Erkenntnis sind für Cassirer nichts anderes als Zeichensysteme, in denen eine sehr komplexe, relationale und damit kontingente natürliche Symbolik durch unsere Anschauungen unter einem bestimmten Blickwinkel in Augenschein genommen werden. Damit würden sie aber – wie wir vorher bereits gesehen hatten – immer schon zu einem „Schluss kommen" und eine komplexe, relationale Kausalkette einfach abbrechen. Dies wird dann auch von Gadamer (1993) innerhalb des hermeneutischen Denkens problematisiert, denn er fragt zu Recht: „Liegt nicht die eigentliche Wirklichkeit der Sprache [...] gerade darin, daß sie keine formale Kraft und Fähigkeit ist, sondern ein vorgängiges Umfaßtsein alles Seienden durch sein mögliches Zustandekommen?" (Gadamer 1993, S. 72).

Der Begriff des „Symbolischen" und seine Verstricktheit in die Sprache spielte aber auch innerhalb der nordamerikanischen Gründungstheorien der Soziologie eine entscheidende Rolle. Hier waren es die Vorarbeiten George Herbert Meads (1863–1931), der mit seiner Theorie der „symbolvermittelnden Kommunikation" den Zusammenhang zwischen einem evolutionär gewachsenen Bewusstsein und einem individuell persönlichen Bewusstsein erklären wollte. Menschen tauschten dafür ein ganzes „Universum aus Diskursen" aus, das für Mead aus gemeinsam hergestellten gesellschaftlichen Bedeutungen bestand.

> „This universe of discourse is constituted by a group of individuals [...] A universe of discourse is simply a system of common or social meanings." (Mead 1934, S. 89)

Und dieses System gemeinsamer oder gesellschaftlicher Bedeutungen setzte für Mead immer ein Set aus „signifikanten Gesten oder Symbolen" (ebd. S. 89) voraus, die nur von Menschen entwickelt werden konnten, „die an einem gemeinsamen gesellschaftlichen Erfahrungs- und Verhaltensprozess" (ebd. S. 89) teilgenommen hatten. Damit strukturiert und stabilisiert dieses „Universum aus Diskursen" immer auch gemeinschaftlich vereinbarte Redeweisen und „stiftet" so gemeinsamen Sinn. Im Anschluss an Mead hatte dann sein Schüler Herbert Blumer (1900–1987) diese Theorie als *„Symbolischen Interaktionismus"* weiterentwickelt und so bekannt gemacht, dass sie in der nordamerikanischen Soziologie der Chicagoer Schule lange zur Grundlage soziologischer Welterklärung wurde.

Eine ähnliche Basis für die sich am Ende des 19. Jahrhunderts gerade erst entwickelnde akademische Disziplin der Soziologie schuf der Genfer Linguist Ferdinand de Saussure (1857–1913). Sein eher sprachwissenschaftlicher Ansatz begründete in Frankreich das, was sich später – unabhängig von der nordamerikanischen und deutschen Entwicklung innerhalb der Soziologie – als *Strukturalismus* etablieren sollte (s. u.). Genau genommen müsste die vermehrte geisteswissenschaftliche Beschäftigung mit der Sprache zu Beginn des 20. Jahrhunderts aber aus strenger sprachphilosophischer Sicht eher als linguistische „Akzentuierung" denn als „Wende" betrachtet werden. Denn von der in Kants transzendentalphilosophischem Ansatz geforderten Radikalität, erst einmal eher behutsam nur von der *Bedingung der Möglichkeit* der Erkenntnis durch die Sprache auszugehen, waren viele der geisteswissenschaftlichen Ansätze weit entfernt. Mit ihrem unbändigen Willen zur Vorstellung und ihrer überschwänglichen Zeige-Lust kamen sie alle dann doch irgendwann „zum Schluss" und erklärten, „was der Fall" sein sollte. Dass sie sich dabei aber immer *mitten in der Sprache* befanden, in jenem Netz aus „zum-Schluss-gekommener", selbstverfasster Entitäten, fiel erst Wittgenstein in seinem „zweiten" Nachdenken über die Sprache auf. Und erst als der Strukturalismus in der zweiten Hälfte des 20. Jahrhunderts von seinen eigenen Anhängern überwunden wurde, konnte Derrida zeigen, wie „gewalttätig" wir jenes Archiv zu verstecken suchen, das uns letztendlich die Haltlosigkeit unseres sprachlich konstruierten Netzes aus Entitäten vor Augen führen müsste. Erst die Demaskierung dessen, was wir anscheinend aus dem Nichts heraus zu dem machen, was angeblich „der Fall sein soll", könnte man tatsächlich als eine „Wende" bezeichnen. Und so könnte man an dieser Stelle bereits vorsichtig fragen, an welcher Stelle denn in den Gesundheitswissenschaften solch ein „linguistic turn" stattgefunden haben könnte. Wenn es die Einführung der Teil-Disziplin der Gesundheitskommunikationsforschung um das Jahr 2000 herum sein sollte, dann müssen am Ende dieser Arbeit jene kritischen Fragen nach dem Inhalt dieses *turns"* wieder aufgenommen werden. Bis dahin gilt es noch, jenen Weg vom Strukturalismus zum Post-Strukturalismus aufzuzeigen und den Wert und die Bedeutung Wittgensteins für den sogenannten „linguistic turn" herauszuarbeiten.

7.1 Ferdinand de Saussure: Zwischen Lautbild und Realität steht ein Zeichen

Entgegen dem Mainstream der vergleichenden historischen Sprachwissenschaft des 19. Jahrhunderts versuchte Ferdinand de Saussure, sich wieder an Humboldt zu orientieren, und er unterstrich wie kein anderer Linguist vor ihm „die philosophische Problematik einer Wissenschaft von der Sprache" (Stetter 1996, S. 421). Doch wollte er damit nicht etwa die Vielschichtigkeit der philosophischen Betrachtungsweisen der Sprache in die Linguistik einführen, sondern nach einer erfolgreichen Abtrennung dieser philosophischen Problematiken von der Linguistik den übriggebliebenen „Rest" als eine exakte, objektive Sprach-Wissenschaft betreiben. Dass sein präziser „Abtrennungsversuch" letztendlich die philosophischen Probleme dafür nur noch umso stärker hat hervortreten lassen und er den Strukturalismus sogar als *die* Basis für die neue akademische Disziplin der Soziologie etabliert hatte, ist vielleicht eine der bedeutsamsten nichtintendierten Nebeneffekte seines Schaffens.

Was war geschehen? Bereits in sehr frühen Jahren erkannte Saussure, dass sich die Linguistik als eine eher trügerische und zweideutige Wissenschaft erwies, die sich sehr schwer damit tat, gleich mit einer ganzen Reihe von eigentümlichen Dichotomien ihres Gegenstandes umzugehen. Bis weit in die zweite Hälfte des 19. Jahrhunderts hinein war die Linguistik ganz gut damit gefahren, als historisch-vergleichende Sprachwissenschaft die Verwandtschafts- und Abstammungsverhältnisse einzelner Sprachfamilien wie einen organischen Prozess des Wachsens und Verfallens zu betrachten. Vor allen wollte sie eine empirische Wissenschaft sein und da störten selbstverständlich alle ungeklärten Unbestimmtheiten, die

die Sprache nun einmal in ihrer Referenz zum lebenden Subjekt auf der einen und zur behaupteten Mannigfaltigkeit der Natur auf der anderen Seite mit sich brachte. Sprache musste – so die Vision Saussures – eine beobachtbare Struktur besitzen, in der sich alle differenziellen Beziehungen als strukturelle Merkmale eines Systems deutlich beschreiben lassen. Und so begann Saussure, die Sprache in dichotome Aspekte einzuteilen, die seiner Meinung nach so eher zu einer objektiven Bearbeitung tauglich waren. Zuerst begann er damit, die menschliche „Rede" *(langage)* in einen konkret individuellen sprachlichen Akt des Sprechens *(parole)* und einen sozialen, allgemein vereinbarten Teil *(langue)* zu unterteilen. Die soziale Sprache *(langue)* war zwar immer mit auf die konkrete menschliche Rede *(parole)* angewiesen und mit ihr verbunden, doch ging es Saussure für die wissenschaftliche Herausarbeitung einer Struktur der Sprache mehr um das System der Sprache als „sozialer Institution" als um die recht ambivalente, individuelle Rede. Die Sprache, so formulierte Saussure 1915, ...

> „[...] ist ein Schatz, den die Praxis des Sprechens in den Personen, die der gleichen Sprachgemeinschaft angehören, niedergelegt hat, ein grammatikalisches System, das virtuell in jedem Gehirn existiert, oder vielmehr in den Gehirnen einer Gesamtheit von Individuen; denn die Sprache ist in keinem derselben vollständig, vollkommen existiert sie nur in der Masse." (Saussure 2001, S. 16)

Die menschliche Rede *(langage)* ließ sich aber noch in zwei weitere Aspekte unterteilen. So besitzt jeder geäußerte Laut immer einen physikalisch-akustischen Aspekt, den wir als Schallwelle messen könnten, und einen physikalisch-biologischen Aspekt, der als seine Ursache in der Regel die mehr oder weniger motivierten Bewegungen eines Stimmorgans hat. Zu diesem akustischen Laut haben wir dann aber immer auch die psychische Vorstellung eines Lautbild-Ideals in unserem Kopf, an dem wir uns orientieren, wenn wir uns akustisch verständigen wollen. Diese beiden Aspekte der menschlichen Rede, das Lautbild-Ideal und das akustische Ereignis, stellten Saussure aber vor das Problem, dass er damit nur die Referenzseite der Sprache zu dem Subjekt aufgezeigt hatte, nicht aber die Referenz der Sprache zu den Dingen, die das Subjekt mit seinen Äußerungen beschreiben möchte. Beide Aspekte ließen sich auch nicht getrennt voneinander bearbeiten, denn sie waren zwei Seiten ein und derselben Medaille. Beide Aspekte dieser Dichotomie sah Saussure aber vereint in dem, was er das „Zeichen" nannte. Der sozial institutionalisierte Teil der menschlichen Rede, den Saussure Sprache *(langue)* nannte und den er nach wissenschaftlichen Kriterien einteilen und beobachten wollte, setzte sich für Saussure aus einem „System aus Zeichen" zusammen. Saussure betonte, dass sich die Sprache nicht aus einzelnen Wörtern zusammensetzt, sondern aus Zeichen, die auf etwas anderes *verweisen* sollen und für die zu diesem Zweck wiederum etwas

Weiteres *hergenommen* wurde. Betrachten wir zuerst den Teil des Zeichens, bei dem etwas hergenommen wurde, dann fällt auf, dass für dieses Hergenommene oder für dieses Konzept, das Saussure als „Vorstellung" bezeichnete, eine Übereinkunft erforderlich war, die irgendwie sicherstellen musste, dass diese Vorstellung, egal wie und wo wir sie sprachlich verwenden wollten, immer mit ein und demselben entsprechenden Lautbild-Ideal in unserem Kopf verbunden war. Zwar konnte man in einer anderen Sprache ein anderes Lautbild-Ideal benutzen, aber das hatte Saussure ja oben in dem Zitat bereits festgelegt, dass es hier erst einmal nur um die Angehörigen ein und derselben Sprachgemeinschaft gehen sollte. In einem Zeichen verbindet sich mit Saussure demnach immer ein Lautbild-Ideal mit einem vereinbarten, vorgestellten Konzept.

Nun besteht aber die Schwierigkeit dieser „herbei-genommenen" und vereinbarten Lautbild-Ideal-Konzept-Kombination, dass das, was hier mit dem Zeichen *bezeichnet* werden soll, darin noch gar nicht vorkommt. Zu diesem Zweck legte Saussure fest, dass die Konzeptseite des Zeichens als „Signifikat" beschrieben werden soll, als der Teil des Zeichens also, der auf etwas anderes Reales oder Abstraktes verweist. Der andere Teil des Zeichens, der das Lautbild-Ideal enthielt, sollte als „Signifikant" bezeichnet werden und damit jene Antriebsseite beschreiben, die etwas anderes bezeichnen will. In dieser Zeichentheorie kann weder das vereinbarte Konzept alleine existieren, denn es bedarf stets der konkret ausformulierten Rede mit ihrem Bezug zur psychischen Lautbild-Ideal-Seite des Menschen, noch macht es Sinn, sich die Lautbild-Ideal-Seite des Zeichens isoliert vorzustellen, da es dann – ohne sozialen Bezug – keinen Anlass gäbe, sich überhaupt an irgendein Ideal halten oder hervorbringen zu müssen. In der menschlichen Rede mussten Zeichen demnach immer vereinbart werden, und dies geschah für Saussure als sozialer Aushandlungs-Prozess. Das vereinbarte Zeichen konnte damit auch nicht Repräsentant irgendwelcher Vorgänge in der Natur sein. Saussure wehrte sich „massiv gegen das sogenannte Repräsentationsmodell der Sprache, gegen die Vorstellung einer quasi-natürlichen Beziehung zwischen Signifikant und Signifikat" (Joas & Knöbl 2011, S. 481). Saussure hatte immer wieder betont, dass diese Beziehung zwischen Signifikat und Signifikant wie durch ein Band zwar beliebig und „frei", aber „durch keinerlei natürlichen Zusammenhang motiviert sei" (Posselt & Flatscher 2016, S. 203). Diese „Arbitrarität" des Zeichens, wie Saussure sie nannte, bedeutete nun aber nicht, dass hier – wie wir es im Deutschen vorschnell mit „willkürlich" übersetzen würden – reine Willkür bei der Einrichtung der Verbindung von Lautbildern und Vorstellungen geherrscht hatte. Saussure sah schon, dass der Prozess des Einrichtens unterschiedlich motiviert sein konnte, nur handelte es sich für ihn um einen historischen Vorgang, dessen Anfang wir nicht mehr überprüfen könnten und der keine „natürliche" Verbindung zwischen Signifikat und Signifikant zugrunde lag.

Um es aber noch einmal zu betonen: Saussure wollte die ambivalente Referenz zum Individuum und die schwierige Diskussion um die realitätsabbildende Funktion des Zeichens umgehen und setzte das Zeichen *zwischen* Subjekt und Natur-Objekt, um es so losgelöst aus beiden Referenzen wissenschaftlich untersuchen zu können. Dieser Vorgang hatte seine Vorbilder u. a. auch bei Husserl, der mit dem Begriff des „Phänomens" ebenfalls etwas schaffen wollte, was zwischen Individuum und Natur stehen sollte. Und auch der Begriff des „Diskurses" später bei Foucault wird zwar wieder in Referenz zu Subjekt und Objekt diskutiert werden, behält aber eine relativ selbstständige Funktion in Foucaults Theorie. Ähnliches findet man bei Luhmanns Vorstellung von „Kommunikation", die er sich stets als unabhängig vom Menschen denkt und als *zwischen* den Menschen verortet sieht. Das „Zeichen" bei Saussure konnte innerhalb eines sprachlichen Systems aber bislang noch nicht als eine eigenständige Entität für sich selbst existierend erklärt werden, denn aus den klassischen Erklärungszusammenhängen zum Subjekt und Objekt war es ja gerade herausgelöst worden. Saussure sah nun aber, dass das Zeichen stets mit anderen Zeichen in einer unauflöslichen Beziehung zueinander stand und dass nur durch diese Beziehung zu den anderen Zeichen des Sprachsystems ein Zeichen selbst überhaupt erklärt werden konnte. Und genau dieses Beziehungsgeflecht sollte der Gegenstand der saussureschen Sprachwissenschaft werden und nicht ihre außersprachlichen Referenzen. Sprache – so dachte Saussure – könne man nämlich nicht länger als Funktion von etwas anderem betrachten, sondern komme jetzt selbst in den Blick der Wissenschaft. Um Sprache als System von Zeichen zu verstehen, könne man sie daher nur noch „relational" verstehen (Joas & Knöbl 2011, S. 483) und müsse demnach dieses relationale System von Beziehungen untersuchen. Dann produzierte nämlich nicht mehr das Subjekt die Bedeutung, sondern die Bedeutung ließ sich – so die Vorstellung Saussures – aus der besonderen Konstellation, aus der *Struktur* der Beziehungen der Zeichen zueinander, erklären. In diesem französischen Sonderweg der Linguistik konnte jetzt auch die Hermeneutik, mit ihrer starken Betonung des Subjekts bei der Herstellung einer im Grunde immer „unabgeschlossenen" Bedeutung, beiseitegelegt werden. In der Folge kam es in Frankreich dann zu heftigen Auseinandersetzungen zwischen denjenigen, die das Subjekt stets „loswerden" wollten, und jenen Vertretern des Subjekts, wie Jean-Paul Sartre (1905–1980), der Zeit seines Lebens gegen jede Art der Selbst- und Fremdverleugnung des Subjekts angegangen war.

Nimmt man sich nun die einzelnen Gedankengänge Saussures vor, so wird deutlich, dass er natürlich nicht als Erster von Signifikat und Signifikanten gesprochen hatte. Die grundlegenden sprachphilosophischen Probleme, die Saussure umgehen wollte, waren – wie im Verlauf dieser Arbeit aufgezeigt wurde – bereits vor mehr als 2000 Jahren erörtert worden. So konnte bereits zu Beginn dieser Arbeit bei Sokrates und Aristoteles gezeigt werden, dass Worte *nur* Zeichen für die Dinge sind, die wir gemeinsam vereinbart hatten. Und später unterschieden die Stoiker in ihrer Zeichentheorie zwischen dem, was dem Vorgang des Bezeichnens „körperlich" zugrunde liegt, und dem, was uns dann „unkörperlich" als Resultat des Bezeichnens zur Verfügung stand. Die Stoiker legten auch fest, dass das *Bezeichnende* die Stimme, die Schrift oder der Verstand sein könne und uns unabhängig davon das *Bezeichnete* in Form einer „Bedeutung" zur Verfügung steht. Von beiden Begriffen unterschieden die Stoiker dann noch das, was konkret als Dinge in der Außenwelt „bezeichnet" werden sollten (s. o. Hülser 1996). Für Saussure bedurfte es immer einer *sozialen* Verabredung, die das Zeichen innerhalb einer Gemeinschaft eben *so und nicht anders* erschallen ließ, und es brauchte immer eine weitere Verabredung, um diesem Schallereignis immer nur eine bestimmte und keine andere Bedeutung zuzuschreiben. Aber auch auf diesen Sachverhalt hatte Sextus Empirikus bereits in seiner achten Trope (s. o.) hingewiesen, wenn er davon sprach, dass die getroffene Unterscheidung zwischen dem Zeichen, das für etwas anderes stehen soll, und dem, was es als Sache in der Außenwelt vertreten sollte, immer nur als eine besondere Beziehung, sprich als eine Relation, ausgedrückt werden konnte.

Am deutlichsten aber hatte Augustinus von Hippo das saussuresche, dichotome Zeichenmodell bereits um 400 n. Chr. vorweggenommen, als er davon ausgegangen war, dass Wörter als Zeichen allenfalls die Aufmerksamkeit auf reale Dinge oder abstrakte Sachverhalte lenken können, diese aber nicht mit ihnen selbst in irgendeiner Weise identisch sind. Auf der anderen Seite sah Augustinus, dass Wörter als Zeichen selbst zwar auch als Sachverhalte behandelt werden könnten, denen man dann „meta-sprachlich" Aufmerksamkeit schenken könnte, doch fragte sich Augustinus zu Recht, ob das Unterrichten von Sachverhalten, das ja nun einmal auf das Sprechen von Worten angewiesen war, überhaupt ein Ding in der realen Welt hinreichend verdeutlichen könne. Augustinus hatte sich dann aber von seiner sprachskeptischen Position entfernt und begann, doch eher unheilsam über Dinge zu sprechen, die noch nicht einmal irgendeine Referenz in der realen Welt hatten. Erst neunhundert Jahre nach Augustinus traute sich Raimundus Lullus, uns darauf aufmerksam zu machen, dass alles, was uns in der Realität begegnete, als eine *relationale* Subjekt-Objekt-Beziehung zu verstehen sei, in der keines der drei Teile „Subjekt", „Objekt" und „Beziehung" isoliert betrachtet werden könnte. Wer es dennoch versuchte, der schaffte sich „unlösbare Probleme" (Flasch 2011a, S. 446). Saussures Versuch schien erst einmal eine Erfolgsgeschichte zu werden, denn sie begründete innerhalb der französischen Sozialwissenschaften den *Strukturalismus*, der dann aber schon ein halbes Jahrhundert später – teilweise von seinen eigenen Vertretern – mit eben jenem Problem der Kontingenz und Ambivalenz so stark konfrontiert wurde, dass man von da an vom Post-Strukturalismus sprechen musste, wenn man auf das nicht enden wollende, ambivalente und unmöglich zu beschreibende „Wurzelgeflecht" *(rhizom)* (Deleuze & Guattari 1977) aus Strukturen und ihren Referenzen zu sprechen kam. Wenn man über die Sprache reden wollte, war das Kontingenz-Problem eben einfach nicht loszuwerden.

Doch noch bevor die strukturalistische Idee des Linguisten Saussure sich innerhalb der Soziologie selbst zu dekonstruieren begann, übernahm der französische Soziologe Claude Lévi-Strauss (1908–2009) erst einmal den Ansatz Saussures und übertrug ihn auf die Soziologie und die Ethnologie und versuchte – vergleichbar mit Saussures Suche nach den Strukturen im Sprachsystem –, nach den „unbewussten Strukturen des menschlichen Geistes und der menschlichen Kultur" (Joas & Knöbl 2011, S. 486) zu forschen. Die Kultur sah Lévi-Strauss als ein System von Regeln und Normen an, die wir uns gegenseitig sprachlich vermitteln, und „das Fehlen von Regeln scheint uns das zuverlässigste Kriterium zu sein, um einen natürlichen von einem kulturellen Prozeß zu unterscheiden" (Lévi-Strauss 1993, S. 51). Wenn der Mensch sich also aus einem Meer von Zufällen – wie sie in unbeschreiblicher, universaler Fülle in der Natur zu finden waren – eine Struktur herbeiredete, indem er eine Regel verabredete, dann lag für Lévi-Strauss Kultur vor. Untersuchte man also jene bewussten und unbewussten relationalen Strukturen einer Kultur, die das Soziale erst möglich werden ließen, dann könne man – wohlgemerkt ohne irgendeine Referenz zum Subjekt – das Soziale mit den Mitteln einer objektiven Wissenschaft erkennen und Soziologie als exakte Naturwissenschaft betreiben. Auch für Lévi-Strauss fand das soziale Miteinander der Menschen als ein Lesen und Austauschen von sprachlich vereinbarten Symbolen statt. Und das Symbolische konnte uns dabei in unterschiedlichen Formen entgegentreten, die wir als Regeln oder Normen bezeichneten, als Rituale, als Kunst, als Wissenschaft oder als Religion.

> „Wenn, wie wir meinen, die unbewusste Tätigkeit des Geistes darin besteht, einem Inhalt Formen aufzuzwingen, und wenn diese Formen im Grunde für alle Geister, die alten und die modernen, die primitiven und die zivilisierten [...] dieselben sind – wie die Untersuchung der symbolischen Funktion, wie sie in der Sprache zum Ausdruck kommt, überzeugend nachweist –, ist es notwendig und ausreichend, die unbewusste Struktur, die jeder Institution oder jedem Brauch zugrunde liegt, zu finden, um ein Interaktionsprinzip zu bekommen, das für andere Institutionen und andere Bräuche gültig ist, vorausgesetzt natürlich, dass man die Analyse weit genug treibt." (Lévi-Strauss 1997, S. 35)

Lévi-Strauss ging davon aus, dass sich uns diese unterschiedlichen Formen, seien es nun Bräuche, Wissenschaft oder Religion oder nur Höflichkeitsformen, alle als sogenannte „Mythen" einer bestimmten Kultur begegnen. Dabei verabreden die Menschen diese Mythen nicht immer bewusst, und dennoch sind es die jeweiligen Mythen einer Kultur, die das Denken innerhalb dieser Kultur mitbestimmen. Lévi-Strauss hatte nach zahlreichen Studien der nord- und südamerikanischen indigenen Bevölkerung in seinem vierbändigen Werk „Mythologica I–IV" (Lévi-Strauss 2008) mehr als achthundert unterschiedliche Mythen ausgemacht, die in jeweils unterschiedlichen Kulturen erdacht worden sind. Dabei galt auch für die Mythen, was bei Saussure für das Zeichen galt: Mythen erklären sich nicht durch ihre Inhalte, sondern durch die besondere Art der Beziehung, in der sie zu anderen Mythen stehen. Damit wird aber bereits deutlich – und dies wird später u. a. zum Ende des strukturalistischen Denkens beitragen –, dass sich die erdachten Mythen und die ihnen zugrunde liegenden sozialen Strukturen gar nicht auf eine erfahrbare Realität beziehen mussten, sie andererseits aber die Wirklichkeit, in der die Menschen lebten, liebten und arbeiteten, maßgeblich mit konstruierten. So wie das wissenschaftliche Denken konnte nämlich auch das magische Denken einer bestimmten Logik und Systematik unterworfen sein und rekursiv als Kulturpraktik auf das Denken der Menschen in dieser Kultur zurückwirken.

> „Das magische Denken ist nicht ein erster Versuch, ein Anfang, eine Skizze, der Teil eines noch nicht verwirklichten Ganzen; es bildet ein genau artikuliertes System und ist in dieser Hinsicht unabhängig von dem anderen System, das die Wissenschaft später begründen wird, abgesehen von der formalen Analogie, die sie beide einander näher bringt und die aus dem ersten eine Art metaphorischen Ausdrucks der letzteren macht. Anstatt also Magie und Wissenschaft als Gegensätze zu behandeln, wäre es besser sie parallel zu setzen, als zwei Arten der Erkenntnis, die zwar hinsichtlich ihrer theoretischen und praktischen Ergebnisse ungleich sind […], nicht aber bezüglich der Art der geistigen Prozesse, die die Voraussetzungen beider sind und sich weniger der Natur nach unterscheiden als auf Grund der Erscheinungstypen, auf die sie sich beziehen." (Lévi-Strauss 1979, S. 25)

Damit hatte Claude Lévi-Strauss in Frankreich selbst eine ganze Kultur strukturalistischen Denkens losgebrochen. So untersuchte der Schriftsteller und Philosoph Roland Barthes (1915–1980) die kulturellen Alltagsmythen der Werbung und der Mode unseres Jahrhunderts. Der Psychoanalytiker Jacques Lacan (1901–1980) verstand den Begriff des Unbewussten in der Psychoanalyse ähnlich strukturiert, wie Saussure die Struktur der Sprache erklärte. Auch dem Unbewussten lag bei Lacan eine „symbolische Ordnung" zugrunde, die ebenfalls in herrschaftlicher Manier auf den Menschen gestalterisch einwirkte. Für den Philosophen Louis Althusser (1918–1990) sind es die Produktionsverhältnisse und die marxistische Ideologie wie auch jede andere Ideologie, die mit ihren jeweils eigenen Strukturen und Merkmalen Macht und Herrschaft über den Menschen ausübten. Der Philosoph Gilles Deleuze (1925–1995) und Psychoanalytiker Félix Guattari (1930–1992) werden Jacques Lacans und Sigmund Freuds Ansätze der Psychoanalyse als eine Form der typischen westlichen Konservierung kapitalistischer Herrschaft und Unterdrückung bezeichnen und die damit verbundene „Mangel"-Rhetorik der Psychoanalyse als Teil der Herrschaftssicherung entlarven. Zur selben Zeit etwa wird Michel Foucault (1926–1984) im Jahr 1961 die Mechanismen der gesellschaftlichen Exklusion des „Wahnsinns" in seinem ersten, großen Hauptwerk „Wahnsinn und Gesellschaft" untersuchen:

> „Der abendländische Mensch hat seit dem frühen Mittelalter eine Beziehung zu etwas, das er vage benennt mit: Wahnsinn, Demenz, Unvernunft. Vielleicht verdankt die abendländische Vernunft einiges von ihrer Komplexität gerade dieser Daseinsform [...]. Auf jeden Fall stellt das Verhältnis von Vernunft und Unvernunft für die Kultur des Abendlandes eine der Dimensionen ihrer Ursprünglichkeit dar." (Foucault 1973b, S. 9)

Foucault wird mit seiner Untersuchung der Macht, mit seinem Beitrag zur Ordnung des Diskurses und mit seiner Methode der Wissens- und Diskurs-Archäologie gleich eine ganze Reihe Themen erarbeiten, die alle mit dem zu tun haben werden, was Nietzsche das „zutiefst Menschliche" nannte. Bei näherer Betrachtung beschäftigt sich Foucault aber im Grunde stets mit Themen, die heute ohne Weiteres als zutiefst gesundheitswissenschaftliche Probleme bezeichnet werden könnten. Seine Rezeption innerhalb der Gesundheitswissenschaften in Deutschland blieb aber eher marginal. In der Fortführung der Gedanken seines Lehrers George Canguilhem (s. o.) arbeitete Foucault aber genau an jenem sprach-archäologischen Zugang zur Wissenschaft vom Leben, die eben nicht auf die vordergründige Erkennbarkeit des Lebendigen hereinfiel, sondern auf Irrtümer, Überraschungen und kontingente Erfahrungen gefasst war und die sich stets der epistemologischen Grenzen ihrer eigenen „Begriffs-Produktionen" bewusst war. Zusammen mit Jean-François Lyotard (1924–1998) und Jacques Derrida (1930–2004) und den oben erwähnten weiteren französischen Strukturalisten werden dann etwa im letzten Viertel des 20. Jahrhunderts Foucaults Arbeiten den Übergang vom Strukturalismus zum Post-Strukturalismus markieren.

7.2 Ludwig Wittgenstein: Alles nur mannigfaltige Sprachspiele

Ludwig Wittgenstein (1889–1951) wird als einer der bedeutendsten Vertreter derjenigen Philosophen bezeichnet, die den „linguistic turn" letztendlich mit verursacht hatten. Dabei war sein *erster Versuch* eher die Fortführung einer analytisch-logischen Sprachphilosophie, wie sie Gottlob Frege (1845–1925) und Bertrand Russel (1872–1970) vorangetrieben hatten. Und wenn man es genau nimmt, hatte Wittgenstein mit jenem ersten Anlauf versucht, einen *positivistischen* Ansatz innerhalb der Sprachphilosophie zu etablieren. Auguste Comte (1798–1875) hatte den Begriff des Positivismus aus einer optimistischen Philosophie der Aufklärung heraus entwickelt, in der allein positiv bestimmbare Tatsachen – so wie sie in den Naturwissenschaften bearbeitet wurden – zur Grundlage philosophischen Denkens werden sollten. Dann würden auch soziale Tatsachen wie eine „soziale Physik" positiv bestimmbar und berechenbar werden, womit Comte in der Rückschau als Gründervater des soziologischen Denkens bezeichnet wird. Die historische Entwicklung der Gesellschaft sah Comte – in etwa vergleichbar mit dem Fortschreiten der naturwissenschaftlichen Erkenntnis – als eine Entwicklung, die aus einem *religiösen* Stadium am Ende der Moderne in ein *metaphysisches* Stadium übergegangen war, das nun aber – zu Beginn des 19. Jahrhunderts – von einem *(natur-) wissenschaftlichen* Stadium als der höchsten Entwicklungsstufe abgelöst wurde. Diese starke Betonung des Positiven, aus dem heraus sich allein wahre Aussagen ableiten lassen, findet sich in Wittgensteins erstem Versuch wieder, den er 1921 in seinem Werk *„tractatus logico-philosophicus"* veröffentlichte. Der geborene Wiener hatte zuerst in Berlin ein Ingenieurestudium begonnen, bevor er sich der Philosophie zuwandte und 1912 nach Cambridge wechselte, um bei Bertrand Russel Philosophie zu studieren. Auf knapp 80 Seiten schrieb er mehr im Telegrammstil sein Werk aus dem festen Glauben heraus, die meisten Probleme der Philosophie sind deshalb entstanden, weil die Philosophie in dem, was sie eigentlich metaphysisch aussagen möchte, die Grenzen des Sagbaren überschreiten würde. Im Vorwort seines Werks gibt Wittgenstein einen kurzen Überblick über sein Vorhaben:

> „Das Buch behandelt die philosophischen Probleme und zeigt – wie ich glaube – daß die Fragestellung dieser Probleme auf dem Mißverständnis der Logik unserer Sprache beruht. Man könnte den ganzen Sinn des Buches etwa in die Worte fassen: Was sich überhaupt sagen läßt, läßt sich klar sagen; und wovon man nicht reden kann, darüber muß man schweigen. Das Buch will also dem Denken eine Grenze ziehen, oder vielmehr – nicht dem Denken, sondern dem Ausdruck der Gedanken: Denn um dem Denken eine Grenze zu ziehen, müßten wir beide Seiten dieser Grenze denken können (wir müßten also denken können, was sich nicht denken läßt). Die Grenze wird also nur in der Sprache gezogen werden können und was jenseits der Grenze liegt, wird einfach Unsinn sein." (Wittgenstein 1969, S. 7f.)

Dabei war das Unaussprechliche, das hinter dieser Grenze liegen sollte und das er hier etwas lapidar als Unsinn bezeichnete, für Wittgenstein – wie er in einer späteren Veröffentlichung schrieb – nicht ganz ohne Bedeutung, denn „das Unaussprechliche (das, was mir geheimnisvoll erscheint und ich nicht auszusprechen vermag) gibt vielleicht den Hintergrund, auf dem das, was ich aussprechen konnte, Bedeutung bekommt" (Wittgenstein 1987, S. 38). Dies relativierte den „Unsinn" ein wenig und ist eher dem zweiten Anlauf Wittgensteins zuzurechnen, den er etwa ab 1936 zu schreiben begann und der in seinem posthum veröffentlichten Werk „*Philosophische Untersuchungen*" mündete. In seinem ersten Anlauf jedoch waren für Wittgenstein „alle ethischen, ästhetischen oder metaphysischen Sätze [...] unsinnige Sätze, da sie sich nicht auf eindeutige Sachverhalte in der Wirklichkeit beziehen ließen" (Ruffing 2007, S. 223). Er sah aber auch in der Tradition Kants, dass die Welt sich für den Menschen in der Gesamtheit aller Tatsachen ausdrücken ließ, von denen wir uns immer nur Bilder machen (Wittgenstein 1969, S. 11f.), die mit den Dingen verbunden sind, die Dinge aber nicht notwendigerweise zum Ausdruck bringen. Aus dem Tatsachen-Bild allein, das wir uns von den Dingen gemacht haben, können wir daher auch gar nicht erkennen, ob dieses Ding nun genau, relativ genau oder möglicherweise gar nicht wiedergegeben wurde. In Wittgensteins Tagebucheintragung vom 31.10.1914 kann man dazu dann etwas präziser lesen, dass die einmal bestimmte Tatsache zwar das Ding nicht „abbildet", dennoch bestimme es, „wie die Wirklichkeit mit dem Bild verglichen werden muss" (Wittgenstein 1961, S. 22). Sie bleibt immer eine bestimmte Form, die in sich logisch sein mochte, die aber innerhalb eines möglichen Strukturzusammenhangs aller möglichen Tatsachen theoretisch auch anders hätte ausfallen können. Stefan Majetschak (1996) versucht, Wittgensteins Gedankengang dazu folgendermaßen zusammenzufassen:

> „Wenn wir Bilder der Wirklichkeit entwerfen, versuchen wir stets, die aus dem Möglichkeitsspektrum der logischen Form der Wirklichkeit jeweils realisierte Struktur eines Sachverhalts innerhalb der Grenzen einer besonderen Abbildungsform in die Struktur einer bildlichen Zeichenordnung hineinzubilden." (Majetschak 1996, S. 371)

Während Majetschak hier bereits Wittgensteins späteren Fokus auf die Rekursivität des „Nicht-aus-der-Sprache-Könnens" andeutet, behauptete Wittgenstein in seinem frühen Werk noch eine Art Analogie zwischen der Welt der Tatsachen, die wir uns von den Dingen erzählen, und der Welt der Dinge selbst. Eine derartige Analogie hatte bereits Leibniz vermutet, für den die Ordnung der Zeichen auf eine vergleichbare Ordnung der Dinge hindeutete (s. o.). Neben diesen eher dem positivistischen Anspruch geschuldeten Annahmen ist Wittgensteins erstes Werk aber durchzogen von skeptischen Betrachtungen, die z. B. aufmerken lassen, dass wir in unserer „Umgangssprache" trotz unseres Bemühens um Bestimmtheit im Ausdrücken der Tatsachen oftmals „stillschweigende Abmachungen" voraussetzen, die in Form von Verkleidungen der Gedanken daherkommen. Und Wittgenstein sah in dem Zusammenhang auch, dass diese „stillschweigenden Abmachungen" für ein „Verständnis der Umgangssprache enorm kompliziert [sind]" (Wittgenstein

1969, S. 32). Daher sollte es nach Wittgensteins Auffassung die Aufgabe der Philosophie sein, nicht etwa selbst metaphysische Sachverhalte zu erörtern, sondern mit Nachdruck darauf hinzuweisen, dass weder die Welt der Metaphysik noch die Welt der Physik mit den Mitteln der Sprache angemessen ausgedrückt werden könne. Damit hatte die Philosophie für Wittgenstein einen sehr präzisen Auftrag erhalten:

> „Die Philosophie ist ein Kampf gegen die Verhexung unseres Verstandes durch die Mittel der Sprache." (Wittgenstein 1984c, S. 299)

Wittgenstein unterbrach seine philosophischen Arbeiten dann für fast zehn Jahre und begann die Arbeit an seinem zweiten großen Werk, den „Philosophischen Untersuchgen" mit dem Eingeständnis, „schwere[n] Irrtümer[n] [...] in jenem ersten Buche" (Wittgenstein 1984c, S. 232) erlegen zu sein. Die brachten ihn nun aber zu der Einsicht, dass er in seinem ersten Werk einer falschen und zu idealistischen Vorstellung von der Verwendung der Sprache nachgegangen war. Denn wenn man versucht, irgendeine Analogie zwischen der Welt der Sprache und der der Dinge zu behaupten, müsste man diese immer mit den Mitteln der Sprache erledigen, und dann hat das Dargestellte eben nur sich selbst dargestellt und nicht etwas, was außerhalb der Möglichkeiten der Darstellungsformen der Sprache lag.

> „Ich kann mit der Sprache nicht aus der Sprache heraus." (Wittgenstein 1984b, S. 55)

Damit *trägt* die Sprache für Wittgenstein immer nur ein aus sich selbst heraus erzeugtes System aus Zeichen, Symbolen und Sätzen mit denen ihnen jeweils eigenen sprach-logischen Dynamiken *an die Dinge heran*. Es existiert aber keine „Wirkung" *aus* den Dingen *heraus*, die irgendeine Logik der Sprache determinieren könnten. Damit gab Wittgenstein auch ein früheres Vorhaben auf, das darauf aus war, dass mit der „Bereinigung" der Sprache letztendlich auch eine Welt der Dinge erfasst werden könne. Gerade in dem alltäglichen Gebrauch der Sprache entdeckte Wittgenstein in seinem zweiten Anlauf nicht nur *eine*, sondern *viele Wurzeln*, die so komplex, vielschichtig und vieldeutig miteinander verwoben zu sein schienen, dass er glaubte, nicht einmal mehr den Begriff der „Sprache" selbst hinreichend erklären zu können. Seine vorherige Annahme, bei der jedes Wort noch eine bestimmte Bedeutung hatte, gab Wittgenstein ebenfalls auf und er sah nun, dass diese Vorstellung ein Mythos war, der mehr Verschleierung hervorrief, als dass er Klarheit schaffte.

> „Hier ist es schwer, gleichsam den Kopf oben zu behalten, zu sehen, dass wir bei den Dingen des alltäglichen Denkens bleiben müssen, um nicht auf den Abweg zu geraten,

wo es scheint, als müssten wir die letzten Feinheiten beschreiben, die wir doch wieder
mit unseren Mitteln gar nicht beschreiben könnten." (Wittgenstein 1984c, S. 297)

Einen Ausweg aus dem Dilemma des „Nichtbeschreiben-Könnens" und eines im
alltäglichen Leben mit der Sprache dennoch „Umgehen-Müssens" schaffte sich
Wittgenstein mit dem Begriff des „Spiels" (Wittgenstein 1984c, S. 250). Der alltägliche Gebrauch der Sprache kam für Wittgenstein einer Art „Sprach-Spiel" gleich,
in dem wir bestimmten vereinbarten Regeln „folgen" konnten oder auch nicht.
Ein Spiel geschieht zwar nach bestimmten Regeln, doch steht es jedem Teilnehmer
innerhalb der Regeln frei, wie er mit seinen Mitteln dieses Spiel unwiderruflich
ausgestaltet wird. Wenn ich einen Ball einmal geworfen habe, kann ich zwar
den Wurf schwerlich rückgängig machen, doch irgendjemand könnte meinen
Ball auffangen oder auch nicht; er könnte dann den Ball einer beliebigen anderen
Person zuspielen, ihn liegen lassen „oder aufheben und in die Tasche stecken, etc."
(Wittgenstein 1987, S. 144). Das Spiel – vor aber allem das „Sprach-Spiel" – ist für
Wittgenstein zwar ein Begriff mit verschwommenen Rändern, für den im Grunde
kein essentieller Bedeutungskern vorhanden ist, was uns aber nie davon abgehalten
hat, Spiele zu erfinden und diese dann auch leidenschaftlich zu spielen. Dennoch
ist es in einem begrenzten Rahmen und für „erfundene" Spiele möglich – und das
obgleich das individuelle und recht schwer vorherzusagende Subjekt als Spieler mit
seinen mannigfaltigen Spiel-Interpretationen anwesend ist –, das zum Ausdruck
gebrachte, tatsächlich sich ereignende Spiel aus den Regeln und der Idee dieses
Spiels heraus zu beschreiben.

Wittgenstein änderte damit grundlegend die Richtung seiner ursprünglichen
Aufmerksamkeit von der *Bedeutung* der Zeichen und Wörter hin zu ihrem im
alltäglichen Leben stattfindenden mannigfaltigen *Gebrauch*. Bedeutungen – das
hatten wir schon vorher gesehen – müssen ihre Kausalketten irgendwann abrechen
und zum Schluss kommen. Erklärungen und Definitionen haben immer „irgendwo
ein Ende" (Wittgenstein 1984c, S. 238), ohne dass dabei allerdings ein alle möglichen, missverständlichen Bedeutungen ausschließender Sinn erreicht werden
könnte. Hier schimmert Sokrates' Idee durch, bei der wir, wenn wir bestimmen,
was ein Ding ist, ungleich mehr darüber sagen könnten, was es nicht ist. Dieses
unendliche „Was-es-nicht-ist" versucht Wittgenstein nun tatsächlich wieder ins
Spiel zu bringen. Erst der mannigfaltige und relationale Gebrauch eines Wortes
innerhalb des Sprachspiels könnte eine Bedeutung hervorbringen, aber sicher
ist nicht einmal diese Erklärung, denn „Relationalität" im Zusammenhang mit
„Sprache" deutet stets darauf hin, es mit mehr Möglichkeiten zu tun zu haben, als
ein Mensch bewältigen kann. Vom dem, was ein Ding alles nicht ist, könnten sich
in der Vorstellung unterschiedlicher „Sprachspieler" immer mal wieder kleine

Partikel in die gemeinsam vereinbarten Sprechweisen eines Dings einschleichen. Denn sobald wir Worte in unserer Sprache benutzen, agieren wir nach Wittgensteins Vorstellung wie kreative Spieler in einem Sprachspiel, indem wir die Regeln des Spiels zwar befolgen, aber stets stillschweigende kleinste Abweichungen zu diesen Regeln für uns selbst getroffen haben könnten. Für die meisten Spiele, die wir bewusst spielen, könnten wir Regeln benennen. Die Komplexität der Regeln des Sprachspiels zu durchschauen ist allerdings ungleich schwieriger. Wir „folgen" mit Wittgenstein innerhalb einer bestimmten Sprach-Praxis stets einer Regel, ohne dass uns die spezifische Regel dabei immer auch gleichzeitig bewusst ist.

> „Einer Regel folgen, eine Mitteilung machen, einen Befehl geben, eine Schachpartie spielen sind Gepflogenheiten (Gebräuche, Institutionen). Einen Satz verstehen, heißt eine Sprache verstehen. Eine Sprache verstehen, heißt, eine Technik beherrschen." (Wittgenstein 1984c, S. 199)

Es ist immer ein ganzes Bündel gesellschaftlicher „Gepflogenheiten", die wir verinnerlicht haben, und nur wenn jemand gegen irgendeine (Sprach-)Regel verstößt, wird uns bewusst, dass Menschen in der Vergangenheit diese Regeln einmal vereinbart haben mussten. Letztendlich sind es „Wortverwendungsgepflogenheiten" (Wittgenstein 1984c, S. § 654), deren individueller oder sozialer Ursprung zu ergründen faktisch misslingen muss, da wir von ihnen nur sagen können, *dass* wir ihnen folgen, aber nicht, in welcher Art und Weise jeder ganz persönlich diese Gepflogenheiten verinnerlicht hat. Diesen Umstand erklärte Wittgenstein mit einer weiteren interessanten Besonderheit seiner Idee des Sprach-Spielens. Allein an einem zur Sprache gebrachten „Ausdruck" könne man nicht klären, welcher Regel bzw. welchem Verständnis von „Einer-Regel-Folgen" derjenige, der da etwas zum Ausdruck gebracht hat, nun tatsächlich ganz privat in seinem Inneren gefolgt ist. Um das herauszufinden, müssten wir erstens wieder *Sprache anwenden*, und das bedeutet zweitens eine *gemeinsame Vereinbarung* darüber treffen, wann wir glauben, dass in einem bestimmten zur Sprache gebrachten Fall eine private Regelanwendung vorgelegen hat, und wann wir glauben, dass sie nicht vorgelegen hat.

> „Die unsägliche Verschiedenheit aller unserer tagtäglichen Sprachspiele kommt uns gar nicht zu Bewußtsein, weil die äußeren Formen unserer Sprache alles gleichmachen." (Wittgenstein 1984a, S. 467)

Aber dieses „Gleichmachen" der äußeren Formen unserer Sprache verhindert nicht nur, dass wir die Komplexität unserer tagtäglichen Sprachspiele durchschauen können, es verhindert – wie wir oben gesehen haben – auch, dass wir hinreichende Äußerungen über die unendlich verschiedenen Spielweisen unserer „Innerungen" treffen können. Damit können wir uns mit Wittgenstein immer nur ein unzulängliches Bild von dem machen, was wir gemeinhin als „Denken", „Verstehen", „Wissen" oder gar „Psyche" oder „Seele" bezeichnen. Letztendlich entscheiden gemeinsam verabredete Sprach-Spiel-Regeln darüber, was wir auf der einen Seite als ein „geäußertes" Verhalten bezeichnen werden, und weitere Sprach-Spiel-Regeln entscheiden darüber, was wir auf der anderen Seite uns als ein inneres, psychisches Korrelat dazu ausmalen werden. Für Wittgenstein kann es damit auch „keinen privilegierten sprachlichen Zugang zum eigenen Seelenleben geben" (Ruffing 2007, S. 228). Alle Versuche, unser ganz privates Seelenleben mit unserer Sprache einzuholen, würden sich immer nur innerhalb der Anwendungsgepflogenheiten unserer eigenen vereinbarten Sprachspiele ausdrücken lassen können, und wir müssten kontingenterweise annehmen, dass unendlich viele andere Ausdrücke auch hätten möglich sein können. Die Menschen, die in einem gänzlich anderen Kulturkreis aufgewachsen sind, könnten in ihren Gepflogenheiten „Äußerungen" oder „Innerungen" des Menschen in Bildern ausmalen und zu „Tatsachen" erklären, die mit unseren sprachlichen Ausdrucksgepflogenheiten gar nichts mehr gemein hätten.

Dieser Ansatz der Sprache relativiert zwar in der Tat alle Zusammenhänge von Subjekt, Sprache und Objekt, da von keinem souveränen Standpunkt aus das sogenannte „Bewusstsein", das „Weltwissen" oder das „Ding an sich" bestimmt werden kann. Andererseits weist uns Wittgenstein ganz genau darauf hin, dass dies eine Chance auf Veränderung ist, die wir spielerisch nutzen und ausprobieren sollten:

> „Und diese Mannigfaltigkeit ist nicht Festes, ein für allemal Gegebenes; sondern neue Typen der Sprache, neue Sprachspiele, wie wir sagen können, entstehen, andre veralten und werden vergessen [...] Das Wort 'Sprachspiel' soll hier hervorheben, daß Sprache ein Teil ist einer Tätigkeit, oder einer Lebensform." (Wittgenstein 1984c, S. 23)

Und diese Lebensform beinhaltete immer ein ganzes Set an „Kultur- und Körpertechniken, sprachlichen Ausdrucks- und Handlungsweisen, Grundüberzeugungen und Auffassungsmodi" (Posselt & Flatscher 2016, S. 150), die wir alle als selbstverständlich ansehen und in denen wir es uns so bequem gemacht haben, dass wir darüber gerne bereit sind, nicht nur ihre sprachlich vereinbarten Produktionsweisen zu vergessen, sondern vor allem unsere Fähigkeit und unsere unwiederbringliche Chance auf einen „anderen" als den „erwartbaren" Spielzug.

Wittgenstein hatte damit die soziale Praxis des Sprachgebrauchs vor jeder referentiellen Bedeutungstheorie der Sprache stark gemacht. Sprache war so weder deterministisch noch instrumentell für die Übermittlung von Informationen zu haben, denn sie war an kontingente Kontexte gebunden, mit denen unterschiedliche Gesprächspartner in ihrem Alltag bisweilen recht kreativ umzugehen pflegten. Mit Wittgenstein blieben nun aber auch die von Locke bereits zitierten „Gedanken" ein für alle Mal privat und „in unserer Brust" verborgen und verschlossen und für niemanden sichtbar (s. o.). Nur war das mit Wittgenstein kein physiologisches Problem des fehlenden „Zugangs" mehr, sondern die besonders komplexe und nur bedingt verlässliche Sprache selbst, mit der wir dieses Problem gerne gelöst hätten, erklärte Wittgenstein zu dem wohl unzuverlässigsten Mittel, mit dem überhaupt irgendwelche diskreten Aussagen über irgendetwas „Inneres" getroffen werden konnten.

7.3　　John Langshaw Austin: How to Do Things with Words

Der britische Philosoph John Langshaw Austin (1911–1960) wandte sich in seinen Sprachbetrachtungen ganz im Sinne Wittgensteins nicht dem einzelnen Wort oder einzelnen Aussagesätzen und ihren Bedeutungen zu, sondern untersuchte Äußerungen in ihren jeweils ganz konkreten Kontexten. Er entdeckte dabei aber, dass wir in bestimmten Situationen gar nicht an mannigfaltigen Interpretationen einer bestimmten Äußerung interessiert sind und diese Ambivalenz auch gar nicht ins Spiel bringen wollen oder sogar zulassen möchten. Es gibt Äußerungen, von denen sich derjenige, der sie ausspricht, wünscht, dass sie wie eine Tat selbst direkte Folgen haben sollen, sobald sie ausgesprochen sind. Andere Äußerungen dagegen haben den Anschein, als ob sie nur einen Sachverhalt feststellen wollen. In seinen Vorlesungen, die 1962 posthum in dem Werk *„How to Do Things with Words"* veröffentlicht wurden, entwickelte Austin diese Gedanken in seiner sogenannten Sprechakttheorie. Austin unterschied die sprachlichen Äußerungen in *konstative* und *performative* Äußerungen. Konstative Äußerungen waren für ihn Äußerungen, die etwas beschrieben oder so festlegten, dass man die Äußerung in der Rückschau nach einem vereinbarten Wahrheitskriterium überprüfen konnte („mein Kater heißt Findus"). Davon unterschied Austin die sogenannten performativen Sprechakte, die man nicht nach einem Wahrheitskriterium untersuchen konnte, sondern die in dem, was sie als Folge beabsichtigten, entweder gelangen oder auch nicht („von jetzt ab soll dieser Kater Findus heißen"). Dieser Sprechakt möchte etwas ein für alle Mal festlegen, denn er beabsichtigt hier eine Namenseinsetzung, die, sobald sich alle daran halten, auch tatsächlich gelingen könnte. Sie gelingt nicht, wenn jeder, der diesem Kater begegnet, ihm einen anderen Namen gibt oder wenn niemand anwesend war, als die Namensgebung ausgesprochen wurde. Solche performativen Sprechakte finden hochoffiziell z. B. bei einer Eheschließung statt („hiermit erkläre ich Sie … usw."). Sprechakte, die eine Handlung vollziehen sollen, finden wir auch bei einer Taufe, bei einer Urteilsverkündung, bei der Eröffnung eines Büfetts, bei der

Formulierung eines Testaments, der Einsetzung in ein Amt oder wenn wir einfach nur einen Vertrag schließen oder kündigen. Performative Sprechakte können aber auch Befehle oder Beleidigungen sein, mit denen ebenso ganz offiziell Tatsachen geschaffen werden sollen. Performative Sprechakte setzen allerdings immer vorher vereinbarte *Bedingungen* voraus, bei deren Erfüllen sich alle Beteiligten sich sicher sein können, dass diese intendierten Handlungen auch tatsächlich so stattfinden werden, wie der performative Sprechakt es aussagen wollte. Denn von wenigen Ausnahmen einmal abgesehen wird nur ein Standesbeamter eine Ehe im juristischen Sinne sprachlich besiegeln können. Der Vollzug der Handlung ist demnach immer an bestimmte, sprachlich vereinbarte Personen-Rollen und an bestimmte, sprachlich vereinbarte Kontexte geknüpft. Der performative Sprechakt läuft ins Leere, wenn einer der beiden Eheleute gar nicht anwesend ist oder die Zeremonie auf der Bühne eines Theaters nur gespielt wird. Performative Sprechakte können demnach auch misslingen bzw. müssen u. U. für ungültig erklärt werden, wenn bestimmte Voraussetzungen auf der Personen- oder Kontextseite nicht erfüllt sind. Schwieriger wird es da schon, wenn wir ganz persönlich die allseits stillschweigend vorausgesetzten Vereinbarungen nicht anerkennen, weil wir die Beleidigung gar nicht „an"- oder „ernst"-nehmen können oder einen Befehl missachten, weil wir den, der ihn ausgesprochen hat, nicht für ausreichend legitimiert erachten. Ein performativer Sprechakt läuft aber auch ins Leere, wenn wir ganz persönlich oder u. U. auch andere denken, dass wir uns von einer richterlich ausgesprochenen Schuldzuweisung nicht betroffen fühlen müssten. In diesem Fall könnten wir erklären, dass der performative Sprechakt wohl für alle anderen, die sich der vereinbarten Sprechweise zur Legitimation der Sprecherperson und der vereinbarten Sprechweise zu den Kontextbedingungen unterworfen haben, gelingt, nur eben nicht für uns.

Im weiteren Verlauf seiner Arbeit versuchte Austin dann noch einmal deutlicher zwischen konstativen und performativen Sprechakten zu unterscheiden und musste sich dann aber eingestehen, dass auch konstative Sprechakte eine Absicht im Sinn haben, die nur ganz bestimmte Handlungen möglich und andere dagegen unmöglich machen möchten. Mit der „bloßen" Feststellung „mein Kater heißt Findus" könnte ich indirekt auch eine Warnung ausgesprochen haben, dem Kater ja nicht irgendeinen anderen Namen zu geben.

> „Haben wir uns einmal klargemacht, daß wir nicht den Satz, sondern die Äußerung in einer Sprechsituation untersuchen müssen, dann können wir überhaupt nicht mehr übersehen, daß eine Handlung vollzieht, wer eine Feststellung trifft." (Austin 2002, S. 158)

Jede Äußerung kann demnach immer auch konstativ gemeint sein, doch erst der Kontext, die Beziehung der Gesprächspartner zueinander und die paraverbale

Darbietung könnten letztendlich Aufschluss darüber geben, ob hier „nur" der Hinweis auf einen für wahr zu nehmenden Sachverhalt gemeint war oder ob diese Äußerungen jemanden zu bestimmten Handlungen motivieren und von anderen wiederum abhalten sollte. Watzlawick hatte auf die Schwierigkeit hingewiesen, dass wir letztendlich nicht einmal auf unsere Nachfrage hin „Wie hast Du das jetzt gemeint?" erwarten könnten, dass danach unsere Unsicherheit in Bezug auf das, was nun „wirklich" gemeint war, wirklich beseitigt wäre. Die Offenheit und Ambiguität, die sich hinter allen Sprechakten verbirgt, treten nämlich dann nur noch deutlicher zutage, wenn wir uns darüber klar werden müssen, dass unsere Gesprächspartner *frei* darin bleiben, den Ball zurückzuspielen oder einfach aufzuheben und in Tasche zu stecken. Austin selbst hat dann auch mehr augenzwinkernd und in guter wittgensteinscher Manier zugegeben, dass die von ihm getroffene Unterscheidung doch wohl wieder ganz neue Probleme aufgeworfen hatte.

> „So haben wir uns also mit zwei scharfen, neuen Begriffen bewaffnet, um damit in die Wirklichkeit einzubrechen (oder in die Verwirrung – wer weiß!): zwei neue Schlüssel in unseren Händen, und dabei natürlich wieder zwei schlüpfrige Kufen unter unseren Füßen." (Austin 2002, S. 46)

Damit machte Austin deutlich, dass ein Nachdenken über die Sprache eben kein einfaches Öffnen von Türen ist, für die man sich eben nur die richtigen Schlüssel besorgen müsste. Austin zeigte hier nämlich, dass wir in dem Maße, in dem wir glauben, dass wir uns der Sprache von außerhalb wie einem Objekt nähern könnten, uns dieselbige einer Eisfläche gleich unter den Füßen wegzugleiten droht. Judith Butler wird im Anschluss an Austin und Foucault eine ganze Reihe von performativen Sprechakten und ihre durch die Sprache getroffenen Zurichtungen des Menschen untersuchen und darauf verweisen, dass die vielleicht gut gemeinte, konstative Aussage einer Hebamme „Es ist ein Mädchen!" eben eine ganze Reihe von performativen Sperrungen und Verwerfungen produzieren wird (Butler 2006, S. 212), die allesamt ein für alle Mal etwas festlegen wollen, was sich in der Vielschichtigkeit des Lebendigen aber eben nicht durch eine naturwissenschaftlich motivierte binäre Logik festlegen lässt. Da kann solch eine vorschnell geäußerte Festlegung, die uns in ihrer naiven Einfachheit eher harmlos daherzukommen scheint, schnell zu einem gesundheitsgefährdenden „Fluch" werden, den der hier *bezeichnete* Mensch ein Leben lang wie ein „falsches Etikett" mit sich herumtragen muss. In einer archaischen, mythologischen Vorstellung war der Fluch tatsächlich ein performativer Sprechakt ureigener Art, der tatsächlich auch das zur Folge haben sollte, was er „ansagte". Bis weit in die Moderne hinein lebten Menschen in der Vorstellung, dass dieser „Fluch" auch nur durch die Person, die ihn ausgesprochen hatte, sprachlich wieder zurückgenommen werden konnte. In einer abgeschwächten Form fordern wir heute noch bei einer Beleidigung, die wir aus irgendwelchen Gründen ernst und persönlich genommen haben, unseren Gesprächspartner auf, die Beleidigung sprachlich wieder zurückzunehmen. Was wir dabei aber entdecken, sobald wir etwas genauer hinsehen, ist nichts anderes, als dass wir stillschweigend einer vereinbarten Sprechweise zugestimmt haben, die vorgibt, dass eine Beleidigung tatsächlich das tun könne, was wir ihr durch dieses Agreement zu tun erlauben.

Sprache *tut* dann – die Zustimmung zu dieser stillschweigenden Verabredung immer vorausgesetzt – tatsächlich etwas und die gesundheitlichen Folgen einer Erniedrigung, die ungleich schlimmer ausfallen werden, wenn diese Erniedrigung auch noch öffentlich erfolgte, sind dann für die betroffenen Personen oft Jahrzehnte später noch spürbar. Sprache vermag hier tatsächlich etwas „anzurichten" und sie wird aus allem philosophischen und metaphysischen Überbau heraus mit Austin zu einer „handfesten" zwischenmenschlichen Intervention, die unserem Gesprächspartner das Gefühl von Anerkennung, Autonomie und Wohlergehen geben könnte, die aber im Falle eines „verbalen" Missbrauchs auch genau das Gegenteil bewirken kann.

Bedenkt man einen nicht seltenen Satz wie „*Sie haben Krebs*", der so in dem geglaubten Kontext des Gesundheitswesens eigentlich nichts anderes sein wollte als eine konstative Äußerung mit der Absicht, eine wahre Information zu übermitteln, dann übersieht man leicht die Kollateralschäden, die als nicht intendierte Nebeneffekte auf keinem „Beipackzettel" dieser Diagnoseübermittlung standen und u. U. mehr Schaden anrichten als der Krebs selbst. In einem Artikel der New York Times forderten US-amerikanische Onkologen ihre Kolleginnen und Kollegen vor kurzem dazu auf, nicht mehr ständig von Krebs zu sprechen, wenn die damit bezeichnete Veränderung des Gewebes per Definition gar kein Krebs ist. Und sollte die Bezeichnung auch im medizinischen Kontext zulässig sein, dann solle man stets auf die lange Überlebenszeit hinweisen, die heute für viele Patienten mit Krebserkrankungen möglich geworden ist. Nicht alle Krebsdiagnosen sind heute ein lebensbedrohlicher Notfall mehr, doch irgendwie haben wir wohl in der Vergangenheit die Vereinbarung von Sprechweisen zugelassen, die eine andere, lebensbedrohliche Performativität an den Tag gelegt hat.

Einen weiteren Hinweis auf diese andere Performativität bietet der Satz „*Sie müssen jetzt ganz tapfer sein*", der oft im Anschluss an den ersten Satz oben wiederum auf das „Geglaubt-Werden" ganz anderer Mythen abzielt. Wird nach dem ersten Satz die Lebensbedrohung erst einmal für „wahr" genommen, dann ist Tapferkeit ein Mythos, der auf ein ganzes weiteres Bündel von sprachlich vereinbarter Kriegs-Rhetorik hoffen kann. Seit dem Richard Nixon in seiner Rede zur Lage der Nation im Januar 1971 die Verabschiedung eines Gesetzes zum „War on Cancer" aufgerufen hatte, wird dieser Begriff bis heute in der amerikanischen Cancer Society als legitime Sprechweise benutzt. Diese Kriegs-Metapher „tut" dann tatsächlich auch das, was sie „sagt", denn das Medizinsystem verlangt bis heute von den „Opfern" dieses „Krieges" indirekt immer noch Verhaltensweisen wie „Tapferkeit", „Durchhaltevermögen", Standhaftigkeit", „(Therapie)-Treue" und „absoluten Gehorsam", die alle zusammen eigentlich in einer ganz anderen Diskurswelt zuhause sind. Eine geradezu „terminale" Performativität legt dann aber der Satz „*Wir können leider nichts mehr für Sie tun*" an den Tag. Und auch hier könnte sich der Sprecher oder die Sprecherin darauf zurückziehen, dass sie oder er es ja „so" nicht gemeint hätte. Doch hatte Kant bereits angedeutet, dass es vielleicht angebracht wäre, Verantwortung für das ausgesprochene Wort zu übernehmen, dergestalt, dass wir mit unseren Worten einen anderen Menschen so sorgsam ansprechen sollten, wie wir uns wünschen, selbst angesprochen zu werden. Voraussetzung für diesen moralisierenden Anspruch an unser Sprechen ist aber immer, dass wir dem Konstrukt folgen, dass Worte in ihrer Performativität andere Menschen verletzen können. Angesichts der überwältigenden Datenlage (s. u.) über die gesundheitlichen Beeinträchtigungen, die einem verbalen Missbrauch sowohl kurz- als auch mittel- und langfristig folgen können, macht es durchaus Sinn, einen gesellschaftlichen Diskurs über Sprechweisen zu vereinbaren, die weniger gewalttätig, dafür aber empathischer und wertschätzender geführt werden.

7.4   Martin Heidegger: Das Sein der Sprache bestimmt das Dasein

Auf solch einem grundlegenden, starken Zusammenhang zwischen der „Rede" und unserem „Sein" bzw. unserem „Dasein" gründet der philosophische Ansatz Martin Heideggers (1889–1976). Im Anschluss an diese starke Verbindung ermunterte Heidegger Anfang des 20. Jahrhunderts die Menschen zu „weniger Philosophie und mehr Achtsamkeit des Denkens" (Heidegger 1991, S. 119) und zu einer „Sorgsamkeit des Worts" (Heidegger 1960, S. 51). Doch Heidegger war auch einer der umstrittensten Denker des letzten Jahrhunderts, da man ihm von allen Seiten wohl eine geniale Größe im Denken nachsagen musste, die er aber als Mensch durch seine mangelnde Distanz zum Nationalsozialismus leichtfertig verspielt hatte. Der amerikanische Philosoph Richard Rorty (1931–2007), auf den letztendlich der Begriff des „linguistic turn" zurückgeht, schrieb 1992: „Heidegger [war] ein Nazi, ein feiger Heuchler und der größte europäische Denker unserer Zeit" (Rorty 1992, S. 140). Zu Heideggers Schülern zählten Hans-Georg Gadamer, Hans Jonas und Hannah Arendt, die sich allesamt schwer darin taten, das Paradoxe zwischen dem Menschen und dem Denker Heidegger in einfache Worte zu fassen. Heidegger selbst trug bis zu seinem Tode nur wenig zur Aufklärung dieses Widerspruchs bei. So genial sein Denken war, so sehr „verschraubte" er sich aber oft auch in einer Ausdrucksweise, der mit Wohlfart (1996) jede „Redlichkeit im Geradeheraus" fehlte und manches Mal zu sehr von einer „pastoralen Frömmigkeit des Denkens" übermalt wurde (Wohlfart 1996, S. 398).

Heidegger hatte sich zu Beginn seiner Karriere vorgenommen, die abendländische Metaphysik zu überwinden, da diese das Subjekt immer nur in einer Opposition zur Dingwelt sehen wollte und darüber das Sein des Subjekts im „Hier und Jetzt" zu sehr einengte. Das hier und jetzt „In-der-Welt-Sein" war für Heidegger aber keine rationale Frage, die man in irgendeinem Bewusstsein klären konnte, sondern eine Frage der „Befindlichkeit und der Stimmung [...], die Heidegger jedoch nicht psychologisch, sondern ontologisch als Bezeichnungen für die Grundverfassung des Daseins verstanden wissen wollte" (Ruffing 2007, S. 240). Heidegger promovierte bei Husserl und war überzeugt von der Vorstellung, mit Husserls Ansatz vom Wesen der Phänomene gegen das analytisch positivistische Denken innerhalb der Philosophie antreten zu können. Konkret wollte er dabei gegen den mathematisch sprachanalytischen Ansatz von Rudolf Carnap (1891–1970) vorgehen, der mit seiner eher logisch empiristischen Methode die Tradition von Gottlob Frege und Bertrand Russell fortgesetzt hatte. Dagegen forderte Heidegger in seinem 1927 erschienenen ersten Hauptwerk „Sein und Zeit", dass sich die „philosophische Forschung einmal entschließen [muß] zu fragen, welche Seinsart der Sprache überhaupt zukommt" (Heidegger 1967, S. 166). Die Sprache galt ihm auf jeden Fall nicht als „bloßes Mittel der Verständigung", als „Zeichensystem" oder gar als „Instrument der Information" (Wohlfart 1996, S. 390f.). Hier wollte Heidegger lieber den Weg von Humboldt, Herder und Nietzsche gehen, die alle betonten, dass wir durch die Sprache nicht nur eine Welt, sondern letztendlich auch uns selbst hervorbringen würden. Und so formulierte Heidegger in diesem Sinne:

> „Weil die Sprache das Haus des Seins ist, deshalb gelangen wir so zu Seiendem, daß wir ständig durch dieses Haus gehen. [...] Wenn wir zum Brunnen gehen, wenn wir durch den Wald gehen, gehen wir schon immer durch das Wort ‚Brunnen', durch das Wort ‚Wald' hindurch, auch wenn wir dieses Wort nicht aussprechen und nicht an Sprachliches denken." (Heidegger 1950, S. 286)

Damit hat Heidegger sein Programm bereits festgelegt: Das Sein selbst, das sich seiner Meinung nach selbst gar nicht aussprechen lässt und „undefinierbar" (Heidegger 1967, S. 4) bleibt, kommt uns immer nur in „Seiendem" unter, was so viel bedeutet, das Seiende entsteht erst in den Sätzen, in denen wir davon reden, dass etwas „ist". Das Sein wird also erst durch das Geredete der individuellen Rede zu dem, was wir dann im Nachhinein als Sein bezeichnen. Unsere ganz eigene Seinsweise nennt Heidegger

„Dasein" oder auch „In-der-Welt-Sein", was er deutlich vom allgemeinen Begriff des Seins an sich unterscheiden möchte. Das Dasein des Menschen bezeichnet Heidegger zudem als die „Geworfenheit" (ebd. S. 135) des Menschen in das Sein. Geworfen werden wir nämlich immer in einen historischen und sozialen Kontext, zu dem wir uns in irgendeiner Weise verhalten müssen. „Dasein" ist nicht etwas, was sich im Nachhinein und vom Standpunkt innerhalb eines Subjekts erklären lässt, sondern was immer schon *da* ist und sich von Beginn an *in* dieser Welt irgendwie ständig in einer Art Erklärungsnotstand befindet. Welterklärung findet bei Heidegger auch nicht theoretisierend reflexiv statt, sondern vollzieht sich in der ganz praktischen Sorge um dieses Dasein. Das, was wir „Welt" nennen, ist für Heidegger das, was wir uns „besorgt" haben. In unserer Sorge um unser Dasein haben wir uns eine ganze Menge unterschiedliches „Zeug" (Heidegger 1967, S. 68) besorgt, das aus sich selbst heraus gar keine Bedeutung und mit Heidegger nicht einmal ein Sein besitzt: „Ein Zeug ‚ist' strenggenommen nie" (ebd. S. 68). Das Zeug erhält seine Bedeutung immer erst dadurch, dass wir mit ihm in unserem praktischen Lebensvollzug „zu tun haben", es anwenden und mit ihm umgehen. Unsere alltägliche Lebenswelt ist demnach immer eine recht pragmatische, herbeigeredete Vollzugs-Welt. Das menschliche „Dasein" im heideggerschen Sinn zeichnet sich demnach stets durch sein „unmittelbares Verhältnis zu seiner Welt" (Posselt & Flatscher 2016, S. 182) aus, die eine zutiefst „praktische Natur" (ebd. S. 182) besitzt und in der wir nicht *erst* da waren und uns *dann* überlegen konnten, wie wir mit diesem Dasein umgehen wollten. Heidegger dreht hier eine traditionell rationalistische Denkrichtung vollständig um: Indem wir immer schon da waren, ist all unser Nachdenken über unser Dasein bereits praktische Lebensbewältigung, die zudem gar nicht anders konnte, als sprachlich verfasst zu sein. Die Sprache kommt für Heidegger nicht „nachträglich zum Verstehen von Welt hinzu" (ebd. S. 183), sondern steht mit dem Verstehen in einer unauflöslichen, gegenseitigen Wechselbeziehung, bei der man nicht mehr mit Bestimmtheit „sagen" kann, wo das „Gesagte" irgendwann einmal angefangen und das „Verstandene" aufgehört hat und umgekehrt.

> „Das Dasein entwirft als Verstehen sein Sein auf Möglichkeiten." (Heidegger 1967, S. 148)

Das praktische Weltverstehen ist für Heidegger damit immer nur partikulär und vermag nur einzelne Details aus praktischen Erwägungen und Befindlichkeiten heraus hervorzuheben und zu betonen, sodass sich Bedeutung auch bei Heidegger immer nur relational vor diesem Hervorgehobenen abzeichnen kann.

> „Die fundamentalen Existenzialien, die das Sein des Da, die Erschlossenheit des In-der-Welt-seins konstituieren, sind Befindlichkeit und Verstehen." (Heidegger 1967, S. 160)

Verstehen enthält für Heidegger aber immer auch die „Möglichkeit der Auslegung",
die, sobald sie zur Aussage gekommen ist, gleichzeitig ein „extremes Derivat an
Auslegungen sichtbar macht" (ebd. S. 160). Heidegger präzisiert dann noch einmal
den Begriff der Sprache, indem er zwischen Sprache und Rede unterscheidet. Für
Heidegger ist „das existenzial-ontologische Fundament der Sprache [...] die Rede"
(ebd. S. 161). Das, was der Mensch als Ganzes an Bedeutungen überhaupt ausdrücken
kann, kann er aber nur in der „Rede" als gegliederte, eingeteilte und abgegrenzte
Artikulation hervorbringen.

> „Die befindliche Verständlichkeit des In-der-Welt-seins spricht sich als Rede aus. Das
> Bedeutungsganze der Verständlichkeit kommt zu Wort. Den Bedeutungen wachsen
> Worte zu. Nicht aber werden Wörterdinge mit Bedeutungen versehen. [...] Die Rede
> ist die bedeutungsmäßige Gliederung der befindlichen Verständlichkeit des In-der-
> Welt-seins." (Heidegger 1967, S. 161f.)

Im Unterschied zur Rede nennt Heidegger die Sprache die „Wortganzheit", die als
„Hinausgesprochenheit der Rede [ihr] eigenes weltliches Sein hat" (ebd. S. 161).
Diese Differenz hat Heidegger u. U. auch deshalb betont, weil der Begriff der Sprache
bereits von den empirischen Sprachanalytikern besetzt war und er ihnen vorwarf,
dass sie den Begriff der Sprache nicht einmal hinreichend erfassen könnten, wenn
sie die „Idee des ‚Ausdrucks', der ‚symbolischen Form', der Mitteilung als ‚Aussage',
der ‚Kundgabe' von Erlebnissen oder der ‚Gestaltung' des Lebens" (Heidegger 1967,
S. 163) alle zusammenschieben würden. Erst eine Beschäftigung mit der ontolo-
gisch-existenzialen Struktur der Rede könne einem umfassenden Anspruch, „das
Wesen der Sprache' zu erfassen" (ebd. S. 163), gerecht werden.

Denn nicht die Sprache an sich, sondern die an die Befindlichkeiten des Seins
gebundene Rede strukturiert das gesamte „daseinsbezogene" Weltverständnis, aus
dem heraus sich wiederum überhaupt nur Möglichkeiten für weitere Artikulationen
ergeben. Posselt & Flatscher sehen in Heideggers Ausführungen aber auch, dass
damit nicht nur die Rede die „Daseins-Welt" strukturierend hervorbringt, sondern
rekursiv die Rede selbst sich immer nur aus der Vorstrukturiertheit der durch sie
selbst erzeugten „menschlichen Sinn- und Bedeutungszusammenhänge" ergeben
muss (Posselt & Flatscher 2016, S. 184). Mehr Rekursivität geht kaum noch, denn
damit würden sich die „zeichnenden Hände" (*drawing hands, 1948*) des niederlän-
dischen Graphikers Maurits Cornelis Escher (1898–1972) nicht nur auf dem Papier
tatsächlich selbst zeichnen.

Heidegger kommt hier ähnlich wie Wittgenstein wenige Jahrzehnte später aus
der „Rede" nicht mehr heraus. Zu einem vergleichbaren Schluss war aber auch
Alfred North Whitehead (s. o.) gekommen, als ihm ebenfalls diese eigentümliche
Rekursivität aufgefallen war, nur dass Whitehead mit seinem eher mathematisch

logischen Ansatz den gleichen Sachverhalt aus der Abgeschlossenheit des Subjekts heraus beschrieben hatte. Auch Whitehead musste sich eingestehen, dass das „urteilende Subjekt […] ein Urteil immer über seine eigenen Daten [fällt]" (Whitehead 1979, [1929], S. 376f.). So wie Heidegger und Wittgenstein nicht aus der Sprache herauskamen, so kam das Subjekt bei Whitehead einfach nicht aus seiner eigenen, datengestützten Mutmaßungswelt heraus.

Einen weiteren interessanten und eher zwischenmenschlichen Aspekt beleuchtet Heidegger, wenn er schreibt, dass „Mitteilung […] nie so etwas wie ein Transport von Erlebnissen, zum Beispiel Meinungen und Wünschen aus dem Inneren des einen Subjekts in das Innere des anderen [ist]" (Heidegger 1967, S. 162). Denn in dieser Mitteilung drückt sich für Heidegger eher das „verstehende Miteinandersein" aus, bei dem das „Miteinander-Da-Sein" geteilt wird und nicht etwa eine Meinung oder ein Erlebnis. Hier erhält der „Beziehungsaspekt" der Rede einen eindeutigen Vorrang vor dem Inhaltsaspekt (vgl. Watzlawick et al. 2003). Ohne das „besorgte" Miteinandersein ist für Heidegger das inhaltlich bedeutsame Gliedern gar nicht zu haben:

> „Reden ist das ‚bedeutende' Gliedern der Verständlichkeit des In-der-Welt-seins, dem das Mitsein zugehört, und das sich je in einer bestimmten Weise des besorgenden Miteinanderseins hält." (Heidegger 1967, S. 161)

Und zu diesem „Besorgt-Sein" um das gemeinsame Miteinander gehört für Heidegger immer auch das aktive, dem Anderen zugewandte, schweigende (Zu)-Hören, dem er ebenfalls eine ontologisch-existenziale Bedeutung beimisst.

> „Das Hören ist für das Reden konstitutiv. […] Das Hören auf … ist das existenziale Offensein des Daseins als Mitsein für den Anderen. Das Hören konstituiert sogar die primäre und eigentliche Offenheit des Daseins für sein eigenstes Seinkönnen, als Hören der Stimme des Freundes, den jedes Dasein bei sich trägt." (Heidegger 1967, S. 163)

Das Zuhören und das Zugewandt-Sein werden damit zu einem wesentlichen Bestandteil der menschlichen Rede, die für Heidegger nicht weniger als das menschliche Dasein selbst mitbestimmen. Damit hat Heidegger sein Vorhaben, das „rätselhafte und dunkle" Sein der Sprache aus dem Sein des Menschen heraus zu erhellen, auf höchst „fatale" Weise – wie er selbst sagt – umgedreht und festgestellt, dass sich das Sein des Menschen im Grunde nur unter „Bezugnahme auf das Sein und Wesen der Sprache" erklären lässt" (Heidegger 1934, S. 26). Aus dem Sein des Menschen kann nicht das Wesen der Sprache ausgesprochen werden, denn immer, wenn wir schon „da" sind, gehört es zu unserer ureigenen Befindlichkeit, uns selbst und unsere Welt an- und auszusprechen.

„Kraft der Sprache und nur kraft ihrer waltet die Welt – ist Seiendes. Die Sprache kommt nicht im abgekapselten Subjekt vor und wird dann als Verkehrsmittel herumgereicht. Die Sprache ist weder etwas Subjektives noch Objektives; sie fällt überhaupt nicht in den Bereich dieser grundlosen Unterscheidung. Die Sprache ist als je geschichtliche nichts anderes als das Geschehnis der an das Sein überantworteten Ausgesetztheit in das Seiende im Ganzen." (Heidegger 1934, S. 168)

Wenn wir also mit Heidegger vom Sein reden wollen, dann ist die Rede davon das Einzige, das das Sein offenbar werden lassen kann, aber nicht als ein Bestimmtes, sondern immer nur als ein Dieses oder Jenes vor dem Hintergrund eines extra dafür gemeinschaftlich tradierten ausgeschlossenen Anderen. Damit ist das Selbstverständnis des Menschen immer auf den Zuspruch der Rede angewiesen. Diesem Zuspruch kann der Mensch auch nicht irgendwie ausweichen, denn in diesen Zuspruch wird der Mensch hineingeboren und steht somit immer in einem lebendigen Frage- und Antwortverhältnis zur einer Welt, die er sich von Beginn an in einer fantastisch kreativen Weise selbst herbeigeredet hat. Um die zu sein, die wir sind, sind wir Menschen immer in dieses „Sprachwesen eingelassen", aus dem wir niemals „heraustreten können, um es noch von anderswoher zu umblicken" (Heidegger 1985, S. 256).

Mit Heidegger könnten wir also beim besten Willen zu keinem Beobachter zweiter Ordnung werden und müssten uns weiterhin mit dem Parkett zufriedengeben und uns eingestehen, dass wir auf keine Galerie hinaufsteigen könnten, um von dort aus besser hinter irgendwelche Kulissen schauen zu können. Aber wir könnten uns spielerisch fragen, was die sprachlich so verführerische Vorstellung einer Galerie für unser Sosein so gänzlich Anderes bedeuteten könnte, dass wir mit anderen zusammen uns diese Vorstellung so sehnlichst herbeigeredet haben. Und dann könnten wir u. U. bemerken, dass all diese vorgestellten Wünsche, diese kreative Bearbeitung der Sehnsucht selbst die Basis für ein ganz *anderes* Parkett eines ganz anderen Theaters sein könnte, in dem gar nicht mehr so deutlich ist, was denn nun Parkett, was Bühne und was Kulisse ist. Wir wären damit aber auch unmittelbar in einer kreativen sprachlichen Auseinandersetzung mit der Welt angekommen, in der „Dichtung […] das Grundgefüge des geschichtlichen Daseins ausmacht" (Heidegger 1976, S. 39ff.).

Wir sind, was wir sind, durch die Art, wie wir gelernt haben, uns dieses „Sosein" zusammen mit anderen kreativ herbeizureden. Das bedeutet aber auch, dass dieser Satz für alles gilt, was wir *in* unserem Sosein vorfinden, einschließlich des hier aufgeschriebenen Satzes. Dann ist es aber auch zum einen durchaus berechtigt, nach dem detaillierten geschichtlichen Zustandekommen derjenigen sprachlichen Konstruktionen zu fragen, die uns in unserem Dasein nicht nur begegnen, sondern die dieses Dasein auch noch strukturiert haben sollen. Und dann wäre es zum anderen auch legitim, zusätzlich zu fragen, ob diese Konstruktionen nicht auch auf eine ganz *andere* Art und Weise hätten herbeigeredet werden können. Diese beiden Fragen müssten sich nun im Grunde all diejenigen stellen, die sich professionell mit Fragen des Daseins, d. h. des Lebens, auseinandersetzen. In diesem Fall würde u. U. herauskommen, dass nicht nur das Fragen selbst geradezu existenziell für das Überleben sein könnte, sondern gerade das „anders" Fragen und das „Andere"-Antworten-ertragen-Können zu den fundamentalsten Herausforderungen gehört, die uns das Dasein überhaupt stellen könnte. Um zu Seiendem zu gelangen, musste man mit Heidegger durch das Haus des Seins *hindurchgehen*. Da aber „die Sprache das Haus des Seins ist" (s. o.), bedeutete dies, dass wir durch die Sprache „gehen" müssen, um so immer wieder sprachgebunden einen anderen Standpunkt einnehmen zu können. Stehen bleiben würde immer nur einen Blickwinkel des Hauses ermöglichen, und u. U. wüssten wir dann nicht einmal, dass es noch mehr Räume zu entdecken gäbe, ja wir müssten im Extremfall annehmen, dass der Begriff „Räume" nicht einmal etwas ist, was in unserer Sprache zuhause sein könnte.

Diese beiden sich aufdrängenden Herausforderungen ergaben sich unmittelbar aus Heideggers Ansatz und sie haben die Arbeiten vieler Philosophen des 20. Jahrhunderts maßgeblich in der einen oder anderen Weise mitbestimmt. Vor allem in Frankreich beriefen sich Michel Foucault, Jean-Paul Sartre und Jacques Derrida auf Heidegger, um das zu eng gewordene strukturalistische Korsett mit den „Erfindungen" des poststrukturalistischen Denkens „anders" zu durchdenken.

Poststrukturalismus

Zu eng geworden waren jene überkommen, strukturalistischen Theorien, die die Leugnung des Subjekts und seine Verbindung zum Zeichen und zur Struktur vorangetrieben hatten. Aber auch unter den Rationalisten entwickelten sich kritische Stimmen, die eine anti-aufklärerische Denkweise entwickelten und den Erzählungen vom immerwährenden Fortschritt der Moderne einfach keinen Glauben mehr schenken wollten. Dabei erkannten die Menschen in der Post-Moderne zwar, dass diese Meta-Erzählungen der Moderne mit Lyotard wohl zu Ende waren, doch traute man sich nicht wirklich, die sprachliche Gebundenheit all dieser wittgensteinschen Sprachspiele als kontingent und eben nur „konstruiert" zu durchschauen. Die akademischen Wissenschaften, die mit Bestimmtheit, Kausalität und Entität handelten und die den Menschen die „rauhe Nüchternheit des Realismus gelehrt" hatten, die lächelten „in ihren Bart" (Lyotard 1994, S. 122). Mit Jean Baudrillard lebten wir ohnehin in einer postmodernen Welt wachsender Informationen und schwindender Bedeutungen, in der aber gar nichts mehr so eindeutig unterschieden werden konnte und in der die Gegenwart durch die Simulation einer bilder- und informationsüberfluteten Wirklichkeit abgelöst wurde. Lyotard hatte 1979 bereits vorausgesagt, dass der moderne Krieg um eben diese Informationen geführt werden wird. Mit Stuart Hall gab es für den Menschen in dieser postmodernen Welt auch keine für immer festgeschriebene Identität mehr, denn der Mensch musste lernen, dass diese Identitäten in unterschiedlichen Kulturen mal als Selbst- und ein anderes Mal als Fremdzuschreibung entstehen konnten und immer wieder auch hinterfragt und neu konstruiert werden konnten. Für die Sozialwissenschaften wurde diese zunächst nur innerphilosophische Debatte um die poststrukturalistische „These von der Existenz multipler ‚Selbste', die keine Einheitlichkeit mehr kennen, sondern im Spiel der Zeichen ihre Identitäten ständig wechselten" (Joas & Knöbl 2011, S. 514) zu einer enormen Herausforderung. Alle behavioristischen Theorien und Interventionsstrategien, die mit reduktionistischen Theorien von einem stabilen und vorhersagbaren Selbst umgehen wollten, standen damit unter dem Generalverdacht, doch nur latent irgendwelche paternalistischen Machtstrukturen festigen zu wollen. Der Begriff der Macht wurde zu einem wesentlichen Bestandteil des poststruktura-listischen Denkens, das bis heute nicht als die *eine* geschlossene Theorie existiert, sondern selbst als das auftritt, was sie vertreten möchte: ein vielschichtiges Spiel aus Ambivalenz und Kontingenz, das immer eben nur spielerisch erlebt, ertragen und kreativ ausgestaltet – sprich gespielt – werden kann und das vergleichbar mit der heisenbergschen Unschärferelation zu verschwinden beginnt, sobald man ihm mit den Messinstrumenten wie Worten, Zeichen und Symbolen zu nahe kommt.

8.1 Jacques Derrida: Jedes Zeichen kann mit seinem Kontext brechen

Jacques Derrida (1930–2004) gehörte nun zu jenen modernen Philosophen, die sich ausdauernd und mit äußerster Präzision jenem schier unfassbaren Phäno-men zuwandten, das Nikolaus Cusanus bereits Jahrhunderte vor Derrida als die Einführung der Unendlichkeit in das wissenschaftliche Denken bezeichnet hatte. Derrida nahm sich für sein Vorhaben die wichtigsten gedanklichen Konstruk-te, die in der ersten Hälfte des 20. Jahrhunderts dazu entstanden waren, noch einmal vor und versuchte sie alle, in sein neues Nachdenken über Schrift, Wort und Zeichen mit einzubeziehen. Von den Strukturalisten übernahm Derrida die grundlegende Idee der Relationalität, aus der heraus sich Bedeutung überhaupt erst ergeben sollte. Sprache als ein auf Differenz ausgerichtetes System sollte mit Saussure nicht positiv aus seinen Inhalten, sondern negativ aus der Beziehung zu allen anderen Elementen der Struktur erklärbar sein. Dass es dabei aber irgendein „transzendentales Zentrum" gäbe, aus dem heraus sich die Bedeutung der Struktur erklären ließe, das bezweifelte Derrida dann massiv. Derrida wollte auch nicht auf die den Strukturalisten so unliebsam gewordene Rede *(parole)* verzichten, denn nicht *sie* war der ambivalente Sonderfall, der so schwer zu bändigen war, sondern – wie Derrida zeigte – die Behauptung einer davon unabhängigen, bestimmbaren Struktur. Diese Behauptung der Strukturalisten war die eigentliche Unmöglich-keit, die Derrida als ein totalitäres abendländisches Philosophieren entlarvte, das ständig nach Bestimmtheit strebte und „Unbestimmtheit" dagegen nur schwer zu ertragen vermochte. Derrida setzte sich aber auch kritisch mit Austins Sprech-akttheorie auseinander und zeigte auch hier, wie wenig eindeutig performative Sprechakte waren, obgleich wir ihnen gemeinhin unterstellen, dass sie immer mit den gleichen Handlungen stets die gleichen Tatsachen hervorbringen könnten. Von Heidegger übernahm Derrida die grundsätzliche Verstricktheit des Menschen in eine Sprache, die uns historisch immer schon vorausgegangen ist und der wir immer nur durch den äußeren „Anspruch" im Rahmen von vereinbarten Kontextregeln „entsprechen" können.

In diesem „Zwiespalt" zwischen einem fehlenden äußeren Referenten einerseits und einem faktisch nur schwer zu bestimmenden selbstbewussten Subjekt als Referenten auf der anderen Seite befindet sich Derridas Nachdenken über die Sprache. Derrida macht dabei keinen Unterschied zwischen der „gesprochenen Sprache" und der „Schrift". Für beide – so zeigt er – gelten die gleichen Unbestimmtheiten, denn weder das gesprochene noch das geschriebene Wort ist für ihn in der Lage, irgendeine Bedeutung für die Zukunft mit Bestimmtheit unter Kontrolle zu bringen. Derrida begegnet diesem Zwiespalt mit einer ganz eigenen Theorie, die er *Dekonstruktion* nannte und die in den ersten Jahren nach ihrem Bekanntwerden oft als eine Art Methode des mutwilligen „Auseinandernehmens" missverstanden wurde, bei der am Ende dem, was dort dekonstruiert werden sollte, entweder gar nichts mehr oder etwas Besseres und Bestimmteres gegenübergestellt werden sollte. Derrida verwendete viel Mühe darauf, diese Interpretationen entschieden zurückzuweisen. Für Derrida stellt die Dekonstruktion mehr ein grundsätzliches, reflexives Prinzip dar, das zu beschreiben versucht, wie man einer totalitären und formalisierenden Sprechweise mehrere „andere" Sprechweisen nicht *gegenüberstellt*, sondern *an die Seite stellen* könnte. Für die Entwicklung dieses Vorhabens musste Derrida eine Frage Wittgensteins wieder aufnehmen, die dieser in seinen „Philosophischen Untersuchungen" in einem ganz anderen Zusammenhang einmal gestellt hatte und die da lautete:

> „Wenn die Philosophen ein Wort gebrauchen – ‚Wissen‘, ‚Sein‘, ‚Gegenstand‘, ‚Ich‘, ‚Satz‘, ‚Name‘ – und das Wesen des Dings zu erfassen trachten, muß man sich immer fragen: Wird denn dieses Wort in der Sprache, in der es seine Heimat hat, je tatsächlich so gebraucht?" (Wittgenstein 1984c, S. 300)

Wittgenstein hatte nämlich die Vermutung, dass die Heimat der Sprache keinesfalls ein bestimmbarer Ort ist, sondern eine recht vielschichtige, schillernde Welt, die sich je nach Kontext und vor allem im alltäglichen Gebrauch jeweils ändern konnte. Und selbst wenn man meinte, einen Kontext, in dem das Wort gebraucht wurde, unter Kontrolle zu haben, folgten u. U. die beteiligten Sprachspieler in ihrer ganz privaten „Denk-Heimat" ihren ganz eigenen privaten Regeln. Als Derrida 1971 zu einer Konferenz zum Thema „Kommunikation" nach Montreal eingeladen wurde, versuchte er ähnlich wie Wittgenstein nach jener Eindeutigkeit zu fragen, die wir hinter diesem Begriff Kommunikation zu finden glauben.

„Ist es denn sicher, daß dem Wort Kommunikation [...] ein einzelner, eindeutiger,
streng beherrschbarer und übermittelbarer, kommunizierbarer Begriff entspricht?
Einer seltsamen Diskursfigur [...] zufolge muß man sich doch zunächst fragen, ob
das Wort oder der Signifikant ‚communication' einen bestimmten Inhalt, einen
identifizierbaren Sinn, einen beschreibbaren Wert mitteilt?" (Derrida 2001, S.15)

Derrida bezweifelt, dass die Polysemie eines Begriffs ein für alle Mal durch irgendeinen Kontext jemals eingeholt werden könne, denn auf der anderen Seite
vermutet Derrida, dass nicht einmal irgendein Kontext selbst jemals als absolut
gesättigt gelten könne.

„Jedes Zeichen [...], sprachlich oder nicht, gesprochen oder geschrieben [...] kann
zitiert – in Anführungszeichen gesetzt – werden; von dort aus kann es mit jedem
gegebenen Kontext brechen und auf absolut nicht sättigbare Weise unendlich viele neue
Kontexte zeugen. Das heißt nicht, daß das Zeichen [...] außerhalb eines Kontexts gilt,
sondern ganz im Gegenteil, daß es nur Kontexte ohne absolutes Verankerungszentrum
gibt. Diese Zitathaftigkeit, diese Verdoppelung oder Doppelheit, diese Iterabilität des
Zeichens [...] ist kein Zufall und keine Anomalie, sondern ist genau das (Normale/
Anormale), ohne das ein Zeichen [...] nicht einmal mehr auf sogenannt ‚normale'
Weise funktionieren könnte." (Derrida 2001, S.32)

Diese Iterabilität, die Wiederholbarkeit des Zeichens, also ist es, auf die wir beim
gesprochenen Wort und bei der Schrift setzen möchten, obgleich wir uns eingestehen müssten, dass wir ein sprachliches Element in einer zeitlichen Verschiebung
niemals zweimal auf die gleiche Art und Weise wiederholen oder verwenden können. Gerade das ist aber mit Derrida die Kraft des Zeichens, das in der Lage ist, mit
einem Kontext zu brechen, und eben nicht durch irgendeinen Kontext ein für alle
Mal gesättigt werden kann. Die Erfahrung dieses Bruchs und dieser Differenz – sei
sie auch noch so gering – ist das, was Derrida mit seinem Ansatz verdeutlichen
möchte. Das Laut-Zeichen oder das Schrift-Zeichen ist nicht „eindeutig" – und
zeitlich betrachtet – „einmalig" determiniert, und nur deshalb können wir es in
unterschiedlichen Situationen immer wieder gebrauchen. Es macht keinen Sinn,
sich ein Zeichen zu denken, das nur zu einem bestimmten Zeitpunkt und nur unter
den Bedingungen eines fest definierten Kontextes – der zudem an diesen Zeitpunkt
gekoppelt gedacht werden müsste – seine Bedeutung preisgeben kann. Denn ein
ausgesprochenes Wort muss nach der Verweildauer als raumzeitliches Schallereignis
geradezu darauf hoffen, dass es unabhängig vom Zeitpunkt des Aussprechens nach
wenigen Millisekunden immer noch irgendeine Bedeutung zu entfalten vermag.

Derrida konnte mit diesem Ansatz dann auch innerhalb Austins Theorie der
performativen Sprechakte zeigen, dass Austin selbst diesen Bruch, eher unabsichtlich
allerdings, mit der Idee des „Ge- und Misslingens" eines Sprechakts herbeigeführt

hatte, da er dieses Gelingen von der Möglichkeit seines Scheiterns abzutrennen versuchte (s. o.). Erinnern wir uns: Auf der Bühne konnte der performative Sprechakt „parasitär" gebraucht werden und müsste mit Austin als „misslungen" bezeichnet werden, da dort kein regelgerechter Kontext vorlag und keine für diesen Sprechakt autorisierten Personen anwesend waren. Derrida fragt nun aber zu Recht, ob das Misslingen eines performativen Sprechakts denn gezwungenermaßen als Misserfolg bezeichnet werden kann. Und er fragt noch eindringlicher danach, ob es dieses „Außerhalb der Regel" überhaupt geben könne, das da in so typisch abendländisch-idealistischer Manier von dem guten und richtigen „Inneren der Regel" als Gelingen der Sprache in einer Art und Weise abgetrennt wird, als ob man das bedrohte „Innere" gegen alles riskante „Äußere" wie vor einem Sturz in den Abgrund bewahren müsse.

„Oder ist dieses Risiko ganz im Gegenteil ihre interne und positive Möglichkeitsbedingung? Dieses Außen ihr Innen?" (Derrida 2001, S. 38)

Dann aber wäre eben dieses ausgeschlossene Äußere, nur weil es als ausgeschlossen bezeichnet wurde, der einzige Grund dafür, dass das Innere sich selbst überhaupt als „gut und gelungen" bezeichnen kann. Dann läge der Grund für das Sosein des Inneren nicht im „Inneren" selbst, sondern der Ausschluss ist die Bedingung der Möglichkeit des Soseins des Inneren. Posselt & Flatscher (2016) fassen Derridas Ansatz wie folgt zusammen:

„Kurz gesagt, ein Sprechakt, der in seiner Struktur nicht bereits die Möglichkeit seiner nicht-ernsthaften oder vorgetäuschten Form enthielte, wäre weder denkbar noch möglich [...] Denkt man diese Überlegungen konsequent zu Ende, dann wäre paradoxerweise der ‚unernste' Gebrauch einer Äußerung nicht länger die parasitäre Form eines ernsthaften Standardfalls; vielmehr erwiese sich nun der Normalfall als eine Art Sonderfall der parasitären Verwendungsweise." (Posselt & Flatscher 2016, S. 227f.)

Dies scheint aber in der Tat unseren Vorstellungen über jedes kausale Denken in Bezug auf diskrete inhaltliche Bedeutungszuweisungen innerhalb unserer Sprache erst einmal zu widersprechen. Dennoch hatten wir bereits gesehen, dass wir – sobald wir etwas *bezeichnen* und eine Bedeutung *festschreiben* wollen – eine *Grenze* einrichten müssen, die definiert, was innerhalb der Grenze als „bedeutsam" gelten soll. Dafür trennen wir aber ein „Etwas" aus einem unendlich großen „Rest" heraus und machen es durch unser Bezeichnen zu einem diskreten Etwas, das seine Erklärung angeblich ausschließlich innerhalb dieser Grenze findet und das dieses diskrete Etwas zu einer herausragenden Einzigartigkeit hervorheben soll. Doch nur ein einziger gedanklicher Schritt könnte die Einseitigkeit dieser sehr instabilen

Darstellungsform ad absurdum führen. Entfernt man aus dieser Konstruktion den „gesamten Rest" jenseits der Grenze, dann hört das „Innere" auf, das zu sein, was es vorgibt zu sein. Diese Grenze ist mit Derrida eine Grenze, die in der Zeit und im Raum nicht haltbar ist und sich mit jedem Sprechakt, mit jedem Sprechakteur in einer jeweils neuen Situation auf immer wieder *andere* Weise rekonstituiert. Sprache, Bedeutung und Ereignisse ereignen sich im Vollzug und haben kein transzendentales Zentrum, von dem aus irgendetwas Bedeutung erhalten könnte. Derrida stellt ganz bewusst damit jede totalitäre Form von Opposition, von Hierarchie und Normativität in Frage und verweist mit Nachdruck auf den gestalterischen Akt der Grenzziehung, der diese binären Logiken im Grunde erst möglich gemacht hat. Speziell verweist Derrida darauf, dass eine echte Opposition im Sinne eines binären Zustandes gar nicht möglich ist, da wir es mit jeder Iteration immer wieder mit neuen und „verschiedenen Arten iterierbarer Zeichen und Zeichenketten zu tun haben" (Derrida 2001, S. 40), bei denen fraglich ist, ob der erste Gebrauch mit allen folgenden überhaupt jemals etwas gemein haben kann und wird. Posselt & Flatscher (2016) haben hierzu ein recht passendes Beispiel parat:

> „Selbst das aufrichtigste Liebesversprechen hängt für sein Gelingen von der allgemeinen Struktur der Iterabilität ab, was zugleich heißt, dass es kein reines Performativ gibt, das nicht in Gefahr stünde, imitiert, vorgetäuscht oder parodiert zu werden." (Posselt & Flatscher 2016, S. 231)

„Die Unmöglichkeit ihrer strengen Reinheit" (Derrida 2001, S. 43) ist zugleich die Bedingung dafür, dass wir überhaupt Zeichen verwenden können. Und Derrida weist mit Nachdruck darauf hin, dass „Kommunikation […] nicht das Beförderungsmittel des Sinns, der Austausch der Intentionen und des Sagen-Wollens, der Diskurs und die ‚Kommunikation der Bewusstseine' [ist]" (ebd. S. 44). Legen wir uns fest und sagen, was „ist", so erschaffen wir eine totalitäre Normativität, die mitnichten nur einfach feststellen will, was ist. Denn alle Gegenüberstellungen unserer binären Logiken sind für Derrida „niemals das Gegenüber zweier Termini, sondern eine Hierarchie und die Ordnung einer Subordination" (ebd. S. 44), die das eine favorisieren möchte und dem anderen eine unterlegene Position zumuten wird. Diese behauptete Totalität möchte Derrida nun durch den Begriff der Dekonstruktion demaskieren:

> „Die Dekonstruktion kann sich nicht auf eine Neutralisierung beschränken oder unmittelbar dazu übergehen: Sie muß durch eine doppelte Geste, eine doppelte Wissenschaft, eine doppelte Schrift eine Umkehrung der klassischen Gegensätze und eine allgemeine Verschiebung des Systems in die Praxis umsetzen. Nur unter dieser Bedingung wird sich die Dekonstruktion die Mittel verschaffen, um auf dem Feld

der Gegensätze, das sie kritisiert und das auch ein Feld nicht-diskursiver Kräfte ist, zu intervenieren." (Derrida 2001, S. 44)

Dekonstruktion besteht für Derrida nicht darin, „von einem Begriff zum anderen überzugehen, sondern eine begriffliche Ordnung [...] umzukehren und zu verschieben" (ebd. S. 44). Eine „Entgegensetzung", die einfach nur das Kräfteverhältnis umkehren will, hatte Derrida nicht im Sinn (Engelmann 2015, S. 19), denn Entgegensetzungen waren für Derrida ein wesentliches Element der herrschend abendländischen Vorstellung von Sprache. Daher kann die Dekonstruktion auch keine wirkliche Methode sein, da für eine Methode irgendein „Weg nach" *(metá hodós)* festgelegt sein müsste. Derrida möchte Dekonstruktion auch nicht „als einen bestimmenden, fixierenden und generalisierenden Akt missverstanden wissen" (ebd. S. 26).

> „Was von der Dekonstruktion immer wieder gefordert wird, steht also im Widerspruch zu dem, was sie sein will und was sie letztlich nur ist, wenn sie sich der Zu- und Einordnung, die von ihr gefordert wird, verweigert." (Engelmann 2015, S. 27)

Derrida mahnt uns, sorgsam mit Texten umzugehen, sie zwar auch einmal „gegen den Strich zu bürsten", ihnen dabei aber so wenig Gewalt wie möglich anzutun und die Mannigfaltigkeit jener Kontexte zu respektieren, in denen Texte auf recht ambivalente Weise sich überhaupt ereignen und gelesen werden können. Eine der Erscheinungen der späten Moderne war es nämlich, eben mit genau diesem totalitären Reduktionismus des Begriffs und „unter Ausschluss von Heterogenität und Differenz" (ebd. S. 14) so etwas wie neuzeitliche, moderne und positive Wissenschaften hervorzubringen. Wie schwer sich ein derartiges Vorgehen aber in der Praxis umsetzen lässt, zeigt sich nicht erst bei der Frage nach einer allumfassenden Definition von Krankheit oder Gesundheit. Eine moderne Wissenschaft, die das Leben lebendiger Menschen im Blick haben will, kann gar nicht anders, als sich zuallererst der sprachlichen Verfasstheit ihres Gegenstandes so behutsam wie möglich zu nähern, um sich in der Folge danach umzusehen, wie groß der Schaden ist, den die Totalität der „modernen" wissenschaftlichen Begriffsbildungen bereits angerichtet hat. Und im Grunde ist Derrida der erste neuzeitliche Philosoph, der Raimundus Lullus' Anspruch an eine moderne Wissenschaft in einem übertragenen Sinne auf das 20. Jahrhundert anwendet: Kontingenz müsste – um bei den Worten Lullus' zu bleiben – eine Wissenschaft eben erst einmal aushalten können. Und bei allem, was sich im Falle der Dekonstruktion überhaupt abspielen könnte, möchte Derrida, dass wir der tatsächlich stattfindenden Kommunikation eine viel größere Bedeutung beimessen und in ihr „die Chance, die Kraft und die Macht" (Derrida

2001, S. 45) erkennen, mit der weitere Kontexte als mögliche Kontexte eben auch noch gedacht werden könnten.

8.2   Michel Foucault: Der Diskurs und seine Macht

Michel Foucault (1926–1984) gehörte zu jenen Philosophen Frankreichs, die mit ihren Arbeiten das starre Denken des Strukturalismus schrittweise zu überwinden versuchten. Auch Foucault wird sich mit dem Thema der „Grenzziehung" auseinandersetzen und entdecken, dass mit den Mechanismen des Ausschlusses Fakten geschaffen werden, die festlegen, was innerhalb einer Gesellschaft z. B. als „wissenschaftlich, vernünftig, kriminell, richtig oder falsch, wahnsinnig oder krank usw. [zu gelten hat]" (Ruffing 2007, S. 263). Dabei untersuchte Foucault seine Gegenstände weniger in einer klassischen, wissenschaftlichen Tradition, die sich in einer beschreibenden und vergleichenden Weise am Ende stets in der Lage wähnt, sagen zu können, was für den Menschen in der Gegenwart denn nun handlungsleitend sein könne. Foucault unternahm zwar mit der von ihm sogenannten „Archäologie des Wissens" eine ganze Reihe beschreibender und vergleichender philosophischer Reisen durch die Vergangenheit, doch zielten seine Untersuchungen mehr darauf ab, die *sprachliche Verfasstheit* dessen freizulegen, was sich uns in der Gegenwart als Diskurs, als gesellschaftliche Gepflogenheit, als kulturell gewachsene Praktik oder ganz einfach als positive Wissenschaft mit all ihren Wahrheiten und Methoden darbot. Diese sprachliche Verfasstheit unseres Denkens hatte aber bisweilen eine recht wechselhafte Geschichte, die am Ende des 18. Jahrhunderts einen wesentlichen Bruch zu verzeichnen hatte. Foucault bemerkte ein umfassendes kartographisches Bemühen in den Wissenschaften, das sich nach dem Vorbild der Geographie in der Biologie und Medizin als ein Einteilen, Benennen und Bestimmen fortsetzte und eine umfassende taxonomische Ordnung in die Welt brachte, so als könne dieses Bemühen sich selbst mit seinem eigenen logischen Denken an seinem eigenen Schopf packen und aus dem Sumpf der Unkenntnis herausziehen. Foucault fragte sich, wie das mit einem Mal geschehen konnte:

> „Wie geschieht es, daß das sich Denken von jenen Ufern löst, die es einst bewohnte [...] und daß es genau das in den Irrtum, die Schimäre und das Nicht-Wissen taumeln läßt, was noch nicht einmal zwanzig Jahre zuvor im lichten Raum der Erkenntnis angesiedelt und bestätigt wurde? Welchem Ereignis oder welchem Gesetz gehorchen diese Veränderungen, die bewirken, daß die Dinge plötzlich nicht mehr auf die gleiche Weise perzipiert, beschrieben, genannt, charakterisiert, klassifiziert und gelernt werden [...]?" (Foucault 1974, S. 269)

Der Grund dafür ist schwer zu erfassen – so Foucaults Resümee –, doch kann seine archäologische Methode den Bruch sichtbar machen, von dem an die Sprache in ihrer normierenden Art der Beschreibung Dinge auf eine andere Art und Weise hervorbrachte, indem sie geradezu zwanghaft Kausalketten abbrechen und zum Schluss kommen ließ. Am Beispiel der Entwicklung der Humanwissenschaften im 19. Jahrhundert zeigte Foucault auf, dass die Medizin, die Biologie, die Psychologie und die Soziologie aus jeweils unterschiedlichem Blickwinkel heraus versucht hatten, das Wesen und die Wahrheit des Menschen als eine bestimmbare Entität zu formulieren. Und diese unterschiedlichen Entitäten sollten allesamt letztendlich zeigen, „dass der Humanismus in unserer Kultur ungefähr dieselbe Funktion habe [könne] wie die Idee Gottes in den Jahrhunderten zuvor" (Ruffing 2007, S. 266). In dem Augenblick aber, in dem Foucault sich der sprachlichen Verfasstheit des Zustandekommens dieses humanistischen Denkens zuwandte, entdeckte er, dass es sprachliche Grenzziehungen und Mechanismen des Ausschließens waren, die nicht ohne Folgen für diejenigen blieben, die so durch die normierenden, humanistischen Bezeichnungen ausgeschlossen werden sollten. Am Beispiel des Wahnsinns zeigte Foucault, wie die Gesellschaft durch die Geschichte hindurch auf recht unterschiedliche Weise mit dem Begriff selbst und mit den als wahnsinnig bezeichneten Menschen umgegangen war. Und vergleichbar mit Rudolph Virchows These, dass der Begriff der Krankheit an sich gar nicht bestände und in der Natur selbst eine solche Sonderung (s. o.) gar nicht vorkäme, erklärte Foucault:

> „Den Wahnsinn findet man nicht im Naturzustand. Der Wahnsinn existiert nur in einer Gesellschaft, er existiert nicht außerhalb der Formen der Empfindsamkeit, die ihn isolieren, und der Form der Zurückweisung, die ihn ausschließen oder gefangen nehmen." (Foucault 2001b, S. 236f.)

Diese sprachlich immer feiner werdenden Ausschließungen des Menschen hatten im Laufe des 19. Jahrhunderts eine Reihe von gesellschaftlichen Praktiken des Aus- und Wegschließens zur Folge, mit denen man sich anmaßte, aussprechen zu können, was normal und was im Gegensatz dazu als defizitär und abweichend zu gelten habe. Im Unterschied zum Mittelalter und zur Renaissance beließ es der Mensch seit dem Ende des 18. Jahrhunderts eben nicht mehr nur dabei, seine Mitmenschen nur sprachlich zu bezeichnen, sondern die so bezeichneten Armen, Kriminellen, Leprakranken, Wahnsinnigen und Kinder – so Foucaults These – sollten jetzt direkt nach dem sprachlichen „Ausschließen" auch räumlich weggeschlossen werden. Foucault konnte durch seine Arbeiten zeigen, dass in dem Maße, in dem die positiven Humanwissenschaften das Wesen des Menschen mit „Statistiken, Meldebögen [und] Berichtsheften" (Ruffing 2007, S. 266) zu erfassen begannen, sich der Mensch ein ideales Experimentierfeld geschaffen hatte, um die behaupteten Dysfunktionen und Defizite des Menschen durch immer feinere Techniken der Kontrolle und der Zurichtung in speziellen Anstalten überwachen und therapieren zu können. Foucault sprach von der Entwicklung eines speziellen „Blicks" auf den Menschen, der zur Bearbeitung und Disziplinierung der „neuen" behaupteten Abweichungen von der Norm „neue" Institutionen erforderlich machte. Nach dem Vorbild der alten Armen- und Arbeitshäuser konnten mit diesem „neuen humanistischen Blick" auf den menschlichen *Körper*, der hier vorrangig als positive materielle Bezugsgröße hergenommen wurde, Menschen in Gefängnissen, Irrenanstalten, Fabriken, Hospitälern und Schulen kontrolliert und zugleich diszipliniert werden. Die Inhalte dessen, was da diszipliniert werden sollte, waren dabei offensichtlich austauschbar.

> „Die Lepra verschwindet, die Leprakranken sind fast vergessen, aber die Strukturen bleiben. Oft kann man an denselben Orten zwei oder drei Jahrhunderte später die gleichen Formeln des Ausschlusses in verblüffender Ähnlichkeit wiederfinden. Arme, Landstreicher, Sträflinge, und ‚verwirrte Köpfe' spielen die Rolle, die einst der Leprakranke innehatte." (Foucault 1973b, S. 22f.)

Dem sprachlichen Ausschluss folgte demnach in allen sich entwickelnden modernen Gesellschaften ein enormer Zwang, die Ausgeschlossenen zu kontrollieren und zu disziplinieren. Und ähnlich wie Foucaults Lehrer Georges Canguilhem (s. o.) von der Dominanz der funktionalistischen Körperbezogenheit in der Medizin gesprochen hatte, entdeckte Foucault, dass neben der Medizin in allen Bereichen der Gesellschaft Mechanismen institutionalisiert wurden, die den Körper des Menschen durch eine immer feinere Mikrophysik der Macht, der Kontrolle und der Disziplinierungen gefügig machen sollten. Der Körper war – so Foucaults Ansatz – für die moderne Gesellschaft nur noch dann von Nutzen, „wenn er sowohl produktiver als auch unterworfener Körper [war]" (Foucault 1994, S. 37). Für Foucault ging es in seiner Arbeit nun darum herauszufinden, „welches die Bedingungen sind, die jedem Subjekt überhaupt auferlegt sind, so dass es sich in das systematische Netz dessen, was uns umgibt, einfügen, darin funktionieren und als Knotenpunkt dienen kann" (Foucault 2002, S. 528).

Dafür ist wichtig zu wissen, dass Foucault sich bei seinen grundlegenden Annahmen über die Funktionsweise dieses Systems ebenfalls auf Wittgensteins Sprachspieltheorie berief. Foucault ging nämlich davon aus, dass es die „Spiele der Codierung und der Decodierung" (Foucault 1988, S. 69) waren, die uns mehr wie ein Zufall, noch bevor wir daraus Bezeichnungen wie „Krankheit, Mangel oder Mißbildung" (ebd. S. 69) als eine normative Wahrheit konstruiert haben, aus einem unendlichen Raum von Möglichkeiten entgegengetreten waren. Letztendlich treffen sie nur als eine Art „Störung", „Versehen" oder „Irrtum" auf unser Informationssystem. Wenn nun aber tatsächlich ein anderer „Irrtum" zu anderen Normaktivitäten hätten führen können, dann ist es leicht verständlich, warum Foucault den radikalen Charakter des Lebens als etwas bezeichnet, was sich grundsätzlich immer auch irren kann. Damit – so Foucaults Folgerung – ist das Leben aber auch etwas, das sich niemals „ganz an seinem Platz befindet und dessen Bestimmung es ist, zu ‚irren' und ‚sich zu täuschen'" (ebd. S. 69).

> „Nimmt man an, daß der Begriff die Antwort ist, die das Leben selbst auf dieses Zufallsspiel gegeben hat, so muß man darin übereinkommen, daß der Irrtum die Wurzel dessen ist, was das menschliche Denken und seiner Geschichte ausmacht." (Foucault 1988, S. 69)

Wenn der Begriff mit Foucault hier das Denken ausmacht und nicht umgekehrt, dann ist Foucault wiederum sehr nah an Heideggers Idee von der Rede, die unser Dasein bestimmt. Nur ist das sprachliche Zustandekommen des Begriffs bei Foucault eine *machtvolle* Entscheidung, die durch eine Grenze und einen Ausschluss *für* das Eine *gegen* das Andere getroffen wird. Für Foucault bedeutete dieser Sachverhalt, dass wir das Eine nicht ohne eine eingehende Untersuchung dessen verstehen können, was da als das Andere, Übrige oder als der unliebsame Rest ausgeschlossen wurde.

> „Will man z. B. verstehen, was die Gesellschaft unter geistiger Gesundheit versteht, muss man untersuchen, was auf dem Gebiet der Geisteskrankheit geschieht. Wenn wir wissen wollen, was wir mir Gesetzlichkeit meinen, müssen wir analysieren, was im Bereich der Gesetzlosigkeit geschieht. Und wenn wir wissen möchten, was Machtbeziehungen sind, müssen wir vielleicht die Widerstände dagegen untersuchen und die Bemühungen dagegen, diese Beziehungen aufzulösen. [...] Ich schlage daher vor, eine Reihe von Widerständen zu nehmen, die sich in den letzten Jahren entwickelt haben: Den Widerstand der Macht der Männer über die Frauen, der Eltern über die Kinder, der Psychiatrie über die Geisteskrankheit, der Medizin über die Bevölkerung, der staatlichen Verwaltung über die Lebensweise der Menschen." (Foucault 2005, S. 243)

Wenn man genau hinsieht, dann handelt es sich bei den Themen, die Foucault hier beispielhaft aufzählt, um ureigene gesundheitswissenschaftliche Themen, die Foucault als Machtbeziehungen untersuchen wollte. Macht ist für Foucault als ein universelles Phänomen auf allen gesellschaftlichen Ebenen zu finden. Wir finden sie sowohl auf der Makroebene beim Staat oder bei Unternehmen und ihrem Kapital als auch auf der Mikroebene in der familiären Rolle des Patriarchen, des Vorgesetzten im Betrieb oder des Lehrers in der Schule. Macht ist für Foucault aber nicht etwas, was man besitzen kann, sondern Macht ist in der Lage, etwas anderes zu bewirken. Macht kommt somit nur relational in Beziehung zu etwas anderem vor, da Macht nicht einfach da ist, sondern sich erst in konkreten Handlungen realisiert, indem sie z. B. andere Handlungen möglich macht oder unterdrückt.

> „Die Macht ist niemals voll und ganz auf einer Seite. So wenig es einerseits die gibt die Macht haben, gibt es anderseits die, die überhaupt keine haben. Die Beziehung zur Macht ist nicht im Schema von Passivität-Aktivität enthalten. [...] Die Macht ist niemals monolithisch. Sie wird nie völlig von einem Gesichtspunkt aus kontrolliert." (Foucault 1976, S. 115)

Macht ist aber auch die Voraussetzung, die die normative und damit ordnende Struktur des Sozialen wesentlich mitgestaltet. Innerhalb dieses sozialen Ordnungsgeflechts können sowohl symmetrische als auch asymmetrische Machtbeziehungen ausgemacht werden. Doch obwohl Macht solch eine Asymmetrie zum Ausdruck bringen kann, besitzen die Unterlegenen in dieser Asymmetrie dennoch immer irgendeine Form der Macht, durch die sie irgendeinen Widerstand formieren könnten. Sind alle Möglichkeiten auf widerständiges Handeln eingeschränkt, bleibt zum Schluss nur noch die Chance auf ein anderes, widerständiges Denken als die wirklich letzte Möglichkeit, in der Zukunft irgendwann wieder handlungsfähig sein zu können. Macht ist für Foucault daher auch nicht per se „böse", sondern sie birgt bei großen Asymmetrien allenfalls die Möglichkeit größerer Gefahren in sich, missbraucht zu werden. Foucault möchte nicht einmal die *Wirkung* der Macht als ausschließlich negativ beschrieben wissen, „als ob sie nur ausschließen, unterdrücken, verdrängen, zensieren, abstrahieren, maskieren, verschleiern würde" (Foucault 1994, S. 250). Macht ist für Foucault in Wirklichkeit immer produktiv, denn sie „produziert Gegenstandsbereiche und Wahrheitsrituale" (ebd. S. 250). Selbst das Individuum und seine Erkenntnis sieht Foucault als ein Ergebnis dieser Produktivität der Macht.

Im Zusammenhang mit dem Begriff der Macht wird für Foucault ein weiterer Begriff wesentlich für seine theoretische Gesamtkonzeption werden. Hierbei handelt es sich um den Begriff „Diskurs". Den Diskurs stellte sich Foucault als etwas vor, das selbst keine Wahrheit enthält, aber als ein Instrument der Macht dienen kann, um z. B. im wissenschaftlichen Bereich durch eine gewisse „diskursive Ordnung, die sich aus einem Spiel der Aussagen [ergibt]" (Foucault 1978, S. 26), machtvolle Sprecherpositionen zu besetzen. Dem Diskursbegriff hatte Foucault in seiner Inauguralvorlesung am Collège de France am 2. Dezember 1970 einen besonderen Platz eingeräumt und begann gleich am Anfang mit der Frage: „Was ist so gefährlich an der Tatsache, dass Menschen sprechen?" (Foucault 2012, S. 10). Foucault sprach nämlich von einer Art Unruhe, die ihn überfiel, wenn er an all das dachte, was Menschen sprechenderweise durch Diskurse alles zu produzieren in der Lage seien. Dabei bereitete ihm weniger die „materielle Wirklichkeit" der Schrift oder des gesprochenen Wortes Sorge und auch nicht die Flüchtigkeit der Worte und ihre „vergängliche Existenz" (ebd. S. 10). Foucault ahnte, dass von einem Diskurs in seiner „alltäglichen und unscheinbaren Tätigkeit" (ebd. S. 10) etwas unvorstellbar Mächtiges und manchmal auch Gefährliches auszugehen schien, hinter dessen „abgeschliffener Rauheit" wir aber dennoch die „Unruhe von Kämpfen, Siegen, Verletzungen, Überwältigungen und Knechtschaften" (ebd. S. 10) spüren könnten. Das brachte Foucault zu der Hypothese seines Vortrags:

> „Ich setze voraus, daß in jeder Gesellschaft die Produktion des Diskurses zugleich kontrolliert, selektiert, organisiert und kanalisiert wird – und zwar durch gewisse Prozeduren, deren Aufgabe es ist, die Kräfte und die Gefahren des Diskurses zu bändigen, sein unberechenbar Ereignishaftes zu bannen, seine schwere und bedrohliche Materialität zu umgehen." (Foucault 2012, S. 10f.)

Dem Diskurs mutet Foucault demnach eine immense Gestaltungsmacht zu, denn der Diskurs kann nach Foucaults Auffassung steuernd und kontrollierend z. B. durch ein Sprechverbot Ausschlüsse produzieren, um damit bestimmte Diskurse möglich und andere wiederum unmöglich zu machen. Ein Diskurs kann bestimmte Sprechweisen nicht nur offenlegen und favorisieren, er kann andere auch verdecken und es können Kämpfe um die Hoheit eines Diskurses geführt werden, ja der Diskurs selbst kann mit Foucault Gegenstand des Begehrens werden. Neben dem Verbot kennt der Diskurs noch eine andere Form der Ausschließung, die Foucault als „Grenzziehung" oder „Verwerfung" bezeichnet (ebd. S. 11). Hier nimmt Foucault sein Beispiel von der Entgegensetzung von Vernunft und Wahnsinn aus seinem 1961 in Frankreich erschienenen Werk „*Wahnsinn und Gesellschaft. Eine Geschichte des Wahns im Zeitalter der Vernunft*" wieder auf. Der „unermessliche Diskurs des Wahnsinnigen" (ebd. S. 12), der im Mittelalter einmal gehört wurde und dem man einst sogar wahrsagerische Fähigkeiten zugesprochen hatte, erhielt mit dem besonderen „humanistischen Blick" (s. o.) in der Psychiatrie des 19. Jahrhunderts eine Asymmetrie, in der der Wahnsinnige nur noch auf die ganz spezielle Art des wissenschaftlichen Fragens des Arztes antworten konnte.

Eine weitere Grenzziehung sieht Foucault in der labilen Konstruktion des Diskurses über das „Wahre" und das „Falsche". Da diese Grenzziehung sich durch die Geschichte hindurch offenbar ständig verschieben kann, vermutet Foucault, dass es hier gar nicht um die Inhalte gehe, sondern mehr um den „Willen zur Wahrheit, der seit Jahrhunderten unsere Diskurse durchdringt" (ebd. S. 14).

> „Dieser Wille zur Wahrheit stützt sich, ebenso wie die übrigen Ausschließungssysteme, auf eine institutionelle Basis: er wird zugleich verstärkt und ständig erneuert von einem ganzen Geflecht von Praktiken wie vor allem natürlich der Pädagogik, dem

System der Bücher, der Verlage und der Bibliotheken, den gelehrten Gesellschaften einstmals und den Laboratorien heute." (Foucault 2012, S. 15)

Ein Diskurs kann aber auch durch seine eigenen Spielregeln intern Ausschließungen und Kontrollen hervorbringen, die Foucault als „Klassifikations-, Anordnungs-, oder Verteilungsprinzipien" bezeichnet (ebd. S. 18). Das Prinzip der Verteilung erläutert Foucault später am Beispiel der Erziehung. Während wir alle davon ausgehen, dass die Erziehung in unserer Gesellschaft allen Individuen den Zugang zu jeder Art des Diskurses ermöglichen soll, weiß man aber doch, „daß sie in ihrer Verteilung, in dem, was sie erlaubt, in dem, was sie verhindert, den Linien folgt, die von den gesellschaftlichen Unterschieden, Gegensätzen und Kämpfen gezogen sind" (ebd. S. 30).

Diskurse haben für Foucault immer Sprechakte und Aussagen als erste Einheit des Diskurses zur Grundlage. Diese Aussagen können in ganzen Serien bestimmte diskursive Formationen (Foucault 1973a, S. 170) hervorbringen, die wiederum die einzelnen Aussagen miteinander vernetzen können. Diskurse können sich aber auch verselbstständigen und dann weiß im Nachhinein niemand mehr, wie diese Diskursformation überhaupt in die Welt gekommen ist. Diskurse produzieren aber durch ihren Ausschluss immer einen Rest, der ungesagt bleibt oder der nicht ausgesprochen werden darf. In seinem Buch „Archäologie des Wissens" stößt Foucault auf die Schwierigkeit der geschichtlichen Rede, die sich als wissenschaftlicher Diskurs stets als abgeschlossen darzustellen versucht, was sie aber faktisch nicht sein kann. In der Geschichte muss es nämlich immer mehr Möglichkeiten gegeben haben, Sachverhalte zu erzählen, Sätze zu bilden und Geschichten zu erfinden, als ein offizieller Diskurs der Geschichtsschreibung jemals erfassen könnte. Die wissenschaftliche Geschichtsschreibung muss demnach permanent Aussagen ausschließen, weil sie entweder zeitlich nicht mehr einholbar sind oder – sofern sie als Schriftstücke vorliegen – als nicht relevant anerkannt werden. Das, was einen Diskurs ausmacht, lässt sich demnach nicht hinreichend durch seine inneren Strukturen, seine Inhalte und Inhaltsvernetzungen aussagen, sondern erst vor dem Hintergrund dessen, was alles nicht angehört wurde und u. U. sogar verschwiegen wurde. Eine Diskursanalyse, wie Foucault sie vorschlägt, kann demnach nicht inhaltlich zu irgendeinem Schluss kommen, sondern sie kann Brüche, Verwerfungen und Auslassungen aufzeigen, die durch die Geschichte entstanden sind.

„Die Diskurse müssen als diskontinuierliche Praktiken behandelt werden, die sich überschneiden und manchmal berühren, die einander aber auch ignorieren oder ausschließen. [...] Der Diskurs ist nicht in einem Spiel von vorgängigen Bedeutungen aufzulösen. Wir müssen uns nicht einbilden, daß uns die Welt ein lesbares Gesicht zuwendet, welches wir nur zu entziffern haben. Die Welt ist kein Komplize unserer

Erkenntnis. Es gibt keine prädiskursive Vorsehung, welche uns die Welt geneigt macht. Man muß den Diskurs als eine Gewalt begreifen, die wir den Dingen antun; jedenfalls als eine Praxis, die wir ihnen aufzwingen." (Foucault 2012, S. 35)

Wenn aber der Diskurs sich nicht in vorgängigen Bedeutungen auflösen lässt, dann kann sich auch die dem Diskurs vorausgehende Aussage nicht in einer bestimmten Bedeutung ausdrücken. Aussagen bergen die enorme Schwierigkeit in sich, ein für alle Mal hinreichend und erschöpfend über sich selbst sprechen zu können. Aussagen sind für Foucault zutiefst suspekte Dinge, denn weder ihre Intentionen noch ihre Kontexte lassen sich, selbst wenn wir sie schriftlich vor uns haben und sie nicht in der Geschichte verloren gegangen sind, hinreichend ergründen. Mit Derrida zitieren wir die Aussagen nur, wir wiederholen sie und nutzen ihre Iterabilität und müssen erkennen, dass die mit Aussagen erzählte Geschichte immer nur eine von unzähligen weiteren Möglichkeiten war, von den Dingen zu sprechen, und auch unser Zitat immer nur eine von vielen Möglichkeiten ist, diese Aussagen zu wiederholen. Fragt man nach dem inhaltlichen Sinn einer Aussage, nach dem „Schatz der in ihr enthaltenen Intentionen, durch die sie zugleich enthüllt und zurückgehalten wird" (Foucault 2011, S. 15), dann könne man diesen Sinn nur in der Differenz finden, „die sie an andere wirkliche und mögliche, gleichzeitige oder in der Zeit entgegengesetzte Aussagen anfügt. So käme die systematische Gestalt der Diskurse zum Vorschein." (ebd. S. 15).

Diese Flexibilität im Denken, die Foucault hier im Sinn hatte, und die mit einer unendlichen Ambivalenz der Intentionen und Kontexte umgehen können müsste, stellt für viele Menschen eine enorme gedankliche Herausforderung dar, und nicht selten kommt von Seiten der kritischen Rationalisten, der US-amerikanischen Pragmatisten und der eher sprachanalytisch geprägten Philosophen der Vorwurf, dass dann ja alles Interpretieren der Beliebigkeit anheimfallen würde. Der US-amerikanische Philosoph Paul Boghossian hat ein ganzes Plädoyer gegen diesen Relativismus und Konstruktivismus in seinem Buch „Angst vor der Wahrheit" schriftlich festgehalten (Boghossian 2013). Und in seinem Nachwort zu Boghossians Werk feiert Markus Gabriel dessen Veröffentlichung als den lang ersehnten „Abgesang auf die Postmoderne" (Gabriel 2013a, S. 139ff.). Selbst die beiden deutschen Soziologen Hans Joas und Wolfgang Knöbl sind der Ansicht, dass die postmoderne Diskussion nicht selten in „gefährliches Fahrwasser" führe (Joas & Knöbl 2011, S. 515). Beide Autoren sehen in den poststrukturalistischen Arbeiten von Derrida, Foucault und Lyotard zudem „die Gefahr des Verschleifens wissenschaftlicher Standards" (ebd. S. 514).

„Denn wenn es keine festen Bedeutungen und Interpretationen mehr geben kann, gleichzeitig die Wissenschaft nur mehr ein Sprachspiel unter vielen darstellen soll,

dann ist der Schritt zum Ineinanderschieben von Wissenschaft und Fiktion, von
Hoch- und Populärkultur nicht mehr weit, zumal man sich unter den genannten
Prämissen um eine methodische Prüfung empirischer Belege nicht mehr kümmern
muß." (Joas & Knöbl 2011, S. 514)

Nun würden wohl weder Derrida noch Lyotard behaupten, dass man sich in der
Wissenschaft nicht mehr um die Identität des Autors bemühen müsste. Gerade
der Autor steht im poststrukturalistischen Denken für einen unerschöpflichen
Schatz an Intentionen, die, nur weil sie auf ambivalente Art ausgesagt, zitiert und
interpretiert werden können, so etwas wie streitbares wissenschaftliches Denken
und „Anders"-Denken überhaupt erst möglich machen. Und Louis Althusser
würde uns wohl darauf bringen, dass die Autoren, die in dem Zitat oben zu Wort
kommen, wohl mehr an der gesellschaftlichen Statussicherung der Wissenschaft
interessiert sind als daran, von einem durch den sogenannten Wissenschaftsdiskurs
ausgegrenzten „Laien", wie Lyotard ihn beschreibt, die eigenen Exklusionsinstrumente vorgehalten zu bekommen.

Wir haben es Foucault zu verdanken, dass er uns darauf aufmerksam gemacht
hatte, dass Diskurse eine schwere Materialität mit sich führen können. Sie können Einschlüsse und Ausschlüsse produzieren, die nicht ohne materielle, soziale
oder diskursive Folgen bleiben. Insofern erweitert Foucault Derridas Analyse der
Theorie performativer Sprechakte dahingehend, dass nicht nur Sprechakte *tun,
was sie sagen*, sondern auch Diskurse, selbst ohne die feste Anbindung an einen
anwesenden Sprecher, die Macht besitzen, bestimmte Sprechakte möglich und
zugleich alternative Sprechweisen unmöglich zu machen. Wenn diese Diskurse
– vergleichbar mit dem Sprechakt bei Derrida und der Rede bei Heidegger – das
menschliche Dasein auf derart existenzielle Weise mitgestalten können, dann
müsste jede gesundheitswissenschaftliche Frage eine diskursanalytische Frage
sein, die nicht mehr vordergründig danach fragt, was der Fall ist, sondern danach
fragt, welche sprachlichen Mechanismen diesen einen Fall hervorgebracht haben
und welche anderen möglichen Fälle auf die gleiche sprachliche Art, Sprechweisen
zu vereinbaren, ausgeschlossen werden sollten.

Foucault liefert hierzu eine ganze Reihe von Blaupausen, die hier nicht mehr
alle erarbeitet werden können. Doch bilden seine Theorien der *Gouvernementalität*,
der *Biopolitik* und sein Konzept der *Sorge um sich* ausgezeichnete Ansätze, um sich
dem Thema Gesundheit und Krankheit aus einer etwas anderen als der biomedi-
zinischen Sicht auf den Menschen zu nähern. Foucault geht in seinem Konstrukt
des Individuums nämlich nicht mehr davon aus, dass es Individuen gibt, die der
Welt als bestimmte und vorhersehbare Subjekte dieser Welt irgendwie gegenüberstehen. Das Individuum bei Foucault erfährt seine Individualität zwar noch als
Subjekt, doch geht es Foucault mehr um den Prozess jener „Subjektivierungsweisen"

(Foucault 1989, S. 40), die sprachlich und diskursiv das Individuum erst zu dem werden lassen, was es von sich selbst als Subjekt behauptet wird. Auch hier spielt Foucault wieder mit der philosophischen Figur der *Möglichkeit* eines Individuums, das als sprachlich konstruiertes Subjekt zur *Form* kommt. Es versteht sich von selbst, dass in poststrukturalistischer Hinsicht diesem Individuum, das bereit ist, auf die Ambivalenz der Sprache und die Kontingenz der Diskurse zu setzen, und das zudem bereit ist, beides aushalten zu können, immer mehr Möglichkeiten auf Subjektsein zur Verfügung stehen werden, als wir uns gemeinhin vorstellen können. Diesen Ansatz von Foucault wird die US-amerikanische Philosophin Judith Butler in ihrer Subjekttheorie weiterentwickeln.

8.3 Judith Butler: Sprache und ihre traumatischen Ausläufer

Mit Foucaults Diskurstheorie und Derridas Sprechakttheorie wird die US-amerikanische Philosophin Judith Butler (*1956) in ein neues poststrukturalistisches Denken eintauchen, das uns mehr als jemals zuvor vor Augen führen wird, dass diese modernen sprachphilosophischen Diskurse nicht einfach nur in einem luftleeren Raum stattfinden, sondern sich mitten in einer sozialen Diskurswirklichkeit ereignen, in der ihre Ausschlüsse und die massiven Folgen dieser Ausschlüsse seit dem Ende des 20. Jahrhunderts immer öfter zur Sprache kommen werden. Posselt & Flatscher (2016) gehen davon aus, dass sich eine sprachphilosophische Debatte ohnehin nicht auf irgendeinen erkenntnistheoretischen Diskurs reduzieren lässt, sondern immer in irgendeiner Weise „mit normativen, ethischen und politischen Dimensionen" (Posselt & Flatscher 2016, S. 239) in Verbindung gebracht werden kann. Wenn wir als sprachliche Wesen uns selbst und die Welt, in der wir leben, mit anderen zusammen hervorbringen, dann sind wir in dieser zutiefst sprachlich-sozialen Verstricktheit immer auch tatkräftige politische Wesen, die sich eine Welt zurechtstricken, die sprechenderweise nicht folgenlos bleiben kann. Man kann diese Welt nicht von einem „neutralen" Ort aus als „politisch" bezeichnen und so tun, als ob der Akt dieses „Bezeichnens" eine harm- und folgenlose Tätigkeit wäre.

Und genau auf die Art von Folgen, die uns seit Jahrhunderten ohne einen einsehbaren Grund durch sprachliche Gewalt Ausgrenzungen und Verletzungen antun, wird Judith Butler in ihren Arbeiten hinweisen. Damit ist innerhalb dieser Arbeit das erste Mal eine ausgearbeitete Theorie angesprochen, die sich mit Kommunikation auf der einen Seite und den gesundheitlich bedeutsamen Folgen auf der anderen Seite auseinandersetzt. Sieht man einmal davon ab, dass das, was hier als

„gesundheitlich bedeutsame Folgen" bezeichnet wird, im Grunde auch wieder erst innerhalb von Sprechakten als gemeinschaftlich vereinbarte Sprechweise festlegt werden müsste, so nimmt Butler in ihrem Ansatz zunächst einmal nur jene an Austin angelehnte Theorie (s. o.) wieder auf, in der ein Sprechakt dazu in der Lage ist, überhaupt etwas ausrichten zu können.

Butlers Theorie macht in ihrem Nachdenken über den Sprechakt nun auf eine Differenz aufmerksam, die nicht ganz unerheblich ist. Für Butler muss der Sprechakt immer *körperlich* vollzogen werden, sei es durch eine bloße Geste, durch die Mimik oder die Körperhaltung oder durch eine körpergebundene Lautproduktion selbst. Von diesem körperlichen Akt des Sprechens trennt Butler nun die *Intention* des Sprechens ab und entwickelt die These, „daß das Sprechen sich stets in gewissem Sinne unserer Kontrolle entzieht" (Butler 2006, S. 31). Das, was an mannigfaltigen Intentionen des Sprechens möglich wäre, erfährt bei Butler im und mit dem Körper „die Grenze der Intentionalität des Sprechaktes" (Butler 2006, S. 23), indem der Sprechakt körperlich vollzogen werden muss und damit eine Differenz zur Intention markiert. Soll in einem Sprechakt eine Bedeutung hervorgebracht werden, dann müssen die mannigfaltigen Möglichkeiten aller Bedeutungen, die das Intentionale im Subjekt zu bändigen versucht, in dem körperlich vorgetragenen, *einmaligen Sprechakt* zu einem kreativen Schluss kommen, der dem Intentionalen unmittelbar nach seiner Ausführung sofort schon wieder fremd sein müsste, da das, was der Körper da „vorträgt", kontingenterweise immer auch auf vielfache andere Weise hätte vorgetragen werden können. Nur so kann Butler an Derridas Möglichkeit der unendlich differenten Zitierbarkeit eines Zeichens – hier gedacht als körperlicher Ausdruck – anknüpfen. Das Zeichen, das bei Butler jetzt als körperlich gebundener Ausdruck erscheint, ist demnach vom Körper als eine raumzeitlich gesehen *einmalige Präsenz* in dem vorgetragenen Sprechakt festgeschrieben worden. Damit sagt das vom Körper ausgedrückte Zeichen „immer mehr oder sagt es in anderer Weise" (ebd. S. 23), als das Intentionale des Subjekts es vielleicht vorgehabt hatte zu sagen. Aber das Zeichen steht nun einmal im Raum und hat nur so die Chance, auf mannigfaltige Weise verstanden und auch missverstanden zu werden. Vom Augenblick des Vortragens an kann das Intentionale des Subjekts nur noch hoffen, eine anschlussfähige Geste produziert zu haben.

Wofür ist diese Unterscheidung nun aber wichtig? Butler braucht noch einen weiteren Schritt, um den immensen Nutzen dieser Differenz herausstellen zu können, der sich ja bislang vom Standpunkt des Intentionalen her nur als ein Hoffen und Bangen auf „Verstanden-Werden" darstellt. Butler hat sich in ihrer Arbeit nun aber u. a. schwerpunktmäßig mit gewaltsamen und verletzenden Sprechakten beschäftigt, die entweder ganz *offensichtlich* verletzend wirken sollen und die ganz *subtil* und *unterschwellig* bestimmte Bezeichnungen wählen, die die derart „bezeichneten"

Menschen stets eine unterlegene Position innerhalb einer gesellschaftlichen Hierarchie mit oftmals weitreichenden negativen Folgen zuweisen. Als wenig subtil bezeichnen wir Drohungen, Diffamierungen und absichtliche Missachtungen, die für die Betroffenen in der Tat zu schweren körperlichen und psychischen Beeinträchtigungen führen können. Butler versucht nun aber, genau jene „Verletzungen" sichtbar zu machen, die sich weniger offensichtlich auf einen bestimmten Autor des Sprechaktes zurückführen lassen, sondern auf alltägliche Sprechweisen und Diskurse, die ebenfalls zu körperlichen und psychischen Beschädigungen führen können. Denn wie bei Foucault bereits zu sehen war, können nicht nur Sprechakte, sondern auch Diskurse den Rahmen dessen festlegen, was innerhalb einer sozialen Gemeinschaft als *sagbar* gilt. Sobald wir sprachlich diesen Raum des Sagbaren abgesteckt haben, haben wir immer auch festgelegt, was nicht aus- oder angesprochen werden darf. In dem Fall hat unser Sprechen aber auch nichts mehr mit der oben angesprochenen, scheinbar so unverfänglichen und unschuldigen *Beschreibung der Welt* zu tun, sondern dann versucht unser Sprechen, unhintergehbare Tatsachen zu schaffen, indem wir jemanden als „Mann" oder „Frau" bezeichnen, als ob dies eine hinreichende Differenz wäre, die den unendlichen Möglichkeiten der Biologie und/oder der Selbstzuschreibungen jemals gerecht werden könnte. Vergleichbare Zuschreibungen wie Mann oder Frau, die ebenfalls immer schon als eine Art Exklusionsinstrument *tun, was sie sagen*, wären Bezeichnungen wie z. B. „Ausländer", „Behinderter", „Hartz-IV-Empfänger", „Schwuler", „Lesbe", „Asylant" usw.

Sie alle grenzen aber nicht nur aus – so Butlers Ansatz –, sondern tragen dazu bei, dass das Individuum durch diese Ansprache sich selbst als Subjekt auf eine bestimmte Weise konstituiert. Dabei unterscheidet Butler ganz entschieden zwischen dem Appell der Ansprache, der unterschwellig dem Subjekt eine bestimmte Konstituierung vorschreiben will, und der grundsätzlichen Möglichkeit des Subjekts, zu diesem Appell seine eigene Konstituierung zu entwerfen. Hier folgt sie der langen philosophischen Tradition, die über Haman und Hegel, Humboldt und Heidegger bis hin zu Foucault reicht und für die alle erst die *Ansprache* durch die Welt das Subjekt konstituierte. Butler nennt diesen Vorgang im Anschluss an Foucault *Subjektivierung* und fügt hinzu, dass sich das Subjekt dabei in der Tat zuerst einmal dieser Ansprache *unterwerfen* muss und dass erst diese Unterwerfung jenes Subjekt hervorbringt, das u. U. auch in der Lage sein wird, sich gegen diese Unterwerfung zu widersetzen. Damit ist die Anerkennung der Zuschreibung – so paradox es hier erst einmal auch klingen mag – für Butler die Bedingung der Möglichkeit, sich selbst als ein durch die Bezeichnung zwar ausgeschlossenes, aber dennoch selbstbewusstes Subjekt zu erfahren. Jede Ansprache durch einen anderen Menschen ist in diesem Sinne eine Zuschreibung und diese Zuschreibungen haben von Geburt an dazu beigetragen, dass wir uns auf mannigfaltige Weise als Subjekte konstituieren konnten und damit auch bei mehr oder weniger guter Gesundheit überleben konnten. Zu einem gesundheitlichen Problem werden diese Anrufungen durch den jeweils anderen in zwei Fällen. Zum einen zeigen Studien, dass es Zuschreibungen gibt, die präziser formuliert als verbaler Missbrauch in der Kindheit zu schwerwiegenden Entwicklungsstörungen, Entwicklungsverzögerungen und zu einer Reihe von psychosomatischen Störungen im Erwachsenenalter führen können. Und zum anderen kann eine verbale Ausgrenzung, die zusätzlich den Zugang zu gesellschaftlicher Gestaltungsmacht verwehrt, mit jedem „Etikett", das wir anerkennen sollen, als soziale Ausgrenzung wirksam werden, die gesundheitliche Chancengleichheit geradezu unmöglich werden lässt.

Gleichzeitig haben wir aber bereits seit der Kindheit eine ganze Reihe von gesellschaftlichen Rollen übernommen, die uns alle durch ihre sozial konstruierten Appelllogiken mal als Sohn oder Tochter, als Schülerin oder Schüler, als Staatsbürger oder Staatsbürgerin (vgl. Althusser 1977) oder als Nachbar bzw. Nachbarin – zusätzlich zu der hier bereits schriftsprachlich vollzogenen geschlechtlichen Appelllogik – angerufen haben. Und all diese Positionen waren mehr oder weniger mit asymmetrischen Beziehungsgestaltungsangeboten ausgestattet, die wir annehmen konnten oder u. U. sogar ablehnen durften. All diese Rollenangebote haben nun aber mit Foucault eine diskursive Vorgeschichte, die uns entweder eine machtvolle Sprecherposition ermöglichen oder zu direkten Verletzungen führen kann. Vielleicht waren die Rollenangebote aber auch von vornherein an einer normativen Subjektposition mit einem nur minimalen Gestaltungsspielraum interessiert. Es mag eher ernüchternd klingen, wenn Butler davon spricht, dass wir es u. U. sogar vorziehen, lieber verletzende Anrufungen auszuhalten, als gar nicht angesprochen zu werden (Butler 2006, S. 10). Doch wie immer die Anrufungen auch ausfallen mögen, das vom Individuum konstituierte Subjekt wird durch diese Anrufungen immer zugleich „erhalten und bedroht" (ebd. S. 14).

Auf der körperlichen Ebene des Subjekts, das sich nun von innen heraus selbst *zur Form bringt* (s. o.), vermutet Butler nun – ganz im Sinne der Habitus-Theorie Pierre Bourdieus –, dass mit dem Prozess der Subjektivierung sich immer auch Wahrnehmungs-, Denk- und Handlungsschemata in das Subjekt eingeschrieben haben. Damit wären wieder Grenzen des Subjekts formuliert, die mit Derrida dekonstruiert und die auf den sprachlich überlagerten Prozess ihres Zustandekommens hin untersucht werden könnten.

Butler macht an anderer Stelle dann noch einmal deutlich, dass das Subjekt, auch wenn es sich nur unter den Bedingungen der Anrufung konstituieren kann, damit *nicht* gleichzeitig auch *determiniert* ist (Butler 1993, S. 44). Hierfür wird nun die oben bereits ausgeführte Differenz Butlers zwischen dem körperlichen Ausdruck als Zeichen auf der Subjektoberfläche und dem Intentionalen des Individuums im

Inneren des Subjekts von besonderer Bedeutung. Denn die Anrufung durch einen anderen Menschen ist nämlich ein zitierbares Zeichen, das vom Individuum immer auf mannigfaltige Weise zitiert werden kann und mit Derrida damit immer eine Differenz zu dem erzeugen wird, was auch immer das ursprüngliche Zeichen an Bedeutung hervorbringen wollte. Und genau hier liegt der *Handlungsspielraum*, aber auch die *Eigen-Verantwortung* des Individuums, auf der einen Seite zu erkennen, dass es selbst sprachmächtig immer dazu in der Lage ist, eine Differenz zu erzeugen, und dass es andererseits mit einem Blick ins Archiv (s. o.) erkennen könnte, dass jedes Zeichen immer nur eine sprachliche Grenzziehung ist, die immer dann unhaltbar wird, sobald ihre Möglichkeit auf eine kontingente Zitierweise offengelegt wird. Sprechakte bestimmen nicht das Subjekt, aber besonders das kindliche Subjekt wird Schwierigkeiten bekommen, in einer permanenten hasserfüllten Ansprache seine eigene grundsätzliche Gestaltungssouveränität erfahren und entwickeln zu können. Doch gerade die Resilienzforschung zeigt, dass widrige Kontexte das Subjekt nicht grundsätzlich determinieren können, sondern es eher unwahrscheinlich werden lassen, dass dieses Subjekt eine Entwicklung bei guter Gesundheit haben wird. Butler betont, dass mit der Möglichkeit einer prinzipiellen Gestaltungssouveränität des Subjekts unsere Verantwortung für den vorgetragenen Sprechakt keineswegs wegfällt. Andererseits kostet es unendliche Mühe, Erwachsenen nach schweren Traumata dabei zu helfen, auf eben diese Differenz zu setzen und trotz aller erfahrenen Handlungsunfähigkeit die eigene Handlungsmacht über das selbsterzählte Individuum wieder zurückzugewinnen (Janoff-Bulman 1992; Shalev et al. 1996).

> „Es gibt keine Möglichkeit, Sprache von ihren traumatischen Ausläufern zu reinigen, und keinen anderen Weg, das Trauma durchzuarbeiten, als die Anstrengung zu unternehmen, den Verlauf der Wiederholung zu steuern." (Butler 2006, S. 66)

Solch eine Steuerung der Wiederholung sieht Butler in der Ermächtigung des Subjekts, selbst wieder als sprechmächtiges Subjekt aufzutreten, „um den verletzenden Benennungen entgegenzutreten" (ebd. S. 10) und eine *eigene* Sprache für sich selbst zu finden, in der eine autonome Sprecherposition wiedererlangt wird, um eine Geschichte von sich zu erzählen, die anders ist als die, die der Person zugesprochen wurde. Offenbar liegt hier die besondere Fähigkeit, die es den sogenannten resilienten Kindern – neben den gefundenen sozialen Umweltfaktoren – ermöglicht hat, durch eine andere „Nacherzählung" das erfahrene Leid zu kompensieren. Um es noch einmal zu betonen: Dass wenige resiliente Kinder offenbar doch in Lage waren, bei relativ guter Gesundheit zu überleben, entlässt uns nicht aus der Verantwortung, für Kinder eine soziale und materielle Umwelt zu gestalten, in der nach Möglichkeit alle Kinder die Chance haben, ein Leben bei guter Gesundheit zu führen.

Solch eine Änderung der Wiederholung hatten Watzlawick et al. (2003, S. 49) in einem anderen Zusammenhang bereits 1969 nicht für das Individuum – auch wenn die Betroffenen diese Änderung wohl für sich selbst bereits vollzogen hatten –, sondern für die Gesellschaft vorgeschlagen. Sie waren der Meinung, dass ein psychiatrisches Symptom, das wir isoliert betrachtet als *abnormal* bezeichnen würden, aus dem Kontext der zwischenmenschlichen Beziehungen der betroffenen Person heraus von uns offensichtlich auch ganz anders „wiederholt" werden könnte. Sie boten damals bereits eine alternative, differente Betrachtungsweise an, indem sie davon ausgingen, dass es einen Unterschied macht, ob man „*Schizophrenie* als unheilbare schleichende Geisteskrankheit eines Individuums definiert" oder ob man „*Schizophrenie* als die einzig mögliche Reaktion auf einen absurden und unhaltbaren zwischenmenschlichen Kontext [verstehen will]" (Watzlawick et al. 2003, S. 49). Um überhaupt in solch einem absurden unhaltbaren zwischenmenschlichen Kontext – den die Autoren meist in der Kindheit verorteten – überleben zu können, war nämlich eine besondere Konstituierung des kindlichen Subjekts nötig gewesen, das von außen betrachtet im Erwachsenenalter als „abnormal" erscheinen musste. Es fällt schwer, die Einschränkungen, Exklusionen und Verwerfungen, die die performativen Sprechakte der Eltern dieser betroffenen Kinder hier ganz offensichtlich gewollt hervorgerufen hatten, *nicht* als deterministisch zu betrachten, doch in einer deterministischen Logik kann es kein souveränes Subjekt geben, das verzweifelt um die Aufrechterhaltung seiner Autopoiese kämpft. Und es wird ungleich schwieriger werden, angesichts der offensichtlichen Verletzungen und der sich daraus ergebenden langfristigen gesundheitlichen Beeinträchtigungen in einem gesundheitswissenschaftlichen Kontext im Sinne John Snows nach irgendeinem „Pumpenschwengel" zu fahnden, der einfach abmontiert werden könnte, um dem Ganzen ein Ende zu setzen. Es hindert uns aber nichts daran – um aber bei dieser Metapher zu bleiben –, gemeinsam zu überlegen, wie im diskurstheoretischen Sinne dieser „Pumpenschwengel" aussehen könnte und wie man ihn alsbald „abmontieren" könnte.

Genau an dieser Stelle aber treffen sich die Ermahnungen Butlers, eine ethische Debatte über den Begriff der Verantwortung für Sprechakte und Diskurse zu entfachen, mit der Forderung von Watzlawick et al. (2003), mehr über den Beziehungsaspekt von Kommunikation zu sprechen und damit mehr über das „Wie" als über das „Was" der Kommunikation zu sprechen. Weil ein Zeichen oder ein Ausdruck eben auf mannigfaltige Weise *zitierbar* ist, gilt es für Butler dringend, einen Diskurs über diese „Verantwortung" neu zu beginnen.

„Das Subjekt, das hate speech spricht, ist zweifellos für dieses Sprechen verantwortlich, jedoch nur selten sein Urheber. Das rassistische Sprechen […] zirkuliert, und obgleich es ein Subjekt erfordert, um gesprochen zu werden, beginnt oder endet es nicht mit dem sprechenden Subjekt [...]." (Butler 2006, S. 60 f.)

Das wirft in der Tat die Frage auf, wie ein „anonymer" Diskurs in die Verantwortung genommen werden kann, denn Posselt & Flatscher (2016) betonen in diesem Zusammenhang, dass „weder die Zitathaftigkeit des Sprechens noch die Anonymität bürokratischer Strukturen [...] uns von unserer Verantwortung [entbindet]" (Posselt & Flatscher 2016, S. 249). Denn es sind immer authentische Personen, die Diskurse wiederaufgreifen können und die immer die Möglichkeit haben, einen Diskurs nicht einfach nur nachzusprechen, sondern ihm seine verletzende Bedrohlichkeit durch eine andere Sprechweise zu nehmen. Die Möglichkeit einer Verletzbarkeit kann nämlich nicht einfach aus dem Ausdruck, der als Zeichen eine Grenze zieht, eliminiert werden. Doch könnten wir durch eine *andere* Kommunikation, die selbst vor der verletzenden Gefahr der Normativität niemals gänzlich geschützt ist, einen Diskurs über jene Normativitäten beginnen, die einst wohlmeinend sagen wollten, was der Fall ist und u. U. damit mehr Schaden angerichtet haben, als dass sie dabei halfen, die Chancen auf ein gesundes Leben zu eröffnen. Der Sprechakt schadet nämlich nicht nur, er ermächtigt auch, er konstituiert Subjekte und hilft ihnen, selbstbewusst mit anderen zusammen am Leben zu bleiben. Da aber der Prozess der Subjektivierung niemals als abgeschlossen betrachtet werden kann, ist die Suche nach Sprechakten, die uns noch ganz *anders* leben und überleben lassen, ganz sicher noch lange nicht abgeschlossen. Wenn wir auch verletzbare Wesen in einem sozial gebundenen Sein sind (ebd. S. 254), dann mag es vielleicht sein, dass wir die Sedimente der Traumatisierungen durch unser archäologisches Bemühen um das „Archiv" noch lange nicht erschöpfend dekonstruiert haben. Doch gibt es neben dem verschlossenen Archiv offensichtlich einen offen daliegenden „Schatz" an Worten, Erzählungen und Diskursen, der die Wahrscheinlichkeit auf ein gutes, gesundes Leben um ein Vielfaches erhöhen könnte, so wir denn gewillt sind, ihn zu heben und ihn verschwenderisch zu verteilen.

8.4 Niklas Luhmann: Das Gelingen von Kommunikation ist unwahrscheinlich

Am Ende dieser langen Reise durch die Geschichte auf der Suche nach einer Antwort darauf, was denn nun eigentlich Kommunikation sei, steht diesmal kein Philosoph, sondern Deutschlands berühmtester Systemtheoretiker und Soziologe Niklas Luhmann (1927–1998). Luhmann steht auch deshalb am Ende dieser langen Definitionsgeschichte, weil sein Ansatz auch als eine Art Quintessenz aus zweitausendfünfhundert Jahren sprachphilosophischen Nachdenkens über Kommunikation angesehen werden könnte. Wenn wir bei Butler gesehen hatten, dass es kein Widerspruch ist, wenn eine Sprachphilosophie, die ihren Gegenstand ernst nimmt, sich mit einem Mal mitten in der Politik wiederfindet, dann ist es ebenso selbstverständlich, dass die Soziologie, die sich zur Aufgabe gemacht hat, die Gesellschaft zu beschreiben, irgendwann auf sprachphilosophische Probleme stoßen muss, wenn sie sprachlich festhalten will, was sich an Relationalität in den Beziehungen zwischen den Menschen abspielt.

Wenn „niemand eine Insel ist" *(No man is an island)*, wie es der oben bereits schon einmal zitierte englische Schriftsteller John Donne 1624 schrieb, und wenn uns seiner Auffassung nach jedes Menschen Tod in irgendeiner Weise schwächt, weil wir in die Menschheit eingebunden sind *(Any man's death diminishes me, because I am involved in mankind.)* (Donne 1840, Med. XVII), dann gibt es einen guten Grund danach zu fragen, wie man sich diese „Einbindung" denn nun vorzustellen habe. Bereits um 1377 bestaunte einer der ersten arabischen Historiker, Ibn Khaldūn (1332–1406), in seinen „Betrachtungen zur Weltgeschichte" jene starke Bindung unter den Menschen, die sich nicht alleine aus den Familienbanden erklären ließ (vgl. Khaldūn 2011). Und für John Locke war es 1690 bereits die Sprache, die wie ein „Band" die Gemeinschaft zusammenhielt. Fraglich ist nun aber, wie solch ein akustisches „Ereignis", das im Grunde nur aus zusammengepresster Luft besteht und zudem ziemlich flüchtig in Raum und Zeit ist, ein so starkes Band erzeugen kann, dass es neben der Gemeinschaft auch noch ganze Kulturen und dazu den gesamten technischen Fortschritt hervorzubringen vermag.

Auch für den US-amerikanischen Soziologen Charles Horton Cooley (1864–1929) ist die Gemeinschaft als Ganzes erst durch Kommunikation entstanden (Cooley 1902, S. 69). Und nach Cooley ist eines der grundlegenden Konzepte, die diese Gemeinschaft durch Kommunikation hervorgebracht hat, dass wir von uns selbst als „Ich" nur deshalb sprechen können, weil es zu unserem Ich immer auch den komplementären Gedanken an eine „andere" Person gibt. Ein einzelnes Individuum kann alleine und für sich ebenso wenig gedacht werden wie eine Gemeinschaft ohne einzelne Individuen.

> „A separate individual is an abstraction unknown to experience, and so likewise is society when regarded as something apart from individuals. The real thing is Human Life, which may be considered either in an individual aspect or in a social, that is to say a general, aspect; but is always, as a matter of fact, both individual and general. In other words, ,society' and ,individuals' do not denote separable phenomena, but are simply collective and distributive aspects of the same thing, the relation between

them being like that between other expressions one of which denotes a group as a whole and the other the members of the group [...]." (Cooley 1902, S. 1f.)

Interessant ist bei Cooley, dass er das „wahre Ding", das sich hinter allem zusammen – Individuum, Gemeinschaft und Sprache – zu verbergen scheint, das „menschliche Leben" nennt, womit er indirekt von einer starken Assoziation zwischen dem Begriff des Lebens und den drei anderen Begriffen auszugehen scheint. Für Cooley war es gleich, ob wir von dem Individuum oder von der Gemeinschaft sprechen, denn offenbar bringt erst die Kommunikation uns dazu, dass wir sprachlich solch eine Abstraktion in die eine oder andere Richtung hervorbringen können. Cooley ging auch davon aus, dass die Gemeinschaft zwar als ein Ganzes gedacht werden kann, aber auch eine Familie, die Armee oder eine Gruppe von Freunden könnten solch ein soziales System oder eine soziale Organisation darstellen, in der einzelne Individuen immer mitgedacht werden müssten.

Niklas Luhmann geht siebzig Jahre später von einem ähnlichen Ansatz aus, bei dem Kommunikation für die Konstituierung sozialer Systeme von grundlegender Bedeutung sein wird. Bis dahin hatte sich aber die Soziologie seit dem Beginn des 20. Jahrhunderts eher zu einer „Theorie der sozio-kulturellen Evolution" mit der Folge einer „sozialen Differenzierung nach Schichtung und nach funktionalen Subsystemen" entwickelt (Luhmann 2003, S. 4), in denen Fragen der Kommunikation nur eine untergeordnete Rolle spielten.

„Sie wurden teils als bloß psychologische Tatbestände gesehen und den Individuen zugerechnet, so daß man sie bei einer makrosoziologischen Betrachtungsweise übergehen konnte; teils wurden sie unter Sonderbegriffe wie Konsens, Legitimität, informale Organisation, Massenkommunikation und Ähnliches gebracht. Beide Problembehandlungen führten auf Konzepte geringeren Ranges und geringerer Reichweite [...]." (Luhmann 2003, S. 4)

Wobei Kommunikation nie „grundsätzlich ausgeschlossen" (ebd. S. 5) war, jedoch versucht Luhmann in seiner Theorie sozialer Systeme, dem komplexen Phänomen der Kommunikation einen gleichrangigen Platz neben den beiden oben genannten Theorien einzuräumen und sie mit dem Thema Kommunikation sinnvoll zu verknüpfen. Dies bringt Luhmann Anfang der achtziger Jahre des letzten Jahrhunderts zu der sehr robusten Annahme: „Der basale Prozess sozialer Systeme, der die Elemente produziert, aus denen diese Systeme bestehen, kann [...] nur Kommunikation sein" (Luhmann 1987, S. 192). Luhmann verwendet dann noch einige Mühe darauf, die Frage zu klären, ob Kommunikation überhaupt hinreichend als „Handlung" definiert werden kann. Handlungen müssten wir aber – so sehr sie auch in den zwischen den Subjekten liegenden Umweltbereich dieser Subjekte hineinwirken – immer auch der *psychischen*, inneren Seite des Subjekts zurechnen, auf der wir Fragen der Motive und des Sinns vermuten. Da sich Luhmann nun aber der Kommunikation als basales konstituierendes Element der Beziehungen und ihren Folgen *zwischen* den Subjekten zuwenden möchte, sieht er die Schwierigkeit, sich zwischen einer Beschreibung des psychischen Bereichs auf der Innenseite des Subjekts und einer Beschreibung des zwischen den Subjekten liegenden Bereichs der Kommunikation entscheiden zu müssen. Luhmann sieht es als ein Problem an, eine allgemeine Theorie sozialer Systeme aus dem kontingenten Innenbereich des Subjekts heraus zu formulieren. Die Probleme werden zwar nicht geringer, nur weil man die Seite wechselt, doch geht es Luhmann in erster Linie um das, was sich an Relationalität in den Rückkopplungen *zwischen* den Subjekten in deren Außenbereich abspielt. Und in diesem Bereich können auch für Luhmann Kommunikation und Handlung nur schwer voneinander getrennt gedacht werden, denn wenn der „elementare, Soziales als besondere Realität konstituierende Prozeß […] ein Kommunikationsprozeß [ist]" (Luhmann 1987, S. 193), dann kommen Handlungen zwar darin vor, doch scheint Luhmann der Begriff der Handlung selbst dabei nicht auszureichen, um ein so komplexes Phänomen, wie das der Kommunikation, umfassend beschreiben zu können.

> „Soziale Systeme werden demnach nicht aus Handlungen aufgebaut, so als ob diese Handlungen auf Grund der organisch-psychischen Konstitution des Menschen produziert werden und für sich bestehen könnten; sie werden in Handlungen zerlegt und gewinnen durch diese Reduktion Anschlußgrundlagen für weitere Kommunikationsverläufe." (Luhmann 1987, S. 193)

Damit macht Luhmann einen entscheidenden Unterschied, der vorher bereits bei Butler aufgefallen war. Eine Handlung ist in der soziologischen Tradition zu sehr mit einem vom psychischen System produzierten Sinn gekoppelt gewesen. Hier müsste das Bewusstsein des Subjekts nach seinen Beweggründen befragt werden, was aber Aufgabe der Psychologie wäre. Luhmann möchte aber den Begriff Kommunikation gerade getrennt von einem psychologischen Beschreibungsversuch behandeln, wobei er den Begriff des Bewusstseins ähnlich verwendet, wie Judith Butler ihren Begriff des „Intentionalen" (s. o.) verwendet hatte. Beide sehen im Bewusstsein bzw. im Intentionalen ein eher ambivalentes und kontingentes Binnenphänomen des Subjekts, von dem aus man nur schwerlich beschreiben kann, was sich an der Außenseite als Kommunikation ereignet. Unterstützung erhalten beide durch den Biologen und Hirnforscher Gerhard Roth, für den das Bewusstsein viele unterschiedliche Zustände umfasst, von denen man nur sagen kann, dass sie erlebt und berichtet werden können. Ansonsten ist der Begriff lediglich eine modellhafte Hilfskonstruktion.

„Aufgrund von Selbstbeobachtung, Experimenten mit Versuchspersonen und des Studiums der Folgen von Verletzungen und Erkrankungen des Gehirns kommen wir zu der Erkenntnis, dass es das Bewusstsein überhaupt nicht gibt. Bewusstsein ist vielmehr ein Bündel inhaltlich sehr verschiedener Zustände, die gemeinsam haben; dass sie erstens bewusst erlebt werden, dass zweitens dieses Erleben unmittelbar ist, d. h. ohne irgendeine Instanz dazwischen, und dass sie drittens sprachlich berichtet werden können." (Roth 2003, S. 126f.)

All dies macht es schwierig, von dem Bewusstsein überhaupt als etwas zu sprechen, das in der Realität überhaupt vorkommt, und so sind Luhmanns Vorbehalte hier sogar durch die Neurobiologie bestätigt worden. Wie auch viele andere vor ihm möchte Luhmann ebenfalls mit der weit verbreiteten „Übertragungsmethapher" von Kommunikation brechen, denn wenn „man sagt, die Kommunikation übertrage Nachrichten oder Informationen vom Absender auf den Empfänger", dann würde man sich „mit problematischen Vorentscheidungen belasten" (ebd. S. 193).

„Sie [die Übertragungsmethapher, Anm. TH] suggeriert, daß der Absender etwas übergibt, was der Empfänger erhält. Das trifft schon deshalb nicht zu, weil der Absender nichts weggibt in dem Sinne, daß er selbst es verliert. Die gesamte Metaphorik des Besitzens, Habens, Gebens und Erhaltens, die gesamte Dingmetaphorik ist ungeeignet für ein Verständnis von Kommunikation. [...] Benutzt man sie, wird man verführt, sich vorzustellen, daß die übertragene Information für Absender und Empfänger dieselbe sei." (Luhmann 1987, S. 193f.)

Damit kommt neben der Idee des Übertragens, das wir manchmal als Synonym für „Mitteilen" benutzen, zusätzlich die Vorstellung einer „Information" ins Spiel, die hier „übertragen" oder „mitgeteilt" werden soll. Beide Vorstellungen werden von uns aber als selbstverständlich vorausgesetzt, wenn wir von Kommunikation sprechen. Wir haben demnach dem Kommunikationsbegriff neben der Mitteilung als Handlung immer auch einen zweiten Aspekt in Form der Information „untergeschoben". Das heißt für Luhmann, wir haben bereits zwei *Selektionsleistungen* vollbracht, damit wir in einem allgemeinen Verständnis von Kommunikation sprechen können. Für Luhmann ist die Zuschreibung der „Mitteilung" auf Kommunikation aber nur die erste von drei notwendigen Selektionsleistungen, die stattfinden müssen, damit Kommunikation überhaupt hinreichend beschrieben werden kann. Die zweite Selektionsleistung, die wir ebenfalls stillschweigend vorausgesetzt haben, vollziehen wir, indem wir einen Unterschied machen zwischen dem Vorgang des „Mitteilens" auf der einen Seite und der „Information", die hier mitgeteilt werden sollte, auf der anderen Seite. Damit setzen wir aber ebenfalls voraus, dass die Information innerhalb der Übertragungsmetapher eine *eigene Identität* besitzt, die wir dann immer auch als ein bestimmbares „Etwas" beschreiben können müssten. Bereits diese

Annahme könnte uns aber mit einem ambitionierteren Kommunikationsbegriff in Schwierigkeiten bringen, sobald wir uns nämlich fragen, wie diese Information denn überhaupt in die Welt gekommen ist. An die Idee der Information ist dann meistens auch noch die etwas naive Vorstellung gekoppelt, dass Sender und Empfänger über diese Information auf die gleiche Art und Weise verfügen könnten. Luhmann meldet aber gerade für diese letzte Annahme ernsthafte Vorbehalte an. Ungeachtet dessen sind beide Selektionsleistungen für Luhmanns Kommunikationstheorie durchaus notwendig. Haben wir die Unterscheidung von Mitteilung und Information erst einmal vollzogen, können wir jetzt „die eine oder die andere Seite betonen, also mehr auf die Information selbst oder auf das expressive Verhalten achten" (Luhmann 2008, S. 111). Von Kommunikation können wir mit Luhmann aber erst sprechen, wenn eine dritte Selektionsleistung dazugekommen ist: So, wie wir annehmen müssen, dass unsere Entscheidung für eine bestimmte Information aus einem kontingenten Raum von Möglichkeiten heraus entstanden ist – die für uns immer auch anders hätten ausfallen können –, müssen wir wohl oder übel diese kontingente Möglichkeit auf Selektion auch unserem Gegenüber für seinen Verstehens-Versuch zugestehen. Zu fragen bleibt dann aber, wie wir uns „Verstehen" dann überhaupt vorstellen können. Um von „Verstehen" in einem allgemeinen Sprachgebrauch sprechen zu können, müssten wir uns dieses Verstehen zuerst einmal rückmelden lassen. Nur haben wir es dann höchstens mit einem hypothetischen Verstehen zu tun, das uns erfolgreich darüber hinwegtäuscht, dass das, was dort von unserem Gegenüber verstanden worden ist, in seinem „Bewusstsein verschlossen und für das Kommunikationssystem ebenso wie für jedes andere Bewusstsein intransparent [bleibt]" (Luhmann 2008, S. 11). Wir können es allerdings als eine Art Rückkopplung verbuchen, die dann Anlass für eine Anschlusskommunikation sein könnte. Aber erst nach dieser Rückkopplung ist nach Luhmann Kommunikation überhaupt zustande gekommen. Für das Zustandekommen von Kommunikation müssen demnach drei Unterscheidungen getroffen bzw. vorausgesetzt werden:

> „Kommunikation [...] kommt zustande durch eine Synthese von drei verschiedenen Selektionen – nämlich Selektion einer Information, Selektion der Mitteilung dieser Information und selektives Verstehen oder Mißverstehen dieser Mitteilung und ihrer Information. Keine dieser Komponenten kann für sich allein vorkommen. Nur zusammen erzeugen sie Kommunikation." (Luhmann 2008, S. 111)

Auf diese Weise wird deutlich, warum Kommunikation nicht hinreichend als Handlung beschrieben werden kann, obgleich Handlungen involviert sind. Nehmen wir die Auswahl der Information aus einem kontingenten Bewusstseinsvorrat hier noch als einen inneren Vorgang an, dann ist aber bereits der *Ausdruck* der Mitteilung ganz sicher eine Handlung, die in Raum und Zeit zustande gekommen ist. Luhmann kann aber zeigen, dass es einen Unterschied macht, von Information auf der einen und der Mitteilung als Handlung auf der anderen Seite zu sprechen. Für Luhmann sind die drei Selektionsaspekte keine Bausteine, die irgendwie zusammengefügt werden, denn eine Selektionsleistung beschreibt eigentlich nur, dass ein „Unterschied" im Sinne einer Differenz erzeugt wurde, ähnlich wie es die Vorsokratiker einmal als „Auseinandersetzen" (s. o.) beschrieben hatten; ein Unterschied, der für alle folgenden Unterscheidungen eben einen Unterschied machen wird und dessen Folgen wir dann erst als Information, Handlung oder Verstehen bezeichnen werden, oder wie Luhmann es formuliert: „Es gibt keine Information außerhalb der Kommunikation, es gibt keine Mitteilung außerhalb der Kommunikation, es gibt kein Verstehen außerhalb der Kommunikation" (ebd. S. 114).

Erschwerend kommt hinzu, dass wir in diese Mitteilungshandlung stets auf eher subtile Art und Weise zusätzliche Informationen platzieren. Watzlawick et al. (2003) hatten ihre Theorie auf genau diese Unterscheidung zwischen dem Inhaltsaspekt von Kommunikation und dem nicht mehr ganz so einfach zu bestimmenden relationalen Beziehungsaspekt von Kommunikation hingewiesen. Wenn Watzlawick et al. vom Beziehungsaspekt sprachen, hatten sie allerdings die oben angesprochene dritte Selektion inklusive der Rückkopplung bereits mitgedacht und sie hatten in ihrer Theorie dem jeweiligen Kommunikationspartner bereits ein kontingentes Bewusstsein zugesprochen. Der Kommunikationspartner konnte sich nämlich seine Selektionsleistungen auf der Mitteilungsebene („Wieso sagt sie das mit so einem Unterton?") und auf der Informationsebene („Was hat sie grad gesagt?") auf ganz eigene Art und Weise zurechtlegen. Nimmt man also an, dass das jeweilige Bewusstsein zweier Personen auf zwei jeweils unterschiedliche Art und Weisen Selektionsleistungen hervorbringt, dann muss in der Tat mit einem etwas umfassenderen kontingenten Verstehens-Begriff gearbeitet werden, denn in der Mehrheit aller Fälle setzen wir dieses Verstehen geradezu ungeprüft voraus und machen Verstehen für uns oft an irgendetwas anderem als an sprachlichen Rückmeldungen fest.

> „Verstehen ist nie eine bloße Duplikation der Mitteilung in einem anderen Bewußt-
> sein, sondern im Kommunikationssystem selbst Anschlußvoraussetzung für weitere
> Kommunikation, also Bedingung der Autopoiesis des sozialen Systems. Was immer
> die Beteiligten in ihrem je eigenen selbstreferentiell-geschlossenen Bewußtsein davon
> halten mögen: das Kommunikationssystem erarbeitet sich ein eigenes Verstehen oder
> Mißverstehen und schafft zu diesem Zwecke Prozesse der Selbstbeobachtung und der
> Selbstkontrolle." (Luhmann 2008, S. 112)

An dieser Stelle führt Luhmann nun einen weiteren Aspekt seiner Kommunikationstheorie ein. Das Kommunikationssystem ist für Luhmann ein unabhängiges

und lediglich auf sich selbst bezogenes, geschlossenes, „autopoietisches System"
(Luhmann 2008, S. 113), das letztendlich das, was wir als Information, als Handlung und als Verstehen bezeichnen würden, innerhalb dieses Systems selbst *durch
Kommunikation* erst erzeugt. Der Mensch mit seinem psychischen System ist für das
vollständig geschlossene Kommunikationssystem zwar eine notwendige *Umwelt*, die
aber das Kommunikationssystem nicht determinieren kann, sondern – um es mit
den Worten von Maturana & Varela (1991) auszudrücken – für die das psychische
System lediglich eine *Perturbation*, eine Unruhe oder Störung bedeutet. Das, was das
Kommunikationssystem dann mit dieser Perturbation anfängt, wie es sie verarbeitet
oder in sein eigenes System integriert, wird in diesem systemtheoretischen Ansatz
Luhmanns ausschließlich durch die Strukturen des Kommunikationssystems bestimmt; eine Struktur allerdings – und das ist das Autopoietische an diesem Ansatz
–, die das System durch seine eigenen Strukturen und Prozesse *selbst* hervorgebracht
hat. Wenn man es genau nimmt, haben hier unterschiedliche psychische Systeme
„Geister" in Form von Kommunikationsstrukturen „herbeigerufen", die sie nun
nur schwerlich wieder „loswerden".

In diesem Ansatz von Kommunikation versuchen demnach immer zwei psychische Systeme, über ein drittes System – das Kommunikationssystem, das hier seinen
ganz eigenen Spielregeln folgt – miteinander zu „reden". Dies bringt Luhmann dazu,
zu behaupten, dass das Gelingen von Kommunikation in unserem herkömmlichen
Verständnis eher „unwahrscheinlich" ist (Luhmann 2009, S. 29ff.) und dass in der
Umwelt der psychischen Systeme – im Kommunikationssystem also – Kommunikation sich nicht nur selbst herstellt, sondern in einer sehr abstrakten Vorstellung
auch immer nur mit seiner eigenen Kommunikation umgehen kann (Luhmann
2008, S. 109). Das psychische System selbst hat ja, wie gezeigt wurde, genug damit
zu tun, seine eigenen kontingenten Produktionsmanöver unter Kontrolle zu halten.
Und auch hier muss andersherum unterstellt werden, dass das Kommunikationssystem das psychische System im Grunde *nicht* determinieren kann, da wir auch
für das psychische System eine eigene autopoietische Struktur annehmen müssen,
die sich nur selbst verstehen und erzeugen kann.

Und Luhmann formuliert hier ähnlich wie Judith Butler (s. o.), dass wir mit dem
Begriff „Ausdruck nichts anderes als die Autopoiesis des Bewusstseins [meinen]"
(Luhmann 1987, S. 201f.). Hinter den Begriffen „Sinn" oder „Bedeutung", die von
uns zum Ausdruck gebracht werden, sieht auch Luhmann etwas Intentionales an der
Innenseite des Subjekts, das notwendigerweise stets versucht, „Struktur zu gewinnen"
(ebd. S. 201). Nur kann uns aber nicht einmal diese Bedeutung oder besser ein im
Bewusstsein zum Ausdruck gebrachtes Wort, das dort zur Form bzw. zur Struktur
gekommen ist, ein sanftes Ruhekissen sein, denn im Grunde besitzt diese „Bewußt-
seinsaktualität" – wie Luhmann sie nennt – „eine eigentümlich-hintergründige Tiefe

[…], auf der die Worte wie Schiffchen schwimmen, aneinandergekettet, aber ohne selbst das Bewußtsein zu sein; irgendwie beleuchtet, aber nicht das Licht selbst" (Luhmann 2008, S. 119). Was aber vereinfacht gesprochen nichts anderes bedeutet, als dass das Bewusstsein irgendwie seine eigene Ambivalenz irgendwann einmal loswerden wollte und in einem Ausdruck zum Schluss gekommen ist, und dieses Ausdrücken taucht dann als „An-Zeichen" auf der Oberfläche des Bewusstseins und später als ausgedrücktes „Zeichen" im Kommunikationssystem auf und ist dort nach den Regeln des Systems anschlussfähig oder eben auch nicht. Ähnlich wie bei Butler bemerken wir – sobald wir uns nur ein wenig aufmerksamer zuhören –, wie das zum Ausdruck gekommene Wort oftmals nicht genau *das* auszusprechen vermag, was sich das Bewusstsein alles an möglichen gedachten Ausdrücken bereits zurechtgelegt hatte. Und wir bemerken vielleicht, …

> „[…] wie sehr das eigene Bewußtsein wie ein Irrlicht auf den Worten herumtanzt: sie benutzt und verspottet, sie zugleich meint und nicht meint, sie auftauchen und abtauchen läßt, sie im Moment nicht parat hat, sie eigentlich sagen will, und es dann ohne stichhaltigen Grund doch nicht tut." (Luhmann 2008, S. 113)

Und zu allem Unglück müssen wir mit ansehen, wie unser Ausdruck dann gemäß den Regeln des Kommunikationssystems, gemäß einer lange vor uns vereinbarten Sprechweise oder – um es mit Foucault auszudrücken – gemäß den Regeln eines lange vor uns angefangenen Diskurses auf mannigfaltige Weise verstanden werden kann. Das Kommunikationssystem bei Luhmann und der Diskurs bei Foucault sind zwar auf die Eigenproduktionen des Subjekts angewiesen, doch kann in beiden Fällen das Subjekt die Regeln dieses Systems nicht determinieren, da sowohl der Diskurs als auch Luhmanns Begriff von Kommunikation als etwas angenommen werden müssen, das dem Subjekt nicht nur äußerlich ist, sondern ihm bereits lange vorher vorausgegangen war. Wir müssen demnach damit rechnen, gründlich missverstanden zu werden, und vielleicht werden wir uns diesen Sachverhalt nur dann nicht als Kränkung zurechnen, wenn wir das Spiel der Ambivalenz und Kontingenz hinreichend durchschaut haben. Kommunikation bleibt damit immer „riskant" (ebd. S. 115). Kommunikation „dupliziert" im Grunde nicht Realität – wie Luhmann es noch beschreibt (ebd. 116) –, sondern sie erschafft immer ein unendliches Arsenal von Antwort-Wirklichkeiten, aus denen heraus wir für uns selbst oder für den jeweils anderen „Zustimmung" oder „Missverstehen" konstruieren könnten. Luhmann betont dazu, dass wir uns sehr wohl irren können und dass wir andere auch täuschen können, „aber man kann nicht davon ausgehen, daß es die Möglichkeit nicht gäbe" (Luhmann 1987, S. 208). Und so stehen wir – da wir uns so, wie wir nicht *nicht* kommunizieren können, auch nicht *nicht* verhalten können – immer unter dem speziellen Selektionszwang, aus einem komplexen Raum von Möglichkeiten heraus diese Komplexität für uns selbst irgendwie reduzieren zu müssen.

„Komplexität in dem angegebenen Sinne heißt Selektionszwang, Selektionszwang heißt Kontingenz, und Kontingenz heißt Risiko. Jeder komplexe Sachverhalt beruht auf einer Selektion der Relationen zwischen seinen Elementen, die er benutzt, um sich zu konstituieren und zu erhalten. Die Selektion placiert und qualifiziert die Elemente, obwohl für diese andere Relationierungen möglich wären. Dieses ‚auch anders möglich sein' bezeichnen wir mit dem traditionsreichen Terminus Kontingenz. Er gibt zugleich den Hinweis auf die Möglichkeit des Verfehlens der günstigsten Formung." (Luhmann 1987, S. 47)

Die Art von Kontingenz, mit der wir im Zusammenhang mit Kommunikation zu tun haben, ist für Luhmann immer eine „doppelte Kontingenz" (ebd. S. 153). Denn sowohl auf der Seite des Ichs *(Ego)* wird es zu einem „erleben, ertragen und bearbeiten von Kontingenz kommen" (Schmidt & Zurstiege 2007, S. 21) als auch auf der Seite des jeweils Anderen *(Alter)*. Und so stehen wir, solange wir wach sind und uns die Gesprächspartner nicht ausgehen, in einem ständigen Annahme-Ablehnungs-Verhältnis, das sich selbst laufend perpetuiert und aus dem wir mit Luhmann – ähnlich wie bei Wittgenstein – „einmal in Kommunikation verstrickt, […] nie wieder ins Paradies der einfachen Seelen zurück[kommen]" (Luhmann 1987, S. 239).

Denn „jedes ausgesprochene Wort erregt den Gegensinn" (Goethe 2014, S. 5). Luhmann selbst benutzt dieses Zitat, um zu verdeutlichen, dass man einmal ausgesprochene Worte, auch für unseren Gesprächspartner, nicht einfach ungeschehen machen kann. Unsere Worte sind für unseren Gesprächspartner in irgendeiner Weise immer eine Perturbation, die irgendwelche Zustandsveränderungen auslösen wird. Und auch, wenn diese Zustandsveränderungen „durch ihn selbst bestimmt werden" (Luhmann 1987, S. 204), ohne unsere Worte wären sie gar nicht erst zustande gekommen. Und so formuliert Luhmann das Goethe-Zitat um, indem er an anderer Stelle schreibt: „Jede Kommunikation lädt zum Protest ein" (ebd. S. 238), und wenn wir auch nicht viel über das aussagen können, was sich unser Gegenüber an protestierenden Verstehens-Selektionen geleistet hat, dass er diesen Selektionen nur schwerlich ausweichen kann, das ist wohl gewiss. Doch ist dies ja keine grundsätzlich negative Eigenschaft von Kommunikation, schließlich bringen wir durch Kommunikation mit anderen zusammen eine ganze soziale System-Welt hervor, in der wir es uns durchaus auch gut gehen lassen können. Doch diese Welt wird offensichtlich aufgebaut – und hier ähnelt Luhmanns Ansatz dem von Foucault, Derrida und Butler – durch eine *ordnende* Struktur innerhalb des Kommunikationssystems, die wie eine Einschreibung, ein Ausschluss, eine Differenz, eine Grenze oder eine Unterscheidung bestimmte Anschlusskommunikationen eher wahrscheinlich und andere eher unwahrscheinlich werden lässt. Und Luhmann fragt an anderer Stelle:

„Wie kann eine Ordnung sich aufbauen, die Unmögliches in Mögliches, Unwahrscheinliches in Wahrscheinliches transformiert?" (Luhmann 2009)

Wenn Kommunikation diese Fähigkeit besitzen soll, dann ist sie offensichtlich in der Lage, eine ganze Reihe von „Tatsachen" zu schaffen. Kommunikation ist demnach auch bei Luhmann „doing things with words". Und das tut sie auf eine Art und Weise, die in Luhmanns Theorie dem Subjekt immer schon die eigenwillige Selbstkonstruktionsleistung zugesteht, weil das, was da an Fakten innerhalb des Systems geschaffen wird, das Kommunikationssystem bei Luhmann ja nicht verlassen kann und für das Subjekt höchstens eine Perturbation ist. Auch hier gibt es eine Verbindung zu Butlers Theorie der notwendigen Anerkennung der Appellation (s. o.), die deshalb aber nicht notwendigerweise das Intentionale des Subjekts determinierte. Und auch in Luhmanns Theorie spielt der Begriff der Macht für dieses „doing things with words" eine entscheidende Rolle.

Luhmann führt dafür den Begriff der „symbolisch generalisierten Kommunikationsmedien" ein, die innerhalb des Kommunikationssystems eine „Motivationsfunktion" übernehmen und die schnelle und unkomplizierte „Annahme fremder Selektionsleistungen" für den „Normalfall erwartbar machen" (Luhmann 2003, S. 7). In diesen Kommunikationsmedien sind bereits eine ganze Reihe von Selektionsleistungen als sogenannte „Symbole konditioniert" (ebd. S. 11) und derart gebündelt worden, dass die Einzelselektionen nicht mehr alle einzeln hinterfragt werden müssen, dafür aber für das Medium als Ganzes die verführerische Idee der Kausalität und Determination von Kommunikation entstehen lässt, weil sie doch so offensichtlich „wirksam" sind. Diese Kommunikationsmedien sind in ihrer Codierung relativ einfach und binär gestrickt. So ist z. B. für das Bildungssystem die einfache binäre Codierung „Wahrheit" und „Unwahrheit" eine Logik, mit der sich eine Reihe von Selektionsleistungen erwartbar machen lassen. Für Luhmann ist Macht ebenfalls ein symbolisch generalisiertes Kommunikationsmedium, das aber nur dann wirksam wird, wenn in einer „sozialen Situation [...] Wahlmöglichkeiten auf beiden Seiten, also Situationen mit doppelkontingenter Selektivität" (ebd. S. 7f.) vorhanden sind.

„Insofern ist das Ausgangsproblem bei allen symbolisch generalisierten Kommunikationsmedien identisch; für Macht gilt insofern nichts anderes als für Liebe oder für Wahrheit. In jedem Falle bezieht sich die einflußnehmende Kommunikation auf einen Partner, der in seinen Selektionen dirigiert werden soll." (Luhmann 2003, S. 8)

Macht hat in einem sozialen System eine ordnungsbildende Funktion, „sie ordnet soziale Situationen mit doppelter Selektivität" (ebd. S. 8). Sobald für denjenigen, der Macht ausüben möchte, bei seinem Gegenüber Unsicherheit in Bezug auf seine Auswahlmöglichkeiten besteht, kann Macht bestimmte Selektionen eher erwartbar machen als andere. Dabei kann der Machtausübende bei seinem Partner „Unsicherheit erzeugen oder beseitigen" (ebd. S. 8).

> „Auch auf Seiten des Machtbetroffenen [...] setzt Macht Offenheit für andere Möglichkeiten des Handelns voraus. Macht erbringt ihre Übertragungsleistung dadurch, daß sie die Selektion von Handlungen (oder Unterlassungen) angesichts anderer Möglichkeiten zu beeinflussen vermag. Sie ist größere Macht, wenn sie sich auch gegenüber attraktiven Alternativen des Handelns oder Unterlassens durchzusetzen vermag. Und sie ist steigerbar nur zusammen mit einer Steigerung der Freiheiten auf Seiten Machtunterworfener." (Luhmann 2003, S. 8f.)

Luhmann betont in diesem Zusammenhang, dass man sich für diese Überlegung von dem *negativen* Machbegriff frei machen muss, der als *Zwang* mit anderen Problematiken zu kämpfen hat. Macht vermag hier etwas anzurichten und hat einen höheren Wert, wenn nämlich nicht Zwang vorherrscht, sondern bei größtmöglicher Wahlfreiheit auf Seiten des Betroffenen trotzdem nur *eine* ganz bestimmte Selektionsleistung freiwillig gezeigt wird. Macht verliert nämlich in dem Maße ihre Möglichkeit, die „doppelte Kontingenz zu überbrücken" (ebd. S. 9), sobald sie zum Zwang wird. Paradoxerweise kann Zwang die Selektionsleistung nämlich nicht mehr einfach steuern, sondern der Zwang-Ausübende muss „die Selektions- und Entscheidungsleistung selbst übernehmen. Die Reduktion von Komplexität wird nicht verteilt, sondern geht auf ihn [den Zwang-Ausübenden, Anm. TH] über" (ebd. S. 9).

Man kann Macht hier zwar als ein Kommunikationsmedium bezeichnen, das in der Tat eine „Beschränkung des Selektionsspielraums des Partners" (ebd. S. 11) verursacht, nur betont Luhmann, dass es sich dabei nicht um eine grundsätzlich „invariante Verknüpfung" (ebd. S. 11) eines konkreten Sachverhalts handelt, sondern dass die Möglichkeit auf eine alternative Verknüpfung zwar immer gegeben, aber eher unwahrscheinlich war. Macht ist damit ähnlich wie bei Foucault „niemals voll und ganz auf einer Seite" (Foucault 1976, S. 115). Auch mit Foucault konnte man eben nicht einfach sagen, dass irgendjemand Macht besitzt und jemand anderes keine Macht hat. Macht konnte sich aber auch nicht einfach auflösen, denn jedes Mal dann, wenn jemand sprachlich eine Grenze zieht, nimmt derjenige eine machtvolle Sprecherposition ein, sodass es niemals einen herrschaftsfreien Diskurs geben kann, wie Jürgen Habermas (*1929) ihn sich in seiner „Theorie des kommunikativen Handelns" (Habermas 2011) vorgestellt hatte. Luhmann – wie im Übrigen auch Lyotard und Foucault – kritisiert Habermas' Ansatz als „empirisch schlicht falsch"

(Luhmann 2008, S. 115), denn einen herrschaftsfreien, idealen Diskurs, in dem sich Wahrheit als ein von allen getragener Konsens darstellt, kann es schon deshalb nicht geben, weil der Begriff Konsens, der hier in einem Ideal „zum Schluss kommen" soll, immer wieder eine Differenz markieren würde, die eine Unterscheidung trifft und damit einen machtvollen Dissens hervorbringt.

Macht hat für Luhmann die Funktion eines „Katalysators" (ebd. S. 13), der eine Reihe von komplexen Kausalketten einfach abkürzen kann. Damit ist auch bei Luhmann Macht keine Eigenschaft, die sich einfach einer Person zurechnen lässt, die derjenige also *besitzt* oder auch *nicht besitzt*, sondern sie ist eine Funktionsweise, die innerhalb des Kommunikationssystems bestimmte Strukturen und Prozesse eher wahrscheinlich werden lässt und andere dabei unterdrücken kann. Der Machtausübende ist in dieser Kommunikationssituation auch nicht von größerer Bedeutung als sein Gegenüber, denn ohne sein Gegenüber gäbe es für ihn überhaupt keine Möglichkeit, Selektionsleistungen in irgendeine Richtung erwartbar zu machen.

Luhmann gibt am Ende seines Artikels „Was ist Kommunikation?" von 1995 noch einmal zu bedenken, dass in seinem Beitrag nicht alles beschrieben ist, was wir als einen „pathologischen Systemzustand" (Luhmann 2008, S. 120) beschreiben würden. Man könnte aber schon vermuten, dass im systemtheoretischen Sinn alles das als Pathologie bezeichnet werden könnte, was die Autopoiese – die selbstgesteuerte Aufrechterhaltung der Strukturen eines Systems also – derart beeinträchtigt, dass sich das betreffende soziale System nicht mehr aus sich selbst heraus erhalten kann. Interessant wäre es hier jetzt aber zu fragen, welche Art von Kommunikation – wenn Kommunikation *das* basale Element zur Bildung sozialer Systeme bei Luhmann sein soll (s. o.) – dazu in der Lage ist, die Autopoiese der Systeme nachhaltig zu beeinträchtigen. Bis hierhin könnte man nur sagen, dass alle Pathologien sozialer Systeme dann irgendwie durch Kommunikation zustande gekommen sein müssten. Vielleicht hilft Derridas Idee von der Differenz, die erzeugt werden muss, um eine Unterscheidung erst möglich werden zu lassen. In Luhmanns Theorie sozialer Systeme grenzen sich diese Systeme nämlich ebenfalls durch eine *durch Kommunikation* erzeugte Grenze zu ihrer jeweiligen Umwelt ab; eine Grenze allerdings, die ähnlich wie bei den beiden Neurobiologen Maturana & Varela (1991) das Überleben auch von biologischen Systemen erst möglich macht. Nun sind diese Grenzen aber notwendige Voraussetzung dafür, dass Kommunikation überhaupt zustande kommt. Demnach müssten die Pathologien eher dort zu suchen sein, wo diese Grenze u. U. unter „Zwang" (s. o.) und damit *ohne Wahlfreiheit* und ohne einen Blick in das die Freiheitsgrade offenbarende Archiv zustande gekommen ist.

Damit wären aber die Zusammenhänge und Wechselwirkungen zwischen dem bislang in diesem Ansatz vernachlässigten *biologischen* System – denn an ihm machen wir bislang vorrangig in unserer Gesellschaft körperbezogene Pathologien fest – und dem psychologischen System, die *beide* zusammen die Umwelt eines Kommunikationssystems bilden, ebenfalls noch nicht hinreichend geklärt. Doch wenn das Wort tatsächlich leichter „verwundet", als dass es „heilt", wie Goethe (2013, S. 48) den Herzog in seinem Drama „Die natürliche Tochter" so pessimistisch sagen lässt, und wenn das Wort tatsächlich so wenig „zum Troste wirken kann" (ebd. S. 48), dann ist der Ort der Intervention, der diesen Sachverhalt umkehren könnte, keinesfalls in einem psychischen oder biologischen System zu suchen. Dann könnte man in der Tat mutig auftreten und sagen, wer sich auf die Suche nach einer belastbaren Theorie für den Begriff der „sozialen Gesundheit" machen will und sein Herz an den Begriff der Intervention gehängt hat, der müsste sich ernsthaft mit einem Begriff von Kommunikation auseinandersetzen, der in der Lage ist, Kontingenz erleben, ertragen und bearbeiten zu können. Denn ganz offensichtlich kann nur eine „andere, alternative" Kommunikation die Wahrscheinlichkeit erhöhen, soziale Systeme hervorzubringen, in denen Worte nicht nur Trost und Heilung bedeuten könnten, sondern eine Art von Schutz bilden könnten, die kein voreiliges Versprechen auf Unversehrtheit abgeben wird, sondern den Blick in das Archiv trainieren wird, um mit Butler für diesen Notfall eine Autonomie des Subjekts erkennen zu lassen, die immer anwesend war, ist und sein wird, an die wir aber vielleicht nur nicht genug geglaubt hatten. Sich selbst als machtvoll zu empfinden, scheint aber genau die Fähigkeit zu sein, die Nitzsche bei den Menschen so sehr vermisst hatte, wenn er beklagte, dass der Mensch zu „seinem eigenen Selbsteinkönnen immer noch eine Erlaubnis und Beglaubigung braucht" (Safranski 1989, S. 833). Dann könnte das Zitat von Marianne Williamson zutreffen, wenn sie schreibt: „Our deepest fear is not that we are inadequate. Our deepest fear is that we are powerful beyond measure. It is our light, not our darkness, that most frightens us" (Williamson 1992, S. 190f.).

Wenn oben behauptet wurde, dass das biologische System und das psychische System durch Kommunikation erst erzeugt wurden, dann sind die wissenserzeugenden Systeme, die als wissenschaftliche Disziplin der beiden Denkwelten akademisch gehandelt werden, ebenfalls durch Kommunikation innerhalb jenes sozialen Systems hervorgebracht worden, das unterschiedliche Wissenssysteme durch Kommunikation gegeneinander abgrenzt. Dann wäre auch das Medizinsystem – egal ob wir es als System der Produktion medizinischen Wissens oder als System seiner vorgetragenen Handlungen ansehen – ein System, das als ein *soziales System* durch Kommunikation von unterschiedlichen Subjekten als ein Versuch der Beseitigung von Unsicherheit und Ambivalenz beschrieben werden könnte. Selbstverständlich gab es dafür eine ganze Reihe vorausgegangener Diskurse, die über Jahrhunderte hinweg das, was wir heute als unterschiedliche „Anzeichen" des Medizinsystems im Kommunikationssystem wiederfinden, strukturiert, geordnet und gegen alternative Sprechweisen und Diskurse abgegrenzt hatten. Von diesem Standpunkt aus argumentiert, lässt sich Medizin eben auch leichter als eine „Sozial"-Wissenschaft verstehen, die sich innerhalb ihrer akademischen Sprachspiele eben nur jenen vermeintlichen Luxus gegönnt hat, durch einen reduktionistischen, naturwissenschaftlichen Diskurs alle Bezüge zur sozialen Welt zu negieren. Das mag als theoretische Konzeption durchaus attraktiv sein und mag für Maschinen gelten, die in einem „luftleeren" Raum vorkommen, für lebende Systeme, die mit anderen lebenden Systemen in einem ununterbrochenen Kommunikationszusammenhang stehen, ist diese Reduktion wenig hilfreich; abgesehen davon, dass mit dieser Reduktion vielleicht Handlungen an Maschinen gerechtfertigt werden können, nicht aber an lebendigen Menschen. Ansätze eines soziologischen Denkens in der Medizin, wie wir sie bereits bei Rudolph Virchow gesehen hatten, formulierte 1941 der in die Vereinigten Staaten ausgewanderte Schweizer Medizinsoziologe Henry E. Sigerist (1891–1957), der das Medizinsystem immer zuerst als eine Wissenschaft verstand, die in sozialen Zusammenhängen agierte.

> „That medicine is a social science sounds like a truism, yet it cannot be repeated often enough because in medical education we still act as if medicine were a natural science and nothing else. There can be no doubt that the target of medicine is to keep individuals adjusted to their environment as useful members of society, or re-adjust them when they have dropped out as a result of illness. It is a social goal." (Sigerist 1946, S. 127)

Doch offenbar hat es die Medizinsoziologie in den folgenden Jahrzehnten nicht weiter gebracht, als dass sie zu der alten miasmentheoretischen Denkweise der bestimmbaren, schädigenden *materiellen* Umwelt einfach eine *soziale* Umwelt hinzurechnete, die aber eher nicht materiell und zudem recht unbestimmbar erschien. Ein ernsthaftes Forschungsinteresse, das die gegenseitige Einflussnahme beider Systeme zum Gegenstand hatte, blieb bis weit in die achtziger Jahre des letzten Jahrhunderts eher unterentwickelt. Im Anschluss an die bisweilen öffentliche Diskreditierung des sogenannten „ökologischen" Ansatzes fand dann aber immer wieder eine Suche nach vermeintlich *bestimmbaren* materiellen Verhältnissen statt, denen vor allem im sogenannten „Setting-Ansatz" eine gesundheitsbeeinträchtigende Wirkung nachgesagt wurde. Zwar hatte die *Sozialkapitaltheorie* Bourdieus zusammen mit der Theorie der *Sozialen Unterstützung* beeindruckend gezeigt, dass es diese Wechselwirkungen zwischen sozialem System und biologischem System gab, doch spielte Kommunikation bei der Konzeptualisierung dieser Wirkmechanismen eher eine untergeordnete Rolle, obgleich sie für Bourdieu geradezu konstitutiv gewesen ist. Mit der Suche nach den kommunikationsbezogenen Wirkmechanismen der sozialen Verhältnisse, aus denen heraus sich „soziale Gesundheit" entwickeln kann, tun sich die Gesundheitswissenschaften auch heute noch eher schwer. Und so verwundert es nicht, wenn Richter & Hurrelmann (2016) in ihrer „soziologischen Perspektive auf Gesundheit und Krankheit" nur eine sehr unscharfe Vermutung äußern, wenn sie annehmen, „um die Entstehung und auch die Vermeidung von Krankheiten besser verstehen zu können, müssen in soziologischer Sicht die Verhältnisse identifiziert werden, in denen Krankheiten gedeihen können" (Richter & Hurrelmann 2016, S. 9). Abgesehen davon, dass es jetzt hier nur noch um „die Verhältnisse" geht, verraten die Autoren nicht, was genau diese „soziologische Sicht" denn nun sei, außer dass es sich dabei wohl um „soziale Faktoren und subjektive Interpretationen" (ebd. S. 9) handeln könnte. Dass es dabei aber ganz im Sinne Luhmanns letztendlich nur um *Kommunikation* gehen kann, die diese sozialen Verhältnisse *und* die materiellen Verhältnisse erst hervorgebracht hat, wird an dieser Stelle von beiden Autoren nicht erwähnt. Und dabei hatte Wilkinson (2004) in seinem bemerkenswerten Artikel „Gesundheit, Hierarchie und soziale Angst" mehr als deutlich gemacht, dass die durch Kommunikation herbeigeführte Missachtung, Erniedrigung und Beschämung Exklusionsinstrumente sind, mit dem über soziale Ausgrenzung gesundheitliche Ungleichheit geschaffen wird. Kommunikation wird damit zu einem entscheidenden Kristallisationspunkt für die Identifizierung derjenigen Mechanismen, die wir immer nur von ihrer Ergebnisseite als „soziale" Verhältnisse bezeichnen, die letztendlich aber aus nichts anderem bestehen als aus Kommunikation, Diskursen und vereinbarten Sprechweisen, die alle zusammen jene Verhältnisse erst hervor bringen, denen wir einen Einfluss auf Gesundheit und Krankheit zusprechen. Wer also nach *sozial* bedingter *gesundheitlicher* Ungleichheit fragt, kommt angesichts der Tautologie, die hier ausgesprochen wird (Tiesmeyer et al. 2008, S. 11), nicht umhin, jene sprachlichen Konstruktionen zu untersuchen, die hier entweder ganz offensichtlich oder eher subtil an den gesundheitlich bedeutsamen Konstituierungen der Subjekte beteiligt sein könnten.

Etwa zeitgleich mit Luhmann hatte sich bereits Pierre Bourdieu mit dem Begriff der Macht und der Herrschaft auseinandergesetzt. Und auch für Bourdieu spielt die *Sprache* dabei eine entscheidende Rolle. Dem Akt der Konstituierung des Subjekts gingen bei Bourdieu immer Kämpfe um die „symbolische Herrschaft" bzw. die „symbolische Macht" voraus. Damit wir mit Bourdieu von einem Diskurs sprechen können, müssen immer zwei Dinge aufeinandertreffen: Auf der einen Seite sieht Bourdieu einen mit „technischer und sozialer Kompetenz" vorgetragenen „sprachlichen Habitus" (Bourdieu 2005a, S. 81), der neben der Fähigkeit, überhaupt sprechen zu können, auch die Fähigkeit beinhaltet, in unterschiedlichen sozialen Kontexten sprechen zu können. Auf der anderen Seite sieht Bourdieu den „Markt" – wie er es nennt –, der aus einem „System der Regeln zur Bildung der Preise [besteht], die dazu beitragen, die sprachliche Produktion zu steuern" (Bourdieu 2005a, S. 81). Damit sind für Bourdieu alle Kommunikationsbeziehungen immer zugleich auch

Machtbeziehungen eines *sprachlichen Marktes*, auf dem es „Preisabsprachen" gibt, „Monopolbildungen" und eine „geheime" Sprache, die nur ganz bestimmten sakralen oder wissenschaftlichen Zwecken dienen soll. Die symbolische Macht, die hier wirksam wird, beschreibt Bourdieu folgendermaßen:

> „Die symbolische Macht ist eine Macht, die in dem Maße existiert, wie es ihr gelingt, sich anerkennen zu lassen, sich Anerkennung zu verschaffen; d. h. eine (ökonomische, politische, kulturelle oder andere) Macht, die die Macht hat, sich in ihrer Wahrheit als Macht, als Gewalt, als Willkür verkennen zu lassen. Die eigentliche Wirksamkeit dieser Macht entfaltet sich nicht auf der Ebene physischer Kraft, sondern auf der Ebene von Sinn und Erkennen." (Bourdieu 2005a, S. 82)

Ohne die Anerkennung des jeweils anderen und ohne die Anerkennung seiner Sinnproduktionen gibt es demnach auch bei Bourdieu gar keine Machtbeziehungen. Bourdieu stellt sich den „Akt der Anerkennung" als einen „freien Akt der Unterwerfung und der Komplizenschaft" vor (ebd. S. 82). So sind alle hier beteiligten, sozial handelnden „Akteure" verbunden in einer Beziehung „hingenommener Komplizenschaft [...], die bewirkt, daß bestimmte Aspekte dieser Welt stets jenseits oder diesseits kritischer Infragestellung stehen" (ebd. S. 82). Die Wirkmechanismen symbolischer Gewalt innerhalb dieser sprachlich vereinbarten Komplizenschaft konnte Bourdieu durch seine umfangreichen Arbeiten in unterschiedlichen sozialen Bereichen nachweisen, wie der Kunst, der Politik, der Religion, der Justiz, der Wissenschaft, dem Geschlechterverhältnis, der Sprache, der Philosophie, der Literatur und dem Lebensstil (vgl. dazu Moebius & Wetterer 2011). In all diesen Lebensbereichen werden die Machtbeziehungen durch „Bejahung, Verinnerlichung und Verschleierung" (ebd. S. 1) als gemeinschaftlich vereinbarter Sinn oder als eine Kultur dargestellt, die mit Denkweisen handelt, die alle den Anschein des „Selbstverständlichen" beinhalten.

Symbolische Machtbeziehungen sind daher immer auf verinnerlichte „Wahrnehmungs- und Bewertungskategorien" (ebd. S. 3) angewiesen, die sich in einem allgemeinen Erwartungshorizont widerspiegeln, der dazu neigt, „sie als natürlich, als selbstverständlich wahrzunehmen und die ihr zugrundeliegende willkürliche Gewalt zu verkennen, sie also als legitim anzuerkennen" (Bourdieu 2007). Die Anerkennung von Macht geht demnach immer mit einem Akt des „Verkennens" von Macht einher, der alle möglichen historischen Anerkennungen von Macht, die der aktuellen Anerkennung vorausgegangen sind, nicht mehr aktualisiert. Indirekt spricht Bourdieu hier das philosophische Problem des *infiniten Regresses* an, bei dem wir für Worte und Bezeichnungen der Dinge in der Vergangenheit wohl doch „gewaltsam" bestimmte Bezeichnungen durchgesetzt haben, wir aber nicht sagen können, was genau dieser „Notkahn" überhaupt ist, auf dem wir mit anderen versuchen, durchs Leben zu schwimmen.

Bourdieu forderte daher zum Bruch mit einem Alltagsverständnis auf, das sich seiner Meinung nach vor allem auch in die Denkweisen der Soziologie eingeschlichen hat, weil die Soziologie „ihre wissenschaftliche Fragestellung um Termini aus dem vertrauten Wortschatz der Alltagssprache aufbauen" will (Bourdieu et al. 1991, S. 26 zit. n. Moebius & Wetterer 2011, S. 5). Was Bourdieu hier kritisiert, ist die Künstlichkeit, die sich immer dann zeigt, wenn eine Wissenschaft versucht, die Herkunft ihrer sprachlichen Produktionen „aus der Umgangssprache unter dem Zierrat des wissenschaftlichen Jargons" zu verschleiern (Bourdieu et al. 1991, S. 27). Nun kann auch die Soziologie mit Wittgenstein aus der Sprache nicht heraus, doch das, was Bourdieu hier kritisiert, ist nicht die wissenschaftlich verschleierte Alltagssprache selbst, sondern es sind jene Mechanismen der Macht, mit denen hier wissenschaftliche Sprachprodukte einen ungerechtfertigten Mehrwert auf dem Markt gehandelter Sprechweisen erhalten. Bourdieus Arbeiten weisen im Grunde auf die „Notwendigkeit eines epistemologischen Bruchs mit dem Alltagsverständnis" hin (Moebius & Wetterer 2011, S. 5), der dazu auffordert, nicht alle Sprachprodukte als selbstverständliche Welterklärungen hinzunehmen, sondern mit erkenntnistheoretischer Skepsis nach den Bedingungen der Möglichkeit unseres Erkennens selbst zu fragen. Deutlicher noch als Bourdieu formuliert Zygmunt Baumann, dass im Grunde auch die Soziologie das „Geglaubt-Werden" der Normativität ihrer Wirklichkeitskonstruktionen einfordert:

> „Die soziologische Sprache fordert Akzeptanz des durch sie erschaffenen Weltbildes und impliziert ferner die stillschweigende Übereinkunft, den entsprechend geführten Diskurs mit diesem Weltbild in Einklang zu bringen. Das soziologische Weltbild ist ein Spiegelbild der gesellschaftlich normierenden Instanzen und verhindert gleichzeitig die Möglichkeit alternative Modelle zu entwickeln, denn auf deren Unterdrückung zielen die gesellschaftlich normierenden Instanzen. Die definierende Kraft der Sprache unterstützt somit die ausgrenzenden, segregierenden und unterdrückenden Faktoren, die den sozialen Herrschafts- und Machtstrukturen immanent sind. Gleichzeitig leitet die Sprache ihre Legitimation und Plausibilität aus diesen Strukturen ab." (Bauman 2012, S. 239)

Die Sprache definiert, grenzt aus und unterdrückt mit Bauman und schafft damit gesellschaftliche Strukturen, die alternative Sprechweisen anscheinend unmöglich machen. Wenn die Sprache scheinbar aus sich selbst heraus solch eine Legitimität behaupten kann, dann könnte sie aber aus sich selbst heraus auch immer eine Reihe ganz anderer Legitimität erzeugen. Da aber jede Sprachproduktion eine Grenze zieht, bliebe nur das Spiel, diese Grenze durch den „kindlichen" Blick ins Archiv zu demaskieren und sie damit begehbar zu machen, um die Welt von einem anderen Standpunkt einmal ganz anders zu betrachten.

Gesundheit und Kommunikation 9

Wenn wir also davon ausgehen, dass wir von Geburt an nicht hätten überleben können, ohne dass uns irgendjemand irgendeine Form der Zuwendung hätte zuteilwerden lassen, dann wäre damit die Frage nach dem Zusammenhang von Kommunikation und Gesundheit hinreichend und grundlegend geklärt: Versteht man Kommunikation als eine relationale und referentielle Form des „Sich-in-Beziehung-Setzens", dann ist Kommunikation offensichtlich *die* existenzielle Grundvoraussetzung dafür, dass Leben und Überleben überhaupt möglich werden können. Fasst man den Kommunikationsbegriff noch etwas weiter, dann sind es aber nicht nur die verbalen und taktilen „Ansprachen" an das Neugeborene, die hier überlebensnotwendig werden, sondern auch die materiellen Möglichkeiten, z. B. die Luft, die wir ein- und ausatmen, oder die Nahrung, die wir zu uns nehmen. Auch hier *setzen* wir uns mehr oder weniger freiwillig *in Beziehung* zu einer biologisch-materiellen „Um-Welt", um in ihr nach Möglichkeiten für unser Überleben zu suchen. Die biologisch-materielle Welt, in die wir hineingeboren werden, finden wir jedoch in den meisten Fällen nicht einfach vor. Bei genauerer Betrachtung stellen wir fest, dass Nahrung, Wohnraum, sauberes Wasser und saubere Luft Dinge sind, die von den Menschen, die vor uns auf der Welt waren, bereits in unterschiedlicher Weise gestaltet und arrangiert worden sind. Diesen so gestalteten „Um-Welten", in die wir hineingeboren werden, sind aber stets sprachliche Vereinbarungen darüber vorausgegangen, die diese Verhältnisse nun einmal *so* und *nicht anders* eingerichtet haben.

Will man nun die Beziehung zwischen Kommunikation und Gesundheit grundlegend beschreiben, so müssten wir von zwei Annahmen ausgehen: Zum einen wird ein vollständiges *Fehlen* dieser Möglichkeiten auf Kommunikation ebenso unsere Gesundheit und unser Wohlbefinden beeinträchtigen wie jedwede quantitative *Einschränkung* dieser Möglichkeiten. Auf der anderen Seite müssen wir in Betracht ziehen, dass selbst wenn ausreichend Möglichkeiten auf Kommunikation vorhanden sein mögen, auch ihre *Qualität* den Ausschlag dafür geben kann, ob ein Leben bei guter Gesundheit noch möglich ist oder nicht. Dies gilt dann z. B. für die Qualität der Nahrung ebenso wie für die Qualität der sozialen Beziehungen, in die wir entweder direkt eingebunden sind oder deren Folgen wir über Umwege als „schwere Materialität" zu spüren bekommen. Die sozialen Möglichkeiten auf Kommunikation haben demnach eine eigentümliche Sonderstellung, die der von uns gestaltbare Bereich der biologisch-materiellen Möglichkeiten in der Form erst einmal nicht zu besitzen scheint. Gehen wir davon aus, dass die Möglichkeiten auf soziale Kommunikation immer an Menschen gebunden sind, mit denen wir zusammen *durch* Kommunikation genau jene materielle Welt hervorbringen, die es uns erlaubt, in eben dieser Welt zu überleben, dann ist ein gewisser Teil der *materiellen* Welt, in die wir hineingeboren werden, im eigentlichen Sinne immer auch eine durch Kommunikation *sozial* konstruierte Welt.

Durch Kommunikation können wir aber nicht nur eine materielle Welt entstehen lassen, die sich anfassen und bisweilen auch essen und trinken lässt und in die wir uns vor dem Wetter schützend zurückziehen können. Wir müssen davon ausgehen, dass für unsere Gesundheit und unser Wohlbefinden noch eine weitere, sozial konstruierte Welt wesentlich ist, die praktisch *immer* dort vorhanden ist, wo von diesem eigentümlichen „Sich-in-Beziehung-zur-Welt-Setzen" die Rede ist. Durch Kommunikation bringen wir nämlich auch eine *nicht wahrnehmbare* Welt hervor: Diese Welt besteht aus Märchen und Mythen ebenso wie aus Erzählungen und phantastischen Theorien über Gott und die Welt. Salman Rushdie bezeichnete den Menschen einmal als „storytelling animal" (Rushdie 2011, S. 34), der sich durch seine Fähigkeit, Geschichten zu erzählen, nicht nur von anderen Lebewesen unterscheidet, sondern der sich selbst auf diese Art und Weise auch seine eigene Identität und Bedeutung erschafft.

Und auch hier müssten wir dann – wie auch in Bezug auf die soziale Kommunikation, die die materielle Welt erst entstehen lässt – von der Möglichkeit ausgehen, dass diese erzählte Welt der Märchen, Mythen, Theorien und Moralvorstellungen zweierlei kann: Sie kann uns unglaublich hilfreich dabei sein, durch das gemeinsame Verstehen und Nachempfinden dieser phantastisch erzählten Welt gesund und selbstbewusst durchs Leben zu schreiten. Sie kann uns auf der anderen Seite aber auch unglaubliche Angst einflößen, uns verunsichern und nächtelang nicht schlafen lassen und uns zu Handlungen veranlassen, mit denen wir uns selbst und anderen Menschen unsägliches Leid zufügen.

Wir treffen als Menschen demnach auf vier unterschiedliche Arten von „Um-Welten", mit denen wir in einer Art „Koevolution" (Simon 2010) derart aneinander gekoppelt sind, dass wir stets auch für alle anderen „Um-Welten" selbst eine ihrer Umwelten neben vielen anderen darstellen, die sich gegenseitig verändern und füreinander die Lebensbedingungen gestalten (Simon 2010, S. 70). Die erste und vielleicht wichtigste Umwelt ist die der anderen Menschen (1), die uns als Teil einer biologisch-materiellen

Umwelt (2) begegnen, in der wir mit anderen zusammen leben und atmen und die wir nur mit Einschränkungen verändern können. Als dritte Umwelt begegnen wir einer gestalteten, materiellen und neuerdings auch gestalteten biologischen Umwelt (3), die derart ohne unsere schöpferische Leistung in der zweiten Umwelt nicht vorhanden wäre. Die vierte und letzte Umwelt ist die am schwersten zu begreifende Umwelt, die ich als soziale oder besser relationale Umwelt (4) bezeichnen möchte. Sie besteht aus nicht sichtbaren Begrifflichkeiten, Regeln, Vorschriften, Meinungen, Erzählungen und Mythen und sie ist es, die uns überhaupt erst die Möglichkeit bietet, von den ersten drei Umwelten als spezifische „Umwelten" sprechen zu können. Was so viel bedeutet, dass wir nur *durch* diese soziale relational-referentielle Umwelt der vereinbarten Sprechweisen und Diskurse, die kontingenterweise auch immer hätten anders ausfallen können, von „dem" Anderen als anderen Menschen und von „der" Natur als der biologischen Natur schlechthin und von „dem" Gebäude oder „dem" Kunstwerk als so oder so gestaltet, wichtig oder bedeutsam überhaupt erst reden können. Der Vollständigkeit halber müssten wir dann aber auch uns selbst als sozial konstruierte, biologisch denkende Menschen als *eine* Möglichkeit unter vielen anderen der ersten „Mensch-Umwelt" bezeichnen; womit im Grunde eben jene oben bereits angesprochene unauflösliche Verstricktheit angedeutet ist, die uns im Grunde nur respektvoll staunen lassen müsste, denn eine durch Worte gestrickte Welt besteht nämlich aus Verstrickungen, die wie die Kleidungsstücke nur *einen* Faden kennen, der eine ganze Welt hervorbringt, die uns im übertragenen Sinne „wärmen" soll und die nur aus verwobenen Maschen und nicht aus Knoten besteht.

Versuchen wir, die sozial-relationale Umwelt näher zu beschreiben, so stoßen wir unweigerlich auf Kommunikation und wir müssen erkennen, wie grundlegend Kommunikation offensichtlich für unser Leben und Überleben ist. Und so bedeutsam sie demnach für unsere Gesundheit und unser Wohlbefinden zu sein scheint, so sehr ist sie offensichtlich auch an allen Einschränkungen beteiligt, die Krankheit und Leid und im schlimmsten Fall den vorzeitigen Tod bedeuten. Doch egal, wie wir unsere Beziehungen zur sozialen oder materiellen Welt und zu der Welt der phantastischen Erzählungen auch zu beschreiben versuchen, wir kommen um die Metapher des eigenen „Verstrickt-Seins in ein Netz aus Kommunikation", das wir wohl nicht verlassen können, nicht herum. Versuchen wir nämlich Kommunikation noch näher und noch präziser zu beschreiben, so finden wir letztendlich nur diese eigentümlich unauflösliche Art von *Wechselbeziehung*, in die wir selbst so sehr eingebunden sind, dass wir uns einen Sachverhalt eingestehen müssen: Wir können diese Wechselbeziehung nur von innerhalb dieses Netzes aus unendlichen Abfolgen und Möglichkeiten von Beschreibungen von Beschreibungen von Wechselbeziehungen beschreiben. Eine hinreichende „objektive" Beschreibung von Kommunikation wird damit hinfällig. Versuchen wir sie dennoch „fest-zuschreiben", sollten wir uns – „damit die Zeit nicht aus den Fugen gerät" – mit Derrida an unser Archiv erinnern und diese „Fest-Schreibung" in dem Augenblick, in dem wir sie aussprechen, sofort in einer Fußnote zur Disposition stellen. Wir müssten aktiv auf ihr „Verfallsdatum" hinweisen und ihren Widerruf einfordern oder – um in der Sprache des Verstricktseins zu bleiben – auf den einen Faden hinweisen, aus dem wir immer auch etwas anderes hätten stricken können. Das sieht auf den ersten Blick wie ein „heil"-loses Durcheinander aus, in dem alles und nichts mehr sagbar ist und wir ständig zwischen Text und Fußnoten hin und her irren. Doch gehört diese eigentümliche Art der Relationalität und Rekursivität, bei der durch Kommunikation nicht einmal das hervorgebracht werden kann, was Kommunikation selbst „ist", „sein soll" oder „zu sein scheint" und vielleicht „werden kann", offensichtlich zur Existenz lebender Systeme unabdingbar dazu. Und was hier als so unhaltbar schwer auszuhalten erscheint und was hier mehr lebensbedrohliche Ambivalenz als den sokratischen „Notkahn" erzeugt, *eröffnet* beim näheren Betrachten trotz alledem die Chance auf ein Überleben in mehr Möglichkeiten, als dass diese Ambivalenz Möglichkeiten einzuschränken vermag.

Wir hatten gesehen, dass wir uns unsere eigenen „Festschreibungen" von anderen bestätigen oder verwerfen lassen (müssen) und wir danach dann nur noch mit vereinbarten Sprechweisen umgehen, die sich dann zu Diskursen mit einem scheinbar unverwüstlichen Eigenleben verdichten können. Wir haben auch gesehen, dass mit Villa (2003, S. 23) diese Diskurse die normative Eigenschaft haben, alternative Deutungen zunächst einmal fast unmöglich zu machen und damit den Bereich dessen abstecken, was uns aktuell denk- und lebbar erscheint. Durch Diskurse nämlich reden wir uns unseren „Notkahn" geradezu herbei, auf dem wir uns vor der „haltlosen" Welt der Ambivalenz zu retten scheinen. „Die Mächtigkeit dieser diskursiven Gepflogenheiten liegt [...] in ihrer Fähigkeit, der Welt eine Ordnung zu geben" (Villa 2003, S. 26). Paula Irene Villa zitiert hier vor allem Judith Butler, die aber auch davon ausgeht, dass eine Sprechweise oder ein Diskurs nur, weil er durch das wortgetreue Nachsprechen ständig wiederholt wird, dadurch *nicht* seine Chance auf die dem Diskurs immanente Möglichkeit des Widerspruchs verliert. Denn gehen wir von der grundsätzlichen Unmöglichkeit aus, durch die Sprache Bedeutung ein für alle Mal festzulegen, dann sind Veränderungen eben nur deshalb möglich, weil es diese „permanente Diversität" aller Begriffe ist, die die grundsätzliche Zukunftsoffenheit bedeutet (Butler 2006, S. 138).

Doch diese kreative und zugleich produktive Eigenschaft des Diskurses bringt nicht nur die Welt des Denk- und Lebbaren hervor, sie bringt gleichzeitig – nicht zuletzt auch durch unsere unauflösliche Verstricktheit in diesen Diskurs – auch uns selbst hervor. Damit liegt der Grund für unsere „Selbst-Herstellung" aber weder allein in der Welt und den Diskursen, die uns äußerlich sind, noch liegt er allein in uns selbst, denn diese besondere Art der Relationalität ist nun einmal konstitutiv für unser „Da-Sein" als einem „In-der-Welt-Dasein". Und bevor wir „da" waren, war immer schon eine konstruierte, soziale und materielle Welt „da", in die wir von dem Moment unserer Geburt an so unauflöslich diskursiv verstrickt werden, dass wir gar nicht anders können, als uns darin weiter zu verstricken. Und zusammen mit dieser Welt da draußen bringen wir mit Derrida immer auch *uns selbst* als das „Eine" und zugleich als das einzigartig soziale, materielle und phantastisch phantasierte Individuum hervor. Doch aus Gründen der Unwahrscheinlichkeit des Gelingens von Kommunikation und der mangelnden Finalität aller Begriffe (s. o.) müssten wir dann *auch* in diesem Fall – und mit derselben Konsequenz wie oben – schlussfolgern, dass auch wir selbst damit stets zur Disposition stehen müssten, uns aber auch aus genau demselben Grund immer *mehr* Möglichkeiten auf ein Sein und Anderssein zur Verfügung stehen, als wir uns vielleicht zu denken trauen. Fritz B. Simon weist einschränkend darauf hin, dass unsere Möglichkeiten auf Emanzipation und Selbstbestimmung zwar begrenzt sind, da jeder Mensch stets in ganz spezifischen Beziehungskontexten lebt (Simon 2010, S. 50), was aber die grundsätzliche *Möglichkeit* auf Veränderung nicht in Frage stellt.

Doch blicken wir noch einmal zurück auf die eingangs gestellte Frage danach, was denn Kommunikation überhaupt mit Gesundheit zu tun haben könnte. Wir hatten zwar gesehen, das Kommunikation konstitutiv und zugleich existenziell für unser Wohlergehen ist und dass wir uns zeit unseres Lebens aus diesem Ver-strickt-Sein in die erzählte Welt der materiellen und immateriellen Dinge nicht befreien können, doch ist damit der abstrakte Begriff der Gesundheit selbst noch nicht geklärt. Alles, was wir bis hier schlussfolgern könnten, wäre, dass Kommuni-kation darüber, wie wir unser Leben und unser Überleben mit anderen zusammen gestalten wollen, aktiv besser nicht von uns ab- oder unterbrochen werden sollte. Nun stellte sich der Begriff Gesundheit aber als ein „leerer Signifikant" dar, den wir gar nicht bezeichnen können, und u. U. sollten wir uns davor hüten, Sätze zu formulieren, die aussagen wollen, was Gesundheit eigentlich „ist". Es sei denn, wir betrachten solch eine Definition als Arbeitshypothese mit der Gewissheit, dass sie uns nur vorläufig dabei hilft, einen bestimmten Weg einzuschlagen, wir aber immer im Hinterkopf haben, dass wir diese Definition baldmöglichst überarbeiten sollten. Dann ist damit auch impliziert, dass das Reden über Gesundheit niemals abbrechen wird und wir auch nicht zu irgendeinem endgültigen Ergebnis kommen können. Ein endgültiges Ergebnis würde nämlich bedeuten, dass wir den von uns entworfenen Begriff von Gesundheit nicht nur als „Notkahn" benutzen, sondern ihn für die einzige Möglichkeit eines Notkahns auf der Welt halten. Wir würden damit auch einfach vergessen, dass wir uns in unseren Annahmen über das, was Gesundheit *„ist, sein soll oder zu sein scheint"*, auch ganz vortrefflich irren könnten.

Zygmund Bauman hat nicht von ungefähr seinem Buch mit dem Titel „Moderne und Ambivalenz" ein Zitat von Derrida vorangestellt, in dem es heißt:

> „Der Tag, an dem es eine Lektüre der Karte von Oxford geben wird, die einzige und wahre Lektüre, wird das Ende der Geschichte sein." (Derrida zit. n. Bauman 2005, S. 9)

Nun geht Derrida davon aus, dass dieser Zeitpunkt niemals eintreten wird, und dennoch hat er im Hinterkopf, dass es Menschen gibt, die behaupten werden, sie hätten die einzig wahre Lektüre einer Karte von Oxford, obgleich wir doch leicht durch einen Blick in ihr „Archiv" erkennen könnten, wie bedingt und artifiziell diese Karte sein muss. Auf der anderen Seite scheinen wir aber um unser Überleben willen solche Karten immer wieder aufs Neue zeichnen zu müssen. Und wir müssen uns dabei im Klaren sein, dass wir mit und durch diese „Zeichnungen" aktiv immer auch unsere Beziehung zu unseren Mitmenschen mit gestalten werden. Auch aus diesem Grund sollten wir mit dem Erfinden dieser Zeichnungen nicht aufhören, denn hören wir auf zu kommunizieren – und hier ist nicht nur das Einstellen des Sprechens gemeint, sondern das Abbrechen von Beziehungen genauso wie das Leugnen der oben angesprochenen „Verstricktheit", – dann könnten wir eine der vielfältigen Möglichkeiten auf uns selbst und auf die Welt da draußen einfach verpassen. Uexküll & Wesiack hatten diesen Sachverhalt in einem anderen Zusammenhang einmal etwas pragmatischer formuliert:

> „Die Beziehungen eines Patienten zu den Menschen seiner Umgebung, seiner Familie, seines Freundeskreises und seines Berufs sind integrierende Teile seiner Persönlichkeit. Die Qualität dieser Beziehungen entscheidet über sein Befinden und seine Gesundheit. ‚Objektverluste', d. h. der Verlust der Beziehung zu Menschen, die uns ‚viel bedeuten', oder der Verlust einer Position, die unsere Beziehungen zur Welt stabilisierte, […] verletzen unser Selbst und bedrohen unsere Gesundheit." (Uexküll & Wesiack 1998, S. 47)

Und um es noch einmal zu betonen: Gesundheitswissenschaftliches Denken und Handeln wäre solch eine unglaubliche Chance darauf, die Kommunikation über die immer wieder anderen Möglichkeiten der Ausgestaltung einer Beziehung zu uns selbst und zur Welt der Anderen eben *nicht* einfach abbrechen zu lassen. Es wäre aber auch die radikale Betonung der vielschichtigen und manches Mal eben nur schwer auszuhaltenden Widersprüchlichkeiten des Lebens, die *besprochen* werden wollen und womit ein „Mehr" an Gesundheit nur durch die radikale Anerkennung dieser Ambivalenz zu haben ist. In dieser Gesundheit und diesem Wohlergehen würde Krankheit dann, wie Rudolph Virchow es vorschlug, nur als eine mögliche Erscheinungsform des lebendigen Lebens erzählt werden. Was uns bislang allerdings innerhalb der Gesundheitswissenschaften fehlt, ist dieses skeptische, postmoderne Bewusstsein dafür, dass wir uns in unseren Annahmen über uns selbst und in unseren Annahmen über Gesundheit und Krankheit und über das, was wir *für* das Erste oder *gegen* das Zweite tun müssten, manches Mal eben auch ganz *vortrefflich irren* können. Diese postmoderne Skepsis im Hinterkopf zu haben, dieses vortreffliche Irren als unsere eigenes, allzu menschliches Irren anzusehen und zugleich damit spielerisch kreativ und nicht pessimistisch umzugehen, scheint eine der größten Herausforderungen am Ende der Moderne zu sein, denn „die Natur hat uns zwar viele Kenntnisse versagt, sie lässt uns über so manches in einer unvermeidlichen Unwissenheit, aber den Irrthum verursacht sie doch nicht" (Kant 1838, S. 223f.), denn den verursachen wir eben immer noch selbst.

Irren könnten wir uns nämlich ganz vortrefflich in unseren Annahmen darüber, was „Krankheit" oder „Gesundheit" eigentlich ist. Wir verfallen zu gerne in die Versuchung, solche Definitionen festzulegen und erkennen dann Jahrzehnte später, dass diese Annahmen zu monokausal, zu medizinisch, zu psychologisch, zu statisch oder gar zu pragmatisch waren. Was wir dabei aber stets mit eifriger Leidenschaft diskutieren, ist immer nur das „Theater der Inhalte" der Kausalitäten und der vielfältigen biologischen und psychosozialen Wirkzusammenhänge und der *Konstrukte*, die zumindest dem Wort nach verraten, dass es sich bei ihrem Zustandekommen um einen „Konstruktionsprozess" handelte. Was wir weniger nachfragen, ist die Art und Weise, *wie* dieses „Kausalitäten-Schauspiel", *wie* die biologischen oder psychosozialen Modelle überhaupt in die Welt gekommen sind, wem sie vielleicht genutzt haben und welche alternativen Diskurse dabei vielleicht sogar unterdrückt wurden. Wir finden immer zwei Arten von Gesundheits- und Krankheitsdefinitionen: solche, die damit beginnen zu sagen, was der Fall ist, und solche, die darauf aufmerksam machen, wie das, was der Fall zu sein scheint, vielleicht doch zu sehr auf gemeinschaftlich vereinbarte Sprechweisen gründete. Im letzteren Fall wären wir bei der eigentümlichen Art der Rekursivität dieser gemeinschaftlich vereinbarten Sprechweisen angelangt, die den Anschein hinterlässt, „als ob [...] alle Worte Taschen wären, in welche bald dies, bald jenes, bald mehreres auf einmal gesteckt worden ist" (Nietzsche 1999a, S. 564).

9.1 Keine Definition von Gesundheit

Damit ist erst einmal ausgeschlossen, dass wir mit Worten hinreichend beschreiben könnten, was Gesundheit eigentlich ist. Was uns aber nicht davon abhalten sollte, nach gangbaren, viablen „Hilfs"-Konstruktionen zu suchen, mit denen wir uns im

Alltag zurechtfinden und überleben können. Im angloamerikanischen Sprachraum haben die Menschen zumindest die Chance, zwischen den Begriffen „disease", „illness" und „sickness" zu unterscheiden, wobei *disease* die biomedizinisch objektivierbare Krankheit, *illness* die erlebte und gefühlte Krankheit und *sickness* die von anderen wahrgenommene und zugestandene Krankheit" (Schweitzer & Schlippe 2014, S. 16) widerspiegeln soll. Hier wird mit den Begriffen zumindest eine Unterscheidung zwischen einer von außen kommenden Zuschreibung, einer scheinbar objektivierten Bezeichnung und einem subjektiven Empfinden getroffen. So versuchen Menschen offensichtlich, mit den Bezeichnungen eine jeweils angemessene viable Konstruktion von Wirklichkeit (vgl. Simon 2010) zu schaffen, die es ihnen ermöglicht, in unterschiedlichen Situationen auf eine der Situation angemessene Weise zu kommunizieren. Zudem hatte uns u. a. auch Canguilhem (2008) darauf hingewiesen, dass wir ohne diese Begriffsbildungen gar nicht auskommen können. Und für Schweitzer & Schlippe (2014) erscheinen die modernen Krankheitsdefinitionen erst einmal als eine „bewahrenswerte Form von Erfindung", die gegenüber ihren „historischen Vorläufern", die mal als „Verhexung, Besessenheit, Strafe Gottes oder Verworfensein" (Schweitzer & Schlippe 2014, S. 18) daherkamen, wie ein gewaltiger „zivilisatorischer Fortschritt" (ebd. S. 18) erscheinen. Dennoch kommen wir nicht umhin, auch unsere modernen, sozial konstruierten Begrifflichkeiten danach zu befragen, inwieweit sie sich u. U. derart ungehindert in unsere Alltagssprache und in unser Alltagsdenken und -handeln eingeschlichen haben, dass wir nur noch unter großen Anstrengungen hinter diesen „Selbstverständlichkeiten" die „Verschleierungen" einer symbolischen Herrschaft (s. o.) herausarbeiten können. Denn offensichtlich scheint es einen enormen Bedarf zu geben – wenn schon Gesundheit sich nicht so einfach fassen lassen kann –, dann doch wenigstens die Anzahl der Krankheitsdefinitionen auszuweiten. Das unermüdliche Definieren und Erfinden von Krankheiten scheint nämlich lange noch nicht abgeschlossen zu sein, „denn nur Krankheiten sind für den Arzt instruktiv" (Luhmann 2005, S. 179).

> „Die Gesundheit gibt nichts zu tun, sie reflektiert allenfalls das, was fehlt, wenn jemand krank ist. Entsprechend gibt es viele Krankheiten und nur eine Gesundheit. Die Krankheitsterminologien wachsen mit der Medizin, und der Begriff der Gesundheit wird zugleich problematisch und inhaltsleer." (Luhmann 2005, S. 179)

In eine ähnliche Richtung hatte bereits Ivan Illich 1976 argumentiert, denn „sobald eine Gesellschaft sich zur präventiven Treibjagd auf die Krankheit rüstet, nimmt die Diagnose epidemische Formen an. Dieser letzte Triumph der therapeutischen Kultur macht die Unabhängigkeit des durchschnittlich Gesunden zu einer unerträglichen Form der Abweichung" (Illich 2007, S. 71). Und auch Illich war der Meinung, dass man dieser Art einer „Heimsuchung" der Menschheit durch die

Medizin nur begegnen kann, „wenn die Laien den Willen zur Selbstbehauptung
wiederfinden" (ebd. S. 29). Und dazu gehörte für Illich, dass die Laien durchschauen
können müssten, wie das Medizinsystem systematisch alle „sozialen Beziehungen"
(ebd. S. 14) zu kolonisieren versucht, und wie das pessimistisch pathogenetische
Denken zur führenden und zugleich selbstverständlichen Diskursfigur geworden
ist. Denn mit diesem Denken ist das gesamte Leben zu einem Risiko geworden,
gegen das ich mich nie genug absichern kann und in dem Krankheit uns mit Susan
Sonntag (2005) tatsächlich irgendwann wie die „Nachtseite des Lebens" oder wie
eine zweite „eher lästige Staatsbürgerschaft" (Sonntag 2005, S. 9) vorkommt. Denn
erst bei dem Versuch, in das Land der Gesunden wieder „überzusiedeln", so stellte
Sonntag fest, sehen wir uns mit einmal mit den gleichen gesellschaftlichen Mechanismen eines Ausschlusses konfrontiert, die wir eigentlich aus fremdenfeindlichen
Polemiken kennen. In ihrem Buch „Krankheit als Metapher" empfiehlt sie, *hinter*
dieses metaphernbildende Denken zu schauen, bei dem wir den Krankheitsbegriff
mit all seinen „Straf- oder Gefühlsphantasien" geographisch wie eine „nationale
Stereotype" ansehen (ebd. S. 9). Susan Sonntag geht davon aus, …

> „… daß Krankheit keine Metapher ist und daß die ehrlichste Weise, sich mit ihr
> auseinanderzusetzen – und die gesündeste Weise, krank zu sein –, darin besteht,
> sich so weit wie möglich von metaphorischem Denken zu lösen, ihm größtmöglichen
> Widerstand entgegenzusetzen." (Sonntag 2005, S. 9)

Auch hier erkennt man etwas von dem von Butler geforderten Widerstand gegen
die Zuschreibungsversuche eines exkludierenden Diskurses, dem das Subjekt seine
eigene, selbstverfasste Sprechweise von Krankheit entgegensetzen soll, um wieder
selbst sprach- und damit diskursmächtig zu werden. Denn Krankheitsmetaphern
und das Kranksein selbst sind beides keine fest definierbaren Entitäten, wie die
bemerkenswerten Studien der beiden französischen Soziologinnen Claudine Herzlich und Janine Pierret gezeigt haben. Herzlich & Pierret (1991) machten darauf
aufmerksam, dass wir uns wohl täuschen, wenn wir das Kranksein von heute „als
Ergebnis einer gradlinigen Entwicklung" (Herzlich & Pierret 1991, S. 10) ansehen,
bei dem quer durch die Geschichte immer dieselben Körpererfahrungen gemacht
wurden.

> „Gerade die unterschiedliche Art der jeweils vorherrschenden Krankheiten einer
> bestimmten Epoche, die Entwicklung der Medizin mit all ihren Irrwegen, mit ihren
> Erfolgen und mit ihrem explosionsartigen Fortschritt in der den letzten hundert Jah-
> ren, […] zeigen uns, dass Kranke und Krankheit in jeder Gesellschaft unterschiedlich
> existieren, definiert und versorgt werden." (Herzlich & Pierret 1991, S. 10)

Wenn das der Fall ist, dann wären Gesundheit und Krankheit tatsächlich „inhaltsleere Worthülsen, die sich aus vorgegebenen Blickrichtungen jeweils neu füllen"
(Labisch 1992, S. 17). Dann wären Gesundheit und Krankheit aber in der Tat durch
Kommunikation hergestellte, gesellschaftlich konstruierte Wirklichkeiten, und Ernst
Bloch hätte nicht ganz unrecht, wenn er schreibt: „Gesundheit wiederherstellen,
heißt in Wahrheit den Kranken zu jener Art von Gesundheit bringen, die in der
jeweiligen Gesellschaft die jeweils anerkannte ist, ja in der Gesellschaft selbst erst
gebildet wurde" (Bloch 1959, S. 539). Wie Kranke wieder zu der Art von Gesundheit
gebracht werden sollten, die in der US-amerikanischen Gesellschaft der fünfziger
Jahre gerade anerkannt war, hatte Sigerist (1946, S. 127) beschrieben. Hier war es
nämlich die Aufgabe der Medizin – ganz im Sinne einer pragmatischen Logik –,
die Menschen wieder zu nützlichen Mitgliedern der Gesellschaft zu machen (useful
members of society). Und nützlich meint hier, dass sie in der Lage sein müssten, in
dem gegebenen sozialen System die ihnen zugewiesenen Rollen auszufüllen. Etwa
zur selben Zeit schrieb der US-amerikanische Soziologe Talcott Parsons in zwei
unterschiedlichen Aufsätzen:

> „Die Gesundheit ist offenbar eine der funktionalen Vorbedingungen eines jeden sozia-
> len Systems. Fast alle Definitionen zählen sie zu den funktionalen Bedürfnissen des
> einzelnen Mitgliedes einer Gesellschaft, so dass ein zu niedriges Niveau der Gesundheit
> und ein zu häufiges Auftreten von Krankheiten dysfunktional im Hinblick auf das
> Funktionieren eines sozialen Systems sind; das zunächst deswegen, weil Krankheit
> die Erfüllung sozialer Rollen unmöglich macht." (Parsons 1958, S. 10)

> „Somatische Gesundheit ist, soziologisch betrachtet, der Zustand optimaler Fähigkeit
> zur wirksamen Erfüllung von für wertvoll gehaltenen Aufgaben." (Parsons 1972, S. 60)

So angestrengt vor allem die letzte Definition auch klingen mag, Parsons benötigt
sie, um die damit verbunden Konsequenzen deutlich zu machen, die die Gesellschaft für diejenigen bereithält, die nicht gesund sind und ihre Rolle nicht erfüllen
können. Für Parsons gerät „krank sein" hier nämlich gefährlich nahe in den Bereich
eines „abweichenden Verhaltens" (ebd. S. 64), für das die Gesellschaft bereits lange
erprobte Gegenmaßnahmen parat hielt. Parsons ist sogar bereit, die „Absonderung"
(ebd. S. 72) der Kranken nicht in erste Linie der besonderen Betreuung oder des
Infektionsschutzes zuzuschreiben, sondern sie als eine Maßnahme aufzufassen,
die die Kranken davon abhalten soll, durch ihr „abweichendes Verhalten" nicht
auch noch Gesunde dazu zu motivieren, sich ebenfalls diesem gesellschaftlich
unerwünschten Verhalten hinzugeben. Oder wie Parsons es formuliert: „die Rolle des Kranken stellt sich unter diesem Gesichtspunkt als ein Mechanismus dar,
der in erster Linie ein abweichendes Verhalten derart kanalisiert, daß die beiden

gefährlichsten Möglichkeiten ausgeschlossen werden, nämlich Gruppenbildung und erfolgreiches Streben nach dauerhafter Legitimierung" (Parsons 1958, S. 52). Krank sein darf demnach in der Gesellschaft nicht als ein „legitimes" Verhalten angesehen werden und es wird in unserem westlichen Verständnis möglichst zügig abgestellt, denn sonst könnten sich „Gleichgesinnte" in Gruppen zusammenfinden und an diesem Kranksein irgendetwas finden, was das Funktionieren des gegebenen gesellschaftlichen Systems in Frage stellen könnte. Um es noch einmal zu verdeutlichen, es geht Parsons hier nicht um „die Krankheit" oder „das Kranksein" an sich, sondern um die Rolle, die die Gesellschaft denjenigen zuschreiben will, die sie durch speziell dafür ermächtigte andere Rollenträger (Ärzte) für krank erklären lässt. Damit hat die Gesellschaft selbst keine einzige Definition für „Krankheit" oder „Kranksein" abgegeben, sondern lediglich Erwartungen formuliert, wie sie mit ihnen umzugehen gedenkt, damit grundlegende Mechanismen des Funktionierens eines Staates – wie auch immer hier „Staat" definiert wird – aufrechterhalten bleiben. Letztendlich folgt hier jeder entsprechend seiner zugewiesenen Rolle im wittgensteinschen Sinne bestimmten Bündeln gesellschaftlicher „Gepflogenheiten" (s. o.), die wir als Subjekt verinnerlicht haben und die die Gesellschaft in ihren ausgesprochen „unausgesprochenen" Erwartungen so verschleiert, dass sie mit Bourdieu irgendwann wie eine Selbstverständlichkeit erscheinen.

Versucht man sich aber vor Augen zu führen, wie schwer es z. B. die ersten Selbsthilfegruppen hatten, aus diesen verschleierten Erwartungen auszubrechen und sich gegen die Diskurs- und Handlungsdominanz des medizinischen Systems durchzusetzen, dann wird deutlich, dass es in der Tat um eine staatlich legitimierte Herrschaft und Kontrolle ging, die sich durch die „Gruppenbildung" gleichgesinnter Kranker hier herausgefordert gefühlt hatte. Wer krank war, hatte aber einer bestimmten Rolle zu entsprechen – so die Interpretation Parsons –, die mit der gesellschaftlich konstruierten und institutionalisierten Erwartungshaltung konform gehen sollte, was aber nichts anderes bedeutete, dass hier „soziale Kontrolle" (ebd. S. 52) durch die Gesellschaft ausgeübt wurde.

Nun hatten Foucault, Butler und Luhmann bereits festgestellt, dass diese Form der Kontrolle, die hier wie eine Einschränkung der Handlungsfähigkeit erscheint, von den einzelnen Individuen zwar erst einmal angenommen werden muss, doch trotz ihrer scheinbaren Erwartungsübermacht die grundsätzliche Möglichkeit – akute lebensbedrohliche Krisen einmal ausgenommen – immer noch individuell ausgestaltet werden kann. Diese Fähigkeit des individuellen und damit laienhaften Ausgestaltens von Krankheitsdefinitionen und eigener Rolleninterpretation wird in unserer Gesellschaft allerdings konsequent wie eine *nicht legitime* Sprechweise unter Kontrolle gehalten, indem – wie Bourdieu es beschreiben würde – auf keinem

Markt und an keiner Börse diese Sprechweisen jemals gehandelt werden. Doch damit sind für das Individuum nicht ganz unerhebliche Folgen verbunden.

„Die subjektive Wirklichkeit von etwas, das nie besprochen wird, fängt allmählich an, hinfällig zu werden." (Berger & Luckmann 1992, S. 164)

Was nichts anderes bedeutete, dass sowohl Subjektkonstituierungen als auch die eigenmächtige Sprechweise des Subjekts indirekt durch die hegemoniale Übermacht eines medizinischen Krankheitsdiskurses wohl tatsächlich erst einmal unterbunden werden sollen und der Mensch irgendwann selbst glaubt, dass das Sosein eines Kranken sich allein aus der Ansprache der Anderen definiert und dass es keine alternative innere Ausdrucksmöglichkeit dafür gäbe und zuerst das Suchen nach und dann das Nachdenken über Alternativen tatsächlich allmählich hinfällig wird. Und speziell hierfür hat der medizinische Krankheitsdiskurs bestimmte Mechanismen entwickelt, die dieses „Hinfällig-Werden" in den letzten Jahrzehnten sogar noch forciert haben. Denn auch, wenn oben davon gesprochen wurde, dass „akute lebensbedrohliche Krisen einmal ausgenommen" werden sollten, bestand innerhalb der medizinischen Risikokommunikation in den letzten Jahrzehnten eine weit verbreitete und wie *selbstverständlich* erscheinende Logik, nicht nur das Leben selbst als bestehend aus unendlich vielen einzelnen Risiken anzusehen, sondern dementsprechend jede krankheitsbezogene Kommunikation wie eben solch einen „lebensbedrohlichen Notfall" erscheinen zu lassen, der eben wegen seiner „Notlage" keine Widerrede duldete.

Die Verweigerung der Anerkennung der Person, die hier als Verweigerung der Möglichkeit auf Selbstdefinition von „Krankheit" und „Kranksein" daherkommt, kann innerhalb gesundheits- oder krankheitsbezogener Sprechhandlungen ganz unterschiedlich vor sich gehen (vgl. dazu Thorne et al. 2005). Sie reicht von Verweigerung des Blickkontakts über ungenügende Nachfrage nach subjektiven Krankheitstheorien bis hin zur Dominanz der Redezeit durch den Mediziner. Alle diese Sprechhandlungen stehen heute in dem Verdacht, den Behandlungserfolg und die Lebensqualität der Patienten nachhaltig negativ zu beeinflussen, und sie alle folgen der Logik eines „Notfalls", bei dem es aufgrund angeblich objektiver Daten des Patienten keine alternativen Deutungsmöglichkeiten gäbe. Damit wird nicht nur das Kranksein alternativlos als abweichendes Verhalten formal abgesichert, sondern jede Widerrede selbst erhält so den Anschein einer „inakzeptablen" Devianz. Alles, was hier aus medizinischer Sicht an Kommunikation notwendig erscheint, besteht dann nur noch in einer „korrekten" Übermittlung von vermeintlich objektiven Daten. Dass diese *korrekt* – i. S. von formal richtig und der inneren Logik des medizinischen Denkens folgend – vorgetragenen Sprechakte, die tatsächliche tun, was sie sagen,

Anlass zu einer Selbstkonstruktion sein könnten, an denen sich das psychische System nur schwerlich eine positive Version seines Selbst konstituieren kann, wird dabei auf gefährliche Weise verkannt, da es ja *nur* um „Informationsübermittlung" ging oder – wie es in der Fachsprache heißt – um ein Aufklärungsgespräch. Innerhalb eines Aufklärungsgesprächs kann man mit einer sehr funktionalistischen Vorstellung von Kommunikation sehr wohl die betreffenden Fakten richtig oder falsch darstellen. Dann wäre aber nur die eventuell falsche Darstellung der Fakten das Beklagenswerte, dem man hier noch widersprechen könnte. Unter Umständen gesteht man dem Patienten auch zu, dass er die „richtig" dargebotenen Fakten nicht wirklich verstehen oder sogar missverstehen kann. Niemand würde aber auf die Idee kommen, dass korrekt dargestellte medizinische Informationen nur einen sehr geringen „handelbaren" Wert besitzen oder der Handel mit ihnen mit einem anderen Verständnis von Kommunikation einem Menschen unsägliches Leid zufügen kann, da in dem Diskursfeld des funktionalistischen Medizinsystems objektive Fakten, sobald sie richtig dargestellt werden, anscheinend „für sich selbst sprechen". Wenn Fakten aber für sich selbst sprechen können und immer nur – bei entsprechend korrekter Darstellung – eindeutige Interpretationen auf Seiten des Gesprächspartners zulassen und er im Grunde ob der selbstverständlichen Objektivität gar keine Wahl hatte, dann hätte man es hier im luhmannschen Sinne nicht mit Macht, sondern mit einer Form von Zwang zu tun, bei der die Selektionsleistung des Informationsverstehens für den Gesprächspartner bereits feststeht und Widerspruch oder eigene Selektionsleistungen aus Mangel an Alternativen daher gar keinen Sinn machen. Und es muss an dieser Stelle noch einmal betont werden, dass hier die unzähligen Ausgestaltungsmöglichkeiten des „Wie" der Übermittlung dieser Informationen, die bei Watzlawick et al. innerhalb des *Beziehungsaspekts* noch einmal gesonderte Bedeutung zukam, noch nicht einmal mit angesprochen sind. Denn hier hatten die Autoren gleich eine ganze Reihe von Möglichkeiten aufgezählt, wie wir unserem Gegenüber allein durch paraverbale und/oder durch hierarchisch orientierte Ausgestaltungen die Anerkennung der Autonomie verweigern können (s. o.).

In einem wohlverstandenen Aufklärungsgespräch müsste aber der Mediziner seinem sogenannten Patienten gerade dieses *eigene* Verstehen zugestehen und es ihm nicht auch noch absprechen, denn damit würde er die existenzielle Notwendigkeit des Selbstdenkens negieren, was bei Watzlawick et al. (2003) der folgenschwersten der drei möglichen Reaktionen auf eine Beziehungsgestaltungsangebot entspräche und als *Entwertung* der Person so viel bedeutete wie „Du existierst nicht" (Watzlawick et al. 2003, S. 86). Der Mediziner als gesellschaftlich bestellter Experte, der dem Patienten eigentlich dabei helfen soll, wieder gesund zu werden, müsste ihn aber mit Kant (1784) geradezu dazu ermuntern, „sich seines Verstandes ohne Leitung eines anderen zu bedienen" (Kant 1784, S. 481). Doch sah Kant damals schon, dass wir alle nur allzu gerne dazu neigen, uns bevormunden zu lassen. Und den Prozess der Bevormundung selbst sah er aber auch oft absichtlich von den sogenannten Vormündern herbeigeführt. Kant formulierte damals bereits eine scharfe Anklage gegen Menschen, die anderen Menschen einreden, dass Mündigkeit eine *beschwerliche* und bisweilen riskante und *gefährliche* Sache sei. Diese sogenannten Vormünder verfolgen dabei seiner Ansicht nach eine bestimmte Strategie.

> „Nachdem sie ihr Hausvieh zuerst dumm gemacht haben und sorgfältig verhüteten, daß diese ruhigen Geschöpfe ja keinen Schritt außer dem Gängelwagen, darin sie sie einsperrten, wagen durften, so zeigen sie ihnen nachher die Gefahr, die ihnen droht, wenn sie es versuchen allein zu gehen. Nun ist diese Gefahr zwar eben so groß nicht, denn sie würden durch einige mal Fallen wohl endlich gehen lernen; allein ein Beispiel von der Art macht doch schüchtern und schreckt gemeinhin von allen ferneren Versuchen ab." (Kant 1784, S. 481f.)

Übertragen auf die sogenannten objektiven Daten von sogenannten Patienten bleibt es bis heute unklar, wie solch ein „Daten-Gängelwagen" verlassen werden könnte, denn bislang reicht anscheinend die eigens dafür entwickelte krankheitsorientierte Bedrohungskommunikation aus, um jeden eigenen Gehversuch" des Patienten zunichte zu machen. Worauf Kant damals aber aufmerksam machen wollte, ist, dass es notwendig ist, hinter jene Mechanismen zu schauen, die Menschen offenbar in dem Gängelwagen halten. Und das können im Grunde nur gemeinschaftlich verabredete Sprechweisen sein, die irgendwann nach Jahren und Jahrzehnten innerhalb von Diskursen keine Sprecher mehr als Autor erkennen lassen und innerhalb von unzähligen verschleierten „Erwartungs-Erwartungen" wie selbstverständlich wirksam werden.

Doch wenn Krankheitsdefinitionen wegen ihre vielfältigen Anschlussfähigkeit für ein bestimmtes Behandlungssystem auf so vielfältige Weise entstehen können, wie sieht es dann mit Gesundheitsdefinitionen aus, denen zu Beginn dieses Abschnitts nachgesagt wurde, dass sie gar nicht hinreichend durch die Sprache beschrieben werden können? Der Bonner Philosoph und Geschäftsführer des „Deutschen Referenzzentrums für Ethik in den Biowissenschaften", Dirk Lanzerath, fragt in einem lesenswerten Artikel, ob man „Krankheit und Gesundheit" überhaupt zu den Zuständen zählen kann, die man „an der Natur des Menschen" ablesen könne (Lanzerath 2005, S. 3). Auch er geht davon aus, das unser Umgang mit Krankheit und Gesundheit mehr als eine Art „gestaltendes Erkennen begriffen werden kann, das niemals reines Entdecken, noch pures Erfinden ist" (ebd. S. 7). Es kann kein reines Entdecken sein, da wir ganz offensichtlich nicht aus der Sprache und unserer Kultur des Hinsehens und Beschreibens herauskommen können, womit gleichzeitig auch ausgesagt ist, dass wir auch nicht einfach Krankheit oder Gesundheit *neu* erfinden können. Und auch der Gründer der „Deutschen Gesellschaft für Sozialmedizin", Hans Schaefer, argumentierte bereits 1993, dass Gesundheit sich gar nicht richtig erkennen ließe (Schaefer 1993, S. 14).

> „Also, Krankheit ist undefinierbar, Gesundheit unerkennbar; so läßt es sich verkürzt [...] formulieren. Eine Definition im wissenschaftlichen Sinn wird mit dieser Formel natürlich nicht erreicht. [...] Wenn sich Gesundheitswissenschaft darüber hinaus als eine normengebende Wissenschaft verstehen wollte, die also in bezug auf ,Gesundheit' Verhalten bestimmt oder solche Normen gar als gesellschaftliche Notwendigkeit fordert, so macht sie Unerkennbares zum Motiv des Handelns. Sie unternimmt also etwas, das in sich selber utopisch wäre, wenn nicht andere, von den Begriffen Gesundheit und Krankheit unabhängige Sachbereiche (Außenkriterien) ihren Gegenstand sichtbar machen, ihre Methoden begründen, ihre Theorien beweisen würden." (Schaefer 1993, S. 14)

Solch ein Außenkriterium wäre nun aber der Begriff der Kommunikation, der im Grund alle Prozesse, mit denen die Gesundheitswissenschaften ihren Binnenbereich beschreiben und sich damit nach außen abgrenzen wollen, hinreichend abdecken könnte und ein ambitionierter Begriff von Kommunikation könnte zudem auf der Inhaltsebene ganz im Sinne einer Diskursanalyse zusätzlich das Zustandekommen dieser Außenkriterien kritisch hinterfragen. Denn letztendlich müssen wir uns mit Callahan (2012) eingestehen, dass „das Vokabular der Gesundheit [...] vom Bereich der Medizin in den Bereich der Moral geschmuggelt [wurde]" (Callahan 2012, S. 198).

> „Was nicht länger unter Berufung auf die ,Moral' gerechtfertigt werden kann, wird nun im Namen der ,Gesundheit' getan: Menschen, die bestimmten Vorstellung von ,Normalität' und ,Vernünftigkeit' [...] nicht genügen, werden abgestempelt, weggesperrt oder nicht ernst genommen." (Callahan 2012, S. 198)

Gesundheit wird dann zu einer Art „Königsweg" (ebd. S. 198) erklärt, der allen Menschen verordnet werden muss, was auch immer hier unter Gesundheit zu verstehen ist. Wenn Gesundheit dann aber nicht definiert werden kann, wie kam es dann aber dazu, dass die WHO 1946 so mutig war, dennoch eine Definition anzubieten, die in den letzten siebzig Jahren immer wieder auf ungewöhnlich heftige Weise kritisiert wurde?

> „The States parties to this Constitution declare, in conformity with the Charter or the United Nations, that the following principles are basic to the happiness, harmonious relations and security of all peoples: Health is a state of complete physical, mental and social well-being and not merely the absence of disease or infirmity. The enjoyment of the highest attainable standard of health is one of the fundamental rights of every

human being without distinction of race, religion, political belief, economic or social condition, The health of all peoples is fundamental to the attainment of peace and security and is dependent upon the fullest cooperation of individuals and States." (WHO 1946)

Als dann 1986 durch die Ottawa-Charta zur Gesundheitsförderung (WHO 1986) alle politischen und sozialen Bereiche innerhalb einer Gesellschaft aufgefordert wurden, allen Menschen ein höheres Maß an Selbstbestimmung über ihre Gesundheit zu ermöglichen, sah sich z. B. der Deutsche Ärztetag aufgefordert, die WHO-Definition von 1946 zurückzuweisen, da der damals verwendete Gesundheitsbegriff seiner Meinung nach „irreal" sei (Bundesärztekammer & Deutscher Ärztetag 1986, S. 6). Die deutsche Ärzteschaft war der Meinung, dass diese Definition in ihrer „universalen und totalen Form nicht Grundlage einer Ortsbestimmung der Gesundheitspolitik sein [kann]" (ebd. S. 6). Für sie hatte Gesundheit etwas mit „körperliche[r], seelische[r], individuelle[r] und soziale[r] Leistungsfähigkeit des Menschen" zu tun, die „aus der personalen Einheit von subjektivem Wohlbefinden und objektiver Belastbarkeit" erwächst (ebd. S. 6). Diese Definition betont die Leistungsfähigkeit so sehr, dass man sich fragt, *wofür* hier *wer* genau *welche* Leistung erbringen soll und was mit demjenigen geschieht, der in einem oder in allen drei Bereichen nicht mehr leistungsfähig ist. Auch wird hier leichtfertig übersehen, dass hier gar keine Definition für den Begriff der Leistungsfähigkeit mitgeliefert wird.

Daniel Callahan vergleicht die vielen Versuche, diese alte WHO-Definition zu Fall zu bringen, mit dem Kinderspiel „King of the Hill", denn niemandem ist es trotz vielfältiger Anläufe bislang gelungen, diese „Definitions-Hügel" wirklich zu erobern. Vielen ist die Definition der WHO bislang einfach zu statisch, anderen zu utopisch und andere wiederum fühlten sich in der Definition von 1946 als sogenannte „chronisch Kranke" nicht gut genug aufgehoben. Schaut man sich aber neben der Definition selbst die so unzählige Male von „health is …" bis hin zu „… disease or infermity" zitiert wurde, die wenigen Zeilen *vor* und *nach* dieser Definition an, dann wird deutlich, dass hier weitaus mehr auf dem Spiel stand, als nur diese eine Passage. Die WHO-Definition müsste in diesem mittleren Teil einerseits als eingebettet gesehen werden in einen globalen Zusammenhang, der nur aus der Zeit unmittelbar nach dem Ende des Zweiten Weltkriegs verstanden werden kann. Auf der anderen Seite haben wir es der WHO zu verdanken, dass sie 1946 jeglicher Versuchung widerstanden hat, den Begriff des „Sozialen" aus ihrer Gesundheitsdefinition einfach wegzulassen. Angesichts der langen Geschichte der Theorie „sozial bedingter gesundheitlicher Ungleichheit", die mit zu den Gründungsthemen von Public Health gehört hatte, drohte bereits Mitte des letzten Jahrhunderts der Begriff der sozialen Determinanten für Krankheit und Gesundheit durch die gerade erst an Fahrt aufnehmende Diskursdominanz eines medizinisch-biologistischen

Krankheitsverständnisses vollständig an Bedeutung zu verlieren. Somit ist der WHO hier – auch wenn sie bislang keine schlüssige Definition für den Begriff der „sozialen Gesundheit" geliefert hat – die Rettung eines Ansatzes gelungen, der auf eben jenen *relationalen* Sachverhalt hinweist, zu dem seit Nikolaus Cusanus fast alle etablierten Wissenschaften wegen seiner unendlichen Ambivalenz lieber auf Distanz gegangen sind.

Und der WHO ist mit diesem Einbeziehen des Sozialen, neben dem Bereich des Körperlichen und dem des Geistigen, ein weiterer – und hier mag das Utopische durchaus seinen positiven Wert haben – fast unmöglicher Geniestreich gelungen. Die WHO geht nämlich davon aus, dass Gesundheit, so ambivalent und unaussprechlich sie uns heute auch erscheinen mag, nicht als *Einzelaspekt*, als ein abgetrenntes, nur körperliches Wohlergehen oder nur geistiges Wohlergehen oder nur soziales Wohlergehen zu haben ist. Die sprachliche Unterscheidung, die wir seit Platon verinnerlicht haben und die sich innerhalb der Wissenschaften seit René Descartes „zementiert" hatte und die als Unterscheidung über ihre eigentliche Funktion einer bloßen „hypothesis" hinaus zu einer eigenartigen „Wahrheit" geworden ist, diese unsägliche und lebensverachtende Differenzierung wollte die WHO nicht länger aufrechterhalten und forderte uns in der Tat zu einer etwas utopisch anmutenden gedanklichen Anstrengung auf, die Gesundheit nur aus allen drei Bereichen gleichzeitig zusammengesetzt kennt. Auf keinen Fall sind wir einfach gesund, nur weil gerade Krankheit fehlt. Bei allem, was an dieser Definition u. U. noch auszusetzen sein mag, sind wir *zuerst* einmal aufgefordert, mit einer liebgewonnenen und zugleich lebensgefährlichen Unterscheidung zu brechen, um die gedanklichen Grenzen, die zwischen diesen drei Bereichen bislang bestanden haben, wieder begehbar zu machen. Es ist daher auch kein Zufall, dass gerade der letzte ungeklärte Bereich des „sozialen Wohlergehens" derart vernachlässigt wurde, denn mit jeder ernsthaften Auseinandersetzung mit dem Begriff des *Relationalen* kommen wir an die Grenzen unseres typisch europäischen Drangs zur Normativität und sehnen uns nach jedem Notkahn, auf dem wir vermeintlich sicherer durch das Leben schwimmen können, anstatt endlich selbst schwimmen zu lernen. Man hätte im Grunde auch gleich bei Nietzsche nachlesen können, denn er ging bereits ein halbes Jahrhundert vor der WHO-Definition davon aus, dass es „eine Gesundheit an sich […] nicht [gibt], und alle Versuche, ein Ding derart zu definieren, […] kläglich mißraten [sind]" (Nietzsche 2015b, S. 477).

> „Es kommt auf dein Ziel, deinen Horizont, deine Kräfte, deine Antriebe, deine Irrtümer und namentlich auf die Ideale und Phantasmen deiner Seele an, um zu bestimmen was selbst für deinen Leib Gesundheit zu bedeuten habe. Somit gibt es unzählige Gesundheiten des Leibes; und je mehr man dem Einzelnen und Unvergleichlichen wieder erlaubt, sein Haupt zu erheben, je mehr man das Dogma von der ‚Gleichheit

der Menschen' verlernt, um so mehr muß auch der Begriff einer Normal-Gesundheit, nebst Normal-Diät, Normal-Verlauf der Erkrankung unseren Medizinern abhanden kommen. Und dann erst dürfte es an der Zeit sein, über Gesundheit und Krankheit der Seele nachzudenken und die eigentümliche Tugend eines jeden in deren Gesundheit zu setzen: welche freilich bei dem einen so aussehen könnte, wie der Gegensatz der Gesundheit bei einem anderen. Zuletzt bliebe noch die große Frage offen, ob wir der Erkrankung entbehren könnten, selbst zur Entwicklung unsrer Tugend, und ob nicht namentlich unser Durst nach Erkenntnis und Selbsterkenntnis der kranken Seele so gut bedürfe als der gesunden: kurz ob nicht der alleinige Wille zur Gesundheit ein Vorurteil, eine Feigheit und vielleicht ein Stück feinster Barbarei und Rückständigkeit sei." (Nietzsche 2015b, S. 477)

Diese Art zu denken zeigt uns ganz offensichtlich, dass „Nietzsches ganzes Philosophieren gerade gegen Krankheit für Gesundheit denkt und die Überwindung alles Kranken will" (Jaspers 1950, S. 113). Karl Jaspers Interpretationen zu Nietzsches Nachdenken über Gesundheit und Krankheit ähneln im Ansatz der virchowschen Interpretation von Krankheit. Jaspers sieht, dass auch für Nietzsche Krankheit wohl als Naturereignis und nicht als abgetrennter Begriff *in* der Natur vorkommt, sondern Krankheit in ihrer ursprünglichen „Sinnfremdheit" (ebd. S. 113) erst durch eine existenzielle Ansprache der Natur an uns zu einer Sinnproduktion auffordert. Zumindest hat Nietzsche allen herkömmlichen Krankheits- und Gesundheitsdefinitionen etwas *entgegenzusetzten*, dass nämlich bei jedem von uns individuell konstruierte Krankheits- und Gesundheitsbegriffe auch immer ganz anders aussehen dürfen. Und in all dieser subjektiv wissenschaftlichen Poietik, mit ihrer schwer auszuhaltenden Unmöglichkeit, hinreichend an- und ausgesprochen und angemessen kommuniziert werden zu können, stellt Nietzsche die Frage, ob wir da die Krankheit überhaupt noch brauchen oder ob wir sie nicht besser in einem umfassenden vitalistischen Sinne aufgehen lassen. Und auch bei Nietzsche klingt an, was Foucault später in seiner Untersuchung des Wahnsinns andeutete: Da steckt kein falsches oder deviantes Sprechen in dem, was die „kranke Seele" zu sagen hat, ganz im Gegenteil, denn sollten wir tatsächlich auf Erkenntnisgewinn aus sein, dann sollten wir ihr zuhören. Und auch der so lieb gewonnene *Wille zur Gesundheit* kann in diesem Sinne nur bedeuten, dass man eigentlich doch nur aus Feigheit und aus lauter Barbarei vor den Unbotmäßigkeiten des Lebens davon laufen will. Doch in diesem kontingenzschwangeren Leben kommt eben auch Krankheit vor und zwingt uns, auf eine andere Art über das Leben nachzudenken, innezuhalten und „Merk-Male" zu erleben, still zu liegen, zu warten und abzuwarten, wie wir es im „gesunden" Zustand u. U. gar nicht tun würden (Nietzsche i. s. Briefen an Overbeck zit. n. Jaspers 1950, S. 114). Dafür muss der Einzelne aber wieder den Mut fassen dürfen, „sein Haupt zu erheben" und selbstbewusst von seiner eigenen „Gesundheit des Leibes" zu sprechen. Und es muss ihm erlaubt sein, die

Zuschreibungsversuche medizinisch objektiver Diagnostik als eine unangemessene Zumutung zurückweisen zu dürfen.

Entwickelt hatte sich seit Nietzsche aber ein ganz anderer Diskurs, der zu dem merkwürdigen Umstand geführt hat, dass in unseren alltäglichen Gesprächen die Gesundheit keinen eigenen Wert mehr besitzt, was uns zu der Frage bringen sollte, *warum wir über Gesundheit immer nur so sprechen können, als ob Krankheit der dafür entscheidende, erzählerische Referenzwert wäre.* Denn dieses referentielle Reden über Krankheit hat uns dabei nicht etwa zu der – wie Nietzsche es gedacht hatte – oppositionellen Sprechweise mit ihren ganz eigenen Produkten geführt. Krankheit als persönliche, erzählenswerte „Sensation" ist unsere Antwort darauf geworden, von Gesundheit zu sprechen. Gesundheit selbst hat hier in der Tat keinen erzählerischen Eigenwert mehr. Jede Art des Redens über Gesundheit wird früher oder später von Krankheitserzählungen derart „unterlaufen", als ob Gesundheit als eigenständiger Begriff ohne Krankheitsbezug gar nicht gedacht werden kann. Gesundheit fehlt offensichtlich die Art von Sensation, die sich beim Reden über Krankheit förmlich von selbst aufdrängt. Vielleicht kommt uns deshalb Gesundheit manchmal vor wie das „Leben im Schweigen der Organe" (Leriche 1936, S. 16).

Eine leichte Wende in diesem an Krankheit orientierten Reden über Gesundheit brachte dann zwar ab Mitte der siebziger Jahre des 20. Jahrhunderts der US-amerikanische Soziologe Aaron Antonovsky, der versuchte, die krankheitsorientierten Fragestellungen innerhalb der Psychologie und der Medizin umzukehren, und der danach fragte, „was die Menschen eigentlich gesund hält". Doch so sehr diese simple Umkehr der Frage auch zu einem neuen Selbstverständnis von Public Health beigetragen hatte, Gesundheit und Krankheit standen sich in dem Modell von Antonovsky nur scheinbar nicht mehr dichotom gegenüber, sondern das Individuum konnte auf einem Kontinuum wählen, zu welchem jetzt etwas unscharfen Ende dieses Kontinuums von Krankheit auf der einen und Gesundheit auf der anderen Seite es sich zuordnen wollte. Dass Antonovsky dann mit seinem Konzept des Kohärenzsinns wieder eine Entität geschaffen hatte, die man messen konnte, mit der man wie mit einem Etikett herumlaufen musste, ist dann wohl dem schweren Pragmatismus der Gesundheitsforschung der damaligen Zeit geschuldet. Dennoch – und hier liegt der eigentliche Gewinn – ist es Antonovsky gelungen, trotz dieser defizitorientierten Grundkonzeption, mit dem *Kohärenzsinn* eben keine krankheitsbezogenen Entitäten anzusprechen. In seiner Definition des Kohärenzsinns ist Krankheit nicht der Referenzwert, auf den sich alles Reden über Gesundheit bezieht. Relativ unbemerkt von der gesamten Public-Health-Szene blieb dagegen eine Bemerkung, die Georges Canguilhem 1988 in seinem Werk „Gesundheit – eine Frage der Philosophie" festgehalten hatte, als er sich fragte:

„Wie kommt es, daß niemand je darauf gekommen ist, [...] daß man sich nie gefragt hat, ob die Gesundheit nicht die Wahrheit des Körpers ist." (Canguilhem 2004, S. 54)

Wobei Canguilhem hier Wahrheit nicht im logischen Sinne meint, sondern eher auf Nietzsche verweist, für den Gesundheit die Wahrheit eines Leibes ist, dem eine „große Vernunft" (ebd. S. 56) innewohnt. Auch hier ließe sich ein Reden über Gesundheit anschließen, das Krankheit nicht sofort als Referenzwert provozieren würde. Dennoch bleibt die etwas ernüchternde Erkenntnis, dass Gesundheit im 20. Jahrhundert lediglich zu einem Diskurs motiviert, der einseitig pathogenetisch orientiert Krankheit beseitigen will und in dem Gesundheit immer weniger der Rede wert zu sein scheint.

9.2 Die Gegenwart der Gesundheitskommunikation

In diesem letzten Abschnitt der Arbeit sollen die beiden Begriffe Kommunikation und Gesundheit noch einmal daraufhin untersucht werden, ob die Theorie der bereits bestehenden, akademischen Begriffskombination *Gesundheitskommunikation* den Ansprüchen des hier vorgestellten erkenntnistheoretisch skeptischen Ansatzes gerecht werden kann. Dabei tauchte bereits zu Beginn dieses Kapitels die Schwierigkeit auf, dass offensichtlich ohnehin ein grundsätzlich existenzieller Zusammenhang zwischen dem „Kommunizieren-Müssen" auf der einen Seite und unterschiedlichen Formen des Überlebens bei guter Gesundheit auf der anderen Seite besteht. Dann wäre Gesundheitskommunikation als Wortkombination eine Tautologie, da in dem Begriff der Kommunikation ein Überleben bei mehr oder weniger guter Gesundheit stets involviert ist und der Begriff Gesundheit immer schon voraussetzt, dass wir als Mensch in relationalen sozialen und damit kommunikativen Kontexten leben. Und dennoch scheint es notwendig und ein durchaus lohnenswerter Diskurs zu sein, auf diese ganz besondere Begriffskombination aufmerksam zu machen und sich ihr wissenschaftlich zu nähern angesichts dessen, dass wir durch Kommunikation nicht nur unsere gesamte soziale und materielle Umwelt verabreden, sondern auch uns selbst als Teil dieser kommunikativ erzeugten Relationalität hervorbringen. Und wir hatten bei Kant gesehen, dass er uns nicht nur auf diese existenzielle Funktion der Sprache hingewiesen hatte, sondern Kant wollte uns auch dazu anhalten, dass wir die Begriffe, mit denen wir sozial umgehen wollen, auch verantworten können müssen, da unsere gemeinsam verabredete Welt eben nicht für alle Menschen in gleichem Maße ein langes Leben bei guter Gesundheit bedeutet. Offensichtlich sind wir an der Mehrzahl der Krankheiten auf dieser Welt direkt durch die Art beteiligt, wie wir gemeinsam unsere soziale und materielle Welt als eine nicht ganz unwesentliche Bedingung der Möglichkeit auf Gesundheit verabreden. Kant wollte die Idee des kategorischen Imperativs auf das „Für-wahr-Halten" unserer eigenen Begriffsproduktionen so angewendet wissen, dass sich jeder „selbst fragen [sollte], ob man es wohl thunlich finde, den Grund, warum man etwas annimmt, oder auch die Regel, die aus dem, was man annimmt, folgt, zum allgemeinen Grundsatze seines Vernunftgebrauchs zu machen?" (Kant 1977, S. 282 Anm. 7). Denn nicht alles – so formulierte es Rüdiger Safranski –, was für uns persönlich *denkbar* erscheint, ist innerhalb einer sozialen Gemeinschaft immer auch *lebbar* (Safranski 2012, S. 200). Und eine Gefahr für unser aller Überleben bei guter Gesundheit lauerte dabei gleich von zwei Seiten. Das Leben *verarmt* nämlich mit Safranski, wenn unser gemeinschaftlich verabredetes Denken und Handeln so angstbesessen, klein und blass wird, dass wir in vorauseilendem Gehorsam einer jeden Erwartung der Gesellschaft entsprechen und alternatives, skeptisches Denken irgendwann gänzlich einstellen, nur weil irgendein herrschsüchtiger Diskurs das Leben als ein einziges großes Risiko beschreiben will. Andersherum *verwüsten* wir unser Leben aber auch dadurch, dass einige wenige sich herausnehmen, „um jeden Preis, auch um den der Zerstörung etwas leben [zu wollen], bloß weil man es gedacht hat" (Safranski 2012, S. 200). Aus diesem Blickwinkel wäre Gesundheitskommunikation das gemeinschaftliche Reden und Verabreden darüber, wie wir alle bei guter Gesundheit überleben wollen. Dabei ständen zunächst einmal nur die Bedingungen der vielfältigen Möglichkeiten auf Gesundheit hier als Gegenstand des Sprechens zur Disposition. Was aus erkenntnistheoretischer Sicht dann nur noch dazukommen müsste, wäre die Frage danach, ob eine Reflexion über die grundsätzliche Rekursivität und Relativität von Kommunikation mit in diese spezielle Gesundheitskommunikation eingebunden wäre. Oder, um es mit der Metapher Derridas zu beschreiben, ob wir wissen, dass es ein Archiv gibt und wir auch tatsächlich bereit sind, es zu benutzen.

Der letzte Aspekt wird aber gerade in Bezug auf die Gegenwart der akademischen Beschäftigung mit dem Thema Gesundheitskommunikation zu einer Frage, an der sich offenbar das Selbstverständnis der gesamten gesundheitswissenschaftlichen Disziplin entscheiden könnte. Sieht man sich die Definition für Gesundheitskommunikation in dem „Handbuch Gesundheitskommunikation" von Hurrelmann & Baumann (2014) an, ist hier erst einmal nur das Sprechen der Gegenstand, um den es geht.

> „Gesundheitskommunikation bezeichnet die Vermittlung und den Austausch von Wissen, Erfahrungen, Meinungen und Gefühlen, die sich auf Gesundheit oder Krankheit, Prävention oder den gesundheitlichen Versorgungsprozess, die Gesundheitswirtschaft oder Gesundheitspolitik richten. Die Kommunikation kann auf interpersonaler,

organisationaler oder gesellschaftlicher Ebene stattfinden und direktpersönlich oder medienvermittelt erfolgen. Gesundheitsbezogene Kommunikation schließt dabei alle Kommunikationsinhalte ein, die sich auf Gesundheit, Krankheit oder deren Determinanten beziehen; gesundheitsrelevante Kommunikation umfasst alle Formen symbolvermittelter sozialer Interaktion, die – auch unabhängig von der Intention der Kommunikationspartner – das Gesundheitsverhalten direkt oder indirekt beeinflussen, oder durch dieses initiiert werden." (Hurrelmann & Baumann 2014, S. 13)

Diese Definition von Gesundheitskommunikation ist identisch mit der Definition, die Hurrelmann & Leppin (2001, S. 11) in der Vorgängerversion zu diesem Handbuch damals unter dem Titel *Moderne Gesundheitskommunikation* formuliert hatten. Gleich zu Beginn dieser Definition fällt auf, dass entgegen der Meinung vieler Kommunikationswissenschaftler, Soziologen, Linguisten, Literaturwissenschaftler, Kulturwissenschaftler und Sprachphilosophen hier von einer „Vermittlung" bzw. von einem „Austausch von Wissen, Erfahrungen, Meinungen und Gefühlen" gesprochen wird, so als hätte es nie jene sprachkritische Wissenschaftsgeschichte gegeben, die davon ausgeht, dass bei einem Kommunikationsprozess eben nichts „ausgetauscht" oder gar „übertragen" wird. Gerade in Bezug auf den Begriff der „Gefühle" scheint „austauschen" hier ein denkbar ungünstiger Begriff zu sein. Nur wenig abgeschwächt wird diese eher simplizistische Auffassung durch eine Definition von Kommunikation, die die beiden Autoren wenige Seiten vorher anbieten.

„Der Begriff Kommunikation unterscheidet zwischen direkt-persönlichen (interpersonalen) und medienvermittelten Formen des Handelns. Bei der interpersonalen Kommunikation werden Informationen unmittelbar zwischen den Kommunikationspartnerinnen und -partnern ausgetauscht, indem sie über Sprache und andere Zeichen wie Gestik und Mimik übermittelt, vom jeweiligen Gegenüber interpretiert und mit Bedeutung versehen werden." (Hurrelmann & Baumann 2014, S. 10)

An dieser Stelle erfährt man zumindest etwas über die *aktive* Interpretationsleistung des Subjekts und dass die zur Vermittlung benötigten Zeichen ein aktives Zutun in Form einer Bedeutungszuweisung benötigen. Zuvor bereits hatten sich die Autoren auf die Theorie des Symbolischen Interaktionismus bezogen und hier speziell auf einen Aufsatz von Herbert Blumer (1973), für den Bedeutung immer erst als Interaktionsleistung zwischen zwei Subjekten entsteht. Dass dann aber vielleicht zwei miteinander redende Subjekte über unterschiedliche Interpretationen und damit über unterschiedliche subjektive Bedeutungen verfügen, die u. U. mit der zur Vermittlung herbeigenommenen Symbol-Bedeutung gar nichts mehr zu tun haben, wird von Blumer sogar vorausgesetzt, aber nicht weiter problematisiert. Blumer ging in seinem Aufsatz von 1973 lediglich davon aus, dass die Dinge in der Realität die Bedeutung nicht vorgeben können (vergleichbar dem Ansatz des

Realismus) und dass Bedeutung auch keine alleinige kognitive Leistung des psychischen Systems ist (vergleichbar dem Ansatz des Empirismus), sondern erst als symbolische Interaktionsleistung *zwischen* den Subjekten hergestellt wird. Dass dabei aber Informationen „übertragen" werden, kann man aus dem Aufsatz von Blumer nicht herauslesen, dafür setzte Blumer zu sehr auf die eigenständige Interpretationsleistung des Subjekts, die aber ähnlich wie bei Luhmann immer nur auf eine *relationale* Weise (Blumer 1973, S. 8) mit den Symbolen bzw. bei Luhmann mit dem Kommunikationssystem zwischen den Subjekten verbunden ist. Hier unterscheidet sich dann allerdings der US-amerikanische pragmatische Ansatz Blumers, der eher von einer Bestimmbarkeit der Symbole ausgeht und damit nichts anderes als eine Art symbolischen Realismus darstellt, von der systemtheoretischen und eher relativistischen Position einer Skepsis, die uns auffordert, mit einer grundsätzlichen Unbestimmbarkeit der Symbole umgehen zu lernen.

In dem Handbuch Gesundheitskommunikation kommen die einzelnen Autorinnen und Autoren dann in ihren eher an den Herausforderungen der Praxis orientierten Beiträgen allerdings auch immer sehr schnell zur Sache, um zu sagen, was der Fall ist, und es entsteht der Eindruck, dass der Begriff der Kommunikation für die Praxis im Grunde keine wirklich schwierige Herausforderung mehr bedeutet. So beginnen die beiden Autorinnen Hannawa & Rothenfluh (2014) ihren Beitrag zur „Arzt-Patient-Interaktion" mit dem Worten:

> „Die Arzt-Patient-Interaktion beinhaltet den kommunikativen Austausch von privaten und oft sensiblen verbalen und nonverbalen Mitteilungen zwischen zwei hierarchisch ungleichen Parteien im medizinischen Behandlungskontext. [...] Interpersonelle Kommunikation beinhaltet den Austausch von Informationen zwischen mindestens zwei Personen." (Hannawa & Rothenfluh 2014, S. 110)

Ein Blick in das einführende Kapitel des Engländers Brian Brown et al. (2006) hätte aber gezeigt, dass speziell diese Interaktion u. U., wenn überhaupt, nur sehr am Rande etwas mit einem „Austausch von Mitteilungen" zu tun hat und die Interaktionen zwischen dem Arzt und seinem Patienten auf recht unterschiedliche Art und Weise beschrieben werden können.

> „There are a variety of ways in which we might think about what happens in the myriad encounters of health care and how these might be linked to what happens in the societies within which they are embedded. For health care encounters will inevitably be influenced and shaped by a wide range of social, cultural, political and economic factors. [...] After all, it is difficult to leave one's whole life history and socio-economic position outside the consulting room door, whether one is a client or a professional. Equally, many thinkers have been trying to make sense of how social inequalities are manifest in the health care encounter itself." (Brown et al. 2006, S. 2)

Wer demnach von einer Interaktion spricht, muss sich klar darüber sein, dass Informationsübermittlung u. U. eine nur schlechte „Gehhilfe" *(hypóthesis)* zur Erklärung dieses Sachverhalts darstellt. Interaktion verstanden als ein referentielles und zugleich rekursives Beziehungsgeflecht voller verstrickter und kommunikativ erzeugter Relationen stellt offenbar ein enorm umfangreiches Feld dar, in dem zudem immer mit einem Aufeinandertreffen zweier gänzlich unterschiedlicher Lebenswelten zu rechnen ist, die sich nur sehr schwer einfach „mitteilen" lassen, abgesehen davon, dass die eine Seite in der Regel an der Lebenswelt der anderen gar nicht interessiert ist. Bereits 1935 hatte der US-amerikanische Chemiker und Biologe Lawrence J. Henderson (1878–1942) in einem sehr bemerkenswerten Artikel im New England Journal of Medicine einen ersten Versuch gewagt, das Verhältnis zwischen dem Arzt und seinem Patienten als ein „soziales System" zu beschreiben.

> „A physician and a patient make up a social system. [...] These individuals are heterogeneous. They have and are moved by sentiment and interests. They talk and reason." (Henderson 1935, S. 820)

Innerhalb dieses sozialen Systems sollte der Arzt unbedingt darauf hören, was der Patient ihm zu erzählen versucht. Aber auch auf das, was er versucht, nicht zu erzählen, und auf das, was er gar nicht erzählen kann (ebd. S. 822). Und der Arzt sollte sich davor hüten, willkürlich irgendwelche Vermutungen anzustellen.

> „Beware of the expression of moral judgments. Beware of bare statements of bare truth or bare logic. Remember especially that the principal effect of a sentence of confinement or of death is an emotional effect and that the patient will eagerly scrutinize and rationalize what you say, that he will carry it away with him, that he will turn your phrases over and over in his mind, seeking persistently for shades of meaning that you never thought of." (Henderson 1935, S. 822)

Dies hätte vor mehr als achtzig Jahren der Start in eine Beziehungsdefinition sein können, die respektvoll davon ausgeht, dass hier zwei unterschiedliche Lebenswelten gleichberechtigt nebeneinander existieren. Doch die Entwicklung der Rollenzuschreibungen für den Arzt und für den Patienten durch die westliche Gesellschaft ist gänzlich anders verlaufen. Talcott Parsons hatte nur fünfzehn Jahre später auch als eine Reaktion auf den ausbleibenden Erfolg dieses mutigen Beziehungsdefinitionsversuchs Hendersons später sehr ernüchternd und sachlich beschrieben, dass in der westlichen Gesellschaft „Krankheiten dysfunktional im Hinblick auf das Funktionieren eines sozialen Systems sind [...], weil Krankheit die Erfüllung sozialer Rollen unmöglich macht" (Parsons 1958, S. 10). Und er hatte bereits 1951 als einer der ersten Soziologen beschrieben, welche Verpflichtungen sich für die Rolle des Kranken daraus ergeben und welche Privilegien gleichzeitig mit dieser Rolle verbunden sind (vgl. Parsons 1951, S. 428ff.). Innerhalb dieser Rolle genießt der Patient zwar das Privileg, von den normalen sozialen Verpflichtungen des Broterwerbs z. B. entbunden zu sein, und ihm wird auch nicht der Vorwurf gemacht, seine Krankheit selbst verschuldet zu haben. Dieselbe Rolle ist aber auf der anderen Seite mit einer Reihe von Erwartungen verknüpft. Will er seine Rolle als Kranker „richtig" im Sinne der gesellschaftlichen Erwartungen ausfüllen, so verlangt die Gesellschaft von ihm, dass er motiviert ist, wieder gesund zu werden, dass er sich kompetente Hilfe besorgt und dass er in eine wissensbasierte Rollenasymmetrie zwischen ihm und dem Arzt einwilligt (Parsons 1958, S. 14ff.) Die Arzt-Patienten-Beziehung fasst Parsons wie folgt zusammen:

> „Der Patient bedarf fachkundiger Dienstleistungen, weil weder er noch seine Angehörigen ‚wissen', wie die Dinge stehen oder was zu tun ist, und weil er nicht über die erforderlichen Hilfsmittel verfügt. Der Arzt ist ein Fachmann, der auf Grund spezieller Ausbildung und Erfahrung und durch einen institutionell garantierten Status qualifiziert ist, dem Patienten zu ‚helfen', und zwar in einer Situation, welche institutionell in einem relativen Sinn als legitim definiert ist und als der Hilfe bedürftig." (Parsons 1958, S. 19)

Hier zeigt sich bereits, dass der gesamten Beziehung, von den Rollen der beiden Gesprächspartner bis hin zu der Art und Weise, wie sie diese Rollen ausgestalten sollen, eine gesellschaftliche Konstruktion von Wirklichkeit vorausgegangen ist, die diese Interaktion zwar strukturieren und kontrollieren sollte, deren spezielle Ausgestaltung aber dennoch ein individuell und historisch gesehen einmaliges Geschehen bleibt, das einmal als Kommunikation in Gang gesetzt nicht mehr rückgängig gemacht werden kann. Ganz offensichtlich sollte aber Hendersons Versuch, dieser sehr variantenreichen Ausgestaltung zum ersten Mal eine Art Leitlinie an die Hand zu geben, als ein Hinweis darauf verstanden werden, dass Kommunikation eben durchaus auch nicht intendierte psychische Nebeneffekte haben kann. Diese Art von „Belehrung" durch eine fachfremde Disziplin empfindet die Medizin bis heute aber als eine unangemessene Einmischung in die internen Angelegenheiten ihres Fachs. Und selbst als der US-amerikanische Mediziner Avedis Donabedian (1919–2000) in seinem berühmten Artikel von 1966 seinen Kollegen eine Art erstes Qualitätsmanagement ärztlichen Handelns vorschlug (Donabedian 1966), ist dieser Ansatz noch Jahrzehnte später heftig umstritten gewesen. Weniger bekannt ist ein Vorstoß Donabedians, den er zweiundzwanzig Jahre nach seinem ersten Versuch ebenfalls als einen Beitrag zur Qualitätssicherung diesmal für die Arzt-Patienten-Interaktion unterbreitete. Für Donabedian definierte sich die Qualität ärztlichen Handelns nämlich nicht allein aus den technisch vorgetragenen

Handlungen eines Arztes mit all seinem Wissen, seinem sicheren Urteilsvermögen und seinen handwerklichen Fähigkeiten, sondern auch aus der Art und Weise, wie der Arzt die direkten Interaktionen mit dem Patienten kommunikativ ausgestaltet (Donabedian 1988).

> „There are two elements in the performance of practitioners: one technical and the other interpersonal. [...] The management of the interpersonal relationship is the second component in the practitioner's performance. It is a vitally important element. [...] But the conduct of the interpersonal process must also meet individual and social expectations and standards, whether these aid or hamper technical performance. Privacy, confidentiality, informed choice, concern, empathy, honesty, tact, sensitivity – all these and more are virtues that the interpersonal relationship is expected to have." (Donabedian 1988, S. 1743f.)

Und Donabedian fragt sich anschließend: Wenn das Management dieser interpersonalen Prozesse von so enormer Wichtigkeit ist, warum wird es dann bei der Beurteilung der Qualität der Krankenversorgung derart ignoriert (Donabedian 1988, S. 1744)? Die Forderung Donabedians erscheint aktueller denn je und ein Grund für die Ignoranz des Medizinsystems gegenüber allen Forderungen nach mehr Qualität in den zwischenmenschlichen Beziehungen könnte in eben jener funktionalistischen Vorstellung von Kommunikation liegen, die Kommunikation immer noch als Übermittlung von Informationen ansieht. Hier allein – und nicht in Watzlawicks ambivalenter Beziehungsgestaltung – sieht dieser funktionalistische Ansatz der Medizin die Chance auf eine wissenschaftliche Bearbeitung von Kommunikation. Leider folgen viele Veröffentlichungen in Deutschland und im angloamerikanischen Sprachraum genau dieser pragmatisch deterministischen Erwartung, die vorgibt, wenn man nur genau genug wüsste, *wer was auf welchem Kanal zu wem mit welchem Effekt gesagt hat* (Lasswell 1948), könnte man Kommunikation nicht nur hinreichend beschreiben, sondern ihre Effekte auch noch vorhersagen. Doch für den englischen Mediziner und Anthropologen Cecil G. Helman (1944–2009) ist dies ein äußerst fragwürdiges Unterfangen.

> „Doctors and their patients, even if they come from the same social and cultural background, view ill health in very different ways. Their perspectives are based on very different premises, employ a different system of proof, and assess the efficacy of treatment in a different way. Each has its strengths, as well as its weaknesses. The problem is how to ensure some communication between them in the clinical encounter between doctor and patient." (Helman 2007, S. 121)

Und das Problem der fehlenden Qualitätsanforderungen vergrößert sich noch, wenn aktuelle Studien zeigen, dass das Gespräch zwischen dem Arzt und dem Patienten im Durchschnitt in Deutschland nur etwa acht Minuten dauert, der Arzt sich innerhalb dieser Zeit mehr als achtzig Prozent der Redezeit herausnimmt und er die Redezeit seines Patienten nach etwa zwanzig Sekunden das erste Mal unterbricht, abgesehen davon, dass der Computer des Arztes mehr Blickkontakte erhält als der Patient (s. dazu Klemperer 2003).

Um es noch einmal zu betonen: Es gibt hinreichend Gründe, sich speziell in der Gesundheitskommunikationsforschung der Informationsebene von Kommunikation zuzuwenden. Die „richtigen" Informationen zu erhalten ist eine der Grundvorrausetzung dafür, dass wir überhaupt Vertrauen in zwischenmenschliche Beziehungen investieren. Doch zeigen Untersuchungen, dass diese Informationen, wenn überhaupt, nicht von allen Menschen auf die gleiche Art und Weise verstanden werden. Gesundheitsbezogene Informationen zu verstehen unterliegt zudem einem sogenannten Schichtgradienten. Und äußerst bedenklich sind die Ergebnisse, die eine Untersuchung von Willems et al. (2005) zum Zusammenhang von sozioökonomischem Status und Arzt-Patienten-Kommunikation ergeben hatten.

> „Results show that patients from lower social classes receive less positive socio-emotional utterances and a more directive and less participatory consulting style, characterised by significantly less information giving, less directions and less socio-emotional and partnership building utterances from their doctor." (Willems et al. 2005, S. 139)

Diesen Zusammenhang hatte bereits Andreas Mielck (2000, S. 173) in seinem Schaubild zu den Wechselwirkungen von sozialer und gesundheitlicher Ungleichheit versucht festzuhalten und Mielcks Vermutungen wurden mit der Übersichtsarbeit von Verlinde et al. (2012) noch einmal bestätigt. Zudem werden gesundheitsbezogene Informationen, wenn Menschen von der Effektivität einer Präventionsmaßnahme überzeugt werden sollen, eher als relative Risikoreduktion dargestellt (RRR), um so durch eine größere vorgetäuschte Effektivität eine höhere Akzeptanz dieser Maßnahmen zu erzeugen. Präsentiert man dagegen die sogenannte absolute Risikoreduktion (ARR), würde u. U. niemand mehr an dieser Maßnahme teilnehmen. Die qualitätssichernden Maßnahmen, die hierzu u. a. von Steckelberg et al. (2005) und Albrecht et al. (2014) erarbeitet und empfohlen werden, sind für die moderne Gesundheitskommunikationsforschung von unschätzbarem Wert.

Dieser Sachverhalt darf aber nicht darüber hinwegtäuschen, dass vergleichbare Qualitätsanforderungen für die Beziehungsebene von Kommunikation, wie sie in einem ersten Versuch im angloamerikanischen Sprachraum von Baile et al. (2000) für die Übermittlung schlechter Nachrichten formuliert wurden, in Deutschland bislang fehlen. Dass die Beziehungsebene aber eher noch als die Informationsebene der Ort ist, an dem sowohl gesundheitlich bedeutsame Effekte wie aber auch unsägliches Leid durch verbalen Missbrauch durch die besondere

Art der Ausgestaltung dieser Beziehung hervorgebracht werden können, wird derzeit in der Gesundheitskommunikationsforschung eher am Rande diskutiert. Schaut man sich die deutschsprachigen Veröffentlichungen aus dem Bereich der Gesundheitskommunikationsforschung an, so fällt eine weitere Besonderheit auf. Während im angloamerikanischen Sprachraum bereits seit langem mit dem Begriff der gesellschaftlich konstruierten Wirklichkeit (Berger & Luckmann 1992) auch im Zusammenhang mit der Arzt-Patienten-Interaktion gearbeitet wird (Sharf & Vanderford 2003; Brown et al. 2006), findet man in Deutschland im Bereich der Gesundheitskommunikation selten Arbeiten, die einen sozialkonstruktivistischen Ansatz verfolgen. Die Arbeit des Soziologen Vogd (2012) ist bislang eine der wenigen, die mit Luhmann erst einmal von der „Unwahrscheinlichkeit des Zustandekommens einer konstruktiven Arzt-Patient-Beziehung" (Vogd 2012, S. 71) ausgeht und dabei mit der Theorie der „doppelten Kontingenz" versucht, diese Beziehung zu beschreiben.

Versucht man innerhalb der Gesundheitswissenschaften im Allgemeinen und in der Gesundheitskommunikationsforschung im Besonderen nach Arbeiten zu suchen, die jenseits der Informations- und Beziehungsebene von Kommunikation einen diskurstheoretischen Ansatz verfolgen, so wird dieser Ansatz wohl in den Kulturwissenschaften, in der Linguistik und in der Soziologie verfolgt, dagegen scheint die deutschsprachige Public-Health-Gemeinschaft die poststrukturalistischen Arbeiten von Foucault, Derrida oder Lyotard kaum zu berücksichtigen. Dabei hatte Deborah Lupton (1995) einen solchen Ansatz speziell für die Interaktion zwischen Health Professionals und Patienten zur Klärung der Machtstrukturen vorgeschlagen. Schon im Jahr zuvor hatte die australische Soziologin an anderer Stelle auf eine bedenkliche theoretische Fundierung des Fachs „Health Communication" hingewiesen:

> „The field of research and practice that is generally incorporated under the rubric of ‚health communication' is currently dominated by social psychological models of behavior and theoretical perspectives informed by the stimulus-response school of communication. [...] the field needs to incorporate critical cultural and political theory into its scholarly inquiry and informed practice to a greater extent than it currently does." (Lupton 1994, S. 55)

Die vielschichtigen und teilweise grundlegenden Arbeiten von Deborah Lupton wie auch das gesamte Feld der kritischen Diskursanalyse aus dem Bereich der deutschsprachigen Linguistik wurden in dem oben erwähnten *Handbuch Gesundheitskommunikation* von Hurrelmann & Baumann (2014) allerdings in keinster Weise berücksichtigt. Keine Erwähnung fanden Forschungsarbeiten, die Kommunikation auf der einen Seite und Gesundheitsoutcomes auf der anderen

Seite gegenüberstellten, wie sie vor einigen Jahren im Bereich Brustkrebs gefunden wurden (s. dazu Kerr et al. 2003; Dibbelt et al. 2010). Überhaupt fehlten Arbeiten, die das Thema „Verbaler Missbrauch" in irgendeiner Weise als originäres Themenfeld der Gesundheitskommunikation untersuchten.

Insgesamt ist das Feld der deutschsprachigen Gesundheitskommunikationsforschung, so wie sie sich unter dem Label der Gesundheitswissenschaften darstellt, noch relativ stark an die US-amerikanische pragmatische und behaviorale Vorstellung einer Art von Kommunikation orientiert, die innerhalb des Gesundheitssystems funktionieren und bei Bedarf gesundheitlich bedeutsame Verhaltensänderungen erzeugen soll. Dabei werden tendenziell kritische Aspekte, die sich auf eine ungleiche Verteilung von Macht und die damit verbundene Gefahr eines Machtmissbrauchs durch die sogenannten Health Professionals, durch ökonomische oder politische Interessen oder durch speziell dafür initiierte Diskurse beziehen, eher ausgeklammert. Auffällig ist aber vor allem, dass die in dieser Arbeit vorgestellte und durchaus nicht immer ganz einfache theoretische Konzeptualisierung des Kommunikationsbegriffs gar nicht thematisiert wird. Und zudem fehlen auch alternative Definitionen von Gesundheit, die – wie der der österreichische Kommunikationswissenschaftler Thomas Bauer es formuliert – auf „so etwas wie ein Wirklichkeitsmodell des Überlebens, das auf (mitunter diffuse und verlorene, aber unterschiedliche) Kulturprogramme (Religion, Narrationen, Riten, Glaubens- und Wissenssysteme) zurückgreifen" (Bauer 2004): Wo diese weit angelegten diskurstheoretischen Ansätze fehlen und sozialkonstruktivistische Theoreme ausgeblendet werden, da entstehen mit Bauer „semantische Verkürzungen", die davon ausgehen:

> „Gesundheit sei der Grund zu leben, Krankheit der Grund zu sterben. Wenn Leben (das ist die sinnrationale Voraussetzung) die Einheit der Differenz von Gesundheit und Krankheit ist und sich Gesundheit aus der Erfahrung von Krankheit und Krankheit aus dem Willen zur Gesundheit definiert, dann kann Gesundheit krank und Krankheit gesund machen." (Bauer 2004, S. 2)

Damit wäre der bislang schwerste Vorwurf an die Gesundheitswissenschaften formuliert: Folgt sie wie bisher einem eher technisch biologistisch positivistischen Verständnis von Gesundheit und Krankheit und verkennt dabei jede Form von individueller Komplexität in den Gesundheitsdefinitionen des Subjekts, dann reiht sie sich in jene Diskurse der Moderne ein, die langfristig für bestimmte Menschen die bestehenden, sozial bedingten gesundheitlichen Ungleichheiten etablieren und sogar noch festigen werden. Dahinter verbirgt sich nicht zuletzt der Aufruf Nietzsches einer ganz individuellen Suche nach „unzähligen Gesundheiten des Leibes", für die es aber dem einzelnen Subjekt – und nicht den vereinbarten Sprechweisen und Diskursen einer Wissenschaft – erlaubt sein müsste, „sein Haupt zu erheben,

[und] das Dogma von der ‚Gleichheit der Menschen' [zu] verlernen" (Nietzsche 2015b, S. 477). Dann würde der Mensch, der vorher noch Patient war, wohl selbstbewusst auftreten und seinen eigenen Text selbstbewusst vortragen (Kamps 2004) und von seiner „Gratwanderung zwischen Selbstoptimierung und Selbstsorge" (Hanses 2010) berichten.

> „Wenn die gesundheitsbezogenen Dienstleistungen der Zukunft ökonomischer, für alle Beteiligten akzeptabler und ‚rationaler' gestaltet werden müssen, als sie es in der Vergangenheit waren, dann ist das einzige, was sie vor einer Steigerung der an ihnen bereits in Erscheinung tretenden Krisis humaner Versorgungsqualität bewahren kann, die gleichzeitige Stützung der Bedingungen, welche es dem Patienten erlauben, unmittelbaren Einfluss auf die von ihm empfangene Versorgung als Individuum auszuüben." (Freidson 1975, S. 149f.)

Radikaler lässt sich das zurechtgestutzte Subjekt mit all seinen ambivalenten und kontingenten Konstruktionen von Wirklichkeit nicht wieder in ein System einführen, aus dem es über Jahrhunderte hindurch ausgegrenzt wurde. Und wenn zu Beginn der vorliegenden Arbeit darüber berichtet wurde, dass Angelika Zegelin der Meinung war, dass „es […] wohl in den nächsten Jahren nicht Wichtigeres [gäbe], als sich mit der Gestaltung der Sprache zu beschäftigen", dann ist hier in der Tat eine sehr weitsichtige Aussage formuliert worden. Mit der „Gestaltung der Sprache" ist hier nämlich mehr das „Wie" des Kommunizierens als das „Was" an Informationen gemeint, denn nur das Nachdenken über das „Wie" bringt uns u. U. auch auf diese schwer auszuhaltende Unbestimmbarkeit, die uns auffordert, Kontingenz nicht nur zu erleben und zu ertragen, sondern sie mit allen anderen zusammen auch gemeinsam *spielerisch* zu bearbeiten.

Literatur

Adorno, T. W., & Horkheimer, M. (2016). *Dialektik der Aufklärung. Philosophische Fragmente.* Frankfurt a. M.: S. Fischer.

Albrecht, M., Mühlhauser, I., & Steckelberg, A. (2014). Evidenzbasierte Gesundheitsinformationen. In K. Hurrelmann & E. Baumann (Hrsg.). *Handbuch Gesundheitskommunikation.* (S. 142-158). Bern: Hans Huber.

Althusser, L. (1977). Ideologie und ideologische Staatsapparate. Anmerkungen für eine Untersuchung. In L. Althusser (Hrsg.). *Ideologie und ideologische Staatsapparate. Aufsätze zur marxistischen Theorie.* (S. 108-153). Hamburg: VSA-Verlag.

Altrichter, R., & Ehrensperger, E. (2010). *Sokrates.* Bern: Haupt Verlag.

Aristoteles (1987). *Nikomachische Ethik. Übersetzt und Nachwort von Franz Dirlmeier.* Stuttgart: Reclam.

Aristoteles (2002). *Peri Hermeneias. Übersetzt und erläutert von Hermann Weidemann.* Berlin: Akademie Verlag GmbH.

Aristoteles (2011). *Über die Seele. Übersetzt und herausgegeben von Gernot Krapinger.* Stutgart: Reclam.

Aristoteles (2013a). *Metaphysik. Schriften zur ersten Philosophie. Übersetzt und Herausgegeben von Franzf. Schwarz.* Stuttgart: Reclam.

Aristoteles (2013b). *Organon. Sophistische Widerlegungen. Berliner Ausgabe, eingerichtet von Michael Holzingert.* Leipzig: Amazon Distribution.

Asch, S. E. (1956). Studies of independence and conformity: I. A minority of one against a unanimous majority. *Psychological Monographs* 70(9) S. 1-70.

Ashby, W. R. (1956). *An Introduction to Cybernetics.* London: Chapman & Hall.

Augustinus (1936). *Des heiligen Kirchenvaters Aurelius Augustinus fünfzehn Bücher über die Dreieinigkeit. Aus dem Lateinischen übersetzt und mit Einleitung versehen von Michael Schmaus. II. Band (Buch VIII-XV).* München: Josef Kösel & Friedrich Pustet.

Austin, J. L. (2002). *Zur Theorie der Sprechakte (How to do things with words).* Stuttgart: Reclam.

Badura, B. (1971). *Sprachbarrieren. Zur Soziologie der Kommunikation.* Stuttgart: Friedrich Frommann Verlag.

Badura, B., & Gloy, K. (Hrsg.) (1972). *Soziologie der Kommunikation. Eine Textauswahl zur Einführung.* Stuttgart: Friedrich Frommann Verlag.

Baecker, D. (2005). *Form und Formen der Kommunikation.* Frankfurt a. M.: Suhrkamp.

Baecker, D. (2008). *Kommunikation.* Leipzig: Reclam-Verlag.

Baile, W. F., Buckman, R., Lenzi, R., Glober, G., Beale, E. A., & Kudelka, A. P. (2000). SPI-KES—A Six-Step Protocol for Delivering Bad News: Application to the Patient with Cancer. *The Oncologist* 5(4) S. 302-311.

Ball, D. H., Hare, M. L., & Balint, M. (1969). Unterrichtung von Medizinstudenten in patientenzentrierter Medizin. *Psyche* 23(7) S. 532-546.

Basch, E. (2013). Toward Patient-Centered Drug Development in Oncology. *The New England Jounal of Medicine* 369(5) S. 397-400.

Bauch, J. (1996). *Gesundheit als sozialer Code. Von der Vergesellschaftung des Gesundheitswesens zur Medikalisierung der Gesellschaft.* Weinheim: Juventa.

Bauch, J. (2006). Selbst- und Fremdbeschreibung des Gesundheitswesens. Anmerkungen zu einem „absonderlichen" Sozialsystem. In J. Bauch (Hrsg.). *Gesundheit als System. Systemtheoretische Betrachtungen des Gesundheitssystems.* (S. 1-19). Konstanz: Hartung-Gorre Verlag.

Bauer, T. (2004). *Einführungsvortrag: die Kommuniaktion von Gesundheit und die Gesundheit der Kommuniaktion.* Wien: Institut für Publizistik und Kommuniaktionswissenschaft.

Bauman, Z. (2000). *Vom Nutzen der Soziologie.* Frankfurt a. M.: Suhrkamp.

Bauman, Z. (2005). *Moderne und Ambivalenz.* Hamburg: Hamburger Edition HIS.

Bauman, Z. (2012). *Dialektik der Ordnung. Die Moderne und der Holocaust.* Hamburg: EVA Europäische Verlagsanstalt.

Bauman, Z. (2016). *Die Angst vor den anderen: Ein Essay über Migration und Panikmache.* Frankfurt a. M.: suhrkamp.

Beck, K. (2007). *Kommunikationswissenschaft.* Konstanz: UVK Verlagsgesellschaft.

Beckermann, A. (2008). *Das Leib-Seele-Problem. Einführung in die Philosophie des Geistes.* Paderborn: Wilhelm Fink.

Beckmann, J. P. (1981). *Einführung in die Erkenntnistheorie. Kurseinheit 1.* Hagen: Fernuniversität Hagen.

Behler, E. (1996). Friedrich Nietzsche. In T. Borsche (Hrsg.). *Klassiker der Sprachphilosophie. Von Platon bis Chomsky.* (S. 291-305). München: C. H. Beck.

Berger, P. L., & Luckmann, T. (1992). *Die gesellschaftliche Konstruktion der Wirklichkeit: Eine Theorie der Wissenssoziologie.* Frankfurt a. M.: Fischer.

Berkman, L. F., & Syme, S. L. (1979). Social Networks, Host Resistance and Mortality: A Nine Year Follow-Up Studie of Alameda County Residents. *Am J Epidemiol* 109(2) S. 186-204.

Billroth, T. (1876). Über das Lehren und Lernen der Medicinischen Wissenschaft an den Universitäten der Deutschen Nation nebst allgemeiner Bemerkungen über Universitäten. Eine culturhistorische Studie. Wien: Carls Gerold's Sohn.

Bittlingmayer, U. (2011). Public Health als Speerspitze einer neuen Bewegung. Public Health und das Verhältnis von Gesundheit und Gesellschaft. *Dr. med. Mabuse* 5/6 2011 S. 61-64.

Blättner, B. (1998). *Gesundheit lässt sich nicht lehren. Professionelles Handeln von KursleiterInnen in der Gesundheitsbildung aus konstruktivistischer Sicht.* Bad Heilbrunn: Julius Klinkhardt.

Bleker, J. (1994). Der Mythos vom unpolitischen Arzt. Historische Überlegungen zum Unterschied zwischen politischer Abstinenz und Toleranz. In H.-H. Abholz, D. Borgers, H. Klosterhuis, H. Kühn, U. Lenhard, R. Rosenbrock,f. Schafstedde, U. Schangen & N. Wolf (Hrsg.). *Jahrbuch für Kritische Medizin Band 22. Rationalitäten in der Medizin.* (S. 164-186). Hamburg: Argument-Verlag.

Bloch, E. (1959). *Das Prinzip Hoffnung.* Frankfurt a. M.: Suhrkamp.

Blumer, H. (1973). Der methodologische Standort des symbolischen Interaktionismus. In Bielefelder Soziologen (Hrsg.). *Alltagswissen, Interaktion und gesellschaftliche Wirklichkeit Bd I.* (S. 80-101). Reinbek b. Hamburg: Rowohlt.

Boethius, A. M. S. (1906). *Commentaria in Porphyrium a se translatum II.* Wien, Leipzig: Samuel Brandt &f. Tempsky & G. Freytag.

Boghossian, P. (2013). *Angst vor der Wahrheit. Ein Plädoyer gegen Relativismus und Konstruktivismus.* Frankfurt a. M.: Suhrkamp.

Borck, C., Hess, V., & Schmidgen, H. (2005). Einleitung. In C. Borck, V. Hess & H. Schmidgen (Hrsg.). *Maß und Eigensinn. Studien im Anschluß an Georges Canguilhem.* (S. 7-41). München: Wilhelm Fink.

Borsche, T. (1986). Macht und Ohnmacht der Wörter. Bemerkungen zu Augustins ,De magistro'. In B. Mojsisch (Hrsg.). *Bochumer Studien zur Philosophie. Band 3. Sprachphilosophie in Antike und Mittelalter.* (S. 121-162). Amsterdam: B. R. Grüner.

Borsche, T. (1996). Sprachphilosophische Überlegungen zu einer Geschichte der Sprachphilosophie. In T. Borsche (Hrsg.). *Klassiker der Spachphilosophie. Von Platon bis Noam Chomsky.* (S. 7-13). München: C. H. Beck.

Bourdieu, P. (2005a). *Die verborgenen Mechanismen der Macht.* Hamburg: VSA-Verlag.

Bourdieu, P. (2005b). *Was heißt sprechen. Zur Ökonomie des sprachlichen Tausches.* Wien: Braukmüller.

Bourdieu, P. (2007). Politisches Feld und symbolische Macht. Gespräch mit Effi Böhlke. In E. Böhlke & R. Rilling (Hrsg.). *Bourdieu und die Linke. Politik – Ökonomie – Kultur.* (S. 263–270). Berlin: Dietz.

Bourdieu, P., Chamboredon, J.-C., & Passeron, J.-C. (1991). *Soziologie als Beruf: Wissenschaftstheoretische Voraussetzungen soziologischer Erkenntnisse.* Berlin: de Gruyter.

Bourdieu, P., & Passeron, J.-C. (1971). *Die Illusion der Chancengleichheit. Untersuchungen zur Soziologie des Bildungswesens am Beispiel Frankreichs.* Stuttgart: Klett Verlag.

Brand, R., & Klemme, H. F. (1996). John Locke. In T. Borsche (Hrsg.). *Klassiker der Sprachphilosophie. Von Platon bis Noam Chomsky.* (S. 133-146). München: C. H. Beck.

Braunstein, J.-F. (2005). Canguilhem, Comte und der Positivismus. In C. Borck, V. Hess & H. Schmidgen (Hrsg.). *Maß und Eigensinn. Studien im Anschluß an Georges Canguilhem.* (S. 275-294). München: Wilhelm Fink.

Brown, B., Crawford, P., & Carter, R. (2006). *Evidence-based-health communication.* Berkshire: Open University Press.

Bundesärztekammer, & Deutscher Ärztetag (1986). *Gesundheits- und sozialpolitische Vorstellungen der deutschen Ärzteschaft.* Köln: Deutscher Ärzte-Verlag.

Butler, J. (1993). Kontingente Grundlagen: Der Feminismus und die Frage der Postmoderne. In S. Benhabib, J. Butler, D. Cornell & N. Fraser (Hrsg.). *Der Streit um Differenz. Feminismus und Postmoderne in der Gegenwart.* (S. 31-58). Frankfurt a. M.: Fischer.

Butler, J. (2006). *Haß spricht: Zur Politik des Performativen.* Frankfurt a. M.: Suhrkamp.

Callahan, D. (2012). Die Gesundheitsdefinition der Weltgesundheitsorganisation. In T. Schramme (Hrsg.). *Krankheitstheorien.* (S. 191-222). Frankfurt a. M.: Suhrkamp.

Canguilhem, G. (1947). Note sure la situation faite en France à la philosophie biologique. *Revue de métaphysique et de morale* 52 S. 322-332.

Canguilhem, G. (1979). *Wissenschaftsgeschichte und Epistemologie.* Frankfurt a. M.: Suhrkamp.

Canguilhem, G. (2002). Le problème des régulations dans l'organisme et la société. In G. Canguilhem (Hrsg.). *Ecrits sur la médecine.* (S. 101-125). Paris: Edition du Seuil.

Canguilhem, G. (2004). *Gesundheit – eine Frage der Philosophie.* Berlin: Merve Verlag.

Canguilhem, G. (2008). *Die Herausbildung des Reflexbegriffs im 17. und 18. Jahrhundert.* München: Wilhelm Fink Verlag.

Canguilhem, G. (2013). *Das Normale und das Pathologische.* Berlin: August Verlag.

Canguilhem, G., & Planet, C. (1939). *Traité de Logique et de Morale.* Marseilles: Robert et fils.

Capelle, W. (1963). *Die Vorsokratiker.* Stuttgart: Alfred Kröner Verlag.

Cassirer, E. (1983). *Wesen und Wirkung des Symbolbegriffs.* Darmstadt: Wissenschaftliche Buchgesellschaft.

Christian, P. (1989). *Anthropologische Medizin: Theoretische Pathologie und Klinik psychosomatischer Krankheitsbilder.* Berlin: Springer.

Cooley, C. H. (1902). *Human Natur and the social Order.* New York: Charles Cribner's Sons.

Darwin, C. R. (1877). *Der Ausdruck der Gemüthsbewegungen bei dem Menschen und den Thieren.* Stuttgart: E. Schweitzerbart'sche Verlagsbuchhandlung (E. Koch).

Delbrück, M. (1986). *Mind from matter? An essay on evolutionary epistemology.* Palo Alto: Blackwell Scientific Publication.

Deleuze, G., & Guattari,f. (1977). *Rhizom.* Berlin: Merve.

Derrida, J. (1972). *Die Schrift und die Differenz.* Frankfurt a. M.: Suhrkamp.

Derrida, J. (1997). *Dem Archiv verschrieben. Eine freudsche Impression.* Berlin: Brinkmann und Bose.

Derrida, J. (2001). *Limited Inc.* Wien: Passagen Verlag.

Descartes, R. (1990). *Abhandlung über die Methode des richtigen Vernunftgebrauchs und der wissenschaftlichen Wahrheitsforschung.* Stuutgart: Reclam.

Descartes, R. (1991). *Meditationes de Prima Philosophia. Meditationen über die Erste Philosophie. Lateinisch/ Deutsch.* Stuttgart: Reclam.

Deuber-Mankowsky, A., & Holzhey, C. F. E. (2009). Vitalismus als kritischer Indikator. Der Beitrag der Kulturwissenschaften an der Bildung des Wissens vom Leben. In A. Deuber-Mankowsky, C. F. E. Holzhey & A. Michaelsen (Hrsg.). *Der Einsatz des Lebens. Lebenswissen, Medialisierung, Geschlecht.* (S. 9-32). Berlin: b_books Verlag.

Deutsche Gesellschaft für Public Health e. V. (DGPH) (Hrsg.) (2012). *Situation und Perspektiven von Public Health in Deutschland Forschung und Lehre:*

Deutscher Ethikrat (Hrsg.) (2013). *Personalisierte Medizin – der Patient als Nutznießer oder Opfer?* Berlin: Deutscher Ethikrat.

Dever, G. E. A. (1991). *Community Health Analysis. Global Awareness at the local Level.* Gaithersburg: Aspen.

Di Cesare, D. (1996). Wilhelm von Humboldt. In T. Borsche (Hrsg.). *Klassiker der Sprachphilosophie. Von Platon bis Chomsky.* (S. 275-290). München: C. H. Beck.

Dibbelt , S., Schaidhammer, M., Fleischer, C., & Greitemann, B. (2010). Patient-Arzt-Interaktion in der Rehabilitation: Gibt es einen Zusammenhang zwischen wahrgenommener Interaktionsqualität und langfristigen Behandlungsergebnissen? *Rehabilitation* 49 S. 315 – 325.

Diels, H. (1957). *Die Fragmente der Vorsokratiker.* Hamburg: Rowohlt.

Diels, H., & Kranz, W. (1906). *Die Fragmente der Vorsokratiker: griechisch und deutsch. Band 1.* Berlin: Weidmann.

Donabedian, A. (1966). Evaluating the Quality of Medical Care. *The Milbank Memorial Fund Quarterly* 44(3, suppl. 131) S. 166-206.

Donabedian, A. (1988). The Quality of Care. How Can It Be Assessed? *Journal of the American Medical Association* 260(12) S. 1743-1748.

Donne, J. (1611). *An Anatomy of the World, Wherein, by occasion of the untimely death of Mistress Elizabeth Drury, the frailty and the decay of this whole world is represented.* London: Printed for S. Macham.

Donne, J. (1840). *Devotions Upon Emergent Occasions, and severall steps in my Sicknes.* London: William Pickering.

Döring, K. (1988). *Der Sokratesschüler Aristipp und die Kyrenaiker.* Wiesbaden: Steiner Verlag.

Dörner, D. (2003). *Die Logik des Mißlingens. Strategisches Denken in komplexen Situationen.* Reinbek b. Hamburg: Rowohlt.

Ecco, U. (2002). *Einführung in die Semiotik.* Paderborn: Wilhelm FInk.

Ehlich, K., Koerfer, A., Redder, A., & Weingarten, R. (Hrsg.) (1990). *Medizinische und Therapeutische Kommunikation. Diskursanalytische Untersuchungen.* Obladen: Westdeutscher Verlag.

Einstein, A. (1905). Über einen die Erzeugung und Verwandlung des Lichtes betreffenden heuristischen Gesichtspunkt. *Annalen der Physik* 322(6) S. 132-148.

Engel, G. L. (1998). Wie lange noch muss sich die Wissenschaft der Medizin auf eine Weltanschauung aus dem 17. Jahrhundert stützen? In R. H. Adler, J. M. Herrmann, K. Köhle, O. W. Schonecke, T. v. Uexküll & W. Wesiack (Hrsg.). *Psychosomatische Medizin.* (S. 3-11). München: Urban & Schwarzenberg.

Engelhardt, K. (1971). *Der Patient in seiner Krankheit.* Stuttgart: Georg Thieme.

Engelhardt, K. (1978). *Patienten-zentrierte Medizin.* Stuttgart: Ferdinand Enke.

Engelmann, P. (1994). Vorwort zu Lyotard, Das Postmoderne Wissen. In P. Engelmann (Hrsg.). *Lyotard. Das postmoderne Wissen.* (S. 9-11). Wien: Passagen Verlag.

Engelmann, P. (2015). Einführung. Postmoderne und Dekonstruktion. Zwei Stichwörter zur zeitgenössischen Philosophie. In P. Engelmann (Hrsg.). *Postmoderne und Dekonstruktion. Texte französischer Philosophen der Gegenwart.* (S. 5-32). Stuttgart: Reclam.

Eusterschulte, A. (1997). *Giordano Bruno zur Einführung.* Hamburg: Junius.

Faßler, M. (1997). *Was ist Kommunikation?* Paderborn: Wilhelm Fink Verlag.

Faust, B. C. (1794). *Gesundheitskatechismus zum Gebrauch in den Schulen und beim häuslichen Unterrichte.* Bückeburg

Fisher, S. (1991). Was Ärzte sagen – was Patientinnen sagen: Die Mikropolitik des Entscheidungsprozesses im medizinischen Gespräch. In S. Trömel-Plötz (Hrsg.). *Gewalt durch Sprache. Die Vergewaltigung von Frauen in Gesprächen.* (S. 143-162). Frankfurt a. M.: Fischer Taschenbuch Verlag.

Flasch, K. (2011a). *Das philosophische Denken im Mittelalter. Von Augustin bis Machiavelli.* Stuttgart: Reclam.

Flasch, K. (2011b). *Kampfplätze der Philosophie. Große Kontoversen von Augustin bis Voltaire.* Frankfurt a. M.: Vittorio Klostermann.

Foucault, M. (1973a). *Archäologie des Wissens.* Frankfurt a. M.: Suhrkamp.

Foucault, M. (1973b). *Wahnsinn und Gesellschaft. Eine Geschichte des Wahns im Zeitalter der Vernunft.* Frankfurt a. M.: Suhrkamp.

Foucault, M. (1974). *Die Ordnung der Dinge: Eine Archäologie der Humanwissenschaften.* Frankfurt a. M.: Suhrkamp.

Foucault, M. (1976). *Mikrophysik der Macht. Über Strafjustiz, Psychiatrie und Medizin.* Berlin: Merve-Verlag.

Foucault, M. (1978). *Dispositive der Macht. Über Sexualität, Wissen und Wahrheit.* Berlin: Merve-Verlag.

Foucault, M. (1988). Das Leben: Die Erfahrung und die Wissenschaft. In M. Marques (Hrsg.). *Der Tod des Menschen im Denken des Lebens. Georges Canguilhem über Michel Foucault, Michel Foucault über Georges Canguilhem.* (S. 52-72). Tübingen: edition diskord.

Foucault, M. (1989). *Sexualität und Wahrheit: Zweiter Band: Der Gebrauch der Lüste* Frankfurt a. M.: Surkamp.

Foucault, M. (1994). Überwachen und Strafen. Die Geburt des Gefängnisses. Frankfurt a. M.: Surhkamp.

Foucault, M. (2001a). Nietzsche, die Genealogie, die Historie. In D. Defert &f. Ewald (Hrsg.). *Schriften in vier Bänden. Dits et Ecrits. Band II. 1970-1975.* (S. 166-190). Frankfurt a. M.: Suhrkamp.

Foucault, M. (2001b). *Schriften in vier Bänden. Dits et Ecrits Band I. 1954–1969* Frankfurt a. M.: Suhrkamp.

Foucault, M. (2002). *Schriften in vier Bänden. Dits et Ecrits Band II. 1970-1975.* Frankfurt a. M.: Suhrkamp.

Foucault, M. (2005). *Analytik der Macht.* Frankfurt a. M.: Suhrkamp.

Foucault, M. (2011). *Die Geburt der Klinik: Eine Archäologie des ärztlichen Blicks.* Frankfurt: Fischer.

Foucault, M. (2012). *Die Ordnung des Diskurses.* Frankfurt: Fischer.

Freidson, E. (1975). *Dominanz der Experten. Zur sozialen Struktur medizinischer Versorgung.* München: Urban & Schwarzenberg.

Freud, S. (1917). Eine Schwierigkeit der Psychoanalyse. *Imago. Zeitschrift für Anwendung der Psychoanalyse auf die Geisteswissenschaften* 1 S. 1-6.

Freud, S. (1923). *Das Ich und das Es.* Leipzig: Internationaler Psychoanalytischer Verlag.

Frindte, W. (2001). *Einführung in die Kommunikationspsychologie.* Weinheim: Beltz.

Gabriel, M. (2008). *Antike und moderne Skepsis.* Dresden: Junius.

Gabriel, M. (2013a). Nachwort: Abgesang und Auftakt. In P. Boghossian (Hrsg.). *Angst vor der Wahrheit. Ein Plädoyer gegen Relativismus und Konstruktivismus.* (S. 135-156). Frankfurt a. M.: Suhrkamp.

Gabriel, M. (2013b). *Warum es die Welt nicht gibt.* Berlin: Ullstein.

Gadamer, H.-G. (1993). *Hermeneutik II. Wahrheit und Methode. Ergänzugen, Register.* Tübingen: J. C. B. Mohr (Paul Siebeck).

Gaier, U. (1996). Johann Gottfried Herder. In T. Borsche (Hrsg.). *Klassiker der Spachphilosophie. Von Platon bis Noam Chomsky.* (S.). München: C. H. Beck.

Gernhardt, R. (2006). *Wörtersee. Gedichte.* Frankfurt a. M.: Fischer Taschenbuch.

Gigerenzer, G. (2011). *Das Einmaleins der Skepsis. Über den richtigen Umgang mit Zahlen und Risiken.* Berlin: Bloomsbura Verlag.

Glasersfeld, E. v. (2010). Konstruktion der Wirklichkeit und des Begriffs der Objektivität. In H. v. Foerster, E. v. Glasersfeld, P. M. Hejl, S. J. Schmidt & P. Watzlawick (Hrsg.). *Einführung in den Konstruktivismus.* (S. 9-40). München: Piper.

Goethe, J. W. (1907). *Maximen und Reflexionen. Nach den Hanschriften des Goethe-Schiller Archivs. Herausgegeben von Max Hecker.* Weimar: Verlag der Goethe-Gesellschaft.

Goethe, J. W. (2013). *Die natürliche Tochter.* Berlin: Edition Holzinger.

Goethe, J. W. (2014). *Hermann und Dorothea.* Berlin: Edition Holzinger.

Göpel, E. (2008). Systemische Gesundheitsförderung. In E. Göpel & Gesundheitskademie e. V. (Hrsg.). *Systemische Gesundheitsförderung. Gesundheit gemeinsam gestalten. Band 3.* (S. 6-12). Frankfurt a. M.: Mabuse-Verlag.

Graeser, A. (1996). Aristoteles. In T. Borsche (Hrsg.). *Klassiker der Sprachphilosophie. Von Platon bis Noam Chomsky.* (S. 33-47). München: C. H. Beck.

Grossmann, R., & Scala, K. (2006). *Gesundheit durch Projekte fördern. Ein Konzept zur Gesundheitsförderung durch Organisationsentwicklung und Projektmanagement.* Weinheim: Juventa Verlag.

Grotjahn, A. (1926). *Die Hygiene der menschlichen Fortpflanzung. Versuch einer praktischen Eugenik.* Berlin: Urban & Schwarzenberg.

Grundmann, T. (1999). *Therapie oder Theorie? Perspektiven der pyrrhonischen Skepsis bei Sextus Empirikus.* Aufsatz. Hompage des Autors der Universität Köln. Verfügbar unter: http://uk-online.uni-koeln.de/remarks/d3141/rm7731.pdf [08.02.2015].

Habermas, J. (2011). *Theorie des kommunikativen Handelns. Band 1, Handlungsrationalität und gesellschaftliche Rationalisierung.* Frankfurt a. M.: Suhrkamp.

Hagner, M. (2001). Ansichten der Wissenschaftsgeschichte. In M. Hagner (Hrsg.). *Ansichten der Wissenschaftsgeschichte.* (S. 7-42). Frankfurt: Fischer.

Hannawa, A. F., & Rothenfluh, F. B. (2014). Arzt-Patient-Interaktion. In K. Hurrelmann & E. Baumann (Hrsg.). *Handbuch Gesundheitskommuniaktion.* (S. 110-128). Bern: Hans Huber.

Hanses, A. (2010). Gesundheit und Biographie – eine Gradwanderung zwischen Selbstoptimierung und Selbstsorge als gesellschaftliche Kritik. In B. Paul & H. Schmidt-Semisch (Hrsg.). *Risiko Gesundheit. Über Risiken und Nebenwirkungen der Gesundheitsgesellschaft.* (S. 89-104). Wiesbaden: Westdeutscher Verlag.

Hegel, G. W. F. (1970a). *Werke in 20 Bänden. Bd. 12 Vorlesungen über die Philosophie der Geschichte.* Frankfurt a. M.: Suhrkamp.

Hegel, G. W. F. (1970b). *Werke in 20 Bänden. Bd. 20 Vorlesungen über die Geschichte der Philosophie.* Frankfurt a. M.: Suhrkamp.

Hehlmann, T. (2008). Kommunikation und soziale Ungleichheit. Vernachlässigte Themen gesundheitlicher Versorgung von Brustkrebspatientinnen. In K. Tiesmeyer, M. Brause, M. Lierse, M. Lukas-Nülle & T. Hehlmann (Hrsg.). *Der Blinde Fleck. Ungleichheiten in der Gesundheitsversorgung.* (S. 337-358). Bern: Huber.

Heidegger, M. (1934). *Logik als die Frage nach dem Wesen der Sprache (Sommersemester 1934). Gesamtausgabe Bd. 34.* Frankfurt a. M.: Klostermann.

Heidegger, M. (1950). *Holzwege.* Frankfurt a. M.: Klostermann.

Heidegger, M. (1960). *Was ist Metaphysik?* Frankfurt a. M.: Klostermann.

Heidegger, M. (1967). *Sein und Zeit.* Tübingen: Max Niemeyer.

Heidegger, M. (1976). *Hölderlins Hymnen „Germanien" und „Der Rhein" (Freiburger Vorlesung Wintersemester 1934/35). Bd. 39.* Frankfurt a. M.: Klostermann.

Heidegger, M. (1985). *Unterwegs zur Sprache. Gesamtausgabe Bd. 12.* Frankfurt a. M.: Klostermann.

Heidegger, M. (1991). *Platons Lehre von der Wahrheit.* Frankfurt a. M.: Klostermann.

Hejl, P. M. (1991). Konstruktion der sozialen Konstruktion: Grundlinien einer konstruktivistischen Sozialtheorie. In S. J. Schmidt (Hrsg.). *Der Diskurs des radikalen Konstruktivismus.* (S. 303-339). Frankfurt a. M.: Suhrkamp.

Helman, C. G. (2007). *Cultur, Health and Illness.* London: Hodder.

Henderson, L. J. (1935). Physician and Patient as a Social System. *New England Journal of Medicine* 212(18) S. 819-823.

Herder, J. G. (1991). *Werke. Band 7: Briefe zu Beförderung der Humanität.* Frankfurt a. M.: Suhrkamp Verlag.

Herder, J. G. (1997). *Abhandlung über den Ursprung der Sprache.* Stuttgart: Reclam.

Herzlich, C., & Pierret, J. (1991). *Kranke gestern, Kranke heute. Die Gesellschaft und das Leiden.* München: C. H. Beck.

Hobbes, T. (1794). *Des Engländers Thomas Hobbes Leviathan oder der kirchliche und bürgerliche Staat.* Erste Band. Halle: Joh. Christ. Hendels Verlage.

Hobbes, T. (1841). *The English Works of Thomas Hobbes of Malmesbury. Volume V. Liberty, Necessity, and Chance.* London: J. Bohn.

Hoffmann, T. S. (1996). Georg Wilhelm Friedrich Hegel. In T. Borsche (Hrsg.). *Klassiker der Spachphilosophie. Von Platon bis Noam Chomsky.* (S. 257-273). München: C. H. Beck.

House, J. S., Landis, K. R., & Umberson, D. (1988). Social Relationships and Health. *Science* 241(4865) S. 540-545.

Hübner, K. (1996). Stoa. In T. Borsche (Hrsg.). *Klassiker der Sprachphilosophie. Von Platon bis Noam Chomsky.* (S. 49-62). München: C. H. Beck.

Hufeland, C. W. (1838). *Enchiridion medicum oder Anleitung zur medizinischen Praxis. Vermächtnis einer fünfzigjährigen Erfahrung.* Berlin: Jonas Verlagsbuchhandlung.

Hülser, K. (1987). *Die Fragmente zur Dialektik der Stoiker. Neue Sammlung der Texte mit deutscher Übersetzung und Kommentaren.* Bad Cannstatt: Frommann-Holzboog.

Hülser, K. (1996). Stoa. In T. Borsche (Hrsg.). *Klassiker der Sprachphilosophie. Von Platon bis Noam Chomsky.* (S. 49-62). München: Beck.

Humboldt, W. v. (1836). Über die Verschiedenheit des menschlichen Sprachbaues und ihren Einfluß auf die geistige Entwicklung des Menschengeschlechts. Berlin: Köngliche Akademie der Wissenschaften.

Humboldt, W. v. (1917). *Wilhelm von Humboldt im Verkehr mit seinen Freunden. Eine Auslese seiner Briefe.* Berlin: Wilhelm Borngräber Verlag.

Humboldt, W. v. (1995). *Schriften zur Sprache.* Stuttgart: Reclam.

Hume, D. (1893). *Eine Untersuchung über den menschlichen Verstand.* Leipzig: P. Friesenhah.

Hurrelmann, K., & Baumann, E. (Hrsg.) (2014). *Handbuch Gesundheitskommunikation.* Bern: Hans Huber.

Hurrelmann, K., Laaser, U., & Razum, O. (2012). Entwicklung und Perspektiven der Gesundheitswissenschaften in Deutschland. In K. Hurrelmann & O. Razum (Hrsg.). *Handbuch Gesundheitswissenschaften* (S. 15-51). Weineim: Juventa.

Hurrelmann, K., & Leppin, A. (Hrsg.) (2001). *Moderne Gesundheitskommunikation. Vom Aufklärungsgespräch zur E-Health.* Bern: Huber.

Illich, I. (2007). *Die Nemesis der Medizin. Die Kritik der Medikalisierung des Lebens.* München: C. H. Beck.

Janoff-Bulman, R. (1992). *Shattered assumptions.* New York: The Free Press.

Jaspers, K. (1950). *Nietzsche. Einführung in das Verständns seines Philosophierens.* Berlin: de Gruyter & Co.

Jaspers, K. (1977). *Was ist Erziehung? Ein Lesebuch.* München: Piper.

Jaspers, K. (1988). *Die großen Philosophen. Erster Band.* München: Piper.

Jazbinsek, D. (Hrsg.) (2000). *Gesundheitskommunikation.* Wiesbaden: VS-Verlag.

Joas, H., & Knöbl, W. (2011). *Sozialtheorie. Zwanzig einführende Vorlesungen. Aktualisierte Ausgabe.* Frankfurt a. M.: Suhrkamp.

Jürß, f. (2001). Einleitung: Zur Geschichte skeptischen Denkens. In Sextus Empirikus (Hrsg.). *Gegen die Wissenschaften 1-6.* (S. 7-31). Würzburg: Königshausen & Neumann.

Kahnert, K. (2000). *Entmachtung der Zeichen? Augustin über Sprache.* Philadelphia: John Benjamins Publishing Company.

Kamps, H. (2004). Der Patient als Text – Metaphern in der Medizin. Skizzen einer dialogbasierten Medizin. *Z Allg Med* 80 S. 438-442.

Kant, I. (1784). Beantwortung der Frage: Was ist Aufklärung. *Berlinische Monatsschrift* Dezember-Heft 1784 S. 481-494.

Kant, I. (1838). *Prolegomena zu einer jeden künftigen Metaphysik, die als Wissenschaft auftreten können und Logik.* Leibzig: Leopold Voss.

Kant, I. (1977). *Werke in zwölf Bänden. Band 5.* Frankfurt a. M.: Suhrkamp.

Kant, I. (1995a). *Kritik der reinen Vernunft. Band 1.* Frankfurt: Suhrkamp.

Kant, I. (1995b). *Kritik der reinen Vernunft. Band 2.* Frankfurt: Suhrkamp.

Kant, I. (1995c). *Kritik der Urteilskraft.* Frankfurt a. M.: Suhrkamp.

Kant, I. (2005). *Der Streit der Fakultäten.* Hamburg: Felix Meiner Verlag.

Kawachi, I., Kennedy, B. P., Lochner, K., & Prothrow-Stith, D. (1997). Social Capital, Income Inequality, and Mortality. *Am J Public Health* 97(9) S. 1491-1498.

Keil, A. (2014). Gesundheit als Provokation eines „lebendigen" Lebens. In B. Schmidt (Hrsg.). *Akzeptierende Gesundheitsförderung: Unterstützung zwischen Einmischung und Vernachlässigung.* (S. 129-142). Weinheim: Juventa Verlag.

Kerr, J., Engel, J., Schlesinger-Raab, A., Sauer, H., & Holzel, D. (2003). Communication, quality of life and age: results of a 5-year prospective study in breast cancer patients. *Ann Oncol* 14(3) S. 421-427.

Khaldūn, I. (2011). *Die Muqaddima. Betrachtungen zur Weltgeschichte.* München: C. H. Beck.

Kierkegaard, S. (1997). *Die Krankheit zum Tode* Stuttgart: Reclam.

Klemperer, D. (2003). *Wie Ärzte und Patienten Entscheidungen treffen Konzepte der Arzt-Patient-Kommunikation. Veröffentlichungsreihe der Arbeitsgruppe Public Health Forschungsschwerpunkt Arbeit, Sozialstruktur und Sozialstaat.* Berlin: Wissenschaftszentrum Berlin für Sozialforschung (WZB).

Kodalle, K.-M. (1996). Thomas Hobbes. In T. Borsche (Hrsg.). *Klassiker der Sprachphilosophie. Von Platon bis Noam Chomsky.* (S. 111-131). München: C. H. Beck.

Köhle, K., & Raspe, H.-H. (Hrsg.) (1982). *Das Gespräch während der Visite. Empirische Untersuchungen.* München: Urban & Schwarzenbeck.

Krallmann, D., & Ziemann, A. (2001). *Grundkurs Kommunikationswissenschaft.* München: Wilhelm Fink Verlag.

Kraus, M. (1996). Platon. In T. Borsche (Hrsg.). *Klassiker der Sprachphilosophie. Von Platon bis Noam Chomsky.* (S. 15-32). München: C. H. Beck.

Krippendorff, K. (1994). Der verschwundene Bote. Metaphern und Modelle der Kommunikation. In K. Merten, S. J. Schmidt & S. Weischenberg (Hrsg.). *Die Wirklichkeit der Medien. Einführung in die Kommunikationswissenschaft.* (S. 79-113). Opladen: Westdeutscher Verlag.

Kues, N. v. (1989). *Die philosophisch-theologischen Schriften. Herausgegeben und eingeführt von Leo Gabriel, übersetzt und kommentiert von Dietlind und Wilhelm Dupré.* Wien: Herder.

Kuhn, J. (2009). Editoral. Schwerpunktheft Gesundheitskommunikation. *Prävention. Zeitschrift für Gesundheitsförderung* 32(4) S. 98.

Küppers, B.-O. (2000). Die Strukturwissenschaften als Bindeglied zwischen Natur- und Geisteswissenschaften. In B.-O. Küppers (Hrsg.). *Die Einheit der Wirklichkeit.* (S. 89-105). München: Wilhelm Fink.

Küppers, B.-O. (2008). *Nur Wissen kann Wissen beherrschen: Macht und Verantwortung der Wissenschaft* Köln: Fackelträger-Verlag.

Labisch, A. (1992). *Homo Hygienicus. Gesundheit und Medizin in der Neuzeit.* Frankfurt: Campus Verlag.

Lalouschek, J. (2002a). Frage-Antwort-Sequenzen im ärztlichen Gespräch. In G. Brünner, R. Fiehler & W. Kindt (Hrsg.). *Angewandte Diskursforschung Band 1: Grundlagen und Beispielanalysen.* (S. 155-173). Radolfzell: Verlag für Gesprächsforschung.

Lalouschek, J. (2002b). „Hypertonie?" – oder das Gespräch mit PatienInnen als Störung des ärztlichen Tuns. In R. Fiehler (Hrsg.). *Verständigungsprobleme und gestörte Kommunikation.* (S. 97-115). Radolfzell: Verlag für Gesprächsforschung.

Lalouschek, J., Menz,f., & Wodack, R. (1990). *Alltag in der Ambulanz.* Tübingen: Gunter Narr.

Landau, C., Szudek, A., & Tomley, S. (2011). *Das Philosophie-Buch: Große Ideen und ihre Denker.* London: Dorling Kindersley.

Lanzerath, D. (2005). *Gesundheit in Medizin und Gesellschaft.* Kongressbeitrag: „Was heißt denn schon normal?" Vorstellungen von Gesundheit, Krankheit und Behinderung in Genetik und Gesellschaft, 6. – 7. Oktober 2005, Hannover, Institut Mensch, Ethik und Wissenschaft.

Lasswell, H. (1948). The Structure and Function of Communication in Society. In L. Bryson (Hrsg.). *The Communication of Ideas.* (S. 37-52). New York: Harper.

Leibniz, G. W. (1983). *Unvorgreifliche Gedanken, betreffend die Ausübung und Verbesserung der deutschen Sprache. Zwei Aufsätze.* Stuttgart: Reclam.

Leibniz, G. W. (1990). *Philosophische Schriften. Band 5. Zweite Hälfte. Briefe von besonderem philosophsichen Interesse.* Frankfurt a. M.: Insel Verlag.

Leibniz, G. W. (1996a). *Neue Abhandlungen über den menschlichen Verstand. Philosophische Schriften Bd. 3.* Frankfurt a. M.: Suhrkamp.

Leibniz, G. W. (1996b). *Philosophische Schriften Band 4: Schriften zur Logik und zur philosophischen Grundlegung von Mathematik und Naturwissenschaft.* Frankfurt a. M.: Suhrkamp.

Leibniz, G. W. (1998). *Monadologie.* Stuttgart: Reclam.

Leriche, R. (1936). Introduction générale; De la Santé à la Maladie: La douleur dans les maladies; Où va la medicine? In Société Nouvelle de l'Encyclopédie Francaise (Hrsg.). *Encyclopédie Francaise Band VI.* (S. 16ff.). Paris.

Lévi-Strauss, C. (1979). *Das wilde Denken.* Frankfurt a. M.: Suhrkamp.

Lévi-Strauss, C. (1993). *Die elementaren Strukturen der Verwandtschaft.* Frankfurt a. M.: Suhrkamp.

Lévi-Strauss, C. (1997). *Strukturale Anthropologie I* Frankfurt a. M.: Surhkamp.

Lévi-Strauss, C. (2008). *Mythologica: 4 Bände.* Frankfurt a. M.: Suhrkamp.

Locke, J. (2006a). *Versuch über den menschlichen Verstand. In vier Büchern. Band I: Buch I und II.* Hamburg: Felix Meiner Verlag.

Locke, J. (2006b). *Versuch über den menschlichen Verstand. In vier Büchern. Band II: Buch III und IV.* Hamburg: Felix Meiner Verlag.

Lönning, P., & Rehbein, J. (Hrsg.) (1993). *Arzt-Patientenkommunikation. Analysen zu interdisziplinären Problemen des medizinischen Diskurses.* Berlin: Walter de Gruyter.

Luhmann, N. (1987). *Soziale Systeme. Grundriß einer allgemeinen Theorie.* Frankfurt a. M.: Suhrkamp.

Luhmann, N. (2003). *Macht.* Stuttgart: Lucius & Lucius.

Luhmann, N. (2005). *Soziologische Aufklärung 5. Konstruktivistischer Perspektiven.* Wiesbaden: VS-Verlag.

Luhmann, N. (2008). *Soziologische Aufklärung 6. Die Soziologie und der Mensch.* Wiedbaden: VS-Verlag.

Luhmann, N. (2009). *Soziologische Aufklärung 3. Soziales System, Gesellschaft, Organisation.* Wiesbaden: VS Verlag.

Lupton, D. (1994). Toward the Development of Critial Health Communication Praxis. *Health Communication* 6(1) S. 55-67.

Lupton, D. (1995). Perspectives on power, communication and the medical encounter: implications for nursing theory and practice. *Nursing Inquiry* 2(3) S. 157-163.

Lyotard, J.-F. (1994). *Das postmoderne Wissen. Ein Bericht. Herausgegeben von Peter Engelmann.* Wien: Passagen Verlag.

Majetschak, S. (1996). Ludwig Wittgenstein. In T. Borsche (Hrsg.). *Klassiker der Spachphilosophie. Von Platon bis Noam Chomsky.* (S. 365-348). München: C. H. Beck.

Mannebach, H. (1997). *Die Struktur des ärztlichen Denkens und Handelns. Ein Beitrag zur Qualitätssicherung in der Medizin.* Weinheim: Chapman & Hall.

Martius,f. (1899). *Die Pathogenese innerer Krankheiten.* Wien, Leipzig: Deuticke.

Maturana, H. R., & Varela, V. J. (1991). *Der Baum der Erkenntnis die biologischen Wurzeln menschlichen Erkennens.* München: Goldmann.

Mead, G. H. (1934). *Mind, Self And Society.* Chicago: The University of Chicago Press.

Meier-Oeser, S. (1996). Nikolaus von Kues. In T. Borsche (Hrsg.). *Klassiker der Sprachphilosophie. Von Platon bis Noam Chomsky.* (S. 95-109). München: C. H. Beck.

Merten, K. (1977). *Kommunikation. Einen Begriffs- und Prozeßanalyse.* Opladen: Westedeutscher Verlag.

Merten, K. (2007). *Einführung in die Kommunikationswissenschaft, Bd. 1: Grundlagen der Kommunikationswissenschaft.* Berlin: LIT-Verlag.

Métraux, A. (2005). Georges Canguilhem als Architekt einer Philosophie des Lebenden. In C. Borck, V. Hess & H. Schmidgen (Hrsg.). *Maß und Eigensinn. Studien im Anschluß an Georges Canguilhem.* (S. 317-346). München: Wilhelm Fink.

Meyer, W.-U., Schützwohl, A., & Reisenzein, R. (1999). *Einführung in die Emotionspsychologie. Band II. Evolutionspsychologische Emotionstheorien.* Bern: Hans Huber.

Mielck, A. (2000). *Soziale Ungleichheit und Gesundheit empirische Ergebnisse, Erklärungsansätze, Interventionsmöglichkeiten.* Bern: Huber.

Moebius, S., & Wetterer, A. (2011). Symbolische Gewalt. *Österreichische Zeitschrift für Soziologie* 36 S. 1-10.

Mojsisch, B. (1996). Augustin. In T. Borsche (Hrsg.). *Klassiker der Sprachphilosophie. Von Platon bis Noam Chomsky.* (S. 63-76). München: C. H. Beck.

Montaigne, M. d. (1992). *Essais [Versuche] nebst des Verfassers Leben nach der Ausgabe von Pierre Coste ins Deutsche übersetzt von Johann Daniel Tietz. Band 2: Schutzschrift für Raimond von Sebonde.* Zürich: Diogenes.

Monyer, H., Rösler,f., Roth, G., Scheich, H., Singer, W., Elger, C. E., Friederici, A. D., Christof, K., Luhmann, H., Malsburg, C. v. d., & Menzel, R. (2004). Das Manifest. Elf führende Neurowissenschaftler über Gegenwart und Zukunft der Hirnforschung. *Gehirn & Geist* 6 S. 30-37.

Mosse, M., & Tugendreich, G. (Hrsg.) (1913). *Krankheit und soziale Lage.* München: J. F. Lehmanns Verlag.

Nassehi, A. (2011). *Soziologie. Zehn einführende Vorlesungen.* Wiesbaden: VS Verlag.

Nietzsche,f. (1922). *Götzen-Dämmerung oder wie man mit dem Hammer philosophirt.* Leipzig: Alfred Kröner Verlag.

Nietzsche,f. (1954a). *Friedrich Nietzsche: Werke in drei Bänden. Band 2.* München: Hanser.

Nietzsche,f. (1954b). *Friedrich Nietzsche: Werke in drei Bänden. Band 3.* München: Hanser.

Nietzsche,f. (1988). *Freidrich Nietzsche. Sämtliche Werke. Kritische Studienausgabe in 15 Bänden. Band 5: Jenseits von Gut und Böse. Zur Genealogie der Moral.* München: Deutscher Taschenbuch Verlag.

Nietzsche,f. (1995). *Nietzsche Werke. Kritische Gesamtausgabe. II. Abt., 4. Bd. Vorlesungsaufzeichnungen (WS 1871/72 – WS1874/75).* Berlin: Walter de Gruyter.

Nietzsche,f. (1999a). *Freidrich Nietzsche. Sämtliche Werke. Kritische Studienausgabe in 15 Bänden. Band 2: Menschlich, Allzumenschliches I und II.* München: Deutscher Taschenbuch Verlag.

Nietzsche,f. (1999b). *Freidrich Nietzsche. Sämtliche Werke. Kritische Studienausgabe in 15 Bänden. Band 6: Der Fall Wagner. Götzen- Dämmerung. Der Antichrist. Ecce homo. Dionysos- Dithyramben. Nietzsche contra Wagner.* München: Deutscher Taschenbuch Verlag.

Nietzsche,f. (2015a). *Freidrich Nietzsche. Sämtliche Werke. Kritische Studienausgabe in 15 Bänden. Band 1: Die Geburt der Tragödie, Unzeitgemäße Betrachtungen I-IV, Nachgelassene Schriften 1870-1873.* München: Deutscher Taschenbuch Verlag.

Nietzsche,f. (2015b). *Freidrich Nietzsche. Sämtliche Werke. Kritische Studienausgabe in 15 Bänden. Band 3: Morgenröte, Idyllen aus Messina, Die Fröhliche Wissenschaft.* München: Deutscher Taschenbuch Verlag.

Nussbaum, M. C. (1998). *Gerechtigkeit oder Das gute Leben.* Frankfurt a. M.: Suhrkamp.

Nussbaum, M. C. (2011). *Creating Capabilities: The Human Development Approach.* Cambridge: Harvard University Press.

Nussbaum, M. C. (2014). *Politische Emotionen: Warum Liebe für Gerechtigkeit wichtig ist.* Berlin: Suhrkamp.

Oaks, J., Ormseth, T., Bell, R., & Camp, P. (1990). *Multiplying inequalities: the effect of race, social class, and tracking on opportunities to learn mathematics and science.* Santa Monica: Rand.

Oaks, J., & Wells, A. S. (1996). *Beyond the technicalities of school reform: Policy lessons from detracking schools.*. Los Angeles: UCLA Graduate School of Education and Information Studies.

Otto, D. (1996). Johann Georg Hamann In T. Borsche (Hrsg.). *Klassiker der Spachphilosophie. Von Platon bis Noam Chomsky.* (S. 197-213). München: C. H. Beck.

Parrot, R. (2004). Emphasizing „Communication" in Health Communication. *Journal of Communication* 54(4) S. 751-787.

Parsons, T. (1951). *The Social System.* Glencoe, Illinois: Free Press.

Parsons, T. (1958). Struktur und Funktion der modernen Medizin. Eine soziologische Analyse. In R. König & M. Tönnemann (Hrsg.). *Probleme der Medizin-Soziologie. Sonderheft 3 der Kölner Zeitschrift für Soziologie und Sozialpsychologie.* (S. 10-57). Köln: Westdeutscher Verlag.

Parsons, T. (1972). Definition von Gesundheit und Krankheit im Lichte der Wertbegriffe und der sozialen Struktur Amerikas. In A. Mitscherlich, T. Brocher, O. v. Mering & K. Horn (Hrsg.). *Der Kranke in der modernen Gesellschaft.* (S. 57-87). Köln: Kiepenheuer & Witsch.

Pelikan, J. M. (2007). Gesundheitsförderung durch Organisationsentwicklung. *Prävention und Gesundheitsförderung* 2 S. 74-81.

Peters, T. (2008). *Macht im Kommunikationsgefälle: der Arzt und sein Patient.* Berlin: Frank & Timme.

Pettigrew, L. D. (1988). Theoretical plurality in health communication. In J. A. Anderson (Hrsg.). *Communication Yearbook II.* (S. 289-308). Newbury Park: Sage Publications.

Pettigrew, L. D., & Logan, R. (1987). The health care context. In C. R. Berger & S. H. Chaffee (Hrsg.). *Handbook of communication science*. (S. 675-710). Newbury Park: Sage Publications.

Peukert, D. J. K. (1988). Das Janusgesicht der Moderne. In Deutsches Institut für Fernstudien an der Universität Tübingen (Hrsg.). *Funkkolleg Jahrhundertwende*. (S. 60-71). Weinheim: Beltz.

Phemister, P. (2008). *John Locke. An Essay concerning Human Understanding. Abridged with an Introduktion and Notes by Pauline Phemister*. Oxford: University Press.

Platon (2004). *Platon. Sämtliche Werke Bd. 1: Apologie des Sokrates, Kriton, Ion, Hippias II, Theages, Alkibiades I, Laches, Charmides, Euthyphron, Protagoras, Gorgias, Menon, Hippias I, Euthydemos, Menexenos*. Reinbek b. Hamburg: Rowohlt.

Platon (2011). *Sämtliche Werke. Band 2. Lysis, Symposion, Phaidon, Kleitophon, Politeia, Phaidros*. Reinbek b. Hamburg: Rowohlt Verlag.

Platon (2013). *Sämtliche Werke. Band 3. Kratylos, Parmenides, Theaitetos, Sophistes, Politikos, Philebos, Briefe*. Reinbek b. Hamburg: Rowohlt Verlag.

Ploetz, A. (1895). *Die Tüchtigkeit der Rasse. Ein Versuch über Rassenhygiene und ihr Verhältniss zu den humanen Idealen besonders zum Socialismus*. Berlin: S. Fischer.

Popper, K. R. (1935). *Die Logik der Forschung*. Tübingen: Mohr.

Poser, H. (1996). Gottfried Wilhelm Leibniz. In T. Borsche (Hrsg.). *Klassiker der Spachphilosophie. Von Platon bis Noam Chomsky*. (S. 147-160). München: C. H. Beck.

Posselt, G., & Flatscher, M. (2016). *Sprachphilosophie. Eine Einführung*. Wien: Facultas Verlags-und Buchhandels AG.

Raspe, H.-H. (1983). *Aufklärung und Information im Krankenhaus*. Göttingen: Verlag für Medizinische Psychologie.

Raspe, H. (2013). Personalisierte Medizin – Ende der Solidarität? In D. Ethikrat (Hrsg.). *Personalisierte Medizin – der Patient als Nutznießer oder Opfer?* (S. 59-70). Berlin: Deutscher Ethikrat.

Redder, A., & Wiese, I. (Hrsg.) (1994). *Medizinische Kommunikation: Diskurspraxis, Diskursethik, Diskursanalyse*. Opladen: Westdeutscher Verlag.

Reich, K. (2008). *Konstruktivistische Didaktik*. Weinheim: Beltz.

Richter, M., & Hurrelmann, K. (2006). Gesundheitliche Ungleichheit: Ausgangsfragen und Herausforderungen. In M. Richter & K. Hurrelmann (Hrsg.). *Gesundheitliche Ungleichheit. Grundlagen, Probleme, Perspektiven*. (S. 11-32). Wiesbaden: VS Verlag für Sozialwissenschaften.

Richter, M., & Hurrelmann, K. (2016). Die soziologische Perspektive auf Gesundheit und Krankheit. In M. Richter & K. Hurrelmann (Hrsg.). *Soziologie von Gesundheit und Krankheit*. (S. 3-19). Wiesbaden: Springer.

Rist, J. (2006). Staatliche Gewalt im Dienst der Kirche: Die Hinrichtung des Priscillian 385 und kaiserliche Religionspolitik. *Studia Patristica* XXXIX S. 109-115.

Rogers, C. R. (2009). *Eine Theorie der Psychotherapie, der Persönlichkeit und der zwischenmenschlichen Beziehungen*. München: Reinhardt.

Römpp, G. (2009). *Aristoteles*. Köln: Böhlau-Verlag.

Rorty, R. (1992). Eine andere mögliche Welt. In C. Jamme & C. Harries (Hrsg.). *Martin Heidegger: Kunst – Politik – Technik*. (S. 135-142). München: Wilhelm Fink.

Rorty, R. (2012). *Kontingenz, Ironie und Solidarität*. Frankfurt a. M.: Suhrkamp.

Rosenberg, M. B. (2010). *Gewaltfreie Kommunikation. Eine Sprache des Lebens*. Paderborn: Junfermann Verlag.

Roth, G. (1996). *Das Gehirn und seine Wirklichkeit. Kognitive Neurobiologie und ihre philosophischen Konsequenzen.* Frankfurt a. M.: Suhrkamp.

Roth, G. (2003). *Aus Sicht des Gehirns.* Frankfurt a. M.: Surhkamp.

Rousseau, J.-J. (1843). *Ueber den Gesellschaftsvertrag oder Grundzüge des Staatsrechts.* Leipzig: Otto Wigand.

Ruffing, R. (2007). *Einführung in die Geschichte der Philosophie.* Paderborn: Wilhelm Fink Verlag.

Rushdie, S. (2011). *Luka and the Fire of Life: A Novel:* Random House.

Russell, B. (1954). *Philosophie des Abendlandes.* Darmstadt: Holle Verlag.

Sachverständigenrat für die konzertierte Aktion im Gesundheitswesen (SVR) (Hrsg.) (2001). *Bedarfgerechtigkeit und Wirtschaftlichkeit Band III. Unter- Über-Fehlversorgung. Gutachten 2000/2001.* Baden-Baden: Nomos.

Safranski, R. (1987). Schopenhauer als Moralphilosoph. In J. Fest & W. J. Siedler (Hrsg.). *Arthur Schopenhauer. Schriften zur Moral und zum richtigen Leben.* (S. 664-373). Gütersloh: Bertelsmann.

Safranski, R. (1989). Um Leib und Leben. Über Friedrich Nietzsche. In J. Fest & W. J. Siedler (Hrsg.). *Friedrich Nietzsche. Um Leib und Leben.* (S. 831-857). Gütersloh: Bertelsmann.

Safranski, R. (2012). *Wieviel Wahrheit braucht der Mensch? Über das Denkbare und das Lebbare.* Frankfurt a. M.: Fischer.

Sarasin, P. (2016). *Reizbare Maschinen. Eine Geschichte des Körpers 1765-1914.* Frankfurt a. M.: Suhrkamp.

Sarasin, P., Berger, S., Hänseler, M., & Spörri, M. (2007). Bakteriologie und Moderne. Eine Einleitung. In P. Sarasin, S. Berger, M. Hänseler & M. Spörri (Hrsg.). *Bakteriologie und Moderne. Studien zur Biopolitik des Unsichtbaren 1870-1920.* (S. 8-44). Frankfurt a. M.: Suhrkamp.

Saussure, F. d. (2001). *Grundfragen der allgemeinen Sprachwissenschaft.* Berlin: de Gruyter.

Schaefer, H. (1993). *Gesundheitswissenschaft. Versuch eines wissenschaftlichen Programms uns seiner Anwendung.* Heidelberg: Verlag für Medizin.

Schallmayer, W. (1905). *Beiträge zu eine Nationalbiologie. Nebst einer Kritik der methodologsichen Einwände und einem Anhang über wissenschaftliches Kritikerwesen.* Jena: Hermann Costenoble.

Schallmayer, W. (1913). Soziale Maßnahmen zur Verbesserung der Fortpflanzungsauslese. In M. Mosse & G. Tugendreich (Hrsg.). *Krankheit und Soziale Lage.* (S. 841-859). München: J. F. Lehmanns Verlag.

Schmidgen, H. (2008). *Fehlformen des Wissens. In: G. Canguilhem. Die Herausbildung des Reflexbegriffs im 17. und 18. Jahrhundert.* (S. VII -LVIII). München: Wilhelm Fink.

Schmidt, S. J. (1990). Wir verstehen uns doch? Von der Unwahrscheinlichkeit gelingender Kommunikation. In Deutsches Institut für Fernstudien an der Universität Tübingen (Hrsg.). *Medien und Kommunikation. Konstruktionen von Wirklichkeit. Studienbrief 1.* (S. 50-78). Weinheim: Beltz.

Schmidt, S. J. (1994). Grundlagen der Medienkommunikation. In K. Merten, S. J. Schmidt & S. Weischenberg (Hrsg.). *Die Wirklichkeit der Medien. Eine Einführung in die Kommunikationswissenschaft.* (S. 3-19). Opladen: Westdeutscher Verlag.

Schmidt, S. J., & Zurstiege, G. (2007). *Kommunikationswissenschaft. Systematik und Ziele.* Reinbek bei Hamburg: Rowohlt Taschenbuch Verlag.

Schnabel, P.-E. (2015). *Einladung zur Theoriearbeit in den Gesundheitswissenschaften: Wege, Anschlussstellen, Kompatibilitäten* Weinheim: Beltz Juventa.

Schnabel, P.-E., & Bödeker, M. (2012). *Gesundheitskommunikation. Mehr als Reden über Krankheit.* Weinheim: Beltz Juventa.

Schopenhauer, A. (1977a). *Die Welt als Wille und Vorstellung. Erster Band. Zürcher Ausgabe. Werke in zehn Bänden, Band I.* Zürich: Diogenes.

Schopenhauer, A. (1977b). *Die Welt als Wille und Vorstellung. Erster Band. Zürcher Ausgabe. Werke in zehn Bänden, Band II.* Zürich: Diogenes.

Schopenhauer, A. (1977c). *Die Welt als Wille und Vorstellung. Zweiter Band. Zürcher Ausgabe. Werke in zehn Bänden, Band III.* Zürich: Diogenes.

Schubert, E. (1993). Die Capitulatio de partibus Saxione. In D. Brosius, C. v. d. Heuvel, E. Hichrichs & H. v. Lengen (Hrsg.). *Geschichte in der Region. Zum 65. Geburtstag von Heinrich Schmidt.* (S. 3-28). Hannover: Hanische Buchhandlung.

Schwalb, A. B. (1990). *Das Pariser Pestgutachten. Eine Textedition und Interpretation der ersten Summe.* Dissertaion: Eberhard-Kalrs Universität zu Tübingen.

Schwartz, F. W., Schlaud, M., Siegrist, J., & von Troschke, J. (2012). Wer ist gesund? Wer ist Krank? Wie gesund bzw. krank sind Bevölkerungen? In F. W. Schwartz, U. Walter, J. Siegrist, P. Kolip, R. Leidl, R. Busse & N. Schneider (Hrsg.). *Public Health. Gesundheit und Gesundheitswesen.* (S. 38-59). München: Urban & Fischer.

Schweitzer, J., & Schlippe, A. v. (2014). *Lehrbuch der Systemischen Therapie und Beratung II. Das störungsspezifische Wissen.* Göttingen: Vandenhoeck & Ruprecht.

Sextus Empirikus (1998). *Gegen die Dogmatiker: Adversus mathematicos libri 7-11. Übersetzt von Hansueli Flückiger.* Sankt Augustin: Academia Verlag.

Sextus Empirikus (2001). *Gegen die Wissenschaftler. Buch 1 - 6. Aus dem griechischen Übersetzt, eingeleitet und kommentiert von Fritz Jürß.* Würzburg: Königshausen und Neumann.

Sextus Empirikus (2013). *Grundriß der pyrrhonischen Skepsis. Mit einer Einleitung von Malte Hossenfelder.* Frankfurt a. M.: Suhrkamp.

Shalev, A. Y., Bonne, O., & Eth, S. (1996). Treatment of posttraumatic stress disorder: a review. *Psychosomatic Medicine* 58(2) S. 165-182.

Shannon, C. E., & Weaver, W. (1949). *The Mathematical Theory of Communication.* Urbana, IL: University of Illinois Press.

Sharf, B., & Vanderford, M. L. (2003). Illness Narratives and the Social Construction of Health. In T. L. Thompson, A. M. Dorsey, K. I. Miller & R. Parrot (Hrsg.). *Handbook of Health Communication.* (S. 9-34). London: Lawrence Erlbaum.

Siebert, H. (2005). *Pädagogischer Konstruktivismus.* Weinheim: Beltz.

Sigerist, H. E. (1946). *The University at the Crossroads* Nwe York: Henry Schumann.

Simon, F. B. (1999). *Unterschiede, die Unterschiede machen. Klinische Epistemiologie: Grundlagen einer systemischen Psychatrie und Psychosomatik.* Frankfurt a. M.: Suhrkamp.

Simon, F. B. (2010). *Die Kunst, nicht zu lernen: Und andere Paradoxien in Psychotherapie, Management, Politik.* Heidelberg: Carl-Auer-Systeme.

Simon, J. (1994). Zeichenphilosophie und Transzendentalphilosophie. In J. Simon (Hrsg.). *Zeichen und Interpretation.* (S. 73-98). Frankfurt a. M.: Suhrkamp.

Simon, J. (1996). Immanuel Kant. In T. Borsche (Hrsg.). *Klassiker der Spachphilosophie. Von Platon bis Noam Chomsky.* (S. 233-256). München: C. H. Beck.

Sonntag, S. (2005). *Krankheit als Metapher. Aids und seine Metaphern.* Frankfurt a. M.: Fischer Tachenbuch Verlag.

Spatzier, A., & Signitzer, B. (2014). Ansätze und Forschungsfelder der Gesundheitskommunikation. In K. Hurrelmann & E. Baumann (Hrsg.). *Handbuch Gesundheitskommunikation.* (S. 34-50). Bern: Hans Huber.

Spencer-Brown, G. (2004). *Laws of Form – Gesetze der Form*. Lübeck: Bohmeier Verlag.

Spijk, P. v. (2011). *Was ist Gesundheit? Anthropologischen Grundlagen der Medizin*. Freiburg: Verlag Karl Alber.

Steckelberg, A., Berger, B., Köpke, S., Heesen, C., & Mühlhauser, I. (2005). Kriterien für evidenzbasierte Patienteninformationen. *Z. ärztl. Fortbild. Qual. Gesundh.wes*. 99 S. 343–351.

Stetter, C. (1996). Sprachphilosophische Überlegungen zu einer Geschichte der Sprachphilosophie. In T. Borsche (Hrsg.). *Klassiker der Spachphilosophie. Von Platon bis Noam Chomsky*. (S. 421-445). München: C. H. Beck.

Sachverständigenrat zur Begutachtung der Entwicklung im Gesundheitswesen (SVR) (Hrsg.) (2005). *Koordination und Qualität im Gesundheitswesen. Gutachten 2005 des Sachverständigenrats zur Begutachtung der Entwicklung im Gesundheitswesen*:

Thompson, T. L. (2001). Die Beziehung zwischen Patienten und professionellen Dienstleistern des Gesundheitswesens. In K. Hurrelmann & A. Leppin (Hrsg.). *Moderne Gesundheitskommunikation. Vom Aufklärungsgespräch zum E-Health*. (S. 73-93). Bern: Huber.

Thorne, S. E., Kuo, M., Armstrong, E. A., McPherson, G., Harris, S. R., & Hislop, T. G. (2005). 'Being known': patients' perspectives of the dynamics of human connection in cancer care. *Psychooncology* 14(10) S. 887–898.

Tiesmeyer, K., Brause, M., Lierse, M., Lukas-Nülle, M., & Hehlmann, T. (2008). Soziale Ungleichheit – der blinde Fleck in der Gesundheitsversorgung. In K. Tiesmeyer, M. Brause, M. Lierse, M. Lukas-Nülle & T. Hehlmann (Hrsg.). *Der blinde Fleck: Ungleichheiten in der Gesundheitsversorgung*. (S. 11-20). Bern: Huber.

Tillich, P. (1951). *Politische Bedeutung der Utopie im Leben der Völker*. Berlin: Weiss-Verlag.

Todd, A. D. (1991). Die Patientin hat nichts zu sagen: Kommunikation zwischen Frauenärzten und Patientinnen. In S. Trömel-Plötz (Hrsg.). *Gewalt durch Sprache. Die Vergewaltigung von Frauen in Gesprächen*. (S. 163-183). Frankfurt a. M.: Fischer Taschenbuch Verlag.

Toellner, R. (1988). „Die wissenschaftliche Ausbildung des Arztes ist eine Culturfrage ...". Über das Verhältnis von Wissenschaftsanspruch, Bildungsprogramm und Praxis der Medizin. *Berichte zur Wissenschaftsgeschichte* 11 S. 193-205.

Trabant, J. (1996). Giambattista Vico. In T. Borsche (Hrsg.). *Klassiker der Spachphilosophie. Von Platon bis Noam Chomsky*. (S. 161-178). München: C. H. Beck.

Uexküll, T. v., & Wesiack, W. (1998). Wissenschaftstheorie: ein bio-psycho-soziales Model. In R. H. Adler, J. M. Herrmann, K. Köhle, O. W. Schonecke, T. v. Uexküll & W. Wesiack (Hrsg.). *Psychosomatische Medizin*. (S. 13-52). München: Urban & Schwarzenberg.

Uhle, P., & Wagner, E. (1865). *Handbuch der allgemeinen Pathologie*. Leipzig: Otto Wiegand.

United Nations (2000). *Millenniums-Erklärung der Vereinten Nationenm, verabschiedet von der Generalversammlung der Vereinten Nationen zum Abschluss des vom 6. – 8 September 2000 abgehaltenen Millenniumsgipfels in New York*. New York: UNO.

United Nations (2007). *Human Rights Council, Fourth session, Item 2 of the provisional agenda implementation of general assembly resolution 60/251 of 15 march 2006 entiteld „Human Rights Council", Report of the Special Rapporteur on the right to education, Vernor Muñoz*. Ney York: United Nations.

United Nations (2015). *Resolution 70/1. der Generalversammlung zur Transformation unserer Welt: die Agenda 2030 für nachhaltige Entwicklung. Verabschiedet am 25. September 2015*. New York: UNO.

Verlinde, E., De Laender, N., De Maesschalck, S., Deveugele, M., & Willems, S. (2012). The social gradient in doctor-patient communication. *International Journal for Equity in Health* 11(12) S. 13.

Vico, G. B. (1858). *De antiquissima Italorum sapientia*. Neapel: Stamperia de' Classici Latini.

Vico, G. B. (1990). *Prinzipien einer neuen Wissenschaft über die gemeinsame Natur der Völker*. Hamburg: Felix Meiner.

Villa, P.-I. (2003). *Judith Butler*. Frankfurt: Campus.

Virchow, R. (1848a). Der Armenarzt. *Die medicinische Reform. Eine Wochenschrift* 18(3. November 1848) S. 125-127.

Virchow, R. (1848b). Die öffentliche Gesundheitspflege. *Die medicinische Reform. Eine Wochenschrift* 5 (4. August 1848) S. 37-40.

Virchow, R. (1848c). Die öffentliche Gesundheitspflege. *Die medicinische Reform. Eine Wochenschrift* 5 (4. August 1848) S. 21-22.

Virchow, R. (1848d). *Mittheilungen über die in Oberschlesien herrschende Typhus-Epidemie*. Berlin: G. Reimer.

Virchow, R. (1854). *Handbuch der speciellen Pathologie und Therapie. Erster Band*. Erlangen: Ferdinand Enke.

Vogd, W. (2012). Vertrauen unter komplexen Reflexionsverhältnissen oder: die gesellschaftliche Konditionierung der Arzt-Patient-Interaktion. In A. Hanses & K. Sander (Hrsg.). *Interaktionsordnungen*. (S. 71-85). Wiesbaden: VS Verlag.

Watzlawick, P., Beavin, J. H., & Jackson, D. D. (2003). *Menschliche Kommunikation. Formen Störungen Paradoxien*. Bern: Hans Huber.

Weber, M. (1922). *Gesammelte Ausfätze zur Wissenschaftslehre*. Tübingen: J. C. B. Mohr.

Weitkunat, R., Haisch, J., & Kessler, M. (Hrsg.) (1997). *Public Health und Gesundheitspsychologie*. Bern: Huber.

Weizsäcker, C. F. v. (1958). *Descartes und die neuzeitliche Naturwissenschaft*. Hamburg: Selbstverlag der Universität Hamburg.

Whitehead, A. N. (1979). *Prozeß und Realität. Entwurf einer Kosmologie*. Frankfurt a. M.: Suhrkamp.

Word Health Organization (WHO) (Hrsg.) (1946). *Constituion of the Word Health Organization*. New York:

Weltgesundheitsorganisation Regionalbüro für Europa (Hrsg.) (1986). *Ottowa-Charta zur Gesundheitsförderung. Erste Internationale Konferenz über Gesundheitsförderung, Ottawa, Kanada, 17.–21. November 1986. WHO-autorisierte Übersetzung: Hildebrandt & Kickbusch*. Genf: Weltgesundheitsorganisation Regionalbüro für Europa.

Wieland, C. M. (1789). Was ist Aufklärung? *Der Teutsche Merkur vom Jahre 1789* 66(2) S. 97-105.

Wilkinson, R. G. (2004). Gesundheit, Hierarchie und soziale Angst. In H. G. Zilian (Hrsg.). *Insider und Outsider*. (S. 119-143). München: Hampp.

Willems, S., De Maesschalck, S., Deveugele, M., Derese, A., & De Maeseneer, J. (2005). Socio-economic status of the patient and doctor-patient communication: does it make a difference? *Patient Educ Couns* 56(2) S. 139-146.

Williamson, M. D. (1992). *A Return To Love: Reflections on the Principles of A Course in Miracles*. Ney York: Harper Collins Publishers.

Wittgenstein, L. (1961). *Notebooks 1914-16*. New York: Harpers & Brothers.

Wittgenstein, L. (1969). *Tractatus logico-philosophicus. Logisch-philosophische Abhandlung*. Frankfurt a. M.: Suhrkamp.

Wittgenstein, L. (1984a). *Bemerkungen über die Philosophie der Psychologie. Band 7*. Frankfurt a. M.: Suhrkamp.

Wittgenstein, L. (1984b). *Philosophische Bemerkungen. Band 2*. Frankfurt a. M.: Suhrkamp.

Wittgenstein, L. (1984c). *Philosophische Untersuchungen. Band 1*. Frankfurt a. M.: Suhrkamp.

Wittgenstein, L. (1987). *Vermischte Bemerkungen. Eine Auswahl aus dem Nachlaß.* Frankfurt a. M.: Suhrkamp.

Wohlfart, G. (1996). Martin Heidegger. In T. Borsche (Hrsg.). *Klassiker der Spachphilosophie. Von Platon bis Noam Chomsky.* (S. 385-400). München: C. H. Beck.

Wulfhorst, B., & Hurrelmann, K. (2009). *Handbuch Gesundheitserziehung.* Bern: Huber-Verlag.

Zegelin, A. (Hrsg.) (1997). *Sprache und Pflege.* Berlin: Ullstein Mosby.

Zola, É. (1885). Aussprüche über die bildende Kunst. *Die Gesellschaft* 1(1) S. 55.

Printed in the United States
By Bookmasters